肩关节创伤的诊断和治疗

Disorders of the Shoulder，Diagnosis and Management：

Shoulder Trauma

（第 3 版）

注　意

肩关节创伤的诊断和治疗

Disorders of the Shoulder，Diagnosis and Management：

Shoulder Trauma

（第 3 版）

原　　著　Joseph P. Iannotti
　　　　　Anthony Miniaci
　　　　　Gerald R. Williams
　　　　　Joseph D. Zuckerman

主　　审　姜保国

主　　译　王　蕾

副 主 译　张殿英　陈世益　庄澄宇

译者名单　（按姓氏汉语拼音排序）

陈世益　复旦大学附属华山医院

陈云丰　上海交通大学附属第六人民医院

东靖明　天津医院

付中国　北京大学人民医院

姜保国　北京大学人民医院

姜春岩　北京积水潭医院

罗　涛　上海市公共卫生临床中心

王　蕾　上海交通大学医学院附属瑞金医院

向　明　四川省骨科医院

徐才祺　上海交通大学附属第六人民医院

叶庭均　上海交通大学医学院附属瑞金医院

虞　佩　上海交通大学医学院附属瑞金医院

张殿英　北京大学人民医院

庄澄宇　上海交通大学医学院附属瑞金医院

北京大学医学出版社

JIANGUANJIE CHUANGSHANG DE ZHENDUAN HE ZHILIAO（DI 3 BAN）

图书在版编目（CIP）数据

肩关节创伤的诊断和治疗 /（美）约瑟夫·亚诺蒂（Joseph P. Iannotti）等原著；王蕾主译 . —北京：北京大学医学出版社，2017.1

书名原文：Disorders of the Shoulder，Diagnosis and Management：Shoulder Trauma（3rd edition）

ISBN 978-7-5659-1521-5

Ⅰ . ①肩… Ⅱ . ①约… ②王… Ⅲ . ①肩关节 – 创伤外科学 Ⅳ . ① R684

中国版本图书馆 CIP 数据核字（2016）第 288205 号

北京市版权局著作权合同登记号：图字：01-2015-7082

Disorders of the Shoulder，Diagnosis and Management：Shoulder Trauma（third edition）
Joseph P. Iannotti，Anthony Miniaci，Gerald R. Williams，Joseph D. Zuckerman
ISBN：978-1-4511-3057-7

肩关节创伤的诊断和治疗（第 3 版）

主　　译：王　蕾
出版发行：北京大学医学出版社
地　　址：（100191）北京市海淀区学院路38号　北京大学医学部院内
电　　话：发行部 010-82802230；图书邮购 010-82802495
网　　址：http://www.pumpress.com.cn
E-mail：booksale@bjmu.edu.cn
印　　刷：北京圣彩虹制版印刷技术有限公司
经　　销：新华书店
责任编辑：刘　燕　　**责任校对：**金彤文　　**责任印制：**李　啸
开　　本：889mm × 1194mm　1/16　**印张：**19.25　**字数：**602千字
版　　次：2017年1月第1版　2017年1月第1次印刷
书　　号：ISBN 978-7-5659-1521-5
定　　价：218.00元

译者前言

经过多年的发展，国内肩关节外科医师队伍不断壮大。随着众多医学工作者对肩关节学科的关注以及治疗技术的日新月异，肩关节外科已经在骨科领域占有了重要的位置。对我国肩关节外科医师来说，《肩关节创伤的诊断和治疗（第 3 版）》的出版提供了一次与国际大师亲密接触的机会。

本书自 1999 年出版了第 1 版后，就受到了肩关节外科医师的高度推崇，于 2007 年进行了再版。本书的第 3 版同样以肩关节专科医师、运动医学医师和康复专业人员为目标人群，新增内容涉及创伤、运动医学、麻醉和康复等领域，做到了理论与实践相结合，为我们及时学习国际最新理论和技术提供了最为翔实的材料。

本书以肱骨近端骨折为开篇内容，分析了各种肩关节骨折的特点和手术并发症的预防，同时指出，在治疗骨折的同时要关注软组织的创伤，包括对肩袖和盂唇的治疗；而对青少年肩关节创伤的治疗又与成人不同，有其自身的特点。在肩关节运动医学方面，本书涵盖了最新的理念与技术。更重要的是，本书提醒我们：在关注手术的同时，肩关节的康复尤为重要。这也是符合肩关节疾病整体治疗方案的理念。

本书在出版过程中，有诸多专家参与、讨论与校对。非常感谢姜保国教授对此次翻译工作倾注了很多心血。另外，国内著名的肩关节外科专家——姜春岩、付中国、东靖明、向明和陈云丰等对本书给予了大力支持，在此也对给予支持和帮助的各位领导和同仁表示诚挚的感谢。再次感谢所有的译者为此付出的努力。

王　蕾

2017 年 1 月

原著前言

本套丛书是对所有研究肩关节疾病的医师都有价值的参考书，包括肩、手、运动医学和创伤专科医师，对肩关节疾病有兴趣的普通矫形外科医师、矫形外科住院医师和研究员以及康复专业人员。与创伤及运动医学相关的肩关节外科在最近几年得到了快速发展。因此，这本书分别围绕着重建、创伤和运动医学这三个重要部分进行了阐述。每一位主编都是世界上知名的业内专家，编者来自世界各地。在本书中，对肩关节疾病的多学科认识仍然是一个常见主题，并涵盖了其他支持学科，包括麻醉、疼痛管理和康复。

本书包括了最全面和最新的回顾文章，涉及了许多常见和复杂的肩关节问题。本版囊括了更为详尽的内容，并包括了不同运动引起的损伤。本书也含有处理手术并发症的内容。本书依旧强调与发病机制有关的原理和基本知识，强调将基础知识与临床实践相联系。在对肩袖疾病的处理中，特将肌腱组织工程学原理设为一个新的章节。治疗建议则是建立在同行评审的证据和临床经验的基础上，并附有简明的与临床相关的参考文献。

本书紧密结合目前的临床实践。在对微创和关节镜外科的讨论中广泛涉及了肩袖病理学和肩关节不稳定的内容。本书包含了各种与肩关节创伤有关的复杂类型和翻修手术，涉及关节置换术、肩袖修补、肌肉转移、复杂不稳定手术，以及对肩胛骨病变和臂丛神经损伤的手术治疗。本书用较大的篇幅介绍了治疗骨关节炎及肩袖缺失的反式肩关节置换术和翻修手术。与第 2 版相比，第 3 版在肩关节创伤的诊断和治疗方面有所拓展，对于一般的矫形外科医师、肩关节和创伤专科医师都极有价值。

在编写一部内容全面的医学专著时，会面临不断更新的临床实践的挑战。肩关节外科领域的发展非常快。我们的目标是能包含最近的出版物以及治疗的最新观念。编写第 3 版是我们的荣幸，原因之一是读者对其有兴趣。我们希望第 3 版能够满足您的期望，并激起您对第 4 版的兴趣。

Joseph P. Iannotti
Anthony Miniaci
Gerald R. Williams, Jr.
Joseph D. Zuckerman

献　词

特将本书献给我在临床和科研上的同仁、学生、住院医师、研究员以及我的患者，是他们共同教会了我所有关于肩关节的知识以及将来的所学。

——Joseph P. Iannotti

致我的父母——Joe 和 Lina Miniaci。他们勇于奋斗，甘于牺牲，敢于冒险，坚持为家庭创造出更好的生活。致我的孩子们——Sara Lyn、Joseph 和 Anthony。他们是我们的梦想并且一直守候在我的身旁。他们对我的工作也很感兴趣。特别献给我的妻子 Judy。她是我最好的朋友和我生命中的爱。她完成了所有我们可能完成的事。

——Anthony Miniaci

特将本书第 3 版献给现在和将来的患者、老师和学生。如果没有他们，本书也不可能存在。感谢 Joe Iannotti 多年来给我的友谊和启蒙。感谢 Joe Zuckerman 和 Tony Miniaci 参与了本书的编写，是他们使它变得更加完美。感谢 Bob Hurley 和 Lippincott 的工作人员，是他们一直督促我们完成了编写工作。最后，感谢我的妻子——Robin 以及我的两个孩子，Mark 和 Alexis，感谢他们的爱和理解。

——Gerald R. Williams，Jr.

将本书献给我美好的家庭——我特别的妻子 Janet 以及我出众的儿子 Scott 和 Matthew——你们曾是，也将一直是我生命中最重要和最有意义的存在。

——Joseph D. Zuckerman

致 谢

当 Joe Iannotti 和 Gerry Williams 邀请我作本书第 3 版的主编时，我感到非常荣幸。本套丛书的第 1 版和第 2 版奠定了其在国内和国际上肩关节领域内的权威地位。我非常愿意为本书的再版付出努力。Tony Miniaci 是一位在肩关节运动医学领域内的权威作者。我们有一支密切协作的工作团队。大家都有着共同的目标，那就是使第 3 版更加完美。关于肩关节骨折，本版是诸多有经验和知识丰富的作者努力的结晶。我非常感激每一位毫不犹豫地接受我们邀请的参与者。每一位编者在编写时都结合了自己的经验和所查阅的文献。本书对每部分内容进行了全面的文献回顾。我们希望通过这种方式能够给读者提供足够的信息，使他们加深对肩关节创伤的了解，无论在手术治疗还是非手术治疗方面，都能为他们提供有效的治疗方法。

我衷心地感谢每一位为这本书做出贡献的人，是他们的知识、经验以及智慧使本书得以成功。再次感谢 Joe、Gerry 和 Tony 邀请我加入他们的团队。

Joseph D. Zuckerman

原著者名单

Gregory T. Altman, MD
Assistant Professor of Orthopaedic Surgery
Drexel University College of Medicine
Co-Director
Division of Orthopaedic Trauma
Allegheny General Hospital
Pittsburgh, Pennsylvania

Thomas J. Christensen, MD
Department of Orthopaedics
University of Utah
Salt Lake City, Utah

Alice Chu, MD
Assistant Professor
Orthopedic Surgery
New York University Hospital for Joint Diseases
New York, New York

Peter A. Cole, MD
Chief of Orthopaedic Surgery
Regions Hospital
Professor
Department of Orthopaedic Surgery
University of Minnesota
Regions Hospital
St. Paul, Minnesota

Niloofar Dehghan, BSc, MD
Resident
Division of Orthopaedics, Department of Surgery
St. Michael's Hospital
University of Toronto
Toronto, Canada

Kenneth A. Egol, MD
Professor and Vice Chair
Orthopaedic Surgery
Hospital for Joint diseases
New York University Langone Medical Center
New York, New York

David M. Epstein, MD
Attending Orthopedic Surgeon
Orthopedic Surgery
Morristown Medical Center
Morristown, New Jersey

Kevin W. Farmer, MD
Assistant Professor
Orthopaedics and Rehabilitation
University of Florida
Lainesville, Florida

David Feldman, MD
Professor
Chief Division of Pediatric Orthopedics
Departments of Orthopaedic Surgery
(Ortho-Pediatric Div Dir), Pediatrics (Fac)
New York University Hospital for Joint Diseases
New York, New York

Gregory Gilot, MD
Orthopaedic Surgery
Cleveland Clinic Florida
Weston, Florida

Rachel Y. Goldstein, MD, MPH
Department of Orthopaedics
New York University Medical Center
New York, New York

Austin D. Hill, MD, MPH
Department of Orthopedic Surgery
Greenville Hospital System
University of South Carolina
Greenville, South Carolina

Sameer Jain, MD
Department of Orthopaedic Surgery
Allegheny General Hospital
Pittsburgh, Pennsylvania

Kyle J. Jeray, MD
Department of Orthopedic Surgery
Greenville Hospital System
University of South Carolina
Greenville, South Carolina

Clifford B. Jones, MD, FACS
Orthopaedic Associates of Michigan
Clinical Professor
Michigan State University
College of Human Medicine
Grand Rapids, Michigan

Erik N. Kubiak, MD
Assistant Professor
Orthopaedics
University of Utah
Salt Lake City, Utah

Young W. Kwon, MD, PhD
Associate Professor
Orthopaedic Surgery
New York University School of Medicine
New York, New York

William N. Levine, MD
Professor of Clinical Orthopaedic Surgery
Center for Shoulder, Elbow, and Sports Medicine
Department of Orthopaedic Surgery
Columbia University Medical Center
New York, New York

Eric C. Makhni, MD
Orthopaedic Surgery Resident
Department of Orthopaedic Surgery
Columbia University Medical Center
New York, New York

Michael D. McKee, MD, FRCS
Professor
Division of Orthopaedics
Department of Surgery
St. Michael's Hospital
University of Toronto
Toronto, Canada

Robert Meislin, MD
Assistant Professor
Orthopedic Surgery
New York University School of Medicine
New York, New York

Amar Basavaraj Mutnal, MD
Resident Physician
Orthopaedic Surgery
Cleveland Clinic Foundation
Cleveland, Ohio

Norman Y. Otsuka, MD
Joseph E. Milgram Professor of Orthopaedic Surgery
Orthopaedic Surgery
New York University Langone Hospital for Joint Diseases
New York, New York

Joshua Owens, MD
Orthopaedic Surgery
Cleveland Clinic Florida
Weston, Florida

Deepan Patel, MD
Chief Resident
Orthopaedic Surgery
New York University Hospital for Joint Diseases
New York, New York

Andrew Rokito, MD
Assistant Professor
Chief
Division of Shoulder and Elbow Surgery
New York University Hospital for Joint Diseases
New York, New York

Deenesh T. Sahajpal, MD
Director of Sports Medicine
Munroe Orthopedics
Munroe Regional Medical Center
Ocala, Florida

Kaveh Robert Sajadi, MD
Clinical Assistant Professor (Gratis)
Department of Orthopaedic Surgery
University of Louisville School of Medicine
Louisville, Kentucky

Todd A. Schubkegel, MD
Associate Surgeon
Department of Orthopedic Surgery
Marshfield Clinic – Eau Claire Center
Eau Claire, Wisconsin

Leah M. Schulte, MD
Assistant Professor
Department of Orthopaedic Surgery
George Washington University
Northwest, Washington
Washington, DC

Brian M. Schulz, MD
Orthopaedic Surgery Resident
Department of Orthopaedic Surgery
Columbia University Medical Center
New York, New York

James P. Ward, MD
New York University Hospital for Joint Diseases
New York, New York

Thomas W. Wright, MD
Professor
Department of Orthopaedics and Rehabilitation
University of Florida
Lainesville, Florida

Joseph D. Zuckerman, MD
Professor and Chairman
Department of Orthopaedic Surgery
New York University Hospital for Joint Diseases
New York University Langone Medical Center
New York, New York

目 录

第一部分

肱骨近端骨折

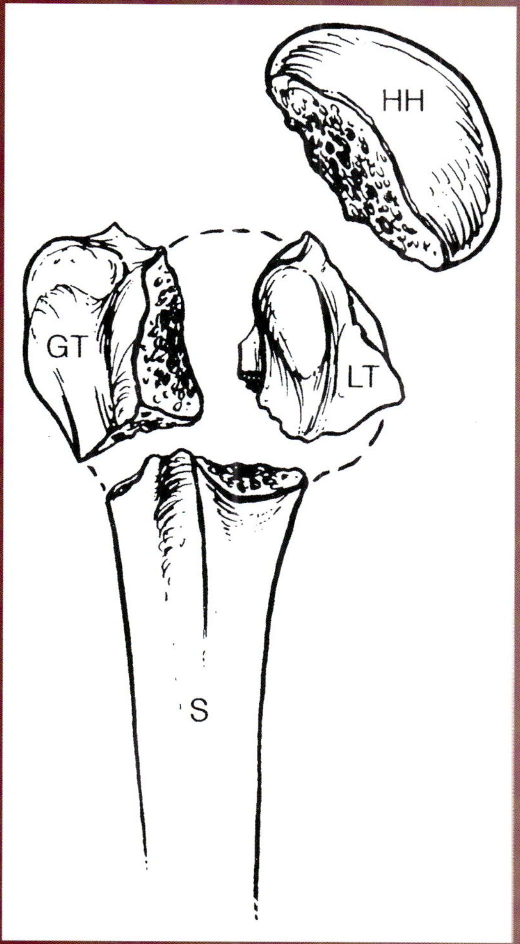

第 1 章

James P. Ward，Joseph D. Zuckerman

肱骨近端骨折的临床评估、影像学检查和分型

引 言

肱骨近端骨折通常大部分发生于患有骨质减少和骨质疏松症的老年人。随着老年人人口的增多，其发生率也将随之升高。骨科医师的首要任务是根据现有的证据进行临床评估以及进行精确的分型，并做出恰当的治疗决策。标准的 X 线摄片仍然占主要地位，但是近期计算机断层扫描（computed tomography，CT）和磁共振（magnetic resonance imaging，MRI）的重要性越来越多地受到文献的支持。一些学者阐述了目前在临床上采用的不同分型的可靠性。

流行病学

Crout-Brown 和 Caesar 最近总结发现肱骨近端骨折在所有骨折中的发生率约为 5.7%[15]，男女比例约为 3 ∶ 1。在男性和女性中，骨折发生呈单峰曲线分布，发病数量随着患者年龄的增长而增多[60]。在常见的上肢骨折中，肱骨近端骨折发生率占第二位，仅次于桡骨远端骨折[43,71]。Palvanen 等开展的流行病学调查发现，肱骨近端骨折从 1970 年的每 10 万人 32 例增长至 2002 年的每 10 万人 105 例，平均每年增长 13.7%[62]。Kannus 等也发现 1970—1995 年有相似的增长率。然而，1995—2007 年增长进入平台期。一项队列研究揭示其原因可能为在当今社会人们更为健康，并且采取预防跌倒的措施，以及补充钙和维生素 D[62]。

越来越多的文献将肱骨近端骨折归类于骨质疏松症或脆性骨折[15,49,81]。Lofman 等分析了 55 ～ 75 岁低能量骨折的女性。在所有肱骨近端骨折的患者中，双能 X 线吸收检测发现 89% 的患者患有骨质减少或骨质疏松症[51]。以往骨科医师通常都没有向这些患者推荐创伤后对骨质疏松进行治疗。一些研究显示推荐治疗率平均约为 14%[1,26,27]。而且很多被推荐的患者在他们发生骨折之前就已经开始服用骨质疏松药物，从而大大降低了新推荐的人数[35]。他们发现，研究显示，当患者之前有相同的发生脆性骨折的风险因素时，这一点尤为重要，发生脆性骨折的相关风险将上升到 70%[18,41,44,50]。其他危险因素包括年龄增长、女性、高加索人种和低体重。

也有报道认为肱骨近端骨折是随后发生髋部骨折的重要危险因素[12]。一项纳入了超过 8000 名女性的为期 10 年的研究发现，几乎 14% 的女性在肱骨近端骨折后会发生髋部骨折，而在之前未发生肱骨骨折的患者中髋部骨折的发生率为 9.6%，即发生肱骨近端骨折后再发生髋部骨折的风险增加了 83%。这一风险在肱骨近端骨折后第一年的发生率最高。该结果已被其他研究所证实[38,48]。

双磷酸盐药物对预防骨质疏松及骨折有很大的帮助，同时也要求骨科医师能够对这些患者进行更加细致的指导。Doetsch 评估了补充钙和维生素 D 在肱骨近端骨折愈合中的作用。将 30 名超过 55 岁的伴有非移位肱骨近端骨折的女性患者随机分为两组，一组服用安慰剂，另一组服用 1g 钙和 800IU 维生素 D。两组的骨密度（bone mineral density，BMD）基线相似。研究者注意到，在第 12 周时服用药物组患者的骨密度增加，同时有更多的骨痂形成[23]。

虽然总体上肱骨近端骨折被认为是一种骨质疏松性骨折，但是骨折总是发生在“适合的老年人”身上，超过 90% 的患者在发生骨折时为独自生活[16]。最常见的发生机制是从站立位摔倒，87% 的患者符合这种情况。Neer 分型中无移位骨折是最常见的类型，一项纳入 1000 名患者、历时 5 年的前瞻性研究统计显示有 49% 的患者属于这种类型。根据 AO 分型，最常见的亚型是 A 型，单一的骨折块包括大结节或外科颈。这一亚型占所有肱骨近端骨折的 47%[16]。Bischoff-Ferrari 等最近开展的研究发现，寒冷气候和在雪地上摔倒也是导致肱骨近端骨折增加的因素[4]。在一些研究中，肱骨近端骨折是超额死亡率的预测因子之一[37,72]。Piirtola 等在 12 年中观察了超过 1000 例患者，发现男性肱骨近端骨折的死亡风险比（hazard ration，HR）是 5.4[64]。

解 剖 学

盂肱关节是全身附肢骨中活动度最大的关节。以牺牲稳定性换取活动度导致盂肱关节也是最容易发生脱位的关节。盂肱关节能够在三个维度上自由活动，包括前屈和背伸，内收和外展，以及内旋和外旋。盂肱关节的定义是连接肱骨及肩胛骨的多轴动关节（图 1-1）。

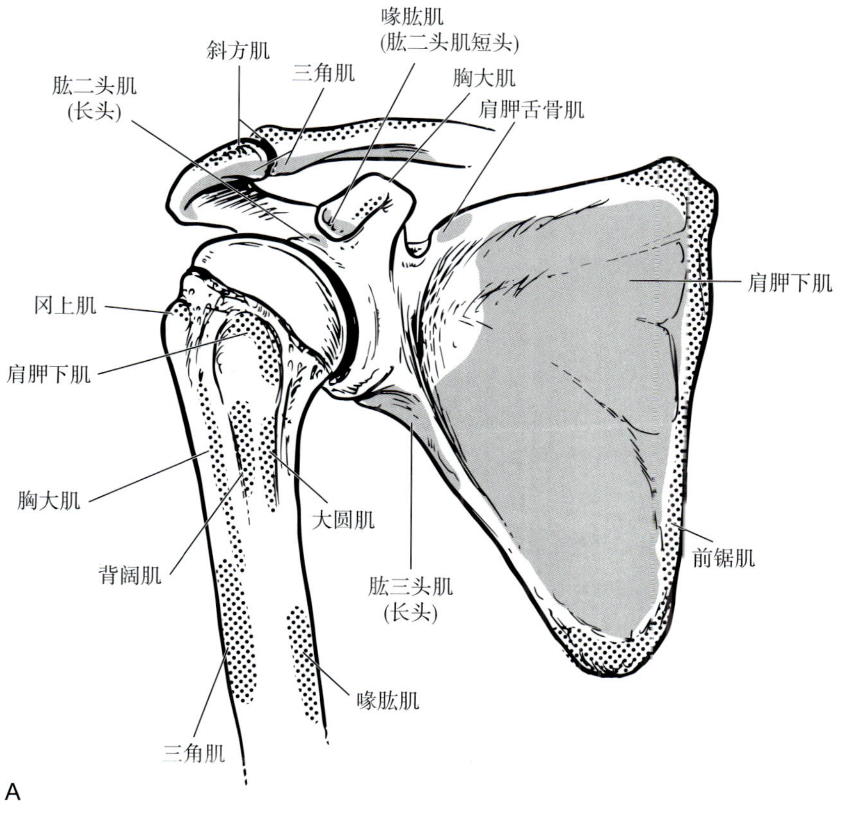

图 1-1 肩胛带前面（A）和后面（B）的骨性结构，包括肌肉附着（Reprinted with permission from Zuckerman JD，Koval KJ：Shoulder Fracture：The Practical Guide to Management. New York，NY：Thieme，2005.）

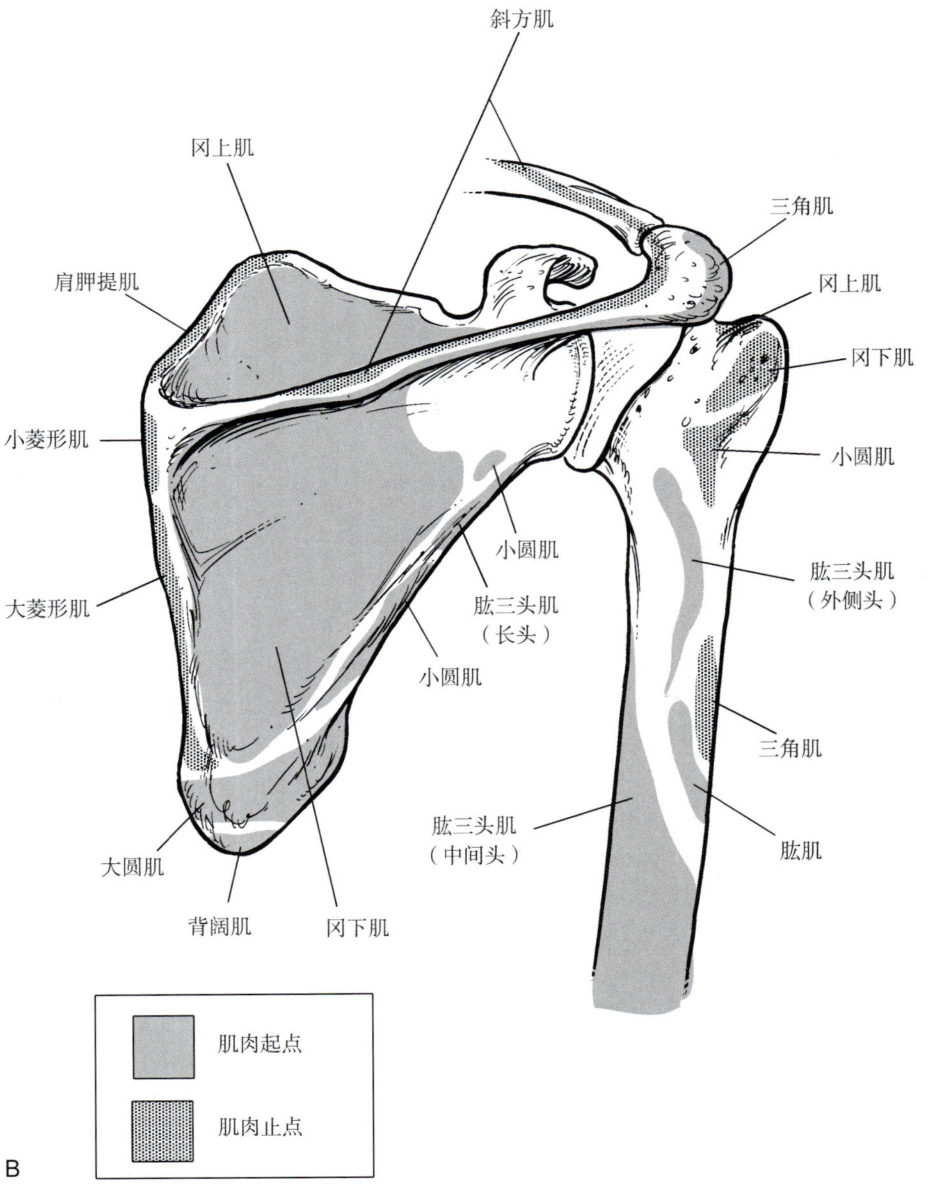

图 1-1 （续）

肱骨近端由三个骨化中心组成，这三个骨化中心在成年后与肱骨干融合。最初的骨化中心是肱骨头，在 4 ~ 6 个月时出现。之后的两个骨化中心分别是约在 3 岁时出现的大结节骨化中心和 5 岁时出现的小结节骨化中心。这 3 个骨化中心在 4 ~ 7 岁时合并，并最终在 17 ~ 20 岁时与肱骨干融合。80% 的肱骨纵向生长来源于肱骨近端，因此，在儿童发生骨折时有较强的重塑潜能 [19,56]。

肱骨关节面的面积远远超过关节盂的面积，前者是后者的 3 ~ 4 倍。关节盂被纤维软骨性的盂唇包绕。盂唇是一个承载结构，同时也增大了关节盂的面积。关节囊薄且冗长，以适应肩关节较大的活动范围。它对移位的限制比较小，尤其是在关节下方。在关节囊内存在三个可变的巩固结构，分别是盂肱上韧带（superior glenohumeral ligament，SGHL）、盂肱中韧带（middle glenohumeral ligament，MGHL）和盂肱下韧带（inferior glenohumeral ligament，IGHL）。盂肱下韧带在腋窝处又分为前束和后束，是维持肩关节前方或后方稳定的最重要结构。前束在肩关节外展和外旋时起作用，而后束在内旋时起作用。

肱骨关节面止于肱骨解剖颈，冠状位半径约为 24.1 ± 2.1mm，平均厚度为 19.0 ± 2.4mm[34]。大结节和小结节的底部是解剖颈，其间是结节间沟、肱二头肌长头肌腱和肱骨内侧面。结节间沟由外至内大约为 1cm，沟顶部为横行的肱骨韧带。在结节间沟处有三块肌肉附着：胸大肌，附着在结节间沟的外侧缘；背阔肌，附着在底部；大圆肌，附着于内侧缘。在肱骨外科颈骨折时这些肌肉使肱骨干向内侧移位[11]。肱骨解剖颈位于大、小结节的远端，是最常见的骨折部位。肱骨头通常后倾 25° ～ 35°，然而它的活度范围可以从 -8° 到 74°[25]。肱骨近端的头 - 干角约为 135°，其旋转几何中心位于肱骨干轴的后侧 2.6mm 及内侧 7mm 处[34]。

肩袖肌肉附着于大、小结节上。肩胛下肌是单独附着在小结节上的肌肉，其功能是使肱骨头旋内（图 1-2）。冈上肌、冈下肌和小圆肌从前到后分别附着在大结节上。这些肌肉帮助肱骨头旋外。在多数肱骨近端粉碎性骨折中肌肉的合力导致大、小结节移位。小结节向内侧移位，而大结节是向后侧还是上方移位则取决于骨折部位。Gallo 等进行了一项纳入 30 名患者的前瞻性研究来评估肩袖损伤与肱骨近端骨折的关系[28]。在 30 例骨折中，有 10 例一部分骨折，11 例两部分骨折，9 例三部分骨折。他们发现 71% 的患者在 MRI 上存在异常信号改变，包括肌腱变薄、撕脱和撕裂。40% 的患者存在至少一根肩袖肌肉的完全断裂。9 名患者（30%）没有异常。所有的这些损伤最初的分型为一部分或两部分骨折。

肱骨头主要的血供来源于旋肱前动脉。旋肱前动脉起自腋动脉第三段的外侧分支，距离胸大肌下缘远端 1cm（图 1-3）。旋肱前动脉在结节间沟的外侧上升，向下穿过喙肱肌到达肩胛下肌下缘处的外科颈并发出前外侧分支。这些分支营养小结节，并向下穿过肱二头肌肌腱，向上至弓状动脉。这些终末血管营养大部分肱骨头[29,47]。旋肱前动脉也与腋动脉第三段的另外一条动脉——旋肱后动脉在四边孔处相互吻合。旋肱后动脉营养肱骨头后下侧的一小部分区域，以及大结节后方[29]。

一些学者通过评估肱骨近端骨折时的血供情况来评估发生骨坏死的风险。Crosby 等检测了三部分和四部分骨折时肱骨头的活力。对 19 名需要行半关节成形术的患者在术前给予 5 天的四环素治疗。四环素能被骨结构吸收并提供完整的血供。术中分别对肱骨头的四个位置进行解剖，发现不同位置的血供无差异，因此，建议保留肱骨头的血供，即使是发生粉碎性肱骨近端骨折[17]。Hertel 等在术中检测了 100 例肱骨近端骨折。他们通过观察钻孔引流后的回流情况来分析保存肱骨头血供，同时使用骨内激光多普勒血流仪作为检测血供的另一种方式。他们发现了三个可以预测肱骨近端骨折后骨坏死风险升高的因素：后内侧骨片长度＜ 8mm，内侧距骨块与肱骨干移位＞ 2mm，以及解剖颈型骨折片。当这三个因素同时出现时，发生肱骨头缺血的概率将达到 97%[33]。Bastian 等也尝试确认肱骨头的引流。他们采用的方法是对肱骨头钻孔引流后进行观察，或采用骨内激光多普勒血流仪。他们评估了对肱骨近端囊内骨折进行切开复位内固定的 51 例患者。10 例患者根据试验设计没有进行灌注，然而，只有 2 例骨折在平均 5 年后随访时出现了骨坏死[2]。Jakob 等在研究中发现，与传统的四部分骨折相比，外翻嵌插的四部分骨折骨坏死的发生率较低，并且有较好的预后[36]。

肱骨近端靠近臂丛神经，因此，发生创伤后有损伤臂丛神经丛的风险。发生肱骨近端骨折后最容易损伤的是腋神经。最近的一篇文献总结了腋神经损伤的概率为 5% ～ 30%[80]。腋神经起自臂丛后束，从后外侧穿过肩胛下肌，与旋肱后动脉一起进入四边孔。四边孔是由下方的大圆肌、上方的小圆肌、外侧的肱骨干以及内侧的肱三头肌长头肌腱围成的。神经从盂肱关节囊下方穿过。区别是真性腋神经损伤引起的三角肌弛缓还是三角肌假性麻痹是非常重要的。通常这种假性麻痹是由创伤后肩带固定引起的，也无须处理。

病史采集及体格检查

任何对创伤患者的评估都要从详细、全面的病史采集和体格检查开始，必须弄清楚损伤的机制。对于大多数肱骨近端骨折而言，从站立位的跌倒是最常见的原因，好发于老人和患有骨质疏松的人群。一些学者发现简单摔倒增加了肱骨近端骨折的风险，同样的机制也增加了股骨近端骨折的风险[70,83]。这是因为老人更倾向于向受伤的上肢一侧摔倒，而无法伸出手臂减慢或阻止摔倒。Palvanen 等评估了肱骨近端骨折的受伤机制，发现 97% 的患者是从站立高度位摔倒的。他随后研究了摔倒的方向，发现 43% 的患者都是倾斜向前摔倒，其中 29% 的患者还有向侧方摔倒[61]。另外，年轻患者发生肱骨近端骨折通常是由高能量损伤引起的，因此，必须进行全面评估。对于相关的损伤，包括头部外伤，必须排除其他损伤机制，如晕厥发作。优势手和职业也是评估上肢损伤时重要的因素。既往所患疾病及手术史同样是病史采集的重点，特别是存在内固定植入或假体置换时。

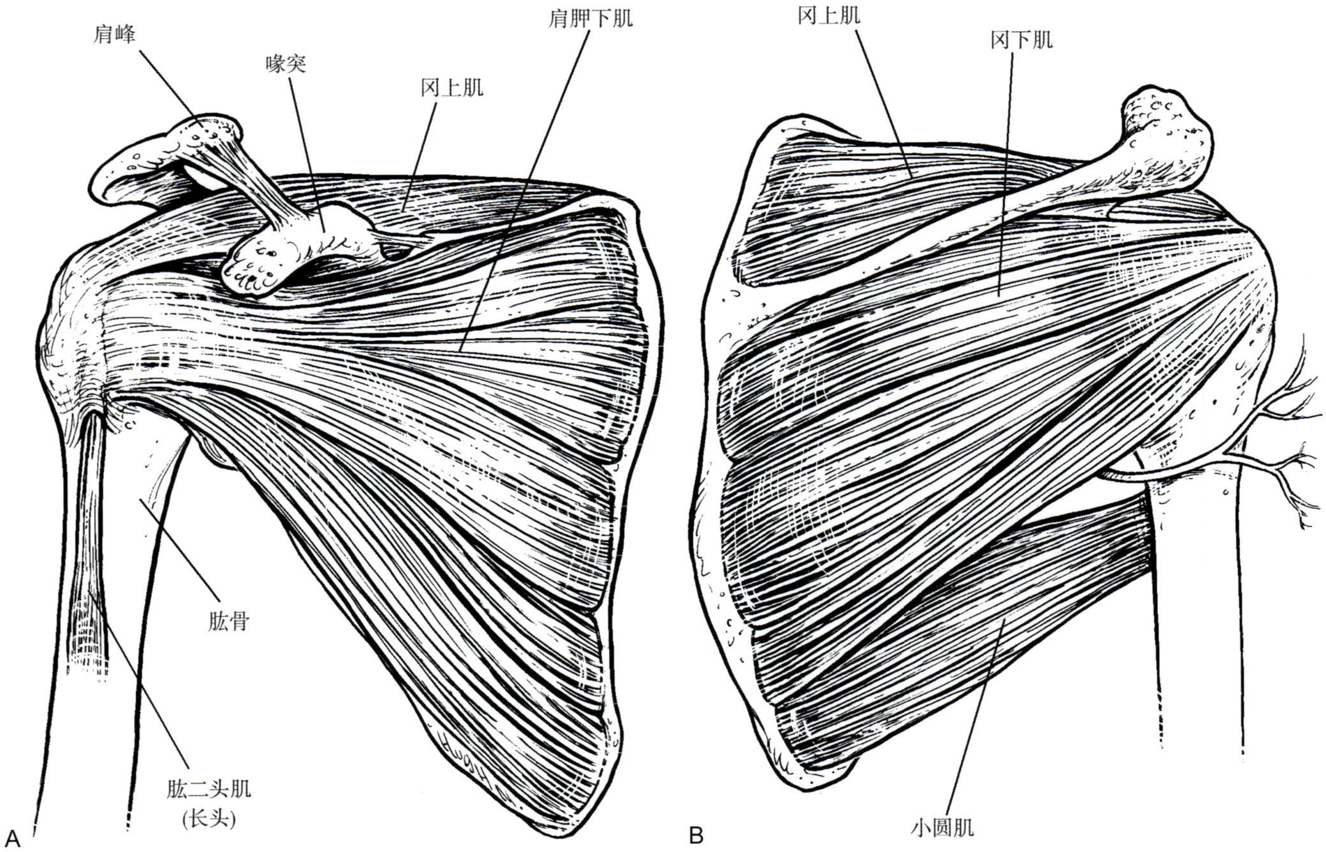

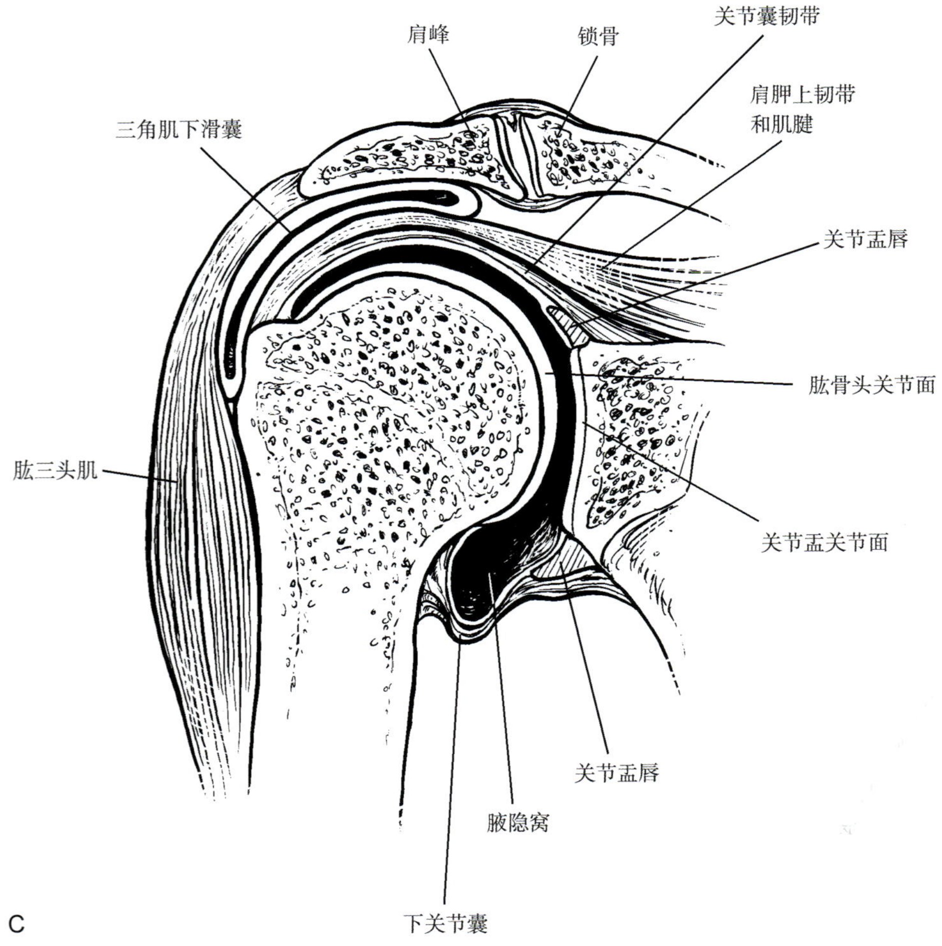

图 1-2 肩袖在肱骨近端附着部的前面观（A）和后面观（B）。肩胛带的冠状位截面（C）显示了冈上肌和三角肌的关系（Reprinted with permission from Zuckerman JD，Koval KJ. Shoulder Fracture：The Practical Guide to Management. New York，NY：Thieme，2005）

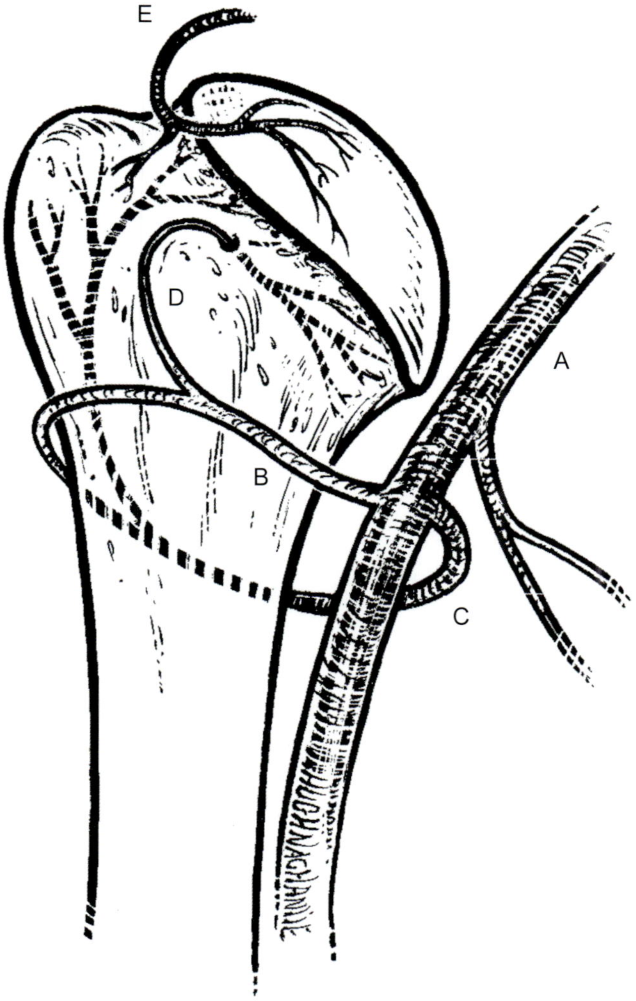

图 1-3 肱骨近端的血管关系：(A) 腋动脉，(B) 旋肱前动脉，(C) 旋肱后动脉，(D) 旋肱前动脉升支，(E) 穿过肩袖的动脉（Reprinted with permission from Zuckerman JD，Koval KJ. Shoulder Fracture：The Practical Guide to Management. New York，NY：Thieme，2005）

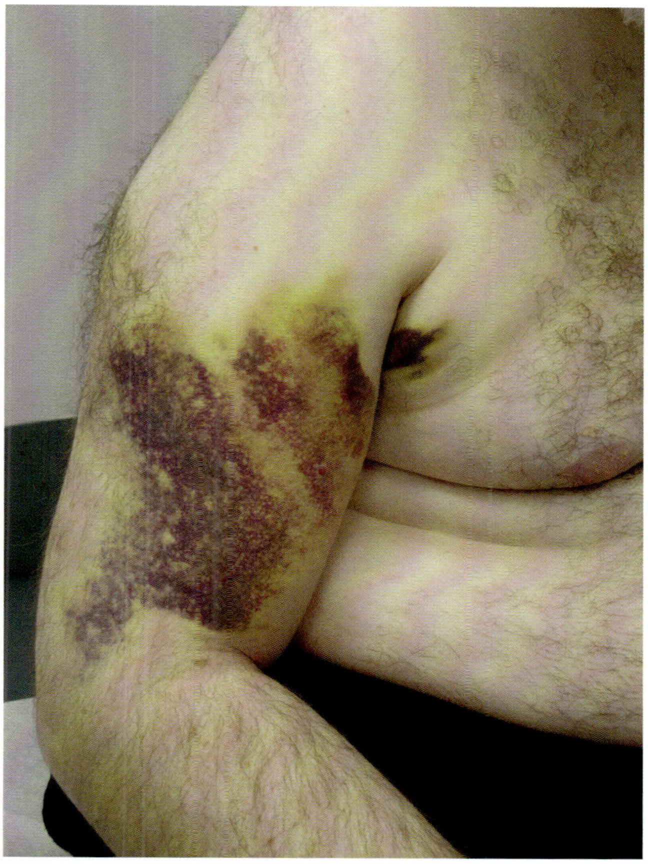

图 1-4 一部分骨折患者 48h 后临床照片显示手臂和胸部的瘀斑

对肩关节的体格检查首先从视诊开始。需要注意肿胀和瘀斑，通常在受伤后 24 ~ 48h 出现进展。患者经常能发现瘀斑向整个上肢蔓延甚至到胸壁。因此，在最初体检时就必须去除患肢所有的首饰。这些肿胀和瘀斑使肩胛带的骨性标志很难被检查到（图 1-4）。在体检时能够发现常见的普通肩关节前脱位，主要表现为前下方的突起、后方的凹陷以及肩峰后外侧的突起。相反，后脱位常表现为盂肱关节前方的平坦、喙突隆起及肩峰前方的突起[21,84]。

对患肢的触诊通常表现为疼痛和骨擦感，特别是在粉碎性骨折[84]。可以通过是否整体移动来判断肱骨近端的稳定性。温和的内旋和外旋动作能够提供稳定性的重要信息。但是需要指出的是，这种方法不能排除骨折畸形，特别是嵌插骨折[14]。即使有明显的成角畸形，发生嵌插骨折后肢体也能作为一个整体活动。也需要认真检查胸壁来排除肋骨骨折和连枷胸。肱骨头穿入胸腔内很罕见，穿入后，常合并气胸。这些严重的损伤通常与肱骨近端骨折脱位和高能量损伤有关[30,63]。

在初期评估时需要很仔细地进行全面的神经和血管检查。靠近臂丛神经和腋动脉的骨折很容易导致周围神经或血管结构受损。一定要仔细检查远端动脉搏动。有超过 100 例的病例报道骨折后出现腋动脉损伤，常见于骨折脱位和肱骨干内侧移位的骨折。腋神经是最易受伤的神经，损伤的发生率为 5% ~ 30%[80]。神经损伤的类型主要是神经失用征，通常不推荐即刻探查。三角肌弛缓通常在肩关节外伤后发生，需要与真性神经损伤相鉴别。三角肌弛缓表现为在前后位片上与肩盂有关的下方半脱位。腋神经功能检测主要通过肩关节后外侧的感觉分布以及三角肌前、中、后束的等长收缩情况来评估。在初期检查时评估腋神经的状况很重要。如果因为检查限制而无法明确完整的功能，那么在症状消退后需要再次检查。如果初期评估不完整但在记录时写成“神经功能完好”，那么随后发生的功能障碍会被归结为是由治疗造成的，则可能导致医疗纠纷。

影像学评估

任何完整的骨科学评估都需要患肢标准的影像学资料。绝大多数肩关节专家都认为肩部创伤系列片是肱骨近端骨折评估的基石[57]。创伤系列片包括肩胛骨的前后位片、侧位片以及腋位片。这些摄片提供了骨折和盂肱关节脱位情况的信息[3,7,32,55,59,74]（图 1-5）。

前后位片应该取肩胛骨平面而非胸部平面（图 1-6A）。矢状位与肩胛骨平面的垂直面有 40° 左右的夹角[32,62]。从侧面观察关节盂能够对关节间隙作出正确的评估。肩胛骨 Y 位片的拍摄是从后向前，肩胛骨与冠状位成 40°（图 1-6B）。“Y”下方的一竖代表肩胛骨体，上方前斜线代表喙突，上方后斜线代表肩胛冈和肩峰。肩胛盂位于“Y”的中心。肩关节

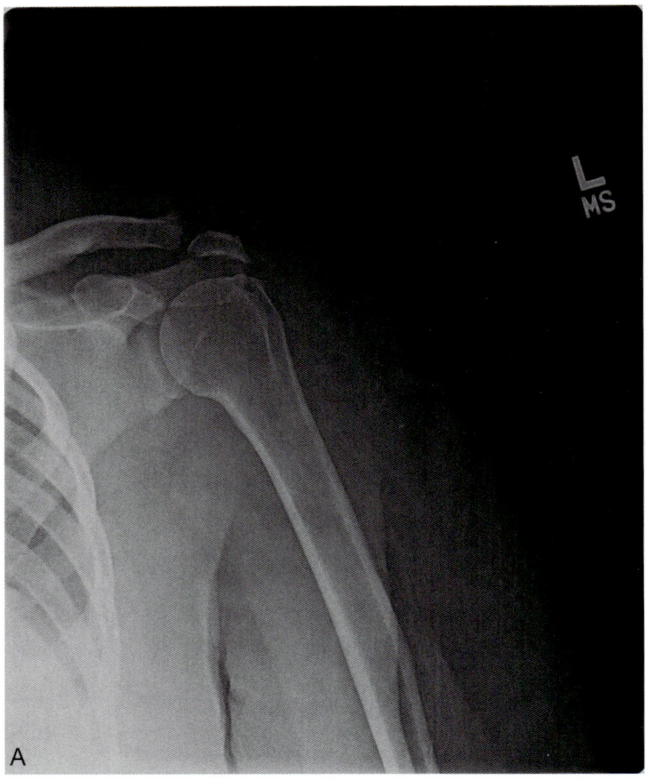

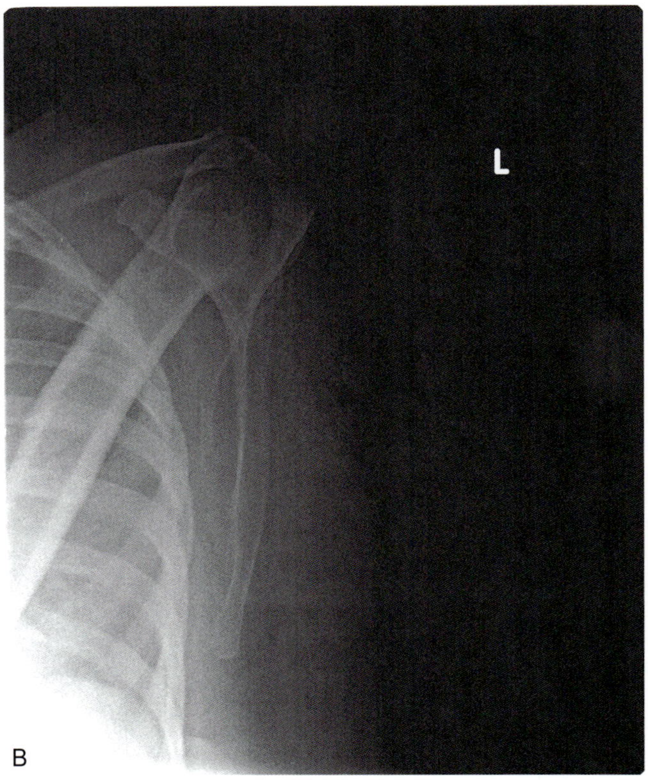

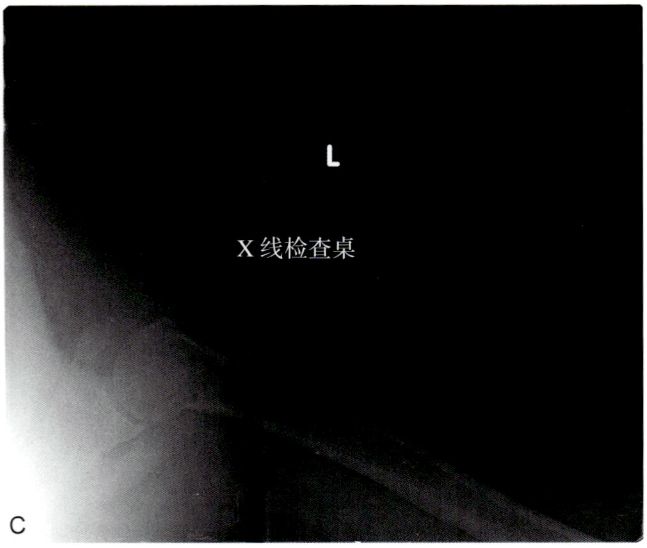

图 1-5 完整的肱骨近端创伤系列位片：(A) 肩胛骨前后位片，(B) 肩胛骨 Y 位片，(C) 腋位片

复位后，肱骨头应该在“Y”的中心。拍摄腋位片时要将肩关节外展 70° ~ 90°，将 X 线向头侧投射，将胶片置于肩关节上方[66]。有时采取这种体位会比较困难，一些患者会感到疼痛，那么 Velpeau 腋位片是另一种选择。在拍摄 Velpeau 位片时，患者保持站立，同时将患肢悬吊，身体后倾 30° ~ 45°，将 X 线以垂直的方向投照盂肱关节[32]（图 1-7）。

不论使用哪种技术，我们强烈推荐真正腋位片。漏拍腋位片常常是导致盂肱关节脱位的漏诊，特别是后脱位的原因。这种脱位在前后位影像学上表现正常[40,68]。然而在评估骨折后颈干连接处的角度时腋位片是无效的。Simon 等通过尸体研究发现外展 30° 摄片是最不准确的，外展 90° 且自然弯曲和伸展是最准确的[77]。西点腋位片是由 Rokous 于 1972 年最先描述的方式，指通过盂唇前方的切线摄片来评估脱位后 Hill-Sachs 损伤。拍摄方式是患者取俯卧位，将患侧肩膀在桌上抬高 7 ~ 8cm，手臂外展

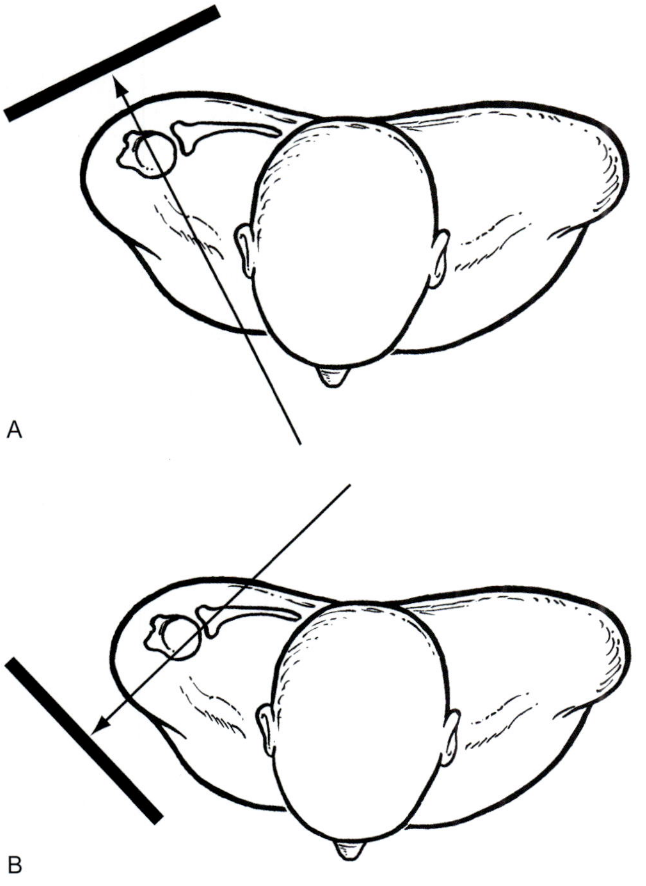

图 1-6 图示拍摄肩胛骨前后位片（A）和肩胛骨侧位片（B）（Y 位）的方法（Reprinted with permission from Zuckerman JD，Koval KJ. Shoulder Fracture：The Practical Guide to Management. New York，NY：Thieme，2005.）

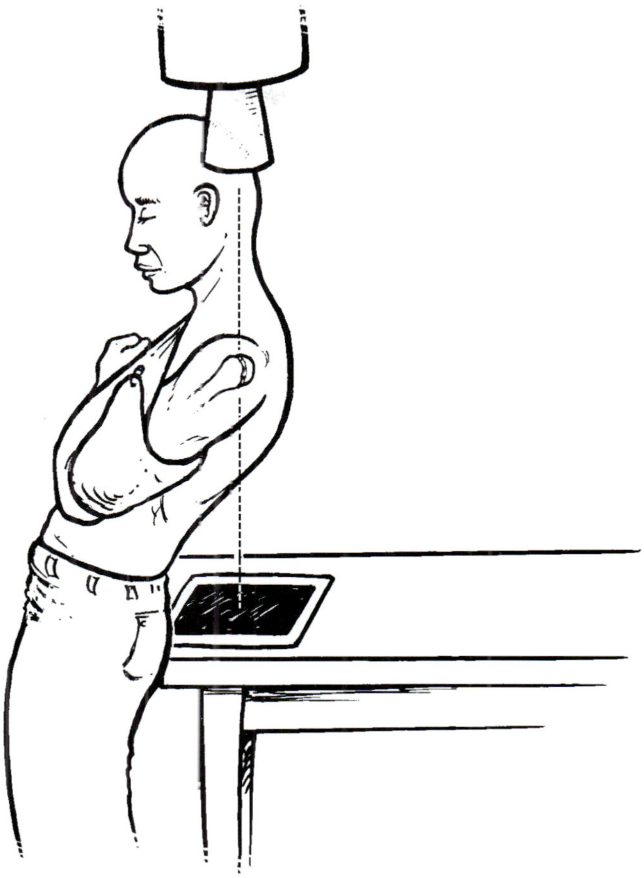

图 1-7 本图显示获得改良腋位片的方法（Reprinted with permission from Zuckerman JD，Koval KJ. Shoulder Fracture：The Practical Guide to Management. New York，NY：Thieme，2005）

90°，头转向对侧。将胶片盒置于肩膀上方，X 线对准腋窝中心，向下 25° 并向内 25°[67]。这种摄片方式常被作为常规 CT 扫描的补充，用于评估粉碎性骨折和制订术前计划[10,31,39]。MRI 能够提供重要的软组织信息，包括肩袖的病变。肩袖病变在肱骨近端骨折中发生率 > 70%[28]。尽管如此，MRI 还没有成为肱骨近端骨折的常规检查，需要有更多的研究来决定其作用。

分　型

一个理想的分型系统需要具备某些特征。其最基本的目的是让外科医师之间更容易沟通骨折的特征并有助于理解和比较。分型能提供有组织的分级，将骨折从简单到复杂进行分类，同时也能对骨折的治疗和预后提供指导。分型应能让即使是缺乏经验

的住院医师也可以简单地重复，同时应该简明扼要，便易于记忆。但是很少有分型系统能够满足所有的这些要求 [9,22]。

Kocher 在 1896 年提出了一个肱骨近端骨折的初始分类。他的分类系统是基于骨折的解剖水平，将其分为结节上、结节周围、结节内和结节下骨折，没有涉及移位、损伤机制或脱位 [45,85]。Dehne 和 Watson-Jones 随后描述的分型方式是建立在发生机制的基础上，然而没有进一步指出骨折块的类型、治疗方式或预后 [20,28]。

1934 年，Codman 首先提出了肱骨近端四部分的解剖概念（图 1-8）。他认识到最初骺线的重要性，并将肱骨近端分为四部分：肱骨头、肱骨干、大结节和小结节 [13]。这个发现是 1970 年肱骨近端骨折 Neer 分型的基础。Neer 分型是使用得最为广泛并且仍然在使用的分型 [57]（图 1-9）。Neer 随机选择了 300 幅影像进行评估，将它们分为 6 个类型（Roman 于 1975 年将其简化）：轻度移位、关节面移位、肱骨干移位、大结节移位、小结节移位和骨折脱位。他将“部分”定义为移位＞ 1cm 或成角＞ 45°。了解附着在这些“部分”上的肌肉对移位的特点和方向有重要作用。骨折被分为一部分、两部分、三部分和四部分骨折。一部分骨折可能有多条骨折线，但是没有达到移位的标准。两部分骨折是指四部分中的某一部分从肱骨近端移位，其亚型包括外科颈、解剖颈、大结节和小结节的骨折。三部分骨折是指其中两个部分移位或成角，分为大结节 / 外科颈，这是比较常见的类型。小结节 / 肱骨干型比较少见。四部分骨折是指四个解剖部分都有移位。最初的这个分型并不包括外翻嵌插型。Neer 也描述了骨折脱位，包括累及部分的数量，并进一步按方向进行分型，如前、后脱位。他也描述了两种关节面骨折，即头劈裂型骨折和压缩骨折（常见于陈旧性肩关节脱位）。

Tamai 等在多中心研究中回顾了分型系统来分析各个亚型的发生率。他们发现在 509 例骨折中有 98% 的患者适合采用修正的 Neer 分型。一部分骨折是最常见的骨折类型，占 36%。两部分骨折类型中外科颈骨折占 31%，大结节骨折（包括骨折脱位）占 12%。三部分骨折累及大结节和外科颈者占 8.8%。未提及三部分骨折中的小结节亚型。四部分骨折，包括外翻嵌插和脱位，占 9.4%。

更多的研究回顾了 Neer 分型的可靠性和可重复性。Sidor 等发现随着时间的推移，相同的观察

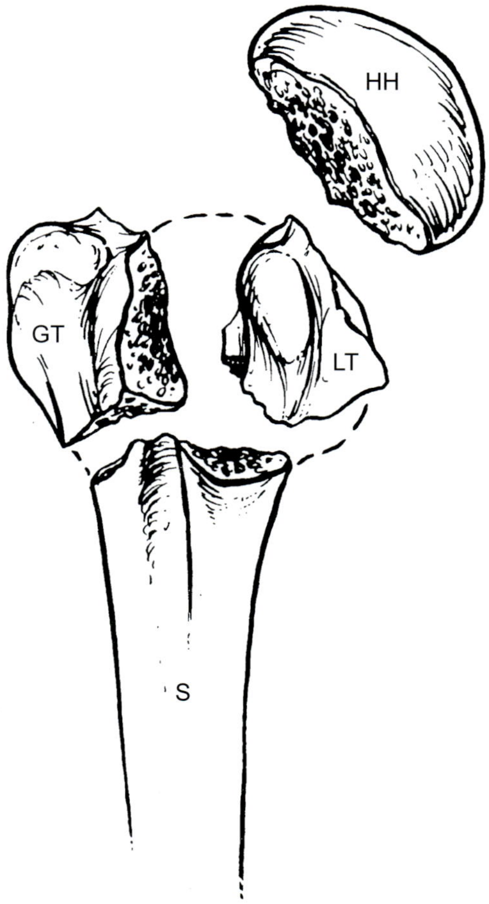

图 1-8 图示了以肱骨近端的骨化中心为基础的 Codman 四部分概念。HH：肱骨头（humeral head）；GT：大结节（greater tuberostiy）；LT：小结节（lesser tuberostiy）；S：肱骨干（humeral shaft）

者组间观察 κ 值为 0.48，代表中等一致；组内观察 κ 值为 0.66，代表有较好的重复性。降低亚组数量进行简单分型时数值无变化 [75]。大多数研究的 κ 值为 0.27 ~ 0.52，反映一致性程度为差到中等 [3,5,6,8,43,76]。一些学者也评估了 CT 影像，发现与平片相比 κ 值并没有提高 [69,78,79]。Shrader 等发现通过对医师进行与分型系统、移位情况、头 - 盂方向和肱骨头压缩的相关培训能够显著提高 κ 值 [73]。Majed 等评估了常用四种分型（Neer、AO、Codman 及 Resch）的可靠性，发现任一分型都只有中等程度的一致性，简化分型也未能显著提高可靠性 [53]。Mahadeva 在最近的研究中发现使用图像档案和沟通系统能够分别使组内和组间的观察可靠性提到到非常好和较好的水平。但是他们使用的是简单化的 Neer 系统里的 6 类版本 [52]。2002 年，Neer 发表了一篇其分型的目标和可靠性的随访报告。文章中，他将外翻嵌插型骨折加到了四部分骨折亚型，说明其分型

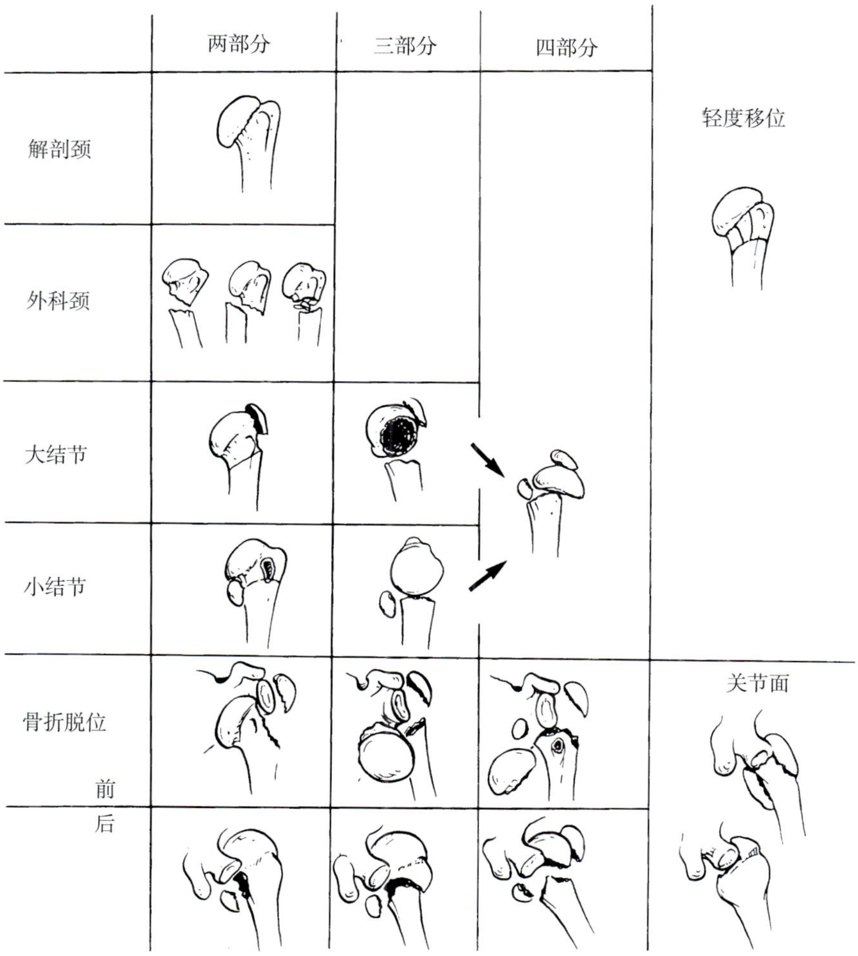

图 1-9 Neer 的肱骨近端骨折分型

设计并非单独地是以影像资料为基础的，需要与术中发现相结合才能合理地使用。他认为患者的个体差异以及摄片时胳膊位置的改变引起的对骨折块肌肉的牵拉会改变移位和分型 [58]。

AO 团队设计了一种与其长骨分类一致的分型系统（图 1-10）。肱骨近端系统起始为 1.1，代表肱骨和其近端。该分型系统侧重于肱骨头的血供以及不同类型骨折后肱骨头坏死的风险。A 型骨折是累及关节外的单一骨折。A 型骨折累及大结节或小结节，合并或不合并肱骨干骺端骨折。A1 型骨折为关节外仅累及某一结节的单一骨折。A2 型骨折为关节外单一骨折，并有干骺端压缩。A3 型骨折为干骺端骨折，无压缩。这些类型的骨折很少发生肱骨头坏死。B 型骨折为关节外两部分骨折，包括大、小结节骨折合并干骺端骨折或盂肱关节脱位。B1 型骨折包含干骺端嵌插，B2 型为非嵌插型干骺端骨折，B3 型合并盂肱关节脱位。与 A 型骨折相似，B 型骨折发生肱骨头坏死的风险也比较低。C 型骨折为关节内骨折。C1 型骨折有解剖颈轻度移位，C2 型为干骺端嵌插并有明显移位，C3 型合并盂肱关节脱位。由于这些类型骨折的关节面存在分离，所以发生肱骨头坏死的风险比较高 [54]。

Edelson 等根据三维 CT 设计了一种新的分型。他们描述了四个主要的骨折类型：两部分、三部分、隐匿性骨折及相关变异和大结节分离骨折。亚型包括内翻、外翻、中立和骨折脱位。他们发现两部分骨折通常累及肱骨头，有结节附着，骨折线经过薄弱的外科颈。最主要的畸形是与肱骨干相比肱骨头向后、向下。内翻亚型比较常见，特别是内侧粉碎性骨折导致内侧支撑丧失。三部分骨折是多部分骨折中最常见的，包括与小结节相连的肱骨头、分离的大结节和外科颈。肱二头肌肌间沟上方通常是完整的，说明旋肱前动脉的完整性未受损伤，发生肱骨头坏死的风险较低。隐匿性骨折是三部分骨折的加重型，肱骨头进一步向后下牵拉。损伤进一步加重时会表现为三种变异型。第一种是四部分隐匿性

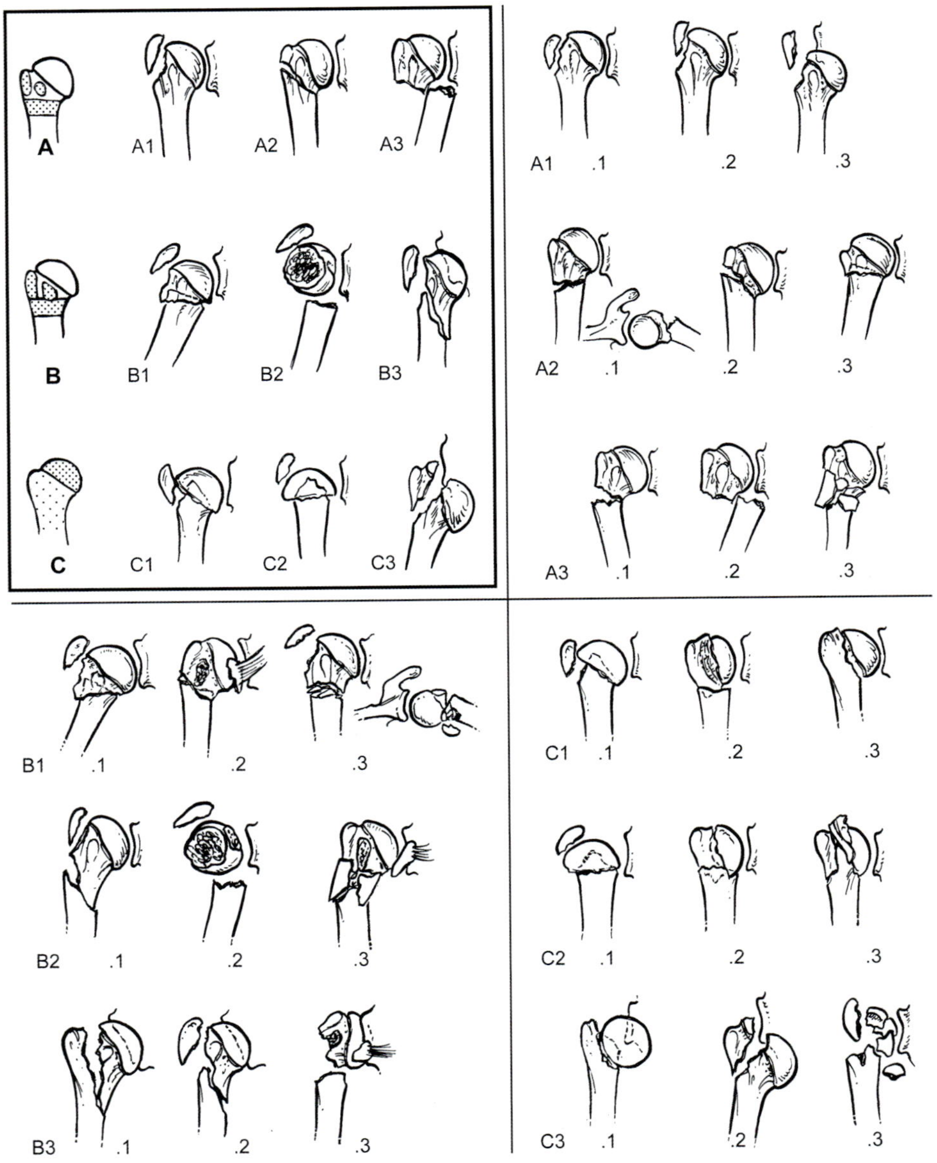

图 1-10 AO/ASIF 的肱骨近端骨折分型

骨折合并内侧粉碎，断裂平面位于大结节处，而不是 Neer 提及的通过肌间沟型。第二种变异是分散隐匿性骨折，是更加严重的粉碎性骨折，因为粉碎发生在旋肱前动脉处，所以发生肱骨头坏死的风险较高。第三种变异是头劈裂亚型，一部分头的软骨连同隐匿性骨折块移位。单纯大结节分离骨折是最后一个亚型，也是发生在后外侧面最常见的类型，不会延伸至肌间沟。他们发现观察者间的可信度 κ 值为 0.69，具有较好的一致性 [24]。

Resch 等对 Codman 分型提出了一个补充方案来，以解释骨折成角和病理机制。他们描述了损伤的三个生物机制平面：在冠状位的嵌插与分离，外翻和内翻，以及经肩胛骨平面上的屈伸 [53]。

小 结

随着人口老化，肱骨近端骨折将变得越来越常见。骨科医师需要了解损伤机制和常用的分型，以评估当下的文献推荐，并与其他医师进行更好的交流和沟通。骨科医师必须要了解标准的影像及更高级的影像学检查，以更好地评估损伤，并能提供精确的诊断和随后的治疗。

参考文献

1. Andrade SE, Majumdar SR, Chan KA, et al. Low frequency of treatment of osteoporosis among postmenopausal women following a fracture. *Arch Intern Med* 2003;163(17):2052–2057.
2. Bastian JD, Hertel R. Initial post-fracture humeral head ischemia does not predict development of necrosis. *J Shoulder Elbow Surg* 2008;17(1):2–8.
3. Bernstein J, Adler LM, Blank JE, Dalsey RM, Williams GR, Iannotti JP. Evaluation of the Neer system of classification of proximal humeral fractures with computerized tomographic scans and plain radiographs. *J Bone Joint Surg Am* 1996;78(9):1371–1375.
4. Bischoff-Ferrari HA, Orav JE, Barrett JA, Baron JA. Effect of seasonality and weather on fracture risk in individuals 65 years and older. *Osteoporos Int* 2007;18(9):1225–1233.
5. Brien H, Noftall F, MacMaster S, Cummings T, Landells C, Rockwood P. Neer's classification system: a critical appraisal. *J Trauma* 1995;38(2):257–260.
6. Brorson S, Bagger J, Sylvest A, Hrobjartsson A. Diagnosing displaced four-part fractures of the proximal humerus: a review of observer studies. *Int Orthop* 2009;33(2):323–327.
7. Brorson S, Bagger J, Sylvest A, Hrobjartsson A. Improved interobserver variation after training of doctors in the Neer system. A randomised trial. *J Bone Joint Surg Br* 2002;84(7):950–954.
8. Brorson S, Bagger J, Sylvest A, Hrobjartsson A. Low agreement among 24 doctors using the Neer-classification; only moderate agreement on displacement, even between specialists. *Int Orthop* 2002;26(5):271–273.
9. Burstein AH. Fracture classification systems: do they work and are they useful? *J Bone Joint Surg Am* 1993;75(12):1743–1744.
10. Castagno AA, Shuman WP, Kilcoyne RF, Haynor DR, Morris ME, Matsen FA. Complex fractures of the proximal humerus: role of CT in treatment. *Radiology* 1987;165(3):759–762.
11. Chun J-M, Groh GI, Rockwood CA, Jr. Two-part fractures of the proximal humerus. *J Shoulder Elbow Surg* 1994;3(5):273–287.
12. Clinton J, Franta A, Polissar NL, et al. Proximal humeral fracture as a risk factor for subsequent hip fractures. *J Bone Joint Surg Am* 2009;91(3):503–511.
13. Codman EA. *The Shoulder*. New York, NY: G. Miller and Co. Medical Publishers; 1934.
14. Cornell CM, Schneider K, eds. Proximal humerus. In: Koval KJ, Zuckerman JD, eds. *Fractures in the Elderly*. 1st ed. Philadelphia, PA: Lippincott-Raven; 1998:85–92.
15. Court-Brown CM, Caesar B. Epidemiology of adult fractures: a review. *Injury* 2006;37(8):691–697.
16. Court-Brown CM, Garg A, McQueen MM. The epidemiology of proximal humeral fractures. *Acta Orthop Scand* 2001;72(4):365–371.
17. Crosby LA, Finnan RP, Anderson CG, Gozdanovic J, Miller MW. Tetracycline labeling as a measure of humeral head viability after 3- or 4-part proximal humerus fracture. *J Shoulder Elbow Surg* 2009;18(6):851–858.
18. Cummings SR, Nevitt MC, Browner WS, et al. Risk factors for hip fracture in white women. Study of Osteoporotic Fractures Research Group. *N Engl J Med* 1995;332(12):767–773.
19. Dameron TB, Jr., Reibel DB. Fractures involving the proximal humeral epiphyseal plate. *J Bone Joint Surg Am* 1969;1(2):289–297.
20. Dehne E. Fractures of the upper end of the humerus. *Surg Clin North Am* 1945(25):28–47.
21. DePalma AF, ed. *Surgery of the Shoulder*. 3rd ed. Philadelphia, PA: JB Lippincott; 1983:372–406.
22. Dirschl DR, Cannada LK, eds. Classification of fractures. In: Bucholz RW, et al., *Rockwood and Green's Fractures in Adults*. 7th ed., Vol. 1. New York: Wolters Kluwer; 2010:39–52.
23. Doetsch AM, Faber J, Lynnerup N, Watjen I, Bliddal H, Danneskiold-Samsoe B. The effect of calcium and vitamin D3 supplementation on the healing of the proximal humerus fracture: a randomized placebo-controlled study. *Calcif Tissue Int* 2004;75(3):183–188.
24. Edelson G, Kelly I, Vigder F, Reis ND. A three-dimensional classification for fractures of the proximal humerus. *J Bone Joint Surg Br* 2004;86(3):413–425.
25. Edelson G. Variations in the retroversion of the humeral head. *J Shoulder Elbow Surg* 1999;8(2):142–145.
26. Feldstein A, Elmer PJ, Orwoll E, Herson M, Hillier T. Bone mineral density measurement and treatment for osteoporosis in older individuals with fractures: a gap in evidence-based practice guideline implementation. *Arch Intern Med* 2003;163(18):2165–2172.
27. Freedman KB, Kaplan FS, Bilker WB, Strom BL, Lowe RA. Treatment of osteoporosis: are physicians missing an opportunity? *J Bone Joint Surg Am* 2000;82-A(8):1063–1070.
28. Gallo RA, Sciulli R, Daffner RH, Altman DT, Altman GT. Defining the relationship between rotator cuff injury and proximal humerus fractures. *Clin Orthop Relat Res* 2007;458:70–77.
29. Gerber C, Schneeberger AG, Vinh TS. The arterial vascularization of the humeral head. An anatomical study. *J Bone Joint Surg Am* 1990;72(10):1486–1494.
30. Glessner JR. Intrathoracic dislocation of the humeral head. *J Bone Joint Surg Am* 1961;3(43-A):428–430.
31. Haapamaki VV, Kiuru MJ, Koskinen SK. Multidetector CT in shoulder fractures. *Emerg Radiol* 2004;11(2):89–94.
32. Hall RH, Isaac F, Booth CR. Dislocations of the shoulder with special reference to accompanying small fractures. *J Bone Joint Surg Am* 1959;41-A(3):489–494.
33. Hertel R, Hempfing A, Stiehler M, Leunig M. Predictors of humeral head ischemia after intracapsular fracture of the proximal humerus. *J Shoulder Elbow Surg* 2004;13(4):427–433.
34. Iannotti JP, Gabriel JP, Schneck SL, Evans BG, Misra S. The normal glenohumeral relationships. An anatomical study of one hundred and forty shoulders. *J Bone Joint Surg Am* 1992;74(4):491–500.
35. Iba K, Takada J, Hatakeyama N, et al. Underutilization of antiosteoporotic drugs by orthopedic surgeons for prevention of a secondary osteoporotic fracture. *J Orthop Sci* 2006;11(5):446–449.
36. Jakob RP, Miniaci A, Anson PS, Jaberg H, Osterwalder A, Ganz R. Four-part valgus impacted fractures of the proximal humerus. *J Bone Joint Surg Br* 1991;73(2):295–298.
37. Johnell O, Kanis JA. Mortality after osteoporotic fractures. *Osteoporos Int*, 2004;15(1):38–42.
38. Johnell O, Kanis JA. An estimate of the worldwide prevalence, mortality and disability associated with hip fracture. *Osteoporos Int* 2004;15(11):897–902.
39. Jurik AG, Albrechtsen J. The use of computed tomography with two- and three-dimensional reconstructions in the diagnosis of three- and four-part fractures of the proximal humerus. *Clin Radiol* 1994;49(11):800–804.
40. Kaar TK, Wirth MA, Rockwood CA, Jr. Missed posterior fracture-dislocation of the humeral head. A case report with a fifteen-year follow-up after delayed open reduction and internal fixation. *J Bone Joint Surg Am* 1999;81(5):708–710.
41. Kanis JA, Johansson H, Oden A, et al. A family history of fracture and fracture risk: a meta-analysis. *Bone* 2004;35(5):1029–1037.
42. Kannus P, Palvanen M, Niemi S, Sievanen H, Parkkari J. Rate of proximal humeral fractures in older Finnish women between 1970 and 2007. *Bone* 2009;44(4):656–659.
43. Karagas MR, Baron JA, Barrett JA, Jacobsen SJ. Patterns of fracture among the United States elderly: geographic and fluoride effects. *Ann Epidemiol* 1996;6(3):209–216.
44. Klotzbuecher CM, Ross PD, Landsman PB, Abbott TA, 3rd, Berger M. Patients with prior fractures have an increased risk of future fractures: a summary of the literature and statistical synthesis. *J Bone Miner Res* 2000;15(4):721–739.
45. Kocher T. *Beitrage zur Kenntnis Einiger Praktisch Wichtiger Fracturformen*. Basel: Carl Sallmann; 1896.
46. Kristiansen B, Andersen UL, Olsen CA, Varmarken JE. The Neer classification of fractures of the proximal humerus. An assessment of interobserver variation. *Skeletal Radiol* 1988;17(6):420–422.
47. Laing PG. The arterial supply of the adult humerus. *J Bone Joint Surg Am* 1956;38-A(5):1105–1116.
48. Lauritzen JB, Schwarz P, McNair P, Lund B, Transbol I. Radial and humeral fractures as predictors of subsequent hip, radial or humeral fractures in women, and their seasonal variation. *Osteoporos Int* 1993;3(3):133–137.

49. Lind T, Kroner K, Jensen J. The epidemiology of fractures of the proximal humerus. *Arch Orthop Trauma Surg* 1989;108(5):285–287.
50. Lindsay R, Silverman SL, Cooper C, et al. Risk of new vertebral fracture in the year following a fracture. *JAMA* 2001;285(3):320–323.
51. Lofman O, Hallberg I, Berglund K, et al. Women with low-energy fracture should be investigated for osteoporosis. *Acta Orthop* 2007;78(6): 813–821.
52. Mahadeva D, Dias RG, Deshpande SV, Datta A, Dhillon SS, Simons AW. The reliability and reproducibility of the Neer classification system–digital radiography (PACS) improves agreement. *Injury* 2010;41(7): 872–875.
53. Majed A, Macleod I, Bull AM, et al. Proximal humeral fracture classification systems revisited. *J Shoulder Elbow Surg* 2011;20(7):1125–32.
54. Meuller ME. The comprehensive classification of fractures of long bones. Berlin: Springer Verlag; 1990.
55. Naranja RJ, Jr, Iannotti JP. Displaced three- and four-part proximal humerus fractures: evaluation and management. *J Am Acad Orthop Surg* 2000;8(6):373–382.
56. Neer CS, II, Horwitz BS. Fractures of the proximal humeral epiphysial plate. *Clin Orthop Relat Res* 1965;41:24–31.
57. Neer CS, II. Displaced proximal humeral fractures. I. Classification and evaluation. *J Bone Joint Surg Am* 1970;52(6):1077–1089.
58. Neer CS, II. Four-segment classification of proximal humeral fractures: purpose and reliable use. *J Shoulder Elbow Surg* 2002;11(4):389–400.
59. Neer CS, II. *Shoulder Reconstruction.* 1st ed., Vol. 1. Philadelphia, PA: Saunders; 1990.
60. Nguyen TV, Center JR, Sambrook PN, Eisman JA. Risk factors for proximal humerus, forearm, and wrist fractures in elderly men and women: the Dubbo Osteoporosis Epidemiology Study. *Am J Epidemiol* 2001; 153(6):587–595.
61. Palvanen M, Kannus P, Niemi S, Parkkari J. The injury mechanisms of osteoporotic upper extremity fractures among older adults: a controlled study of 287 consecutive patients and their 108 controls. *Osteoporos Int* 2000;11(10):822–831.
62. Palvanen M, Kannus P, Niemi S, Parkkari J. Update in the epidemiology of proximal humeral fractures. *Clin Orthop Relat Res* 2006;442: 87–92.
63. Patel MR, Pardee ML, Singerman RC. Intrathoracic dislocation of the head of the humerus. *J Bone Joint Surg Am* 1963;45-A:1712–1714.
64. Piirtola M, Vahlberg T, Lopponen M, Raiha I, Isoaho R, Kivela SL. Fractures as predictors of excess mortality in the aged-a population-based study with a 12-year follow-up. *Eur J Epidemiol* 2008;23(11): 747–755.
65. Richardson JB, Ramsay A, Davidson JK, Kelly IG. Radiographs in shoulder trauma. *J Bone Joint Surg Br* 1988;70(3):457–460.
66. Robinson BC, Athwal GS, Sanchez-Sotelo J, Rispoli DM. Classification and imaging of proximal humerus fractures. *Orthop Clin North Am* 2008; 39(4):393–403, v.
67. Rokous JR, Feagin JA, Abbott HG. Modified axillary roentgenogram. A useful adjunct in the diagnosis of recurrent instability of the shoulder. *Clin Orthop Relat Res* 1972;82:84–86.
68. Rowe CR, Zarins B. Chronic unreduced dislocations of the shoulder. *J Bone Joint Surg Am* 1982;64(4):494–505.
69. Sallay PI, Pedowitz RA, Mallon WJ, Vandemark RM, Dalton JD, Speer KP. Reliability and reproducibility of radiographic interpretation of proximal humeral fracture pathoanatomy. *J Shoulder Elbow Surg* 1997;6(1):60–69.
70. Schwartz AV, Nevitt MC, Brown BW, Jr., Kelsey JL. Increased falling as a risk factor for fracture among older women: the study of osteoporotic fractures. *Am J Epidemiol* 2005;161(2):180–185.
71. Seeley DG, Browner WS, Nevitt MC, Genant HK, Scott JC, Cummings SR. Which fractures are associated with low appendicular bone mass in elderly women? The Study of Osteoporotic Fractures Research Group. *Ann Intern Med* 1991;115(11):837–842.
72. Shortt NL, Robinson CM. Mortality after low-energy fractures in patients aged at least 45 years old. *J Orthop Trauma* 2005;19(6):396–400.
73. Shrader MW, Sanchez-Sotelo J, Sperling JW, Rowland CM, Cofield RH. Understanding proximal humerus fractures: image analysis, classification, and treatment. *J Shoulder Elbow Surg* 2005;14(5):497–505.
74. Sidor ML, Zuckerman JD, Lyon T, Koval K, Schoenberg N. Classification of proximal humerus fractures: the contribution of the scapular lateral and axillary radiographs. *J Shoulder Elbow Surg* 1994;3(1):24–27.
75. Sidor ML, Zuckerman JD, Lyon T, Koval K, Cuomo F, Schoenberg N. The Neer classification system for proximal humeral fractures. An assessment of interobserver reliability and intraobserver reproducibility. *J Bone Joint Surg Am* 1993;75(12):1745–1750.
76. Siebenrock KA, Gerber C. The reproducibility of classification of fractures of the proximal end of the humerus. *J Bone Joint Surg Am* 1993; 75(12):1751–1755.
77. Simon JA, Puopolo SM, Capla EL, Egol KA, Zuckerman JD, Koval KJ. Accuracy of the axillary projection to determine fracture angulation of the proximal humerus. *Orthopedics* 2004;27(2):205–207.
78. Sjoden GO, Movin T, Aspelin P, Guntner P, Shalabi A. 3D-radiographic analysis does not improve the Neer and AO classifications of proximal humeral fractures. *Acta Orthop Scand* 1999;70(4):325–328.
79. Sjoden GO, Movin T, Guntner P, et al. Poor reproducibility of classification of proximal humeral fractures. Additional CT of minor value. *Acta Orthop Scand* 1997;68(3):239–242.
80. Visser CP, Coene LN, Brand R, Tavy DL. Nerve lesions in proximal humeral fractures. *J Shoulder Elbow Surg* 2001;10(5):421–427.
81. Warriner AH, Patkar NM, Curtis JR, et al. Which fractures are most attributable to osteoporosis? *J Clin Epidemiol* 2011;64(1):46–53.
82. Watson-Jones R, ed. *Fractures and Joint Injuries.* 4th ed., Vol. 2. Baltimore, MD: The Williams and Wilkins Co.; 1955:473–476.
83. Wei TS, Hu CH, Wang SH, Hwang KL. Fall characteristics, functional mobility and bone mineral density as risk factors of hip fracture in the community-dwelling ambulatory elderly. *Osteoporos Int* 2001;12(12): 1050–1055.
84. Young TB, Wallace WA. Conservative treatment of fractures and fracture-dislocations of the upper end of the humerus. *J Bone Joint Surg Br* 1985;67(3):373–377.
85. Zuckerman JD. *Shoulder Fractures: The Practical Guide to Management.* New York, NY: Thieme; 2005.

（虞 佩 译 姜春岩 校）

第 2 章

James P. Ward，Joseph D. Zuckerman

肱骨近端骨折的非手术治疗：适应证、原则和疗效

引 言

在本章，我们将根据循证医学讨论肱骨近端骨折非手术治疗的适应证。手术或非手术干预的适应证是复杂且多因素的，不仅仅与骨折本身的因素有关，包括移位、粉碎程度和骨质，而且还涵盖了患者的自身因素，包括年龄、优势手、职业、畸形和相关损伤。使患者充分了解治疗过程和结局是很有必要的，从而能够充分配合推荐的治疗方式。

一部分骨折

根据 Neer 初期的工作统计，一部分骨折约占肱骨近端骨折的 80%[33]。然而，其他一些研究认为其发生率只有 36%，但是大部分学者一致认为该型是所有类型中最多的[8]。不管骨折线有多少条，只要骨折块的移位不超过 1cm 或成角不大于 45°，则都归于这类骨折分型（图 2-1）。在绝大多数文献报道中，学者认为对该型骨折采取非手术治疗有很好的预后[1,2,4,16,18,23,24,26,31,35,36,37,38,42,44]。通过体格检查来检测该类型的稳定性，轻柔、大范围地活动肩关节以检查骨擦音以及检查骨折能否“整体活动”是非常重要的。大部分医师使用支具来治疗一部分骨折，并辅以一些物理治疗，同时指导患者尤其是老年患者如何检查受压的皮肤。Lefevre-Colau 发现早期开展物理治疗的时间与预后有相关性[27]。Brostorm 首次提出即刻活动能够在很大程度上防止关节囊挛缩并能够保留活动及功能[3]。在 Lefevre 的研究中，患者被随机分为两组，一组是受伤后 72h 内开始活动，另一个传统治疗组是在损伤 3 周后开始康复训练。大部分入组患者为 Neer 分型一部分骨折或 AO/OTA（Arbeitsgemeinschaft Osteosynthesefragen/Orthopaedic Trauma Association）分型 B 型骨折。结果发现，与传统治疗组相比，早期活动组的 Constant 评分、疼痛强度及前方抬举在第 6 周和 3 个月时都显著提高，并发现两组的治愈率无差异。Hodgson 等提出了肱骨近端骨折三阶段康复法。第一阶段（2 周内）包括指导正确的活动方式，避免不正确的活动方式，目标是被动活动达到外展 90°。第二阶段（第 2 ~ 8 周）包括在仰卧位的带自主功能的被动活动和本体感受练习，其目标是被动活动至完全的生理范围。第三阶段也是最后阶段（8 周以后），主要是增加主动活动包括肩袖在内的等长收缩力量训练，鼓励患者进行功能锻炼以减少对支具的依赖。如果存在挛缩，则需要被动拉伸[20]。尚无证据支持水疗或电疗在康复中的作

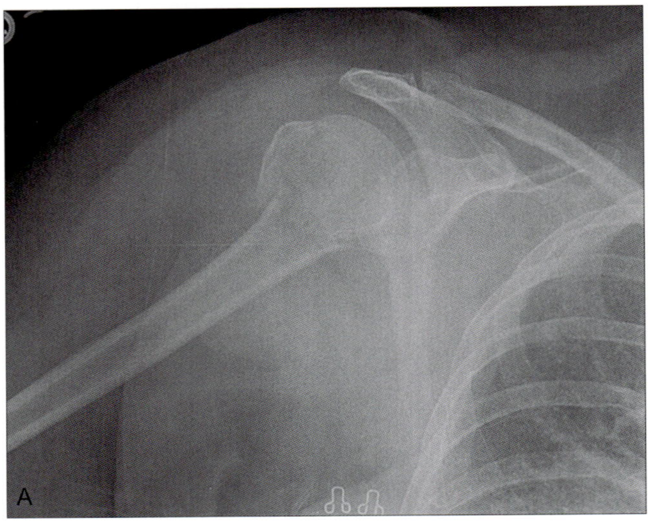

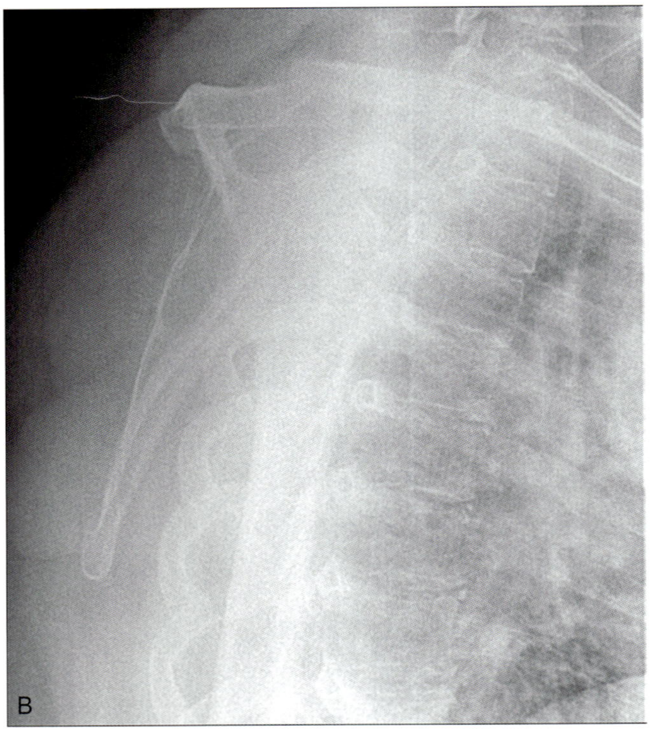

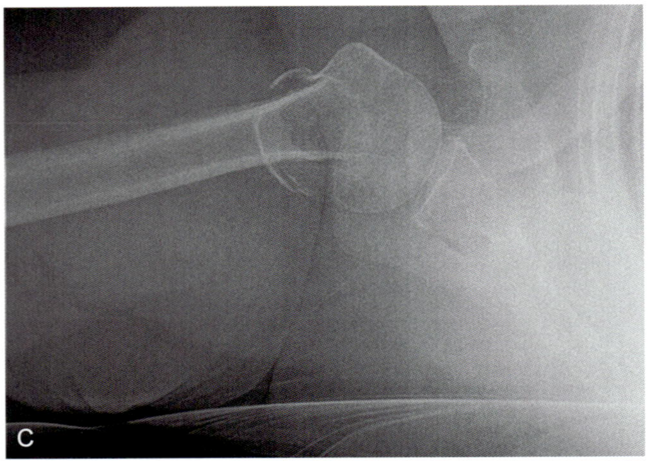

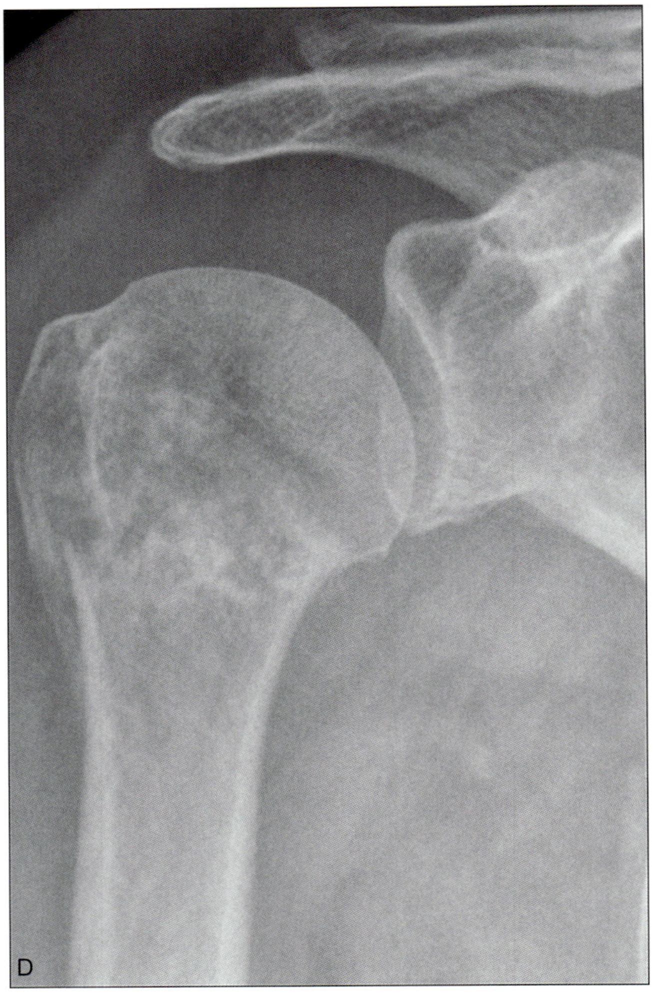

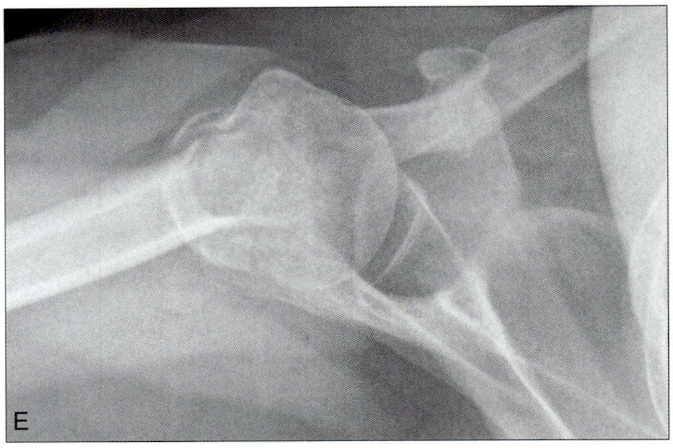

图 2-1 一部分肱骨近端骨折。图示肩胛骨前后位片（A）、肩胛骨切线位片（B）和腋位片（C），以及 6 周后随访时肩胛骨前后位片（D）和腋位片（E）摄片。6 个月后随访时肩胛骨前后位片（F）和腋位片（G）显示骨折愈合

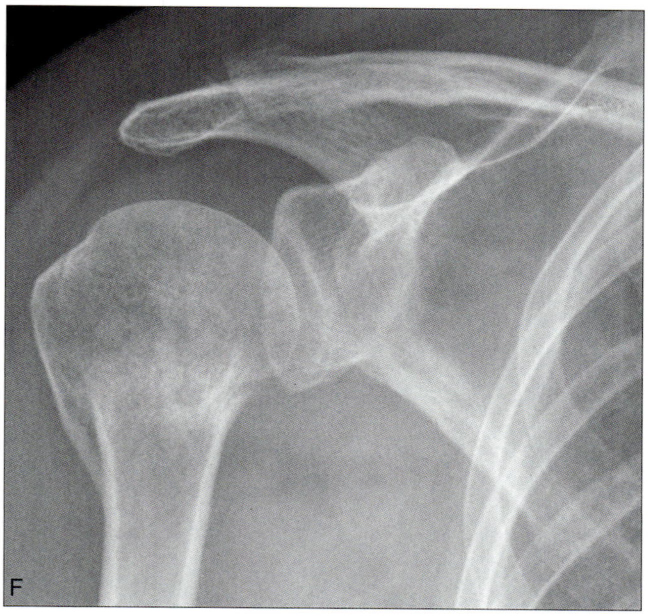

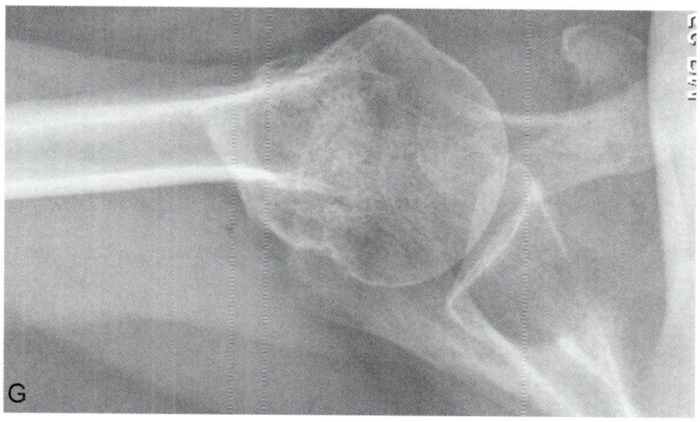

图 2-1 （续）

用[29,39]。Coleman 和 Clifft 指出，延长支具的使用时间将会导致因延长制动引起的并发症，包括僵硬和平衡功能损伤[7]。

针对一部分骨折预后的研究有很多，通过应用各类评分系统，大部分研究的结论为一部分骨折的预后为较好到很好。Young 等评估了非手术治疗的轻微移位和外科颈或大结节的两部分骨折 6 个月的预后。轻微移位组被定义为能够外展超过 60° 并且手能上举超过肱骨头水平向后超过颈中线，活动时无疼痛，并且肌力良好。他们发现该组 97% 的患者预后为好到很好[44]。相似地，Clifford 等通过 18 个月的随访发现，无移位骨折的预后满意或很好的比例占 94%[6]。Kristiansen 等对采用非手术治疗的患者开展的研究发现，根据 Neer 评分系统，94% 的轻微移位骨折的预后显示好到很好。并且他们发现，随着骨折块的增加，疗效也会下降。80% 的两部分骨折为好到很好，51% 的三部分骨折预后为好到很好，只有 25% 的四部分骨折为好，没有很好的预后[25]。他们对相同的分组进行随机回顾性研究，比较了 1 周和 3 周的制动效果。与 Lefevre-Colau 相似，他们发现在 3 个月时短期制动的疼痛指数更低。但是从 6 个月和 1 年的随访来看，在疼痛、功能和活动范围上无明显差异。Koval 等对一部分骨折进行了回顾性研究，发现结果没有像之前的研究那样普遍很好。他们报道只有 77% 的结果为好或很好。该结果被定义为中度疼痛，并且与健侧未受伤上肢相比，恢复了 80% ～ 89% 的功能和活动。同时也发现 86% 的患者在 2 周内进行康复会有好或很好的预后，而 2 周后才开始的治疗组只有 65% 的结局为好到很好。该研究中最常见的功能限制是负重小于 10 ～ 15 磅（1 磅≈ 0.453kg）[23]。Tejwani 等进行了前瞻性研究，对一部分骨折随访 1 年，发现 28% 的外科颈骨折问题得到了显著的“解决”，并且不会增加肱骨头坏死的风险。他们报道发生肱骨头坏死的概率为 0。在最终随访中，发现美国肩肘医师（American Shoulder and Elbow Surgeons，ASES）评分和简易评分（Short Form，SF-36）前屈范围与受伤前相似，而内旋和外旋显著下降[42]。在最近的一项多中心前瞻性研究中，Calvo 等随访了超过 5000 名年龄＞ 50 岁的脆性骨折患者。他们发现健康相关生活质量指数存在显著差异，67% 的患者出现疼痛并存在功能下降。但是患者的随访时间只有 3 个月，远少于同类研究[4]。Bahrs 等进行的 1 项一部分骨折的前瞻性研究发现，经过 4 年的随访，82% 的非手术治疗患者 Constant 评分为好到很好。他们注意到，41% 的最初无移位骨折患者在影像学随访时发现没有保持原先的位置，但这并不影响评分或预后[1]。Olsson 等对 258 名患者进行了 13 年的随访，虽然 50% 的患者在期间死亡，但是发现存在慢性疾病或最初移位骨折的患者预后明显不良。1 年后进行检查时有 71% 的患者存在疼痛延长，88% 的患者存在肩部功能障碍。他们得出结论，认为伤后第 1 年是功能或症状改善最重要的一年[35]。Egol 等比较了非手术治疗的一部分骨折和切开复位内固定（open reduction and internal fixation，ORIF）治疗的三、四部分骨折的预后，发现一部分骨折患者 AESE 评分和 SF-36 评分更好，然而，两组在前屈或外旋的活动范围上无明显差异。手术并发症的发病率很高，主要是感染或螺钉穿出肱骨头[36]。

Platzer 等在回顾性研究中总结了大结节一部分骨折的预后[38]，发现这种骨折类型中 20% 与盂肱关节前脱位有关。在进行非手术治疗和 Constant、Vienna 和 UCLA 推荐的物理治疗后，97% 的患者有好到很好的预后。他们注意到移位> 3mm 的患者的预后比移位更小的骨折患者的预后稍差，但是没有统计学差异。其他学者也同样发现大结节移位> 3mm 可能与较差的预后有关，尤其是在运动员或过头运动的劳动者。虽然这一结论的证据有限，还是推荐对这部分患者采取手术治疗[37]。Bono 等通过尸体研究了大结节分离骨折，发现外展的力量使向上移位 5mm 的占 16%，向上移位 10mm 的占 27%，同时向上和向后移位 10mm 的占 29%[2]。Nanda 等评估了骨折后肩袖全层破裂情况，超声检查发现肩袖破裂的发生率为 50%。基于 Constant 评分，3 个月或 12 个月随访时并未发现肩袖破裂会影响肩关节的功能[31]。

作者推荐的一部分骨折治疗方式

目前的研究显示，使用支具制动的非手术方式治疗一部分骨折大多能获得好或很好的预后。根据伤后疼痛情况，我们指导患者采用保持性支具 3 ～ 5 天。患者应当早期就开始钟摆训练来增大活动范围，减少关节囊挛缩。第一次随访时，通过体格检查确定骨折的肢体能“以一个整体进行活动”，并且标准的影像报告提示早期愈合和骨折对线良好后，可开始轻度的功能及本体感受锻炼。大多数患者会被推荐进行规范的物理治疗。受伤后 6 ～ 8 周第二次随访时，在标准影像学资料确定骨折愈合后即开始进行力量训练。

两部分骨折

两部分骨折包含四个部分中的移位，因此，有四种可能的模式：解剖颈、外科颈和大、小结节。外科颈骨折是最常见的亚型。虽然手术是治疗移位骨折的主要方法，但是非手术治疗也起到一定的作用。我们将对这种治疗方式进行总结。

两部分外科颈骨折

两部分外科颈骨折最常发生于年老的骨质疏松患者[5]。造成畸形最主要的作用力是由肱骨干内侧附着的胸大肌引起的。依据骨折稳定性和移位程度选择治疗方式（图 2-2）。向后成角比内翻或向前成角更容易耐受[40]。当骨折块向前成角> 45° 时，前屈会受到限制。一些学者提出了一种容易接受的复位技巧，即将错位的骨折块拉开后再重新嵌插。如果纠正了肱骨干内侧的移位，那么骨折复位后的预后将比较好。复位后进行透视检查能够评估骨折复位情况和温和活动时的稳定性。将患肢置于带衬垫的支具中，然后就像之前提到的那样，在受伤后 1 周内开始物理治疗[20,27]。

Hodgson 等进行了一项关于两部分外科颈骨折的随机对照前瞻性研究，比较了即刻康复训练和制动 3 周的效果。在第 2 年随访时，他们发现推迟康复训练可导致恢复较慢。该结果与 Leferve-Colau 的结论相似[21]。Clifford 在 1980 年发现通过 18 个月的随访，在对两部分骨折（包括外科颈和大结节合并或者不合并脱位）采取非手术治疗的患者中 85% 的患者预后满意或很好[6]。相似的是，Young 和 Wallace 发现通过非手术治疗，80% 的两部分外科颈骨折有较好或能接受的结果，90% 的两部分大结节骨折患者有较好或能接受的结果[44]。

Court-Brown 等回顾了超过 200 例的两部分骨折患者，绝大多数患者为外科颈骨折，发现 1 年后 Constant 评分和 Neer 评分都显示能接受预后。他们的结论是没有足够的证据支持对老年性的两部分骨折需要采取常规 ORIF 治疗[12]。同时，他们也前瞻性地分析了 99 例内翻嵌插型外科颈骨折（AO/OTA A2.2 型）。所有骨折都是采用非手术治疗。他们观察发现从 6 周到 1 年 Neer 评分逐步提高。1 年后，患者主观上认为患肢在稳定性、触及范围和力量上为对侧上肢的 90% 左右。客观上，1 年后患肢能达到对侧前屈功能的 70%，外展功能的 53%。同时，他们也发现到随访结束时年轻患者（年龄< 40 岁）有了一个“事实上正常的肩膀”。他们得出结论，认为年龄的增长与肩关节功能下降有关，而未发现内翻与功能具有相关性[11]。Court-Brown 小组同时也评估了两部分横移外科颈骨折，将骨折分为两组，一组是使用支具和理疗的非手术组，另一组是张力带手术组。根据 Neer 评分，只有 64% 的患者 1 年后有好或很好的预后，在恢复正常功能或结合影像学检查上

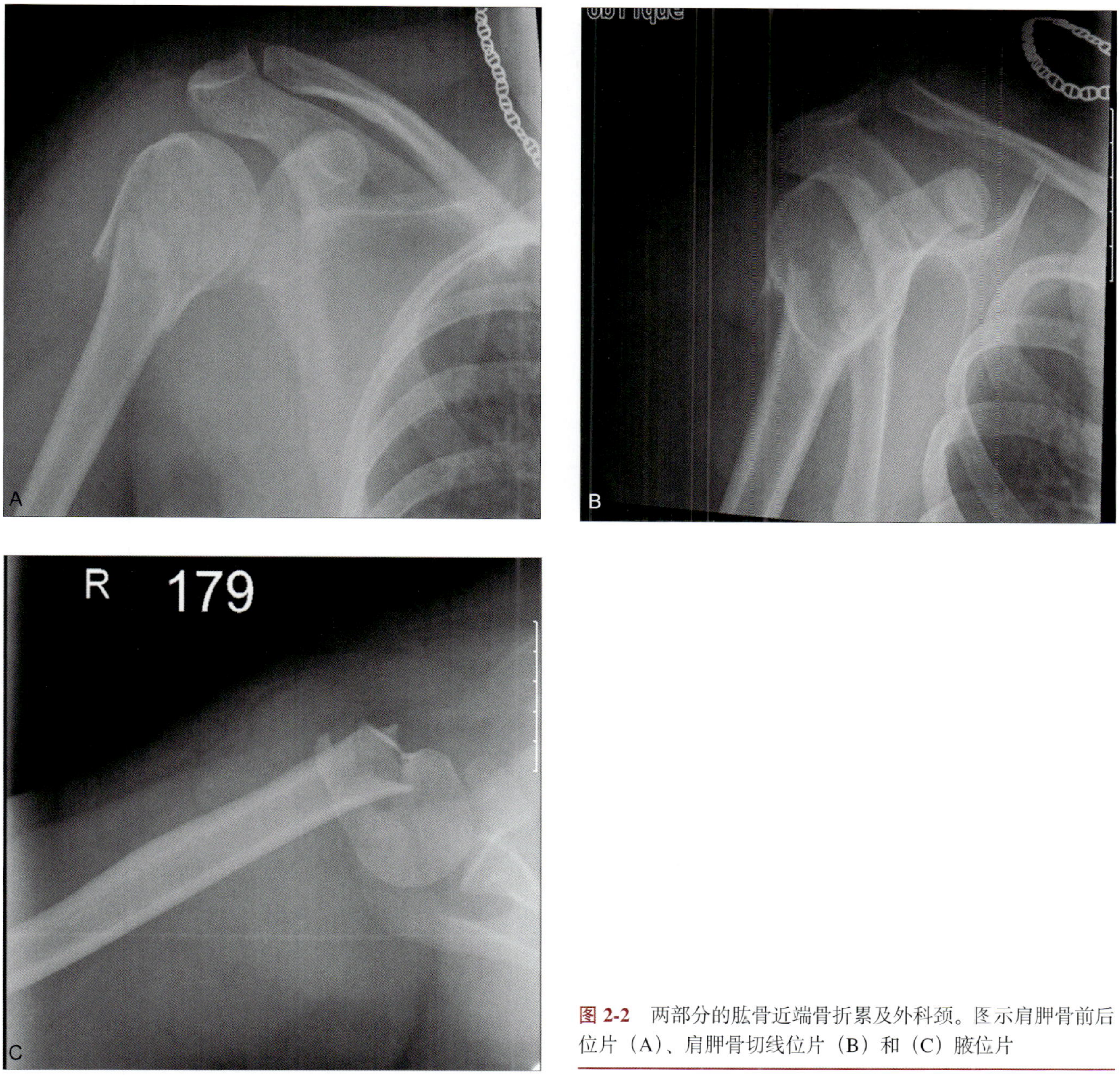

图 2-2 两部分的肱骨近端骨折累及外科颈。图示肩胛骨前后位片（A）、肩胛骨切线位片（B）和（C）腋位片

无显著性差异，说明非手术治疗不存在劣势[10]。

两部分大结节骨折

这种骨折亚型也相对较常见，根据部位和移位程度可导致严重的功能障碍。大结节移位的方向取决于骨折块的大小和位置，以及附着于其上的冈上肌、冈下肌及小圆肌的牵拉（图 2-3）。Gruson 等的系统回顾称大结节骨折大约占所有亚型的 20%[17]。Gaebler 等发现该亚型在年轻患者中所占的比例比其他亚型都要高[16]。大部分这些骨折的发生与肩关节前脱位有关，通常随着盂肱关节的复位，骨折块也能复位[1,30]（图 2-4）。与肱骨近端其他部分相反，移位 5mm 时，特别是向上方移位，即是切开复位的适应证，可以通过切开复位降低发生肩峰撞击症的风险[30]。更有一些学者认为对小至 3mm 的上方移位应该进行手术固定[37,38]。

两部分小结节骨折

两部分小结节骨折在上肢骨折中的发生率极低，文献中仅有 100 例的个案报道[17]。这种类型骨折的发生通常与肩关节后脱位有关。与大结节骨折相似，脱位后随着盂肱关节的复位，小结节骨折块也同时复位[19]。由于受到肩胛下肌的牵拉，骨折块会向内侧移位。当骨折块较大时，内旋会被阻挡，因此是手术治疗的适应证[32]。由于这种类型的损伤太罕见，尚无设计很好的预后研究报告非手术治疗的结果，或是对手术或非手术治疗进行比较。

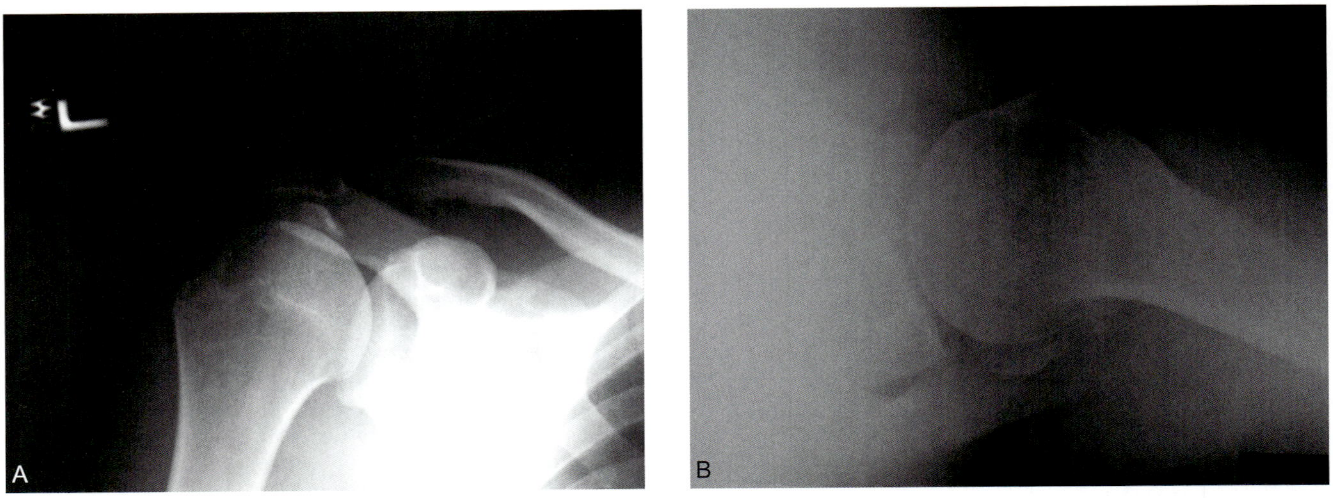

图 2-3 1例两部分肱骨近端骨折患者，大结节型。肩胛骨前后位片（A）和腋位片（B）显示骨折块向后上方移位并进入肩峰下间隙

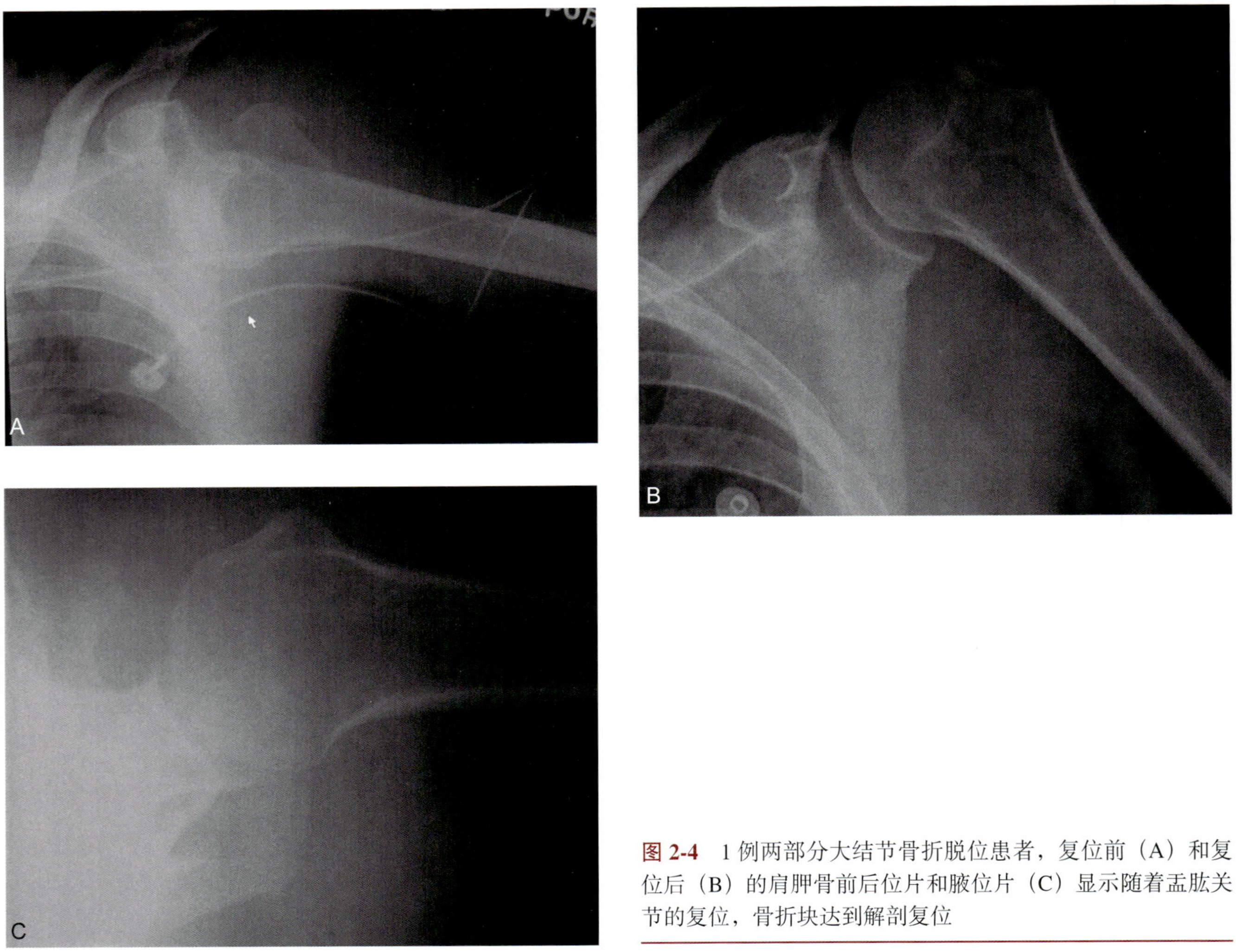

图 2-4 1例两部分大结节骨折脱位患者，复位前（A）和复位后（B）的肩胛骨前后位片和腋位片（C）显示随着盂肱关节的复位，骨折块达到解剖复位

两部分解剖颈骨折

这种类型的骨折也非常罕见，与结节骨折无相关性。通过普通 X 线平片容易漏诊，CT 检查能够充分评估这一类型的骨折。理论上来说，由于营养关节部分骨折块的骨内或骨间血供中断，所以这类骨折发生肱骨头坏死的概率很高。因为其发生在结节内侧，真正的解剖颈骨折是缺乏软组织附着的，因此，闭合复位非常困难，治疗方法常使用 ORIF 或假体置换术。同样，因为病例数太少，尚缺乏设计良好的对比研究来评估预后。

三部分骨折

三部分骨折可以分为两个亚型：第一种亚型是大结节与肱骨干有移位，而小结节与肱骨头部分的位置不变；第二种亚型是小结节与肱骨干有移位，而大结节与肱骨头部分的位置不变（图 2-5）。第二种亚型的发生率很低。可选择的治疗方式包括闭合复位、ORIF 和假体置换。由于胸大肌对肱骨干的牵拉，加上肩袖对大、小结节骨折块的作用，所以很难维持闭合复位。尽管如此，仍然有一些对照研究报道通过选择适合的患者也能成功地进行闭合治疗。

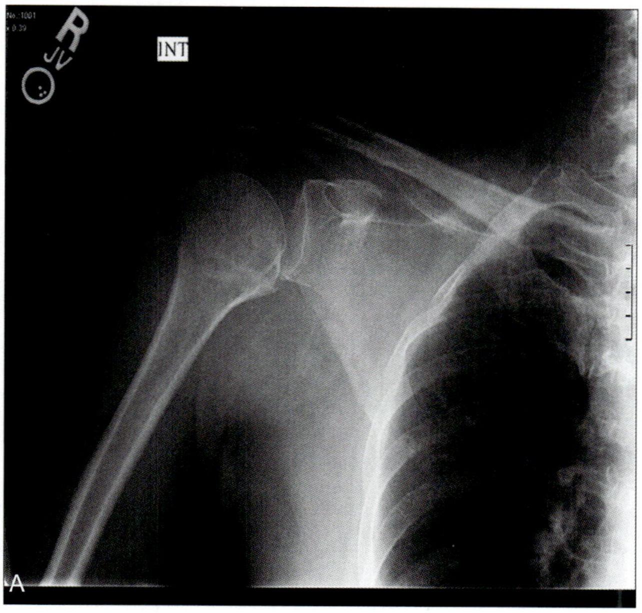

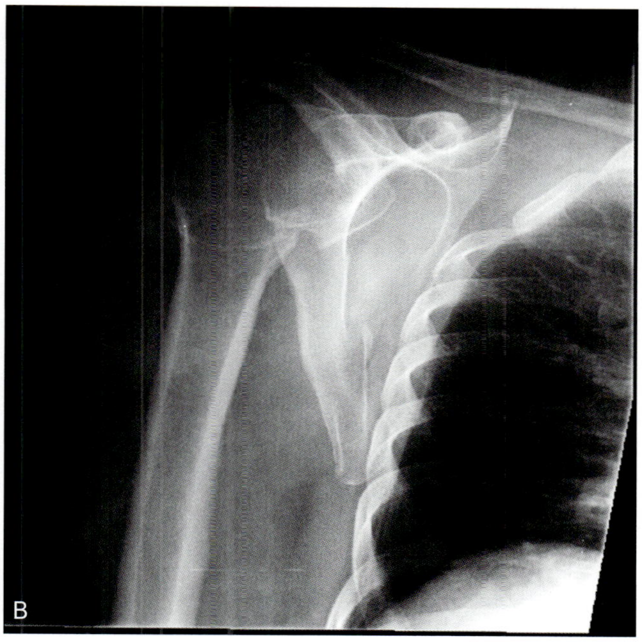

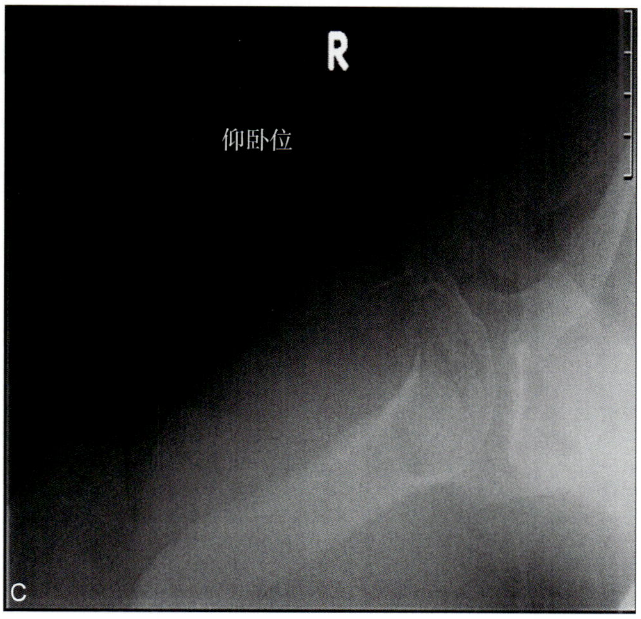

图 2-5 1 例三部分大结节 / 外科颈肱骨近端骨折患者，伴有大结节向上移位。图示肩胛骨前后位片（A）、肩胛骨切线位片（B）和腋位片（C）。冠状位（D）CT 检查显示移位的大结节进入肩峰下间隙

1984年，Leyshon回顾了采用闭合方式对三部分和四部分骨折的治疗，认为70%的三部分骨折患者有“满意”的结局。这部分患者通常为老年患者，并且接受了理疗。所有采取手术治疗的四部分骨折的结果不让人满意[28]。Ilchman等对三部分或四部分肱骨近端骨折比较了非手术治疗和张力带治疗的结果。他们采用自己的评分系统来评估疼痛、功能和活动，发现在三部分骨折中非手术的治疗效果优于张力带治疗。但在四部分骨折中并非如此，患者在手术固定后功能和活动恢复得更好[22]。Zyto等在随机研究中比较了对老年患者粉碎性骨折采取非手术治疗和张力带固定的治疗结果，发现在1～3年的随访中，力量、活动度或Constant评分无明显的功能差异[45]。他们还评估了对老年粉碎性肱骨近端骨折采取非手术治疗的远期疗效。10年后随访，发现大部分患者的肩关节只能抬到水平位置，同时，三部分骨折的Constant评分平均为59分[46]。Edelson等在发表的文章中讨论了三维分型系统，对非随机的三部分骨折人群、隐匿性骨折及其变异型进行了超过3年的评估。他们发现与对侧相比，患侧的上举、内旋和外旋的活动范围都受到一定的限制。然而，他们得出的结论是大部分患者无明显的疼痛，而且活动范围也足够满足日常生活的需要[14]。Court-Brown等回顾性评估了外翻嵌插型的三部分骨折和肱骨头有旋转的骨折的预后，发现在1年后，80%的外翻嵌插型骨折患者的预后为好或很好，并对结果很满意。他们得出结论，认为这一亚型对非手术治疗也比较依从[9]。最近的一项研究比较了非手术治疗和髓内钉治疗移位的肱骨近端骨折。van den Broek等发现在非手术治疗组中疼痛评分更低，Constant评分更高，并发症也更少[43]。

尚无设计很好的前瞻性对照研究来比较使用锁定钢板的ORIF术和非手术治疗的结果。绝大多数肩关节医师推荐使用锁定钢板来治疗年轻或对活动度和功能要求较高的老年患者，以达到更好的活动范围和功能。需要设计良好的研究来探讨最好的治疗方案。

四部分骨折

原则上，对四部分骨折需要采取手术治疗，除非出于患者的基础疾病的原因而只能进行非手术治疗。在Neer最初的研究中，对117例患者中的77例尝试进行了闭合复位。由于复位不良，随后对43名患者进行了ORIF。他发现闭合方式很难对抗肩袖的力量，同时指出，对三部分和四部分骨折进行闭合复位的预后是不满意的[34]。1984年，Stableforth前瞻性比较了非手术治疗或Neer假体治疗四部分骨折。然而，他将外翻嵌插型四部分骨折也纳入了非手术治疗组。这组非手术治疗的外翻嵌插型患者的预后与进行假体置换的移位四部分骨折患者的预后相似。大部分患者上举超过90°，内旋超过T12。只有＜25%的患者外旋超过25°。尽管这样，超过半数的患者在6个月后随访时已能够独立进行平时的生活日常活动[41]（图2-6和2-7）。Fjalestad在护理费用和质量调整生命年（quality adjusted life years，QALYs）方面评估了ORIF治疗和非手术治疗的差别。在1年后随访时，两组中均没有患者恢复到受伤前的生活质量。手术组患者在最初3个月的结果较差，但之后很快得到改善。根据参数，他们认为对老年患者的肱骨近端粉碎性骨折采取非手术治疗并不比手术治疗差[15]。den Hartog系统回顾了超过1000名三部分或四部分骨折患者，比较了肩关节成形和非手术治疗的结果。平均随访3年，显示非手术治疗的Constant评分显著高于关节成形组[13]。尚无设计良好的研究重复比较使用锁定钢板的ORIF和非手术治疗的结果。大部分学者会推荐对年轻或对活动要求高的老年患者使用内固定的手术方式，对粉碎显著并移位的四部分肱骨近端骨折的老年骨质疏松患者建议行假体置换，包括半肩关节成形术和反式全肩关节成形术。

结　　论

充分理解Neer分型以及预后研究可以指导治疗方式的选择以及对预后的判断。对一部分骨折采取短期制动和早期理疗的非手术治疗，大部分患者能够获得很好的预后。对于某些两部分骨折，如果外科颈无明显移位，采用非手术治疗也能获得较好的预后。针对三部分和四部分骨折，到底是采取非手术治疗还是手术治疗尚缺乏结局研究，目前来说推荐手术治疗。

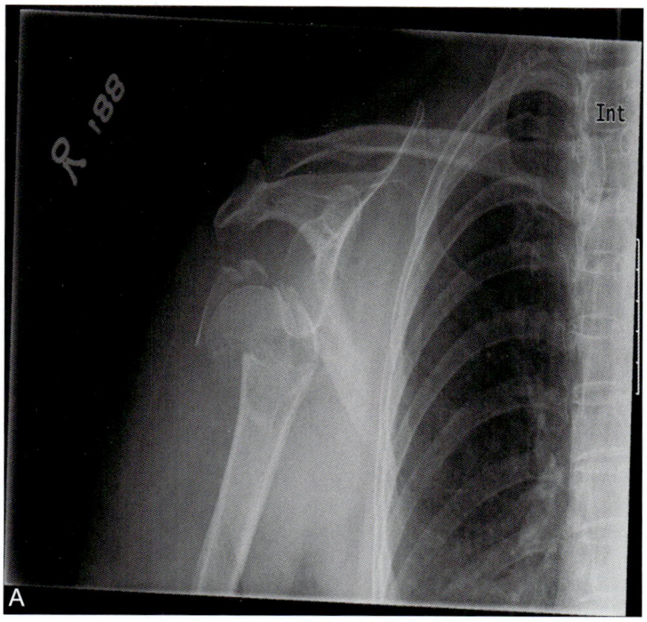

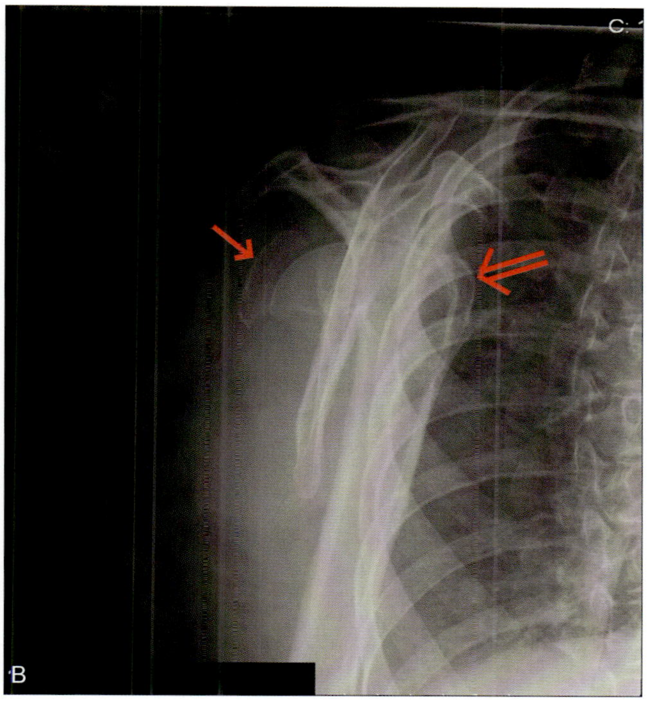

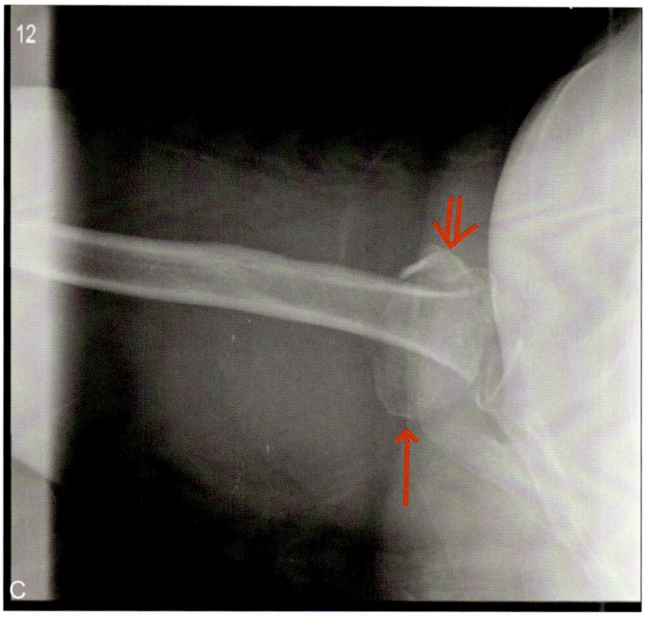

图 2-6 1 例四部分外翻嵌插型肱骨近端骨折患者，显示肩胛骨前后位片（A）、肩胛骨切线位片（B）和腋位片（C）。单箭头表示大结节。双箭头表示小结节，其在肩胛骨的前后位片上与骨干重叠

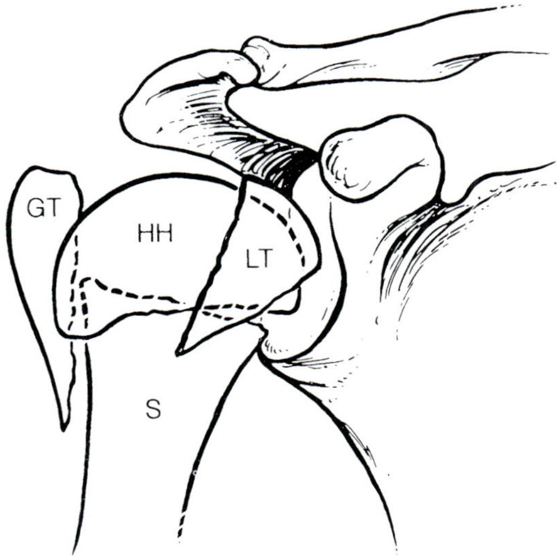

图 2-7 图示 1 例肱骨近端外翻嵌插的四部分骨折。GT：大结节（greater tuberosity）；HH：肱骨头（humeral head）；LT：小结节（lesser tuberosity）；S：肱骨干（shaft）

参考文献

1. Bahrs C, Rolauffs B, Dietz K, Eingartner C, Weise K. Clinical and radiological evaluation of minimally displaced proximal humeral fractures. *Arch Orthop Trauma Surg* 2010;130(5):673–679.
2. Bono CM, Renard R, Levine RG, Levy AS. Effect of displacement of fractures of the greater tuberosity on the mechanics of the shoulder. *J Bone Joint Surg Br* 2001;83(7):1056–1062.
3. Brostrom F. Early mobilization of fracture of the upper end of the humerus. *Arch Surg* 1943;46:614–615.
4. Calvo E, et al. Nondisplaced proximal humeral fractures: high incidence among outpatient-treated osteoporotic fractures and severe impact on upper extremity function and patient subjective health perception. *J Shoulder Elbow Surg* 2010;20(5):795–801.
5. Chun J-M, Groh GI, Rockwood CA, Jr. Two-part fractures of the proximal humerus. *J Shoulder Elbow Surg* 1994;3(5):273–287.
6. Clifford PC. Fractures of the neck of the humerus: a review of the late results. *Injury* 1980;12(2):91–95.
7. Coleman A, Clifft J. The effect of shoulder immobilization on balance in community-dwelling older adults. *J Geriatr Phys Ther* 2010;33(3):118–121.
8. Court-Brown CM, Caesar B. Epidemiology of adult fractures: a review. *Injury* 2006;37(8):691–697.
9. Court-Brown CM, Cattermole H, McQueen MM. Impacted valgus fractures (B1.1) of the proximal humerus. The results of non-operative treatment. *J Bone Joint Surg Br* 2002;84(4):504–508.
10. Court-Brown CM, Garg A, McQueen MM. The translated two-part fracture of the proximal humerus. Epidemiology and outcome in the older patient. *J Bone Joint Surg Br* 2001;83(6):799–804.
11. Court-Brown CM, McQueen MM. The impacted varus (A2.2) proximal humeral fracture: prediction of outcome and results of nonoperative treatment in 99 patients. *Acta Orthop Scand*, 2004;75(6):736–740.
12. Court-Brown CM, McQueen MM. Two-part fractures and fracture dislocations. *Hand Clin* 2007;23(4):397–414.
13. den Hartog D, de Haan J, Schep NW, Tuinebreijer WE. Primary shoulder arthroplasty versus conservative treatment for comminuted proximal humeral fractures: a systematic literature review. *Open Orthop J* 2010;4:87–92.
14. Edelson G, Kelly I, Vigder F, Reis ND. A three-dimensional classification for fractures of the proximal humerus. *J Bone Joint Surg Br* 2004;86(3):413–425.
15. Fjalestad T, Hole MO, Jorgensen JJ, Stromsoe K, Kristiansen IS. Health and cost consequences of surgical versus conservative treatment for a comminuted proximal humeral fracture in elderly patients. *Injury* 2010;41(6):599–605.
16. Gaebler C, McQueen MM, Court-Brown CM. Minimally displaced proximal humeral fractures: epidemiology and outcome in 507 cases. *Acta Orthop Scand* 2003;74(5):580–585.
17. Gruson KI, Ruchelsman DE, Tejwani NC. Isolated tuberosity fractures of the proximal humeral: current concepts. *Injury* 2008;39(3):284–298.
18. Hanson B, Neidenbach P, de Boer P, Stengel D. Functional outcomes after nonoperative management of fractures of the proximal humerus. *J Shoulder Elbow Surg* 2009;18(4):612–621.
19. Hayes PR, Klepps S, Bishop J, Cleeman E, Flatow EL. Posterior shoulder dislocation with lesser tuberosity and scapular spine fractures. *J Shoulder Elbow Surg* 2003;12(5):524–527.
20. Hodgson S. Proximal humerus fracture rehabilitation. *Clin Orthop Relat Res* 2006;442:131–138.
21. Hodgson SA, Mawson SJ, Saxton JM, Stanley D. Rehabilitation of two-part fractures of the neck of the humerus (two-year follow-up). *J Shoulder Elbow Surg* 2007;16(2):143–145.
22. Ilchmann T, Ochsner PE, Wingstrand H, Jonsson K. Non-operative treatment versus tension-band osteosynthesis in three- and four-part proximal humeral fractures. A retrospective study of 34 fractures from two different trauma centers. *Int Orthop* 1998;22(5):316–320.
23. Koval KJ, Gallagher MA, Marsicano JG, Cuomo F, McShinawy A, Zuckerman JD. Functional outcome after minimally displaced fractures of the proximal part of the humerus. *J Bone Joint Surg Am* 1997;79(2):203–207.
24. Kristiansen B, Angermann P, Larsen TK. Functional results following fractures of the proximal humerus. A controlled clinical study comparing two periods of immobilization. *Arch Orthop Trauma Surg* 1989;108(6):339–341.
25. Kristiansen B, Christensen SW. Proximal humeral fractures. Late results in relation to classification and treatment. *Acta Orthop Scand* 1987;58(2);124–127.
26. Kristiansen B. External fixation of proximal humerus fracture. Clinical and cadaver study of pinning technique. *Acta Orthop Scand* 1987;58(6):645–648.
27. Lefevre-Colau MM, Babinet A, Fayad F, et al. Immediate mobilization compared with conventional immobilization for the impacted nonoperatively treated proximal humeral fracture. A randomized controlled trial. *J Bone Joint Surg Am* 2007;89(12):2582–2590.
28. Leyshon RL. Closed treatment of fractures of the proximal humerus. *Acta Orthop Scand* 1984;55(1):48–51.
29. Livesley PJ, Mugglestone A, Whitton J. Electrotherapy and the management of minimally displaced fracture of the neck of the humerus. *Injury* 1992;23(5):323–327.
30. McLaughlin HL. Dislocation of the shoulder with tuberosity fracture. *Surg Clin North Am* 1963;43:1615–1620.
31. Nanda R, Goodchild L, Gamble A, Campbell RS, Rangan A. Does the presence of a full-thickness rotator cuff tear influence outcome after proximal humeral fractures? *J Trauma* 2007;62(6):1436–1439.
32. Neer CS, II, Craig EV, Fukuda H. Cuff-tear arthropathy. *J Bone Joint Surg Am* 1983;65(9):1232–1244.
33. Neer CS, II. Displaced proximal humeral fractures. I. Classification and evaluation. *J Bone Joint Surg Am* 1970;52(6):1077–1089.
34. Neer CS, II. Displaced proximal humeral fractures. II. Treatment of three-part and four-part displacement. *J Bone Joint Surg Am* 1970;52(6):1090–1103.
35. Olsson C, Nordquist A, Petersson CJ. Long-term outcome of a proximal humerus fracture predicted after 1 year: a 13-year prospective population-based follow-up study of 47 patients. *Acta Orthop* 2005;76(3):397–402.
36. Ong C, Bechtel C, Walsh M, Zuckerman JD, Egol KA. Three- and four-part fractures have poorer function than one-part proximal humerus fractures. *Clin Orthop Relat Res* 2011;469(12):3292–9.
37. Park TS, Choi IY, Kim YH, Park MR, Shon JH, Kim SI. A new suggestion for the treatment of minimally displaced fractures of the greater tuberosity of the proximal humerus. *Bull Hosp Jt Dis* 1997;56(3):171–176.
38. Platzer P, Kutscha-Lissberg F, Lehr S, Vecsei V, Gaebler C. The influence of displacement on shoulder function in patients with minimally displaced fractures of the greater tuberosity. *Injury* 2005;36(10):1185–1189.
39. Revay S, Dahlstrom M, Dalen N. Water exercise versus instruction for self-training following a shoulder fracture. *Int J Rehabil Res* 1992;15(4):327–333.
40. Sperling JW, Cuomo F, Hill JD, Hertel R, Chuinard C, Boileau P. The difficult proximal humerus fracture: tips and techniques to avoid complications and improve results. *Instr Course Lect* 2007;56:45–57.
41. Stableforth PG. Four-part fractures of the neck of the humerus. *J Bone Joint Surg Br* 1984;66(1):104–108.
42. Tejwani NC, Liporace F, Walsh M, France MA, Zuckerman JD, Egol KA. Functional outcome following one-part proximal humeral fractures: a prospective study. *J Shoulder Elbow Surg* 2008;17(2):216–219.
43. van den Broek CM, van den Besselaar M, Coenen JM, Vegt PA. Displaced proximal humeral fractures: intramedullary nailing versus conservative treatment. *Arch Orthop Trauma Surg* 2007;127(6):459–463.
44. Young TB, Wallace WA. Conservative treatment of fractures and fracture-dislocations of the upper end of the humerus. *J Bone Joint Surg Br* 1985;67(3):373–377.
45. Zyto K, Ahrengart L, Sperber A, Tornkvist H. Treatment of displaced proximal humeral fractures in elderly patients. *J Bone Joint Surg Br* 1997;79(3):412–417.
46. Zyto K. Non-operative treatment of comminuted fractures of the proximal humerus in elderly patients. *Injury* 1998;29(5):349–352.

（虞　佩 译　姜春岩 校）

第 3 章

Kenneth A. Egol，Deepan Patel

肱骨近端骨折切开复位内固定：适应证、手术技术、疗效和并发症

引 言

肱骨近端骨折在所有的移位骨折中约占5%[21,22,102,131]。对于大多数移位骨折都推荐手术治疗，因为非手术治疗的效果较差[22,131]。这种损伤的生物学模型主要是伴有骨质疏松的老年患者在跌倒时展开手臂引起的[22,63]，其次是发生在遭受高能量创伤的年轻患者。在老年患者，肩袖的牵拉或者肱骨近端对邻近的肩峰或关节盂直接撞击可导致骨折甚至粉碎性骨折[64]。随着人口老龄化速度的加快，这类骨折的发生率将继续上升。

在老年人中，肱骨近端骨折是导致残疾的主要原因[82]。虽然大多数患者经过非手术治疗可获得成功，但是对于移位或不稳定的骨折，需要进行手术治疗才能达到患者的预期。在固定装置上医师可以有很多选择。每一种装置都会有各自的问题和并发症[3,7,30,118]。不同的外科医师有不同的骨折治疗方案，因此，目前还没有哪种技术成为金标准[80,143]。不同的培训经历在治疗模式上会有不同。与创伤外科医师相比，肩关节专科医师更倾向于采用创伤更小和较少的坚强固定[39]。

解剖复位和稳定固定是手术治疗和初期假体置换的主要目标，可使关节早期进行活动，特别是对于年轻患者[139]。移位的大结节骨折块会进入肩峰下间隙，导致肩峰撞击症和活动受限，从而出现肌力下降和功能不良[119,127]。另外，未复位的关节内骨折块可在将来引发盂肱关节炎和肩袖损伤。错位的骨折块也可能导致肩关节活动受限。

本章回顾了近期文献并评估了最新的肱骨近端骨折固定方式。15% ~ 20% 的骨折患者受益于手术治疗，没有哪种方法是金标准[103]。我们通过总结手术适应证、各式各样的手术技巧和固定原则，以及植入物的选择来对肱骨近端骨折提供大体的诊疗计划。

适 应 证

肱骨近端骨折治疗的目的是使患者能够早期活动并且恢复至受伤前的水平。维持正常的肩关节功能需要盂肱关节与肩胛 - 胸正常的协同以及关节周围肌肉 - 肌腱的正常功能。将移位的骨折块进行解剖复位能给成功的结局提供最大的机会。

手术治疗的绝对适应证包括肱骨近端开放性骨折（非常常见）合并神经损伤或血管（不常见）以

及移位，不稳定的关节内或关节周围骨折限制了早期活动并会对肩胛带造成功能损害（常见）[80,101,143]。患者及损伤因素（如骨质、骨折线的方向、合并的软组织损伤、年龄、功能状态及期望），包括医师对不同手术技巧的熟练程度都会对针对性治疗计划的制订带来影响[125,136,139]。必须考虑骨折的稳定性。如患者能够承受早期活动并移位很小，则认为骨折是稳定的[21]。

如第 1 章所述，Neer 分型系统是在骨折“部分”的数量以及骨折块相互移位情况的基础上制订的。该分型对骨折移位的定义是分离＞ 1cm 或骨折间成角＞ 45°[102]。这些“部分”包括肱骨关节面、大结节、小结节和肱骨干。最近的文献认为大结节仅移位 5mm 是可以接受的[54,94,116,130,139]。根据 Neer 分型，大多数移位的两部分、三部分和四部分骨折需要手术治疗。

手术入路

三角肌 - 胸大肌入路是肱骨近端骨折切开复位内固定最常用的手术入路。该入路保留了三角肌的完整性，并最大程度减少了对肩关节周围的神经造成的损伤，特别是腋神经[68-92]（图 3-1）。该入路的缺点包括肱骨近端后方暴露不足，对软组织的分离和牵拉较多，从而会影响肱骨头部分的血供[119]。另外，通过外侧皮肤切口还可以劈开三角肌或采取肩峰外侧入路[25,41,42,117]（图 3-2）。这种更小的皮肤切口能够更直接地进入肱骨近端外侧，从而对肱骨头血供的保护比胸大肌 - 三角肌入路更好[42,43,90,117]。这种入路的不足包括三角肌的异位骨化、视野有限和腋神经损伤。腋神经前侧分支围绕肱骨外科颈，与旋肱后血管一起从三角肌下方穿过。采用这种入路时，

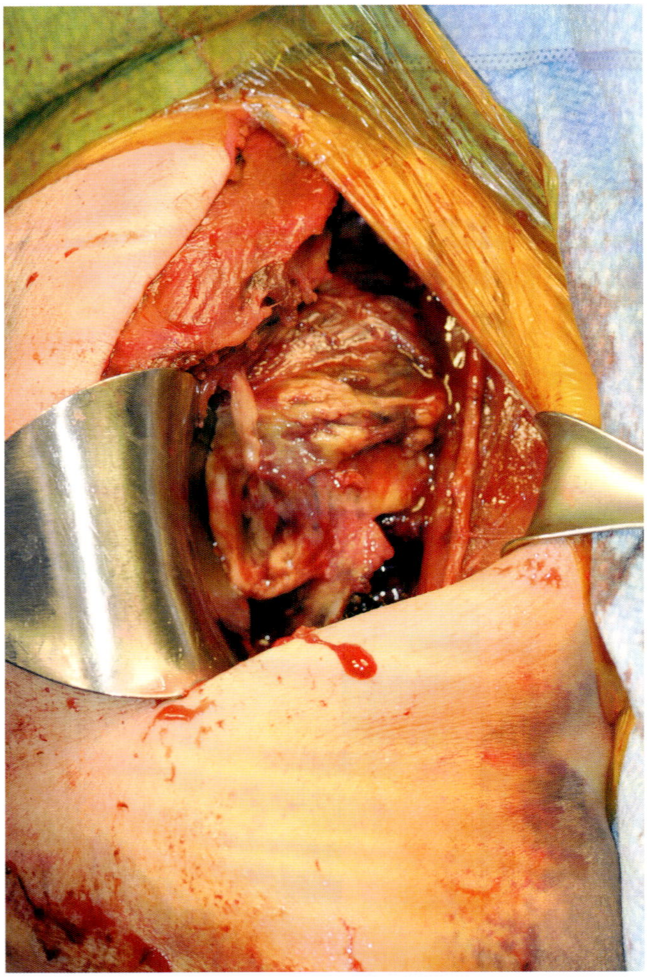

图 3-1 确认三角肌 - 胸大肌间隙，并通过钝性分离拉钩将其拉开。注意头静脉随着胸大肌朝内侧拉开

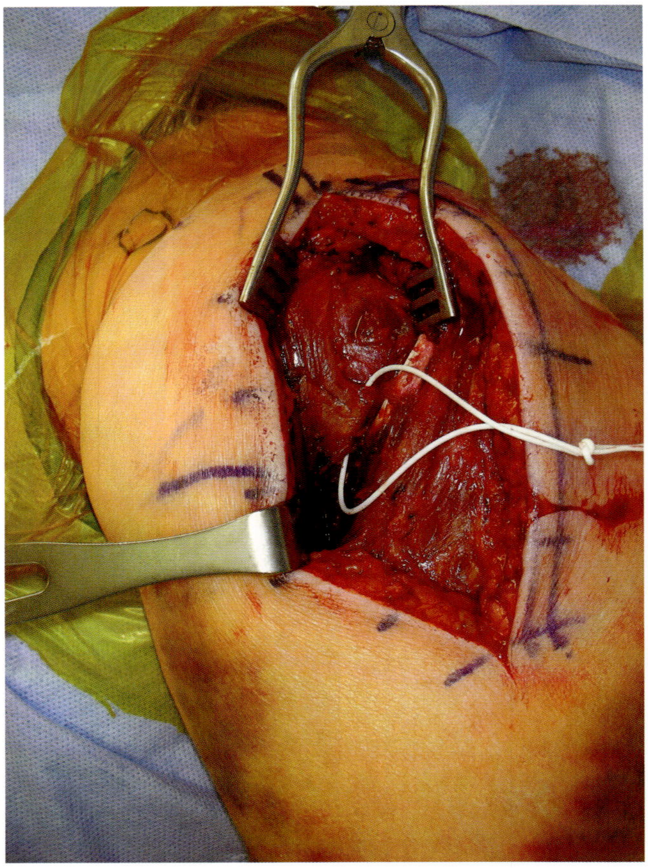

图 3-2 在三角肌劈开入路中，分离三角肌前中 1/3 之间的间隙。必须仔细地确认远端的腋神经。注意在肩峰外侧 4 ～ 5cm 处三角肌内的白色环形袢为腋神经（Photo Courtesy of Dr. Michael J. Garder.）

需要熟悉腋神经及其分支的解剖，从而减少神经损伤的风险[4,27,90]。

关于植入物的选择，理想的植入物应既要足够结实，以限制骨折块的移动，从而促进骨愈合，又需要有一定的弹性，以承受峰值负荷并仍然能保持骨 - 植入物的结构[28,85]。在无骨质疏松骨中，刚性植入物（如钢板和螺钉）能够达到最大程度的稳定和最少的移位，而刚性较弱的植入物（如髓内装置和针）可使骨折块间存在一些微动来降低骨 - 植入物表面的应力[39,77,111]。这种钢性较弱的植入物适合骨质较差的患者[70,123]。然而，如在骨折部位微动程度过大，则会增加骨不愈合的风险[70,123]。对于严重的干骺端粉碎和骨丢失的骨折，可能需要植骨或植入骨替代物来促进骨愈合。研究证实，植骨能降低骨畸形愈合的概率[48,59,103,119]。

手术技术

骨性缝合固定术

骨性缝合固定术适用于累及外科颈和大结节的两部分和三部分肱骨近端骨折。Dimakopoulos 等推荐对以下骨折类型使用经骨缝合固定术：①两部分大结节骨折合并或不合并肩关节脱位。②三部分骨折合并或不合并脱位。③四部分外翻嵌插型骨折，同时在前后位 X 线片上旋转畸形 < 45°，肱骨头的外侧移位 < 7mm[26]。这种手术技术的优点包括减少了软组织破坏和血管损伤，费用较低，并且避免了植入物相关的并发症[26]。该技术的禁忌证为移位的四部分骨折、解剖颈骨折以及头劈裂骨折[26]。

三角肌劈开入路能够直接暴露对两部分大结节骨折分离的处理部位。该入路是从三角肌前束和中束之间进入，最远端距离肩峰约为 4cm，从而能够避免损伤腋神经[15]。通常需要外展前臂以暴露骨折远端[144]。直接在头侧钻 2 ~ 3 个孔以穿到每个骨折块的边缘[144]。这些钻孔距离骨折线约为 1cm，与骨折最远端也是等距的[144]。用不可吸收的爱惜康（Ethibond®）5 号缝线或类似线穿过钻孔，同时包含肩袖组织，以帮助复位和稳定骨折块。将缝线 8 字交叉穿过骨折块能够防止每个骨折块的过度复位[144]。如果存在肩袖撕裂，还需要穿过结节骨折块的表面进行缝合，以结合和（或）修复所有的损伤。还有一种使用 5 根缝线交叉缝合的方法来限制过度复位并避免进一步的粉碎[26]。将一开始的 2 根缝线从大结节上方穿到较低的肱骨干干骺区域以及与骨折线相邻的肱骨头皮质[26]。将剩下的 3 根缝线直接从结节下方穿至肱骨头和干骺端的上、中、下部分（图 3-3）[26]。对于小结节骨折，该技术同样适用，但是缝线需要穿过肩胛下肌肌腱来增加固定力量。最好采用三角肌 - 胸大肌入路实现这一操作。对于四部分外翻嵌插型骨折，不仅要将大、小结节相互之间缝合，同时也要在肱骨头骨折块顶点的下方与肱骨头及干的每一侧缝合[26]。这样能够帮助平衡肩关节的肌肉力量以防止畸形，也保留了肩袖的力臂[26]。对于三部分大结节骨折，必须使缝线穿过完整的小结节以保持肩袖各肌腱间的平衡，从而可开始早期康复训练[26]。最近的一项生物力学研究比较了经骨缝合、张力带及松质骨螺钉，发现经骨缝合的负载失败值显著高于其他两种方法（图 3-4）。

Nho 等描述了使用不可吸收缝线穿过肩袖来控制肱骨头骨折块，使之与肱骨干复位[103]。在三部分骨折中，将缝线从大结节穿到肱骨干钻孔时，肩袖间隙是闭合的[103]。一项队列研究对 165 名患者进行了平均 5.4 年的随访，结果显示，除了 2 例骨折外，其余都在 4 个月后愈合，155 名患者的复位情况为非常好或很好[25]。并发症很少，包括畸形愈合（5%）、骨坏死（7%）和撞击症（2%）[25]。研究者报道了这种方法在移位外科颈骨折中的限制，并推荐使用锁定钢板内固定[25]。在另一项研究中，27 名患者为移位的大结节骨折和（或）外科颈骨折，使用不可吸收粗线将肩袖组织一起缝合。近 90% 的患者结果为很好到满意，ASES 评分平均为 87.1 分[108]。所有的患者愈合，未出现骨坏死[108]。

经皮固定术

经皮穿针固定术造成的损伤较小，与传统切开复位内固定术相比，可避免软组织大范围分离，从而可以提供可靠的稳定性。这项技术主要依靠成功的闭合复位后经皮克氏针或斯氏针固定。该技术需要一定的手术技巧，同时需要进行适当的术中放射检查。对骨折块进行闭合复位可纠正肱骨干内收（由肱骨中段受到胸大肌的牵拉所致），并结合内旋或外旋，使骨折块近端与大、小结节对位。纵向牵引结合内收和内旋能够使肱骨头与肱骨干复位[18,114]。通过透视确认后，将带螺纹的克氏针或斯氏针（我们推荐带螺纹的斯氏针）从外侧向内侧、从前向后

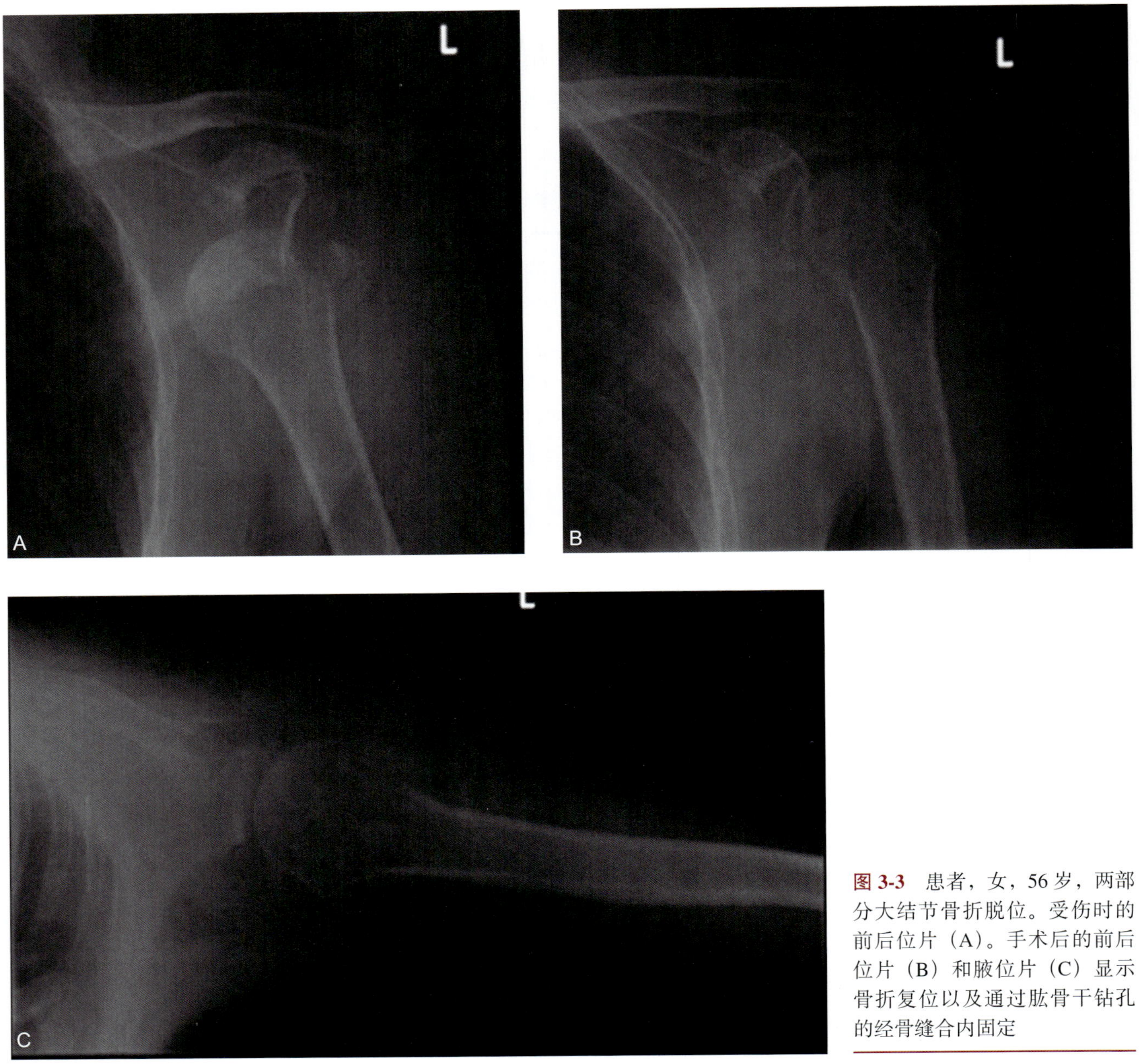

图 3-3 患者，女，56 岁，两部分大结节骨折脱位。受伤时的前后位片（A）。手术后的前后位片（B）和腋位片（C）显示骨折复位以及通过肱骨干钻孔的经骨缝合内固定

打入。插入针时需要确认可能受累的解剖结构，特别是肱二头肌长头肌腱和头静脉。一项解剖学研究显示，外侧进针的相对安全区为从肱骨头顶端到三角肌粗隆间两个肱骨头直径的范围 [122]。需要至少有一根针从上外侧至下内侧来固定大结节骨折块。需要在外旋位时置入该针，以减少腋神经损伤的风险。该针位于下内侧关节面的内侧 2cm 处 [122]。使用末端带螺纹的 2.5mm 斯氏针时需要防止针移位。针移位该技术的并发症之一 [89]（图 3-5）。

该技术特别适用于骨质好的患者。在老年骨质疏松的患者中可能固定的安全性较低，虽然通过在使用过程中对细节的重视以及术后密切的随访也能获得很好的结果。一些学者支持在两部分外科颈骨折、大小结节骨折、三部分外科颈骨折甚至四部分外翻嵌插型骨折中使用经皮固定术 [140]。在较小的粉碎性骨折、骨质较好的年轻患者以及闭合复位充分的患者中，经皮固定术通常比较容易获得成功 [71,79,140,147]。相对禁忌证包括骨质量较差、粉碎严重，特别是解剖颈和头劈裂型骨折 [140]。

经皮固定术的潜在优点包括：愈合率高，骨坏死率低，减少粘连，减少神经和血管的损伤，并且比较美观 [65,71,113]。Blonna 等比较了采取非手术治疗和克氏针固定治疗老年性内翻移位骨折 [10]。他们发现，在平均随访 2.5 年时，克氏针固定组有更高的

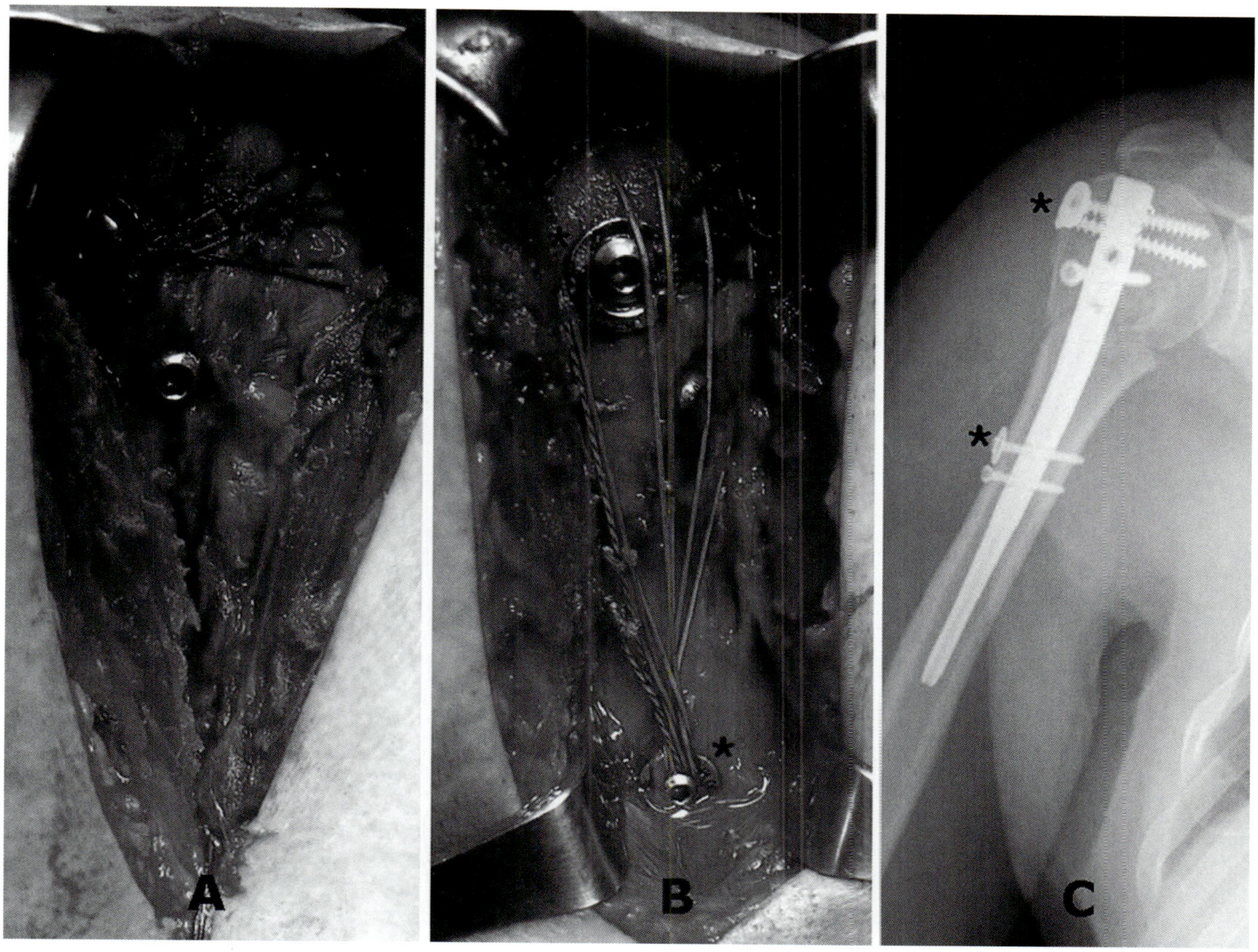

图 3-4 对两部分骨折及关节外肱骨近端骨折采用张力带的经骨缝合固定

Constant 评分和 QuickDASH 评分。Keener 等回顾了 27 例两部分、三部分和四部分外翻嵌插型骨折。随访 35 个月后发现这些患者有很好的活动范围，疼痛最小，并且 ASES 评分和 Constant 评分较高 [71]。在最近的一项针对三部分和四部分骨折进行经皮针固定治疗的研究中，Fenichel 发现在随访中 70% 的患者结局为好到很好，所有的患者骨折愈合，无 1 例发生骨坏死 [33]。尽管这些临床研究结果很好，生物力学研究仍显示其稳定性不如锁定钢板和髓内钉固定 [142]。使用更大直径的钢针（如 2.5mm 斯氏针）和通过大结节的双侧 / 双皮质固定能够提高总体的稳定性 [91]。Aschauer 等使用经皮固定的方法复位和固定移位的肱骨近端骨折块 [5]。使用经皮的撬拨，能将肱骨头骨折块复位到解剖位置，将 2 根克氏针交叉，并通过外侧皮质形成夹角而将骨折块固定在肱骨干上 [5]。另外，移位的大、小结节复位后可以通过经皮空心钉固定 [5]。最近的生物力学研究比较了平行和汇聚式的进针方式（使用 4 根直径 2.5mm 的螺纹钢针），显示两者在抗剪切抵抗上无统计学差异，然而平行进针方式在扭转应力抵抗上具有较大的优势 [66]。另外一项生物力学研究发现，与传统 2 根外侧钢针结构相比，外加 2 根结节双皮质钢针，或 2 根双皮质结节钢针再加 1 根从前向后的钢针，可显著提高旋转和弯曲刚性 [100]。

尽管努力采取措施降低并发症（如使用螺纹钢针在皮下剪切和弯曲等），超过 1/3 的患者会出现钢针移位的情况 [16]。除了导致一部分复位丢失和最终畸形愈合外，如果损伤到周围的血管和胸膜，钢针移位也会导致灾难性的并发症 [89]。因此，密切随访很有必要，一旦影像学检查发现钢针松动或早期移位就应当将其拔除。在骨质疏松的老年患者和严重粉碎性骨折的患者，复位丢失和畸形愈合的风险将增加，最常见的畸形是肱骨头内翻成角和大结节后上移位 [140]。虽然发生骨坏死的风险较低，经皮固定后也可能发生，在

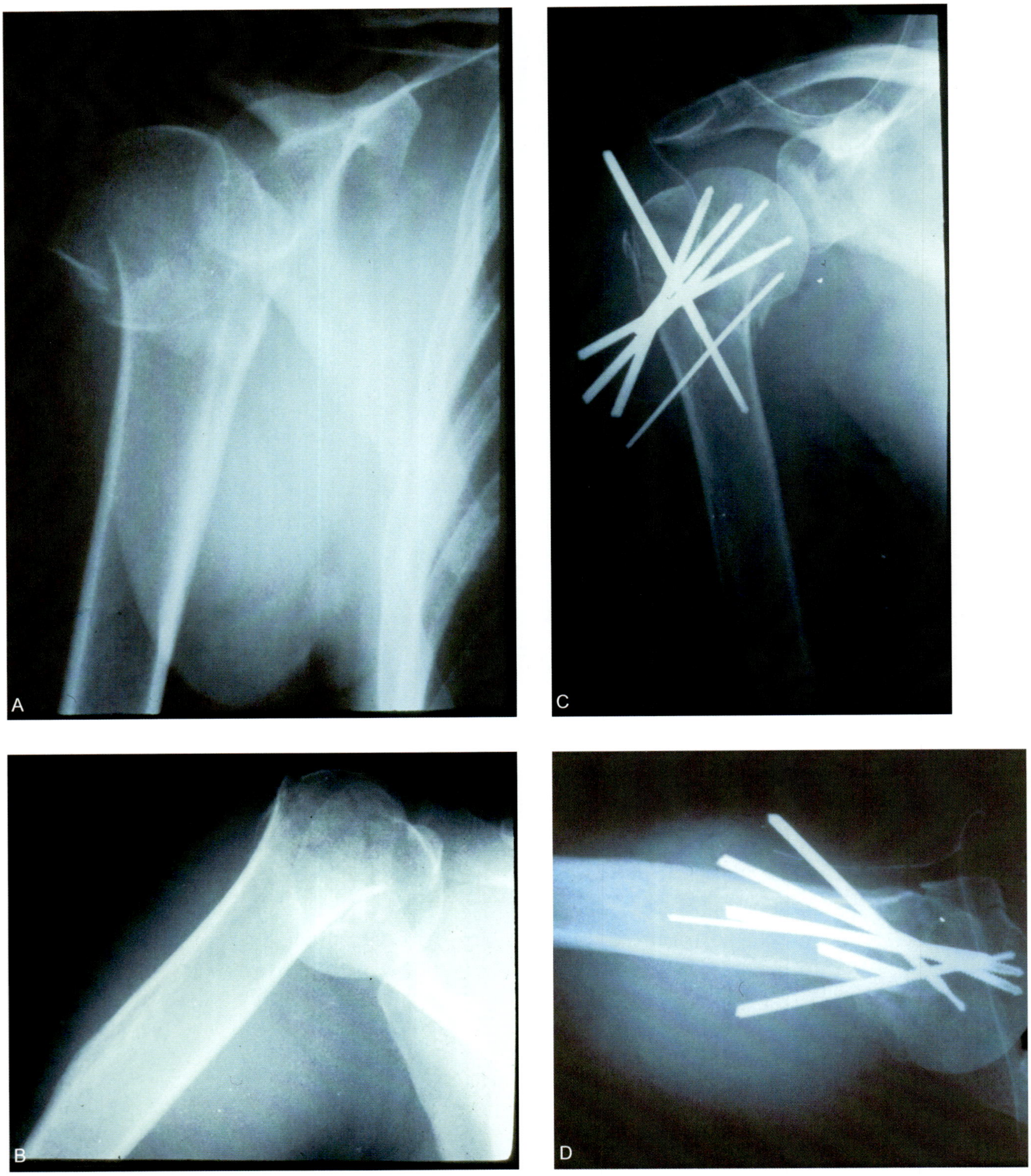

图 3-5 患者，男，48 岁，可见三部分肱骨近端骨折起初的前后位片（A）和腋位片（B），以及闭合复位和经皮克氏针固定的前后位片（C）和腋位片（D）。注意，至少有 1 根克氏针从上外侧至内下侧固定大结节骨折块（Image Couurtesy of Dr. Kenneth J. Koval）

局部大多在 1 ～ 2 年后自愈 [65]。需要观察进针部位的感染。大部分感染是浅表性的，通过局部伤口护理和抗生素就可以控制。然而，深部感染可能导致更多的灾难性并发症，如骨髓炎或脓毒性关节炎。

肱骨锁定系统在克氏针固定上有一定的发展。通过肱骨锁定，将克氏针固定于肱骨干上，阻止了克氏针的移位，特别对骨质疏松的患者 [11]。Bogner 研究了 76 例年龄超过 70 岁的三部分或四部分骨折患者，对这些患者通过固定器经皮固定治疗。在所有的随访患者中，90% 的患者治愈，5 例患者出现骨折块移位或克氏针移动，4 例患者出现肱骨头坏死，1 例患者出现深部感染 [11]。Brunner 等发现，与非手术治疗和切开复位内固定相比，经皮固定患者的术后骨坏死率更低，77% 患者的临床结局良好，91% 的患者复位稳定 [13]。

髓内钉

最初在肱骨近端骨折中尝试使用髓内钉时并发症的发生率很高 [50]。随着技术的改进，将髓内钉与肱骨锁定螺钉一同使用，这给肱骨近端骨折的治疗增加了一种选择 [78,103]。作为一种负载共享植入物，与钢板相比，髓内钉提供了较高的硬度来提供稳定，对弯曲和旋转力的耐受增加 [29,36,37,60]。然而，在骨折愈合过程中，髓内钉固有的骨折块间的微动使愈合率、疼痛恢复和稳定性受到了关注，特别是在三部分或四部分骨折中 [36,37]。

使用髓内钉时，患者可以取仰卧位或沙滩椅位，只要能确保相互垂直的两个方向能够方便摄片。在肩峰外侧缘切开 2cm 的切口。在三角肌的前中 1/3 中间处切开，注意不要切得太远（距离肩峰尖端 4cm），否则容易损伤腋神经。纵向劈开冈上肌，在关节面外侧钻一个起始孔。可使用复位工具，以便能够使头和干复位。可以在直视下通过手法和旋转复位大结节。如果结节骨折块没有被复位，经皮通过撬棒能够帮助复位。主钉可以通过引导钢丝固定肱骨头和干。通过瞄准器使用松质骨螺钉穿过大、小结节来使其固定（图 3-6）。

使用髓内钉治疗肱骨近端骨折的临床效果是令人鼓舞的 [78,148]。特别是很多学者报道髓内钉治疗有较高的愈合率、满意的疼痛控制以及功能预后指数 [1,49,60,88,129,148,149]。最近的 1 项前瞻性随机研究比较了锁定髓内钉和锁定钢板固定治疗急性两部分外科颈骨折。通过 1 年的随访，发现锁定钢板治疗患者在 ASES 评分、中位 VAS 疼痛指数及肩袖力量上数值较高，而髓内钉组的并发症更少（4% vs 31%）[148]。然而，随访 3 年时，两者在数据上无显著差异 [148]。在 24 例使用髓内钉治疗的肱骨近端骨折患者中，Georgousis 等发现术后平均 9.2 周时愈合率达 100%，超过 80% 的患者有很好或好的预后 [45]。仅有 1 例患者发生畸形愈合，另 1 例患者发生尺神经麻木并在之后自愈 [45]。Mittleier 等使用髓内钉治疗两部分、三部分和四部分肱骨近端骨折 [98]。其他一些临床研究支持扩大髓内钉的使用指征，包括延伸到肱骨干的骨折，以及肱骨干骺端近侧或骨干近端的病理性骨折 [98,112,146]。使用髓内钉的相对禁忌证包括单纯大、小结节骨折和头劈裂骨折 [98]。患者年龄较大和复杂的粉碎性骨折限制了髓内钉的有效性 [69,129]。在老年患者中使用髓内钉失败的原因有因骨质较差而导致固定下降、螺钉退出和内翻成角 [52,73]。为了解决骨质疏松问题，全螺纹锁定钉结合髓内钉肱骨近端部分能够提高固定结构的强度 [73,146]。Mihara 等报道在对老年患者使用钢针锁定髓内钉系统时无螺钉或钢针退出，内翻成角较小，并且愈合率较好 [97]。

尽管最近对髓内钉进行了改进，但其并发症的发生率仍然较高 [128,137]。最常见的并发症包括螺钉退出或突出 [112]。较少见的并发症包括内翻畸形、畸形愈合、肱骨头塌陷、大结节移位和肩峰撞击 [69,75,97,112,128]。最近有些学者通过不可吸收线张力带在大、小结节之间进行缝合，并结合"张力带缝合"将肩袖肌腱及远端锁定钉囊括在内以限制骨折固定丢失 [72,107]。髓内钉的近端弯曲，可以使进钉点更偏向外侧，从而减少进钉时肩袖和肱骨头软骨面的损伤。然而，由于需要外侧进钉点，增加了医源性大结节骨折的风险 [2,49,88]。另外，弯曲的髓内钉的锁钉螺栓有可能会损伤腋神经及旋肱前动脉的上升支 [104]。直型髓内钉使插入时发生大结节骨折的风险降到最低，但是从中间进入点置入更为困难。

使用螺钉或钢板螺钉固定的切开复位内固定术

单用螺钉

仅用螺钉固定的方法一般适合于需要切开复位的明显移位的分离性结节骨折。如果骨折累及小结节（不常见），需要将螺钉从前向后穿过小结节骨折块（图 3-7）。如果对肱骨头使用螺钉，可将松质骨

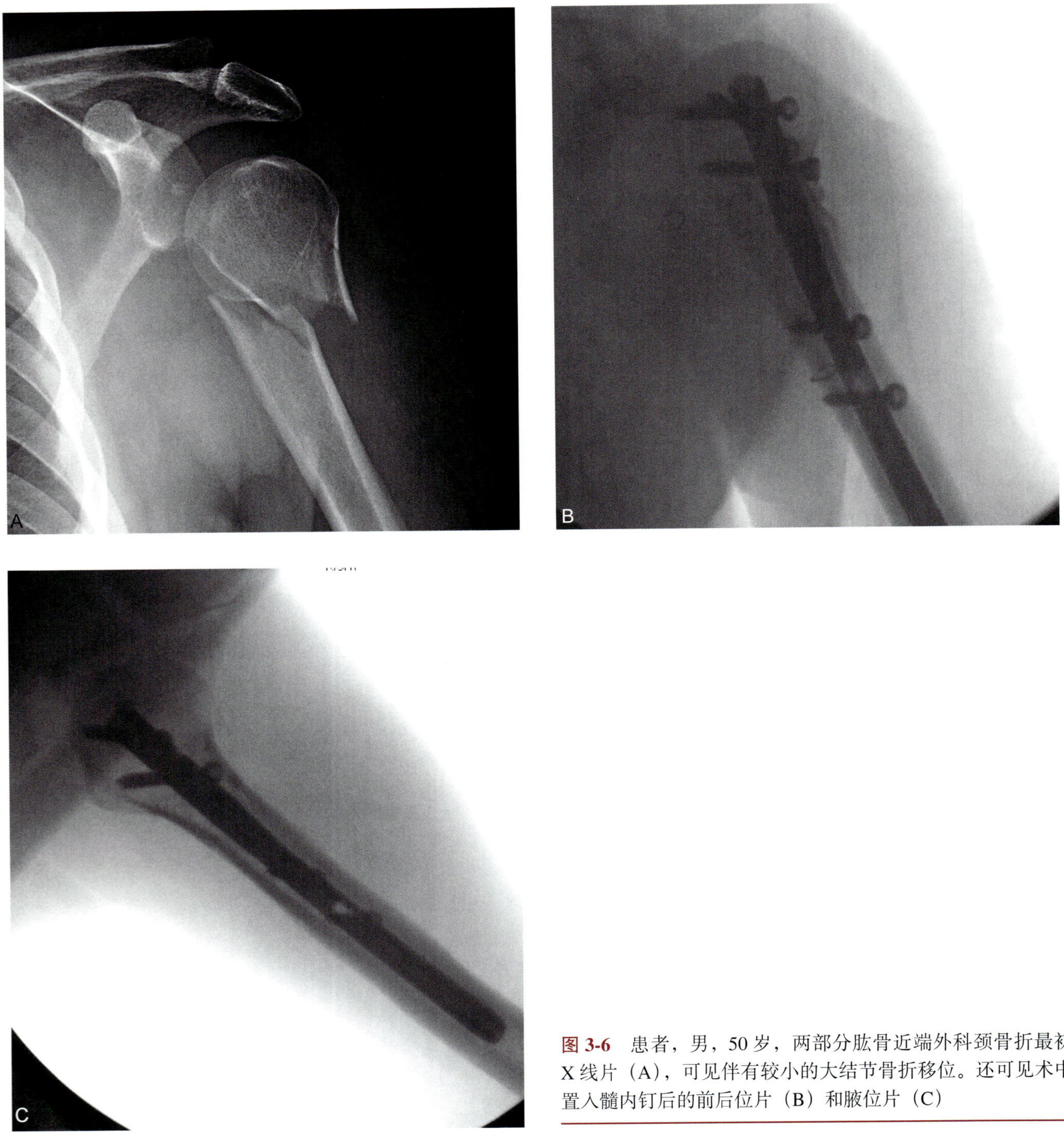

图 3-6 患者，男，50 岁，两部分肱骨近端外科颈骨折最初 X 线片（A），可见伴有较小的大结节骨折移位。还可见术中置入髓内钉后的前后位片（B）和腋位片（C）

螺钉能够最大程度地固定在较软的干骺端骨上[12]。对大结节骨折，需要使用螺钉固定，如果骨存量很充足的话。需要将螺钉从结节的外上方向肱骨外科颈的内侧成角置入。这根螺钉可以是单皮质固定的松质骨螺钉，也可以是双皮质固定的皮质骨螺钉（图 3-8）。

非锁定钢板

如果使用钢板螺钉固定，我们推荐采用三角肌-胸大肌入路。注意不要将粉碎性骨折块与软组织完全剥离。可以使用克氏针，以提供可靠的稳定性。钢板和螺钉的种类很多，包括大骨折块的 T 形支撑钢板，小骨折块的三叶草型钢板，还有旋转 180° 的胫骨远端关节周围钢板。以往这些传统钢板在固定肱骨近端有移位的骨折时通常会导致不愈合或畸形愈合[24,48]。骨质较差会降低传统钢板的把持力，导致骨折块过度活动，最终导致肱骨头内翻移位[61]。Gerber 等认为对肱骨近端骨折使用支撑钢板的适应证为年轻

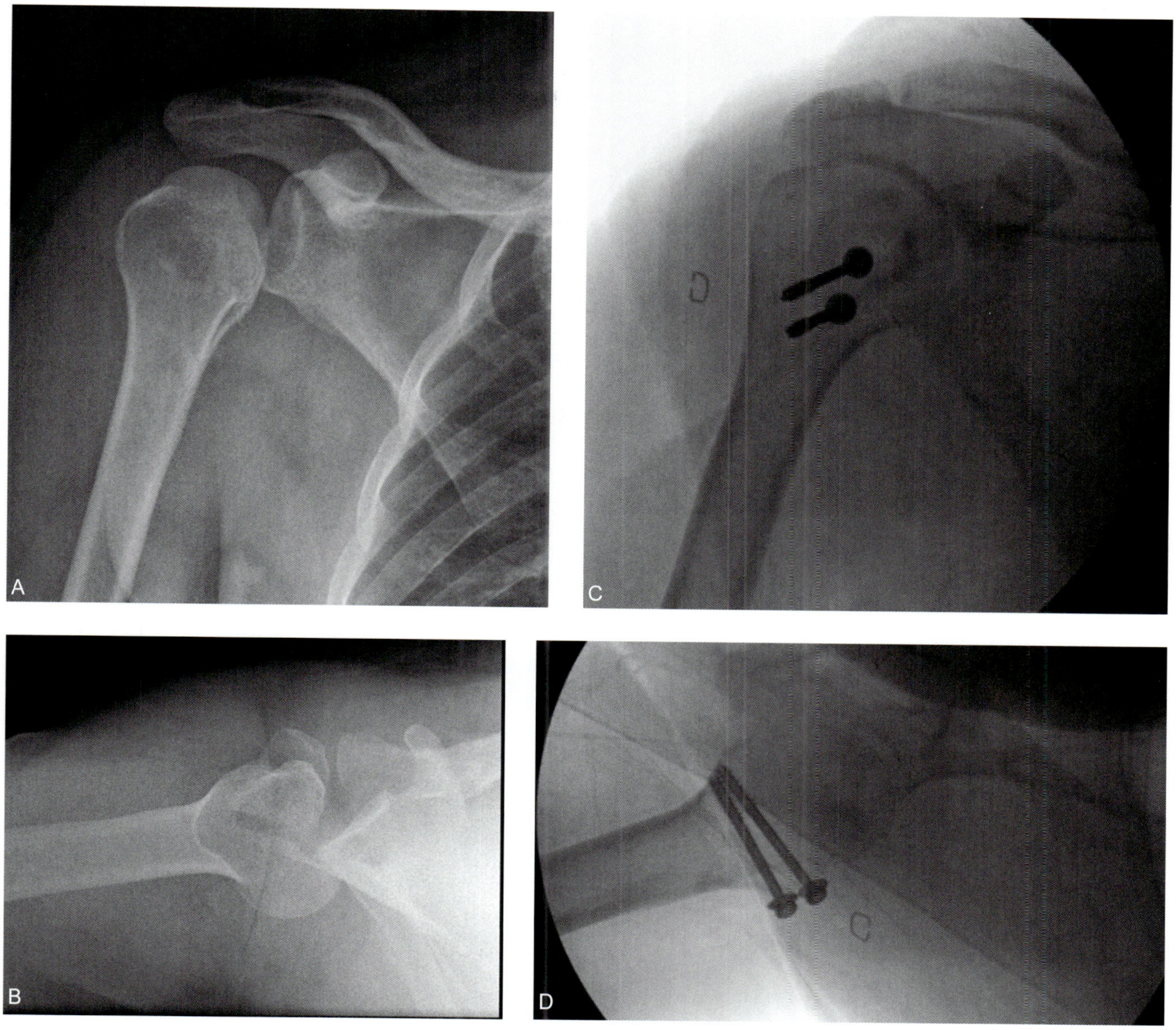

图 3-7 患者，男 50 岁，显示了两部分小结节骨折后脱位的最初前后位片（A）和腋位片（B）。术中前后位片（C）和腋位片（D）显示骨折复位，螺钉自前向后穿过小结节骨折块

患者且骨干皮质＞3.5mm，内侧铰链完整，以及无干骺端粉碎[48]。但是他们注意到，由于术中需要大范围剥离软组织，使用支撑钢板会导致骨坏死（可达35%）[48,143]。Cornell 发现出于机械性原因，在骨质疏松骨折中，采用非锁定钢板有很高的失败率。失败率可达 25%（如螺钉退出）[20]。从这些研究可以看出，传统钢板不适用于骨质疏松老年患者和粉碎性骨折[19,20]。为了提高非锁定钢板的稳定性，Wanner 等在治疗两部分、三部分和四部分骨折时在肱骨近端的前方和外侧使用了两个 1/3 管形的钢板[138]。虽然这种方法增强了稳定性，并且超过 60% 的患者预后很好，但是并发症也很严重[138]。随访发现，12% 的患者出现了骨折移位、骨坏死、粘连包裹、肩峰下撞击或钢板松动[138]。

锁定钢板

锁定钢板技术的出现解决了前述传统加压钢板存在的困难[53,96]。与加压钢板相比，锁定钢板提高了螺钉对骨质疏松骨的牢固性，并有更好的整体角度稳定性和疲劳抵抗性[85,141]。这些优点加强了骨折块的稳定性，从而术后患者能更早地恢复活动[29,36,85]。因此，通常发生在传统钢板上的并发症（如螺钉穿出或断裂）很少出现在锁定钢板上[3]。一旦锁定钢板失败，后果通常是灾难性的，钢板螺钉

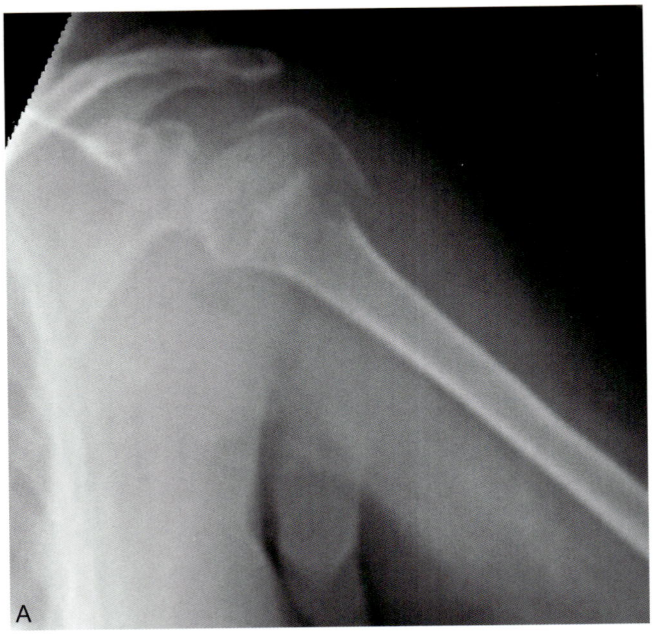

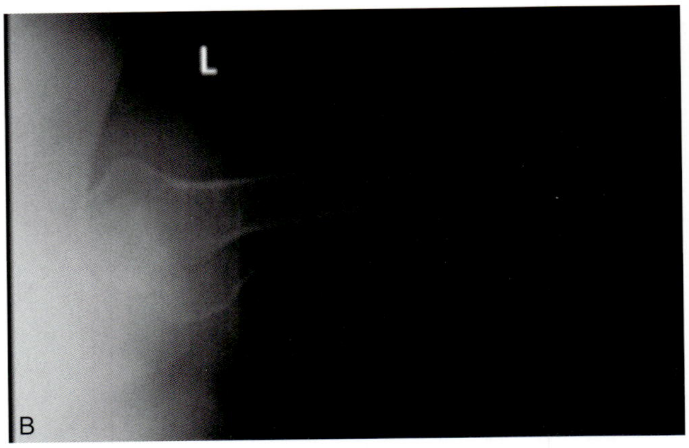

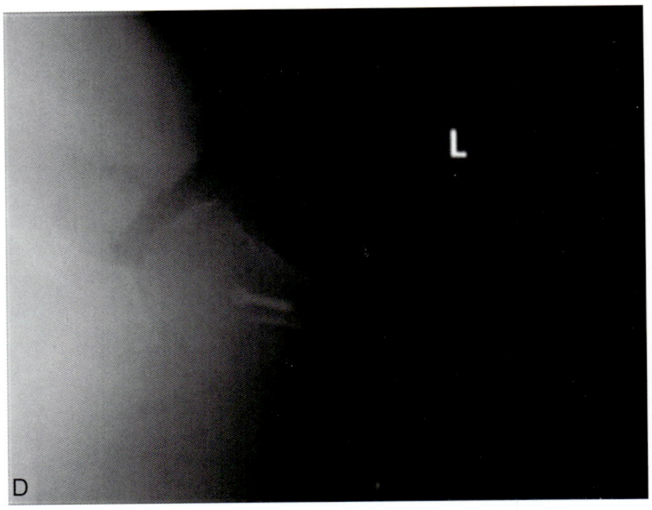

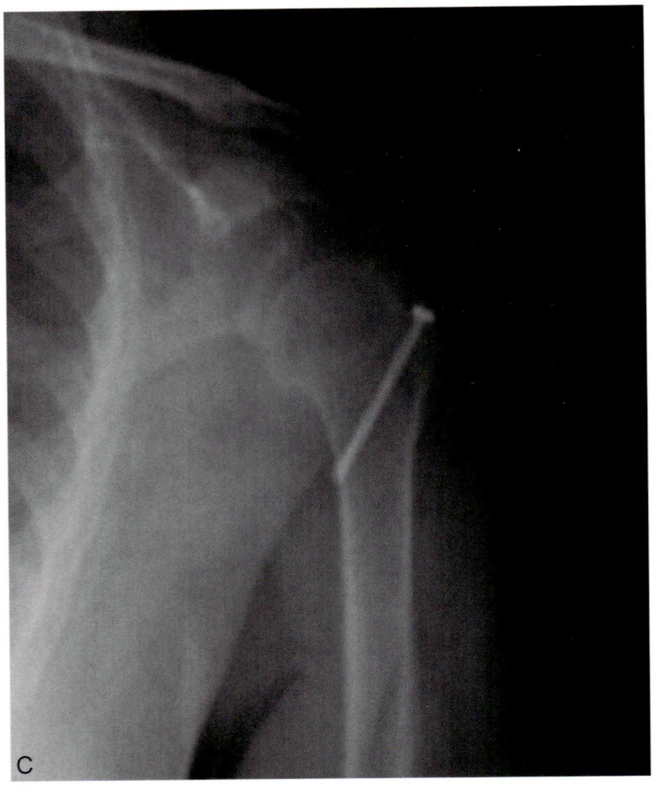

图 3-8 患者，女，64 岁，显示两部分大结节肱骨近端骨折的最初前后位片（A）和腋位片（B），以及采用螺钉固定的术后前后位片（C）和腋位片（D）。注意将螺钉从结节的外上方朝向肱骨外科颈的内下方向放置

将全部从骨内拉出[3]。另外，在理论上，骨膜周围的血供都是保留的，因为对于稳定来说并不需要对骨加压[132]。最近的文献显示，在急性损伤中对以下情况使用锁定钢板会有很成功的临床结局，包括：①不稳定的两部分、三部分或四部分骨折及脱位。② 40 岁以下的两部分解剖颈骨折。③肱骨近端骨折不愈合（特别是在外科颈）。④某些病理性骨折[6,35,110,126,135]。锁定钢板的相关禁忌证包括无法重建的严重肱骨头粉碎、无移位或很小移位的骨折、老年性解剖颈骨折以及骨发育不成熟性骨折[6,110,126,135]。

使用锁定钢板切开复位内固定术时通常选择三角肌 - 胸大肌入路，患者可以采取沙滩椅位或仰卧位，手术台需要是可透视的。在患侧的胸背部垫一块垫子，使肩膀离台面 30°，以有利于术中透视。

需将 C 臂机放在患肢侧的头部，并使影像增强器与手术台平行。在暴露骨折块后，需要用较粗的不可吸收线在肩袖的腱 - 骨交界处缝合，以帮助复位移位的结节骨折块。通过牵拉缝线可以帮助复位，放置钢板时需要对抗肩袖的力量 [6]（图 3-9）。需要将一个预制的关节周围的锁定钢板放置在肱骨近端的外侧，恰位于肱二头肌肌腱的后外侧。如果钢板放得太近，可能会引起肩峰下撞击。如果放得太靠近肱二头肌肌腱，则可能损伤旋肱前动脉。最近，钢板近端锁定钉被设计得更加发散。应将第一颗螺钉放置在钢板椭圆形的孔中，以便在透视后进行微调（图 3-10）。这根螺钉必须是标准的非锁定皮质骨螺钉。对于肱骨头螺钉，Liew 等认为锁定螺钉需要在软骨下固定才能有最大的固定力量 [84]。目前还不确定需要的螺钉数，但是大多数学者推荐头部至少需要 5 ～ 6 根单皮质螺钉。肱骨干的螺钉可以使用锁定钉，也可以使用非锁定皮质骨螺钉，主要看骨质情况。最后，需要将一开始牵拉结节的缝线固定在钢板上，在保护骨折块的同时增加结构的稳定性（图 3-11）。

在最近的一系列研究中，Gaheer 和 Hawkins 对 56 名三部分或四部分肱骨近端骨折患者使用锁定钢板系统进行治疗 [38]。他们感觉使用这种钢板结构可以获得早期骨折稳定，仅需要剥离很少的软组织，也不需要再塑形 [38]。接近 90% 的患者恢复到了受伤前的水平 [38]。并发症也很少，1 例出现力学失败、持续僵硬、伤口感染和螺钉穿出 [38]。在尸体研究中，锁定钢板在生物力学上优于锁定髓内钉（如旋转负荷）。然而在临床试验中，两者在功能恢复上无差异 [50,93]。最近的一项通过对尸体开展的生物力学研究比较了

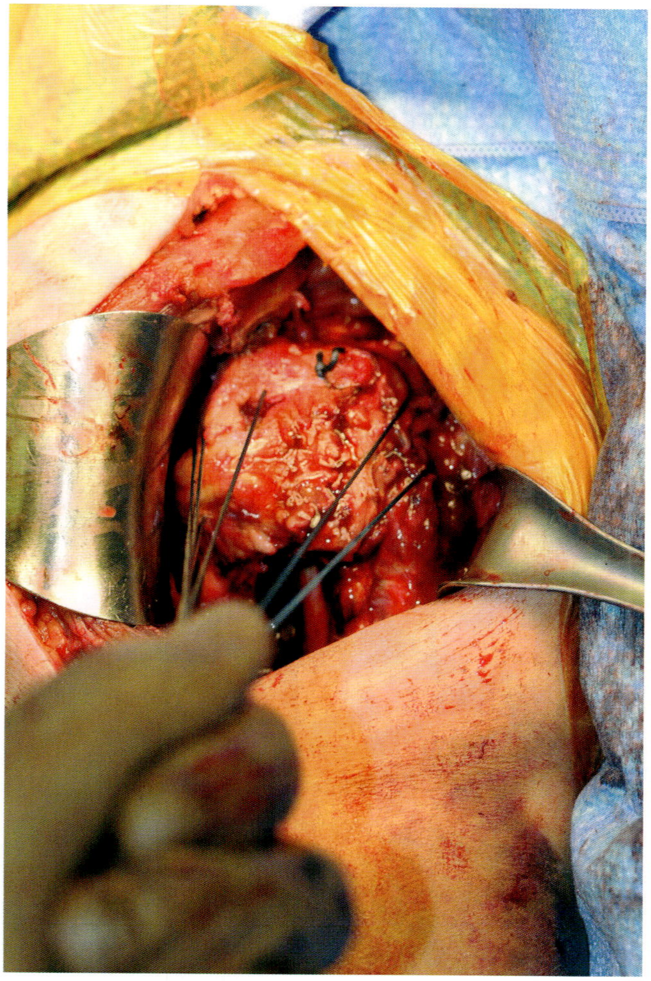

图 3-9 术中通过三角肌 - 胸大肌间隙显示肱骨近端骨折的图片。注意采用不可吸收缝线牵引肩袖的肌腱组织以帮助复位

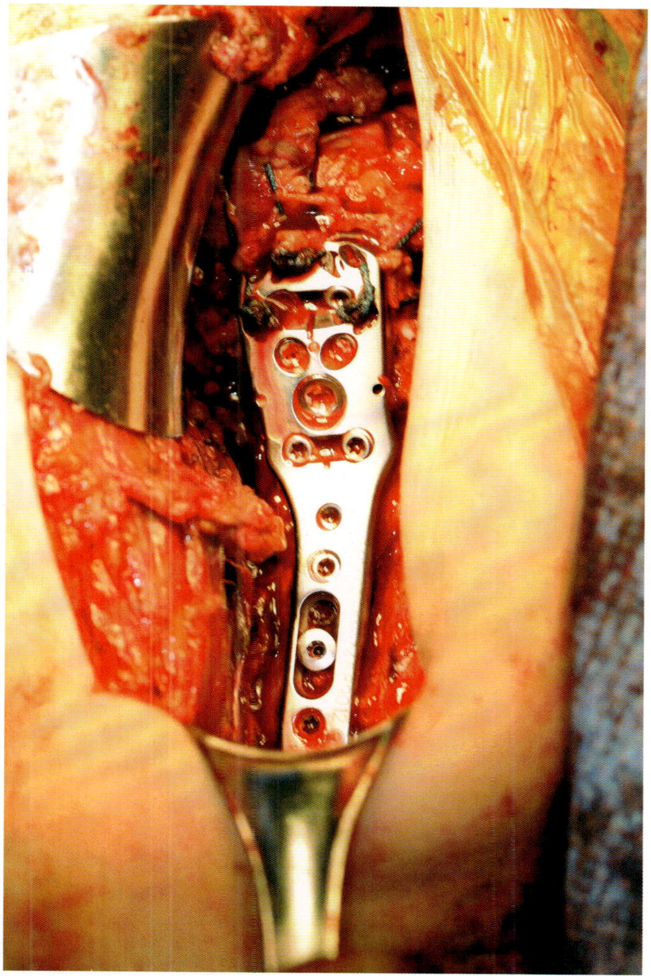

图 3-10 对三部分肱骨近端骨折放置锁定钢板的术中照片。注意将钢板放在远端以避免出现肩峰下撞击。另外，需要注意，牵引线的作用是对抗将肩袖固定到钢板后变形的力。透视后通过钢板的圆形孔可以微调内植物的高度

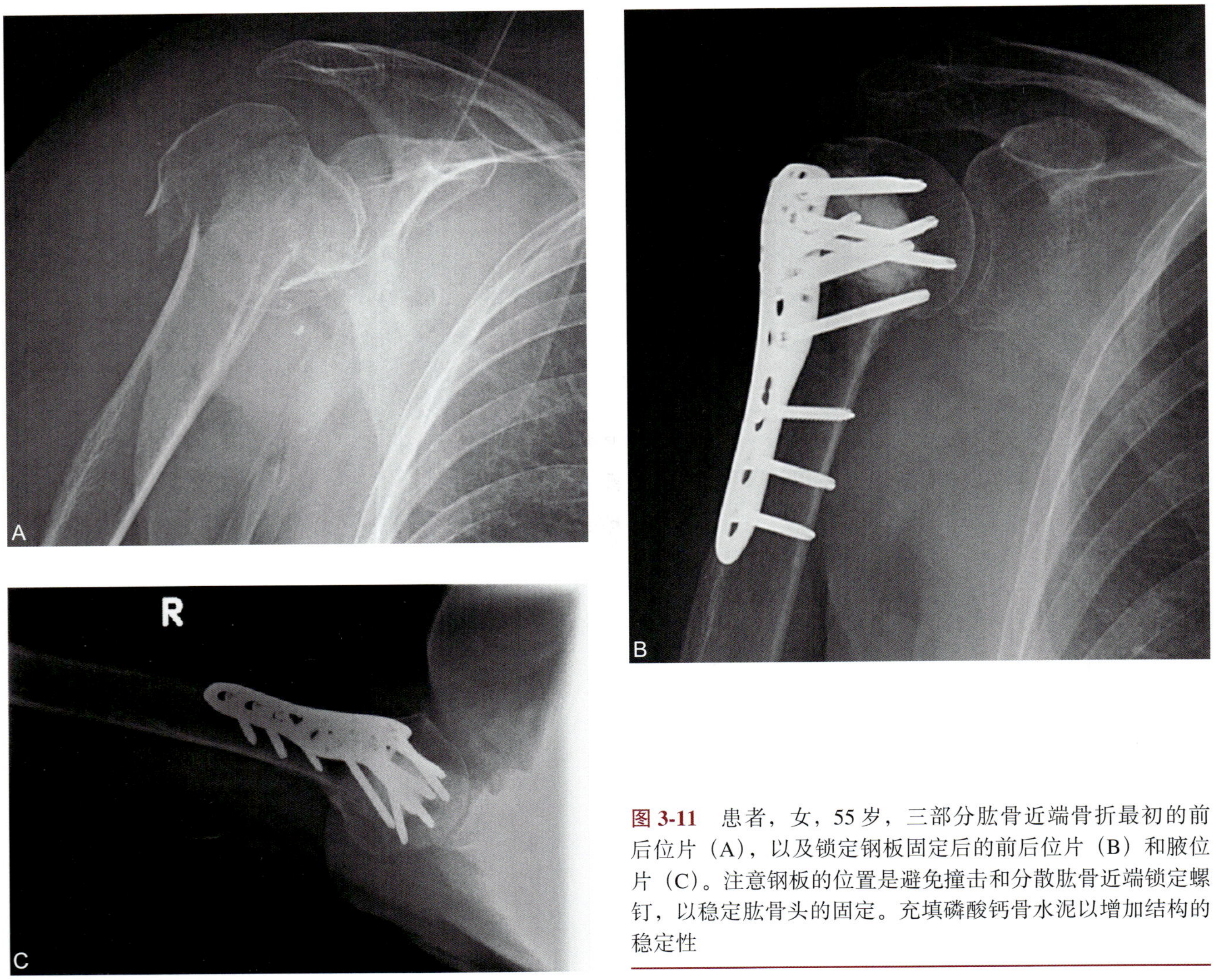

图 3-11 患者，女，55 岁，三部分肱骨近端骨折最初的前后位片（A），以及锁定钢板固定后的前后位片（B）和腋位片（C）。注意钢板的位置是避免撞击和分散肱骨近端锁定螺钉，以稳定肱骨头的固定。充填磷酸钙骨水泥以增加结构的稳定性

锁定钢板和角度固定的锁定髓内钉，发现锁定钢板承受 20° 的扭转才会导致失败，同时扭转刚度更小[34]。在另一项研究中，对 24 例尸体肱骨近端骨折使用钛制肱骨近端髓内钉或 3.5mm 锁定加压钢板，并随后进行了生物力学稳定性测试[29]。研究发现，与锁定髓内钉组相比，锁定钢板组在弯曲负荷时骨折块的平均移位更小，同时在扭转负荷时的平均旋转角度更小[29]。这些研究证实锁定钢板产生的骨-植入物硬度明显高于髓内植入物。

锁定钢板显示有很高的骨愈合率和满意的功能恢复[8,14,17,31,99,109,134,145]。但是，尽管有这些优点，一些研究报道其并发症发生率超过 35%，最常见的是内翻畸形愈合、骨坏死以及螺钉穿入盂肱关节[14,134,145]。最近的一项前瞻性研究分析了 64 名使用锁定钢板患者的功能恢复情况，发现并发症的发生率为 35.9%，其中螺钉穿入盂肱关节最为常见（7.6%）[145]。基于这些研究，骨折类型（所有的并发症发生在四部分骨折）以及内侧支撑的有无是较强的功能恢复情况的预测因素[145]。通过双面光学透视确定骨折复位情况和螺钉位置有助于减少并发症，主要有螺钉穿出、植入物移位和骨折复位不良[105,115,134]。对于那些结节骨折移位的情况，钢丝环扎或缝合也许能够加固锁定钢板结构。一些技巧能够减少复位不良和维持内侧柱的稳定，包括向肱骨头内置入至少 5 根分散的角度固定的螺钉，将至少 1 根斜行的锁定螺钉从骨折块的上方穿入下内侧区域[9,44,62]。生物力学研究显示光滑的锁定钉与带螺纹的锁定钉在固定不稳定的两部分骨折上无显著差异[124]。在复位解剖颈时，与内侧皮质接触良好是非常重要的，从而能够提供最坚硬的结构[83]。可将植骨放在骨内或沿内侧柱放置

以加强锁定钢板结构[40]。Koukakis 等对 20 名平均年龄为 62 岁的两部分、三部分和四部分骨折患者使用这种技术和锁定钢板进行治疗，随访时（平均 16.2 个月）发现只有 1 例患者固定失败，平均 Constant 评分为 76 分[76]。

使用锁定钢板最大的优势是肱骨头坏死率相对较低（5% ~ 15%）[31,53,57,99,115]。因为使用锁定钢板时需要剥离的软组织范围较小，从而减少对肱骨头血供造成的医源性损伤[132]。当发生肱骨头坏死时，肱骨头的塌陷会导致螺钉穿出，最终进入关节腔[32,79]。靠近解剖颈附近的骨折常会合并内侧铰链的破坏，有更高的坏死率和螺钉穿出的可能，因此，锁定钢板不太适合此类骨折[115]。为了将坏死的风险降到最低，可以使用创伤更小的外上侧肩峰入路或通过劈开外侧三角肌的经皮技术和远端肱骨干切口的方法[7]。Roderer 等曾成功地使用经皮复位后锁定钢板治疗骨折[120]，与植入物相关的并发症只有 17%[120]。

根据报道的植入物的生物力学特性和临床结果，老年性的移位肱骨近端骨折是锁定钢板理想的适应证。Solberg 等报道在老年患者的肱骨近端三部分或四部分骨折中，肱骨头最初的角度和干骺端部分与关节面部分接触的长度是使用锁定钢板后更能恢复的指标[127]。在 70 名患者中，24 名最初的骨折内翻的患者治疗后内翻角度为 16°，平均 Constant 评分为 63 分，而 46 名最初骨折外翻的患者治疗后内翻角度为 6°，同时平均 Constant 评分为 71 分[127]。作者认为，干骺端骨块长度 > 2mm 的外翻嵌插型骨折的预后功能要优于起始内翻患者，并且并发症的发生率更低[127]。

并发症

肱骨近端骨折切开复位内固定的并发症并不常见。许多并发症可能与技术失误和（或）使用新技术时相关的假体选择有关[55,95]。继发于肱骨头畸形愈合引起的缺陷通常能很好地耐受[65]。然而，结节相关的畸形愈合能够导致活动受限和撞击[46]（图 3-12）。与结节骨折相比，外科颈骨折更容易发生不愈合，发生率为 20% 左右[56,121,139]。螺钉穿入关节腔是钢板固定严重的并发症（图 3-13）。最近文献报道使用锁定钢板后螺钉的穿出率为 5% ~ 17%，能导致疼痛、活动受限和 Constant 评分较低[31,76,86]。我们报道的螺钉穿出率为 16%[30]。这些患者的活动范围

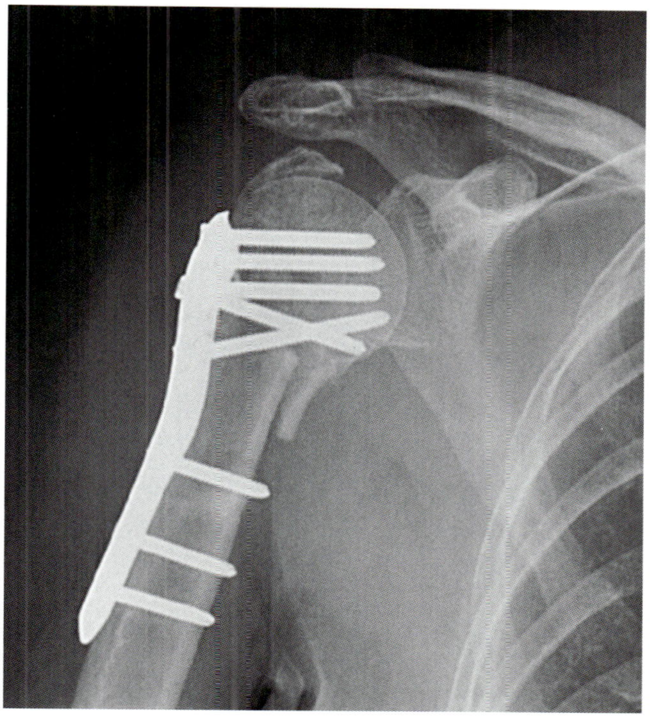

图 3-12 患者，女，70 岁，三部分肱骨近端骨折，进行锁定钢板固定 6 个月后出现大结节畸形愈合。注意大结节骨折块所处的位置引起了肩峰下撞击。随访时，患者主诉疼痛和活动范围受限

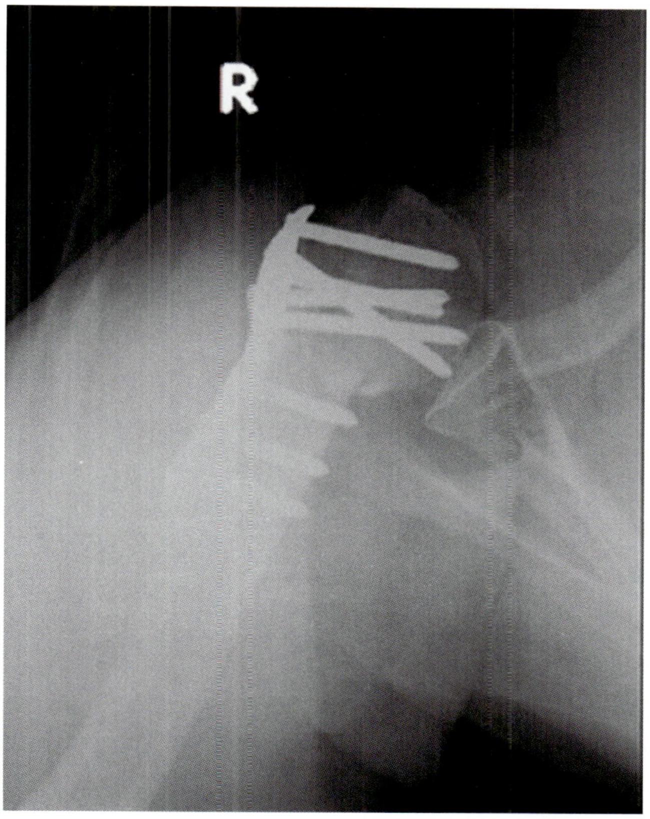

图 3-13 患者，女，72 岁，三部分肱骨近端骨折，采用钢板固定 6 个月后螺钉进入盂肱关节。患者主诉活动时疼痛

显著下降，伴有疼痛及关节盂磨损[30]。另外，有2名螺钉穿出的患者发展为肱骨头坏死[30]。在我们的研究中，螺钉穿出患者的平均年龄比未穿出患者大6岁，说明该并发症与年龄较大的患者骨质较差有关[30]。我们还注意到，如果内侧有足够的支撑可以限制骨折的塌陷，可最终减少该并发症的发生率[30]。

骨坏死的发生率和程度与骨折类型和治疗方法有关[47,81,133]。当患者年龄超过65岁，合并三部分或四部分骨折，干骺端长度＜2mm时，骨坏死的发生率增加[51]。通常最初的骨折类型本身就能造成骨坏死，这是第一次对肱骨头血供造成的损伤。第二次损伤主要是医源性的，是对骨折周围软组织剥离和复位时造成的。内固定时软组织的剥离导致肱骨头塌陷，最终造成关节炎[74,87,106,132,151]。然而，即使影像学检查提示骨坏死，患者也未必出现严重的疼痛或功能受限[47,87]。

关节僵硬是手术后经常被提起的并发症，主要原因包括最初的手术时机、术后制动及周围组织粘连。与传统的切开技术相比，经皮固定更少发生关节僵硬[87]。在一项研究中，有27例患者接受经皮复位和螺钉固定，前臂上举和外展外旋的功能受到限制。与对侧相比，三部分骨折仅相差15°，四部分骨折相差20°[114]。关节粘连与关节囊瘢痕、肩袖挛缩或异位骨化有关（图3-14）。创伤后关节炎也能导致活动受限及疼痛，经常需要翻修或关节置换[106]。Sosna等认为肱骨近端创伤后关节炎比原发性骨关节炎或风湿性关节炎更差，Constant评分也更低[130]。如果不进行关节假体重建，很难恢复和保持正常的肩关节生物力学[130]。

神经和血管损伤并不常见，大部分病例发生于50岁以上继发于医源性原因的患者[58,150]。一项研究纳入了40名移位肱骨近端三部分或四部分骨折患者，并将他们随机分成非手术组和手术组。研究显示两组均未出现神经和血管损伤[151]。Zuckerman等总结文献发现，导致腋动脉损伤主要有两个机制，即骨折块的直接损伤，或者由在骨折部位压迫其分支导致腋动脉隆起引起的间接损伤[150]。臂丛神经损伤比血管损伤更常见，然而通常损伤程度较轻（如挫伤或牵拉伤），原因是神经干位于肱骨外科颈的附近[150]。

术后盂肱关节不稳定也相对少见。创伤引起的关节积血、三角肌无力或肩袖功能紊乱都可以引起盂肱关节“假性关节脱位”。这些情况大多数是暂时的，通过小手术即可解决。可以通过刺激三角肌、肱二头肌肌腱和肱三头肌肌腱来治疗。然而，腋神经损伤因可持续降低三角肌肌力，从而可以延长肱骨头半脱位的时间。

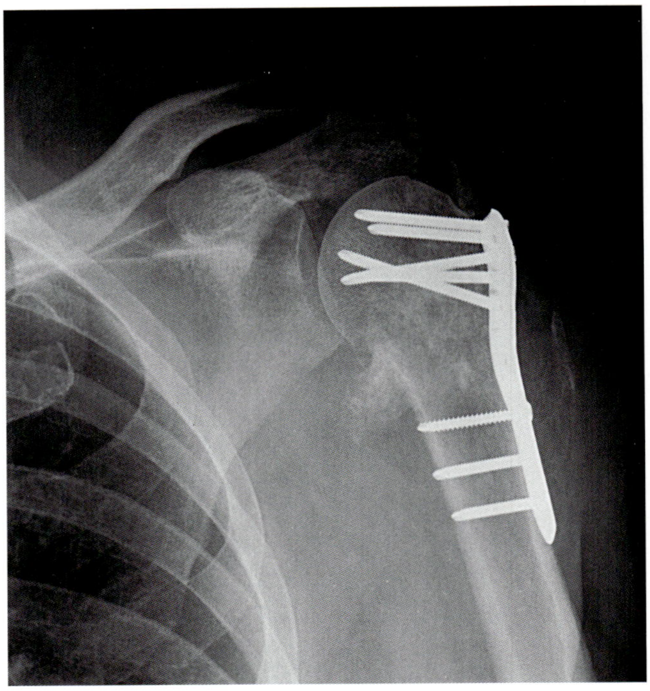

图3-14 患者，男，58岁，三部分肱骨近端骨折，采用锁定钢板内固定。图为术后1年的前后位片。注意在肱骨干内侧和三角肌下的异位骨化。患者主诉疼痛和活动受限

幸运的是，切开复位内固定的感染率很低，这是因为肱骨头附近有充足的血供及大量的软组织覆盖[23,67,139]。在一项用髓内钉治疗肱骨近端移位骨折的研究中，Zhu等报道随访时22名患者无1例发生感染[149]。Keener等同样报道了对35名通过闭合复位经皮固定治疗移位肱骨近端骨折的患者，随访时没有出现表面或深部感染[71]。Egol等回顾了51名锁定钢板治疗的肱骨近端骨折，感染率为8.3%[30]。总体来说，很多临床研究报道锁定钢板的感染率为1%～9%[3,6,14,25,40,93,132,134,149]。

结 论

虽然大多数骨科医师对肱骨近端骨折的手术适应证意见一致，但是在各种各样的固定选择中，没有哪种技术能够对所有的骨折类型及具有不同特征的患者达到可重复、有效的骨折固定，以及最大限

度的功能恢复。外科固定最重要的原则是获得稳定的解剖复位。对骨质疏松骨和粉碎性、不稳定性骨折的治疗具有挑战性。随着临床证据和生物力学证据的增多，锁定钢板会越来越多地成为手术切开复位的选择。针对不同骨折治疗策略的关键是选择固定方式，充分了解不同植入物独特的性能和适应证，从而针对患者及骨折特性个体化地进行治疗。

参考文献

1. Adedapo AO, Ikpeme JO. The results of internal fixation of three- and four-part proximal humeral fractures with the Polarus nail, *Injury* 2001;32(2):115–121.
2. Agel J, Jones CB, Sanzone AG, et al. Treatment of proximal humeral fractures with Polarus nail fixation, *J Shoulder Elbow Surg* 2004;13(2): 191–195.
3. Agudelo J, Schurmann M, Stahel P, et al. Analysis of efficacy and failure in proximal humerus fractures treated with locking plates. *J Orthop Trauma* 2007;21(10):676–681.
4. Apaydin N, Uz A, Bozkurt M, Elhan A. The anatomic relationships of the axillary nerve and surgical landmarks for its localization from the anterior aspect of the shoulder. *Clin Anat* 2007;20:273–277.
5. Aschauer E, Resch H, Hübner C. Percutaneous osteosynthesis of humeral head fractures. *Oper Orthop Traumatol* 2007;19(3):276–293.
6. Badman BL, Mighell M. Fixed-angle locked plating of two-, three-, and four-part proximal humerus fractures. *J Am Acad Orthop Surg* 2008;16(5):294–302.
7. Bernard J, Charalambides C, Aderinto J, Mok D. Early failure of intramedullary nailing for proximal humeral fractures. *Injury* 2000;31(10): 789–792.
8. Bigorre N, Talha A, Cronier P, et al. A prospective study of a new locking plate for proximal humeral fracture. *Injury* 2009;40(2):192–196.
9. Bjorkenheim JM, Pajarinen J, Savolainen V. Internal fixation of proximal humeral fractures with a locking compression plate: a retrospective evaluation of 72 patients followed for a minimum of 1 year. *Acta Orthop Scand* 2004;75(6):741–745.
10. Blonna D, Rossi R, Fantino G, et al. The impacted varus (A2.2) proximal humeral fracture in elderly patients: is minimal fixation justified? A case control study. *J Shoulder Elbow Surg* 2009;18(4):545–552.
11. Bogner R, Hübner C, Matis N, et al. Minimally-invasive treatment of three- and four-part fractures of the proximal humerus in elderly patients. *J Bone Joint Surg Br* 2008;90(12):1602–1607.
12. Braunstein V, Wiedemann E, Plitz W, et al. Operative treatment of greater tuberosity fractures of the humerus—a biomechanical analysis. *Clin Biomech* 2007;22(6):652–657.
13. Brunner A, Weller K, Thormann S, et al. Closed reduction and minimally invasive percutaneous fixation of proximal humerus fractures using the Humerusblock. *J Orthop Trauma* 2010;24(7):407–413.
14. Brunner F, Sommer C, Bahrs C, et al. Open reduction and internal fixation of proximal humerus fractures using a proximal humeral locked plate: a prospective multicenter analysis. *J Orthop Trauma* 2009;23(3):163–172.
15. Burkhead W, Scheinberg R, Box G. Surgical anatomy of the axillary nerve. *J Shoulder Elbow Surg* 1992;1:31.
16. Calvo E, de Miguel I, de la Cruz JJ, Lopez-Martin N. Percutaneous fixation of displaced proximal humeral fractures: indications based on the correlation between clinical and radiographic results. *J Shoulder Elbow Surg* 2007;16(6):774–781.
17. Charalambous CP, Siddique I, Valluripalli K, et al. Proximal humeral internal locking system (PHILOS) for the treatment of proximal humeral fractures. *Arch Orthop Trauma Surg* 2007;127(3):205–210.
18. Chen CY, Chao EK, Tu YK, et al. Closed management and percutaneous fixation of unstable proximal humerus fractures. *J Trauma* 1998;45(6): 1039–1045.
19. Cornell CN, Levine D, Pagnani MJ. Internal fixation of proximal humerus fractures using the screw-tension band technique. *J Orthop Trauma* 1994; 8:23–27.
20. Cornell CN. Internal fracture fixation in patients with osteoporosis. *J Am Acad Orthop Surg* 2003;11:109–119.
21. Court-Brown CM, Caesar B. Epidemiology of adult fractures: a review. *Injury* 2006;37(8):691–697.
22. Court-Brown CM, Garg A, McQueen MM. The epidemiology of proximal humeral fractures. *Acta Orthop Scand* 2001;72(4) 365–371.
23. Dander AJ, Dander A, Gomar F. Complications in operative treatment for displaced proximal humerus fractures. *J Bone Joint Surg Br* 1995;77(2):146.
24. DeFrano MJ, Brems JJ, Williams GR, Iannotti P. Evaluation and management of valgus impacted four-part proximal humerus fractures. *Clin Orthop Rel Res* 2006;442:109–114.
25. Dimakopoulos P, Panagopoulos A, Kasimatis G. Transosseous suture fixation of proximal humeral fractures. *J Bone Joint Surg Am* 2007;89(8): 1700–1709.
26. Dimakopoulos P, Panagopoulos A, Kasimatis G. Transosseous suture fixation of proximal humeral fractures. Surgical technique. *J Bone Joint Surg Am* 2009;91(Suppl 2 Pt):18–21.
27. Duval, MJ, Parker AW, Drez D Jr, Hinton MA. The anterior humeral circumflex vessels and the axillary nerve: an anatomic study. *Orthop Rev* 1993;22:1023–1026
28. Eberle S, Gerber C, von Oldenburg G, et al. A biomechanical evaluation of orthopaedic implants for hip fractures by finite element analysis and in-vitro tests. *Proc Inst Mech Eng H* 2010;224(10):1141–1152.
29. Edwards SL, Wilson NA, Zhang LQ, et al. Two-part surgical neck fractures of the proximal part of the humerus. A biomechanical evaluation of two fixation techniques. *J Bone Joint Surg Am* 2006;88(10): 2258–2264.
30. Egol KA, Ong CC, Walsh M, et al. Early complications in proximal humerus fractures (OTA types 11) treated with locked plates. *J Orthop Trauma* 2008;22(3):159–164.
31. Fankhauser F, Boldin C, Schippinger G, et al. A new locking plate for unstable fractures of the proximal humerus. *Clin Orthop Relat Res* 2005; 430:176–181.
32. Fazal MA, Haddad FS. Philos plate fixation for displaced proximal humeral fractures. *J Orthop Surg (Hong Kong)* 2009;17(1):15–18.
33. Fenichel I, Oran A, Burstein G, et al. Percutaneous pinning using threaded pins as a treatment option for unstable two- and three-part fractures of the proximal humerus: a retrospective study. *Int Orthop* 2006;30: 153–157.
34. Foruria AM, Carrascal MT, Revilla C, et al. Proximal humerus fracture rotational stability after fixation using a locking plate or a fixed-angle locked nail: the role of implant stiffness. *Clin Biomech* 2010;25(4): 307–311.
35. Friess DM, Attia A. Locking plate fixation for proximal humerus fractures: a comparison with other fixation techniques. *Orthopedics* 2008; 31(12).
36. Fuchtmeier B, May R, Fierlbeck J, et al. A comparative biomechanical analysis of implants for the stabilization of proximal humerus fractures. *Technol Health Care* 2006;14(4–5):261–270.
37. Fuchtmeier B, May R, Hente R, et al. Proximal humerus fractures: a comparative biomechanical analysis of intra and extramedullary implants. *Arch Orthop Trauma Surg* 2007;127(6):441–447.
38. Gaheer RS, Hawkins A. Fixation of 3- and 4-part proximal humerus fractures using the PHILOS plate: mid-term results. *Orthopedics* 2010; 33(9):671.
39. Garder MJ, Nork SE, Huber P, et al. Stiffness Modulation of locking plate constructs using near cortical slotted holes: a preliminary study. *J Orthop Trauma* 2009;23(4)281–287.
40. Gardner MJ, Boraiah S, Helfet DL, Lorich DG. Indirect medial reduction and strut support of proximal humerus fractures using an endosteal implant. *J Orthop Trauma* 2008;22(3):195–200.
41. Gardner MJ, Griffith MH, Dines JS, et al. The extended anterolateral acromial approach allows minimally invasive access to the proximal humerus. *Clin Orthop Relat Res* 2005;434:123–129.
42. Gardner MJ, Griffith MH, Dines JS, Lorich DG. A minimally invasive approach for plate fixation of the proximal humerus. *Bull Hosp Jt Dis* 2004;62:18–23.

43. Gardner MJ, Voos JE, Wanich T, et al. Vascular implications of minimally invasive plating of proximal humerus fractures. *J Orthop Trauma* 2006;20:602–607.
44. Gardner MJ, Weil Y, Barker JU, et al. The importance of medial support in locked plating of proximal humerus fractures. *J Orthop Trauma* 2007;21(3):185–191.
45. Georgousis M, Kontogeorgakos V, Kourkouvelas S, et al. Internal fixation of proximal humerus fractures with the polarus intramedullary nail. *Acta Orthop Belg* 2010;76(4):462–467.
46. Gerber C. Reconstructive surgery following malunion of fractures of the proximal humerus in adults. *Orthopade* 1990;19(6):316–323.
47. Gerber C, Hersche O, Berberat C. The clinical relevance of posttraumatic avascular necrosis of the humeral head. *J Shoulder Elbow Surg* 1998;7(6):586–590.
48. Gerber C, Werner CM, Vienne P. Internal fixation of complex fractures of the proximal humerus. *J Bone Joint Surg Br* 2004;86:848–855.
49. Gradl G, Dietze A, Arndt D, et al. Angular and sliding stable antegrade nailing (Targon PH) for the treatment of proximal humeral fractures. *Arch Orthop Trauma Surg* 2007;127(10):937–944.
50. Gradl G, Dietze A, Kaab M, et al. Is locking nailing of humeral head fractures superior to locking plate fixation? *Clin Orthop Relat Res* 2009;467(11):2986–2993.
51. Greiner S, Kaab MJ, Haas NP, Bail HJ. Humeral head necrosis rate at mid-term follow-up after open reduction and angular stable plate fixation for proximal humeral fractures. *Injury* 2009;40(2):186–191.
52. Griza S, Zimmer CG, Reguly A, et al. A case study of subsequential intramedullary nails failure. *Eng Fail Anal* 2009;16(3):728–732.
53. Handschin AE, Cardell M, Contaldo C, et al. Functional results of angular-stable plate fixation in displaced proximal humeral fractures. *Injury* 2008;39(3):306–313.
54. Hanson B, Neidenbach P, de Boer P, Stengel D. Functional outcomes after nonoperative management of fractures of the proximal humerus. *J Shoulder Elbow Surg* 2009;18(4):612–621.
55. Hayes JM, Van Winkle GN. Axillary artery injury with minimally displaced fracture of the neck of the humerus. *J Trauma* 1983;23(5):431–433.
56. Healy WL, Jupiter JB, Kristiansen TK, et al. Nonunion of the proximal humerus. A review of 25 cases. *J Orthop Trauma* 1990;4(4):424–431.
57. Helwig P, Bahrs C, Epple B, et al. Does fixed-angle plate osteosynthesis solve the problems of a fractured proximal humerus? A prospective series of 87 patients. *Acta Orthop* 2009;80(1):92–96.
58. Henson GF. Vascular complications of shoulder injuries; a report of two cases. *J Bone Joint Surg Br* 1956;38-B(2):528–531.
59. Hessmann M, Baumgaertel F, Gehling H, et al. Plate fixation of proximal humeral fractures with indirect reduction: surgical technique and results utilizing three shoulder scores. *Injury* 1999;30:453–462.
60. Hessmann MH, Hansen WS, Krummenauer F, et al. Locked plate fixation and intramedullary nailing for proximal humerus fractures: a biomechanical evaluation. *J Trauma* 2005;58(6):1194–1201.
61. Hessmann MH, Rommens PM. Osteosynthesis techniques in proximal humeral fractures. *Chirurg* 2001;72:1235–1245.
62. Hirschmann MT, Quarz V, Audige L, et al. Internal fixation of unstable proximal humerus fractures with an anatomically preshaped interlocking plate: a clinical and radiologic evaluation, *J Trauma* 2007;63(6):1314–1323.
63. Horak J, Nilsson B. Epidemiology of fractures of the upper end of the humerus. *Clin Orthop* 1975;112:250–253.
64. Howard NJ, Eloesser L. Treatment of fractures of the upper end of the humerus: an experimental and clinical study. *J Bone Joint Surg* 1934;32:1–29.
65. Jaberg H, Warner JJ, Jakob RP. Percutaneous stabilization of unstable fractures of the humerus, *J Bone Joint Surg Am* 1992;74:508–515.
66. Jiang C, Zhu Y, Wang M, et al. Biomechanical comparison of different pin configurations during percutaneous pinning for the treatment of proximal humeral fractures. *J Shoulder Elbow Surg* 2007;16(2):235–239.
67. Johansson O. Complications and failures of surgery in various fractures of the humerus. *Acta Chir Scand* 1961;120:469–478.
68. Kadic AC, Rozing PM, Obermann WR, et al. A surgical approach in total shoulder arthroplasty. *Arch Orthop Trauma Surg* 1992;111(4):192–194.
69. Kazakos K, Lyras DN, Galanis V, et al. Internal fixation of proximal humerus fractures using the Polarus intramedullary nail. *Arch Orthop Trauma Surg* 2007;127(7):503–508.
70. Keaveny TM, Morgan EF, Niebur GL, et al. Biomechanics of trabecular bone. *Annu Rev Biomed Eng* 2001;3:307–333.
71. Keener JD, Parsons BO, Flatow EL, et al. Outcomes after percutaneous reduction and fixation of proximal humerus fractures. *J Shoulder Elbow Surg* 2007;16:330–338.
72. Kim KC, Rhee KJ, Shin HD. Tension band sutures using a washer for a proximal humerus fracture. *J Trauma* 2008;64(4):1136–1138.
73. Kitson J, Booth G, Day R. A biomechanical comparison of locking plate and locking nail implants used for fractures of the proximal humerus. *J Shoulder Elbow Surg* 2007;16(3):362–366.
74. Knight RA, Mayne JA. Comminuted fractures and fracture-dislocations involving the articular surface of the humeral head. *J Bone Joint Surg Am* 1957;39-A(6):1343–1355.
75. Koike Y, Komatsuda T, Sato K. Internal fixation of proximal humeral fractures with a Polarus humeral nail. *J Orthop Traumatol* 2008;9(3):135–139.
76. Koukakis A, Apostolou CD, Taneja T, et al. Fixation of proximal humerus fractures using the PHILOS plate: early experience. *Clin Orthop Relat Res* 2006;442:115–120.
77. Kralinger F, Gschwentner M, Wambacher M, et al. Proximal humeral fractures: what is semi-rigid? Biomechanical properties of semi-rigid implants, a biomechanical cadaver based evaluation. *Arch Orthop Trauma Surg* 2008;128(2):205–210.
78. Kumar V, Datir S, Venkateswaran B. Intramedullary nailing for displaced proximal humeral fractures. *J Orthop Surg (Hong Kong)* 2010;18(3):324–327.
79. Laflamme GY, Rouleau DM, Berry GK, et al. Percutaneous humeral plating of fractures of the proximal humerus: results of a prospective multicenter clinical trial. *J Orthop Trauma* 2008;22(3):153–158.
80. Lanting B, MacDermid J, Drosdowech D, Faber KJ. Proximal humeral fractures: a systematic review of treatment modalities. *J Shoulder Elbow Surg* 2008;17(1):42–54.
81. Lee CK, Hansen HR. Post-traumatic avascular necrosis of the humeral head in displaced proximal humeral fractures. *J Trauma* 1981;21(9):788–791.
82. Lee SH, Dargent-Molina P, Breart G, EPIDOS Group. Epidemiologie de l'Osteoporose Study: risk factors for fractures of the proximal humerus: results from the EPIDOS prospective study. *J Bone Miner Res* 2002;17:817–825.
83. Lescheid J, Zdero R, Shah S. The biomechanics of locked plating for repairing proximal humerus fractures with or without medial cortical support. *J Trauma* 2010;69(5):1235–1242.
84. Liew AS, Johnson JA, Patterson SD, et al. Effect of screw placement on fixation in the humeral head. *J Shoulder Elbow Surg* 2000;9(5):423–426.
85. Lill H, Hepp P, Korner J et al. Proximal humeral fractures: how stiff should an implant be? A comparative mechanical study with new implants in human specimens. *Arch Orthop Trauma Surg* 2003;123(2–3):74–81.
86. Lill H, Hepp P, Rose T, et al. The angle stable locking-proximal-humerus-plate (LPHP) for proximal humeral fractures using a small anterior-lateral-deltoid-splitting-approach—technique and first results. *Zentralbl Chir* 2004;129:43–48.
87. Lim TE, Ochsner PE, Marti RK, et al. The results of treatment of comminuted fractures and fracture dislocations of the proximal humerus. *Neth J Surg* 1983;35(4):139–143.
88. Lin J. Effectiveness of locked nailing for displaced three-part proximal humeral fractures. *J Trauma* 2006;61(2):363–374.
89. Lyons FA, Rockwood CA Jr. Migration of pins in operations on the shoulder. *J Bone Joint Surg Am* 1990;72(8):1262–1267.
90. Mackenzie D. The anterior-superior approach to the shoulder. *Orthop Trauma* 1993;2:71–77.
91. Magovern B, Ramsey, ML. Percutaneous fixation of proximal humerus fractures. *Orthop Clin North Am* 2008;39(4):405–416.
92. Mark M, Richard TJ, Schroeder A, et al. Subscapularis-sparing Deltopectoral Approach to the Shoulder. *Tech Shoulder Elbow Surg* 2010;11(1):19–24.

93. Matziolis D, Kaeaeb M, Zandi SS, et al. Surgical treatment of two-part fractures of the proximal humerus: Comparison of fixed-angle plate osteosynthesis and Zifko nails. *Injury* 2010;41(10):1041–46.
94. McLaughlin HL. Dislocation of the shoulder with tuberosity fracture. *Surg Clin North Am* 1963;43:1615–1620.
95. McLaughlin JA, Light R, Lustrin I. Axillary artery injury as a complication of proximal humerus fractures. *J Shoulder Elbow Surg* 1998;7(3):292–294.
96. Meier RA, Messmer P, Regazzoni P, et al. Unexpected high complication rate following internal fixation of unstable proximal humerus fractures with an angled blade plate. *J Orthop Trauma* 2006;20(4):253–260.
97. Mihara K, Tsutsui H, Suzuki K, et al. New intramedullary nail for the surgical neck fracture of the proximal humerus in elderly patients. *J Orthop Sci* 2008;13(1):56–61.
98. Mittlmeier TW, Stedtfeld HW Ewert A, et al. Stabilization of proximal humeral fractures with an angular and sliding stable antegrade locking nail (Targon PH). *J Bone Joint Surg Am* 2003;85-A(Suppl):4136–4146.
99. Moonot P, Ashwood N, Hamlet M. Early results for treatment of three- and four-part fractures of the proximal humerus using the PHILOS plate system. *J Bone Joint Surg Br* 2007;89(9):1206–1209.
100. Naidu SH, Bixler B, Capo JT. Percutaneous pinning of proximal humerus fractures: a biomechanical study. *Orthopedics* 1997;20(11):1073–1076.
101. Naranja RJ Jr, Iannotti JP. Displaced three- and four-part proximal humerus fractures: evaluation and management. *J Am Acad Orthop Surg* 2000;8(6):373–382.
102. Neer CS II. Displaced proximal humeral fractures: I. Classification and evaluation. *J Bone Joint Surg Am* 1970;52:1077–1089.
103. Nho SJ, Brophy RH, Barker JU, et al. Innovations in the management of displaced proximal humerus fractures. *J Am Acad Orthop Surg* 2007;15(1):12–26.
104. Nijs S, Sermon A, Broos P. Intramedullary fixation of proximal humerus fractures: do locking bolts endanger the axillary nerve or the ascending branch of the anterior circumflex artery? A cadaveric study. *Patient Saf Surg* 2008;2(1):33.
105. Papadopoulos P, Karataglis D, Stavridis SI, et al. Mid-term results of internal fixation of proximal humeral fractures with the Philos plate. *Injury* 2009;40(12):1292–1296.
106. Pape G, Zeifang F, Bruckner T, et al. Humeral surface replacement for the sequelae of fractures of the proximal humerus. *J Bone Joint Surg Br* 2010;92(10):1403–1409.
107. Park JY, An JW, Oh JH. Open intramedullary nailing with tension band and locking sutures for proximal humeral fracture: hot air balloon technique. *J Shoulder Elbow Surg* 2006;15(5):594–601.
108. Park MC, Murthi AM, Roth NS, et al. Two-part and three-part fractures of the proximal humerus treated with suture fixation, *J Orthop Trauma* 2003;17(5):319–325.
109. Parmaksizoglu S, Sokucu S, Ozkaya U, et al. Locking plate fixation of three- and four-part proximal humeral fractures. *Acta Orthop Traumatol Turc* 2010;44(2):97–104.
110. Plecko M, Kraus A. Internal fixation of proximal humerus fractures using the locking proximal humerus plate. *Oper Orthop Traumatol* 2005;17(1):25–50.
111. Poitout DG, Ripoll B. The Mega-hip prosthesis surrounded by Allografts. *Biomech Biomater Orthop* 2004;33:328–350.
112. Popescu D, Fernandez-Valencia JA, Rios M, et al. Internal fixation of proximal humerus fractures using the T2-proximal humeral nail. *Arch Orthop Trauma Surg* 2008;129(9):1239–1244.
113. Resch H, Hubner C, Schwaiger R. Minimally invasive reduction and osteosynthesis of articular fractures of the humeral head. *Injury* 2001;32(Suppl 1):SA25–SA32.
114. Resch H, Povacz P, Fröhlich R, et al. Percutaneous fixation of three- and four-part fractures of the proximal humerus. *J Bone Joint Surg Br* 1997;79(2):295–300.
115. Ricchetti ET, Warrender WJ, Abboud JA. Use of locking plates in the treatment of proximal humerus fractures. *J Shoulder Elbow Surg* 2010;19(2 Suppl):66–75.
116. Robinson CM, Christie J. The two-part proximal humeral fracture: a review of operative treatment using two techniques. *Injury* 1993;24:123–125.
117. Robinson CM, Khan L, Akhtar A, Whittaker R. The extended deltoid-splitting approach to the proximal humerus, *J Orthop Trauma* 2007;21:657–662.
118. Robinson CM, Longino D, Murray IR, et al. Proximal humerus fractures with valgus deformity of the humeral head: the spectrum of injury, clinical assessment and treatment. *J Shoulder Elbow Surg* 2010;19(7):1105–1114.
119. Robinson CM, Wylie JR, Ray AG, et al. Proximal humeral fractures with a severe varus deformity treated by fixation with a locking plate. *J Bone Joint Surg Br* 2010;92(5):672–678.
120. Röderer G, Erhardt J, Graf M, et al. Clinical results for minimally invasive locked plating of proximal humerus fractures. *J Orthop Trauma* 2010;24(7):400–406.
121. Rooney PJ, Cockshott WP. Pseudarthrosis following proximal humeral fractures: a possible mechanism. *Skeletal Radiol* 1986;15(1):21–24.
122. Rowles DJ, McGrory JE. Percutaneous pinning of the proximal part of the humerus. An anatomic study. *J Bone Joint Surg Am* 2001;83-A(11):1695–1699.
123. Ryan MD. Polyacetal rod fixation of fractures in osteoporotic bone. A preliminary report. *J Bone Joint Surg Br* 1993;73(3):506–508.
124. Schumer RA, Muckley KL, Markert RJ, et al. Biomechanical comparison of a proximal humeral locking plate using two methods of head fixation. *J Shoulder Elbow Surg* 2010;19(4):495–501.
125. Siebenrock KA, Gerber C. The reproducibility of classification of fractures of the proximal end of the humerus. *J Bone Joint Surg Am* 1993;75:1751–1755.
126. Smith WR, Ziran BH, Anglen JO, et al. Locking plates: tips and tricks. *J Bone Joint Surg Am* 2007;89(10):2298–2307.
127. Solberg BD, Moon CN, Franco DP, Paiement GD. Locked plating of 3- and 4-part proximal humerus fractures in older patients: the effect of initial fracture pattern on outcome. *J Orthop Trauma* 2009;23(2):113–119.
128. Sosef N, Stobbe I, Hogervorst M, et al. The Polarus intramedullary nail for proximal humeral fractures: outcome in 28 patients followed for 1 year. *Acta Orthop* 2007;78(3):436–441.
129. Sosef N, van Leerdam R, Ott P, et al. Minimal invasive fixation of proximal humeral fractures with an intramedullary nail: good results in elderly patients. *Arch Orthop Trauma Surg* 2010;130(5):605–611.
130. Sosna A, Pokorny D, Hromádka R, et al. A new technique for reconstruction of the proximal humerus after three- and four-part fractures. *J Bone Joint Surg Br* 2008;90(2):194–199.
131. Sporer SM, Weinstein JN, Koval KJ. The geographic incidence and treatment variation of common fractures of elderly patients. *J Am Acad Orthop Surg* 2006;14(4):246–255.
132. Sproul RC, Iyengar JJ, Devcic Z, Feeley BT. A systematic review of locking plate fixation of proximal humerus fractures. *Injury* 2011;42(4):408–13.
133. Sturzenegger M, Fornaro E, Jakob RP. Results of surgical treatment of multifragmented fractures of the humeral head. *Arch Orthop Trauma Surg* 1982;100(4):249–259.
134. Sudkamp N, Bayer J, Hepp P, et al. Open reduction and internal fixation of proximal humeral fractures with use of the locking proximal humerus plate. Results of a prospective, multicenter, observational study. *J Bone Joint Surg Am* 2009;91(6):1320–1328.
135. Sudkamp NP, Strohm PC. Open reduction and internal fixation of proximal humerus fractures using locking plates. In: Dines DM, Lorich DG, Helfet D, eds. *Solutions for Complex Upper Extremity Trauma.* 6th ed. New York, NY: Thieme Medical; 2008;51–69.
136. Tingart MJ, Apreleva M, von Stechow D, et al. The cortical thickness of the proximal humeral diaphysis predicts bone mineral density of the proximal humerus *J Bone Joint Surg Br* 2003;85:611–617.
137. van den Broek CM, van den BM, Coenen JM, Vegt PA. Displaced proximal humeral fractures: intramedullary nailing versus conservative treatment. *Arch Orthop Trauma Surg* 2007;127(6):459–463.
138. Wanner GA, Wanner-Schmid E, Romero J, et al. Internal fixation of displaced proximal humeral fractures with two one-third tubular plates. *J Trauma* 2003;54 536–544.
139. Warner JP, Costouros JG, Gerber C. Fractures of the proximal humerus.

In: Bucholz RW, Heckman JD, Court-Brown C, eds. *Rockwood and Green's: Fractures in Adults*. 6th ed. Philadelphia, PA: Williams and Wilkins; 2006;1161–1209.
140. Watford KE, Jazrawi LM, Eglseder WA Jr. Percutaneous fixation of unstable proximal humeral fractures with cannulated screws. *Orthopedics* 2009;32(3)166.
141. Weinstein DM, Bratton DR, Ciccone WJ, Elias JJ. Locking plates improve torsional resistance in the stabilization of three-part proximal humeral fractures. *J Shoulder Elbow Surg* 2006;15(2):239–243.
142. Wheeler D, Colville MR. Biomechanical comparison of intramedullary and percutaneous pin fixation for proximal humeral fracture fixation. *J Orthop Trauma* 1997;11:363–367.
143. Wijgman AJ, Roolker W, Patt TW et al. Open reduction and internal fixation of three and four-part fractures of the proximal part of the humerus. *J Bone Joint Surg Am* 2002;84-A(11):1919–1925.
144. Williams GR Jr, Wong KL. Two-part and three-part fractures: open reduction and internal fixation versus closed reduction and percutaneous pinning. *Orthop Clin North Am* 2000;31(1):1–21.
145. Yang H, Li Z, Zhou F, et al. A prospective clinical study of proximal humerus fractures treated with a locking proximal humerus plate. *J Orthop Trauma* 2011;25(1):11–17.
146. Young AA, Hughes JS. Locked intramedullary nailing for treatment of displaced proximal humerus fractures. *Orthop Clin North Am* 2008;39(4):417–428.
147. Yu Z, Zheng L, Wang Y, et al. Functional and radiological evaluations of unstable displaced proximal humeral fractures treated with closed reduction and percutaneous pinning fixation. *Eur Surg Res* 2010;45 (3–4):138–145.
148. Zhu Y, Lu Y, Shen J, et al. Locking intramedullary nails and locking plates in the treatment of two-part proximal humeral surgical neck fractures: a prospective randomized trial with a minimum of three years of follow-up. *J Bone Joint Surg Am* 2011;93:159–168.
149. Zhu Y, Lu Y, Wang M, Jiang C. Treatment of proximal humeral fracture with a proximal humeral nail. *J Shoulder Elbow Surg* 2010;19(2): 297–302.
150. Zuckerman JD, Flugstad DL, Teitz CC, et al. Axillary artery injury as a complication of proximal humeral fractures. Two case reports and a review of the literature. *Clin Orthop Relat Res* 1984;(189):234–237.
151. Zyto K, Ahrengart L, Sperber A, et al. Treatment of displaced proximal humeral fractures in elderly patients. *J Bone Joint Surg Br* 1997;79(3): 412–417.

（虞 佩 译 姜春岩 校）

第 4 章

Thomas W. Wright，Kevin W. Farmer

肱骨近端骨折的假体治疗

引　言

自从 20 世纪 50 年代 Charles Neer 将特制假体用于肱骨近端骨折后，假体置换术就开始被用于肱骨近端骨折的治疗[33]。20 世纪 60—80 年代，随着人口老龄化，这种手术方式被越来越多地使用，同时，使用假体后的不满意现象也很普遍。最初的植入物只是半肩关节置换，目前已经快速发展出大约 2000 种方式。针对结节固定的方式有很多。随后发展的肱骨近端锁定钢板和髓内固定系统也是很好的选择。最后，本章将会介绍反式全肩关节置换术（reverse total shoulder arthroplasty，RTSA）在骨折治疗中的应用。

2004 年，全美近半数（45%）的肩关节置换是半肩关节置换，大多数用于骨折。2010 年，半肩关节置换率下降至 21%（大多数用于骨折，具体数据不详）[1]。尽管假体有了很大的发展，但是骨折假体的使用还是大大减少。随着骨折内固定系统的发展，更多的肱骨近端骨折会使用内固定治疗。对合并复杂骨折的老年患者是使用 RTSA 而不是骨折假体进行半肩关节置换。由于对年轻患者使用切开复位内固定（ORIF）而对老年患者，使用 RTSA，使骨折假体的市场被削弱。这主要是因为半肩关节置换的疗效不确切，并且更大程度上依赖于结节的愈合。目前判断骨折假体和 RTSA 的最终效果还太早。本章将评估肱骨近端骨折的假体治疗，包括非限制性骨折假体和限制性 RTSA。作者的目的是希望读者能够更好地理解这两种类型植入物的适应证、疗效和限制，以便对患者选择最合适的手术方式。

骨折假体

骨折假体是按半肩关节置换特制的专用于肱骨近端骨折的假体，其主要功能是增强结节的固定，从而有助于改善结节愈合率。这类假体有较小的干骺端体部，从而更加适合结节骨折块，并且可使用多种缝合固定方式（图 4-1）。还有许多类型可以将

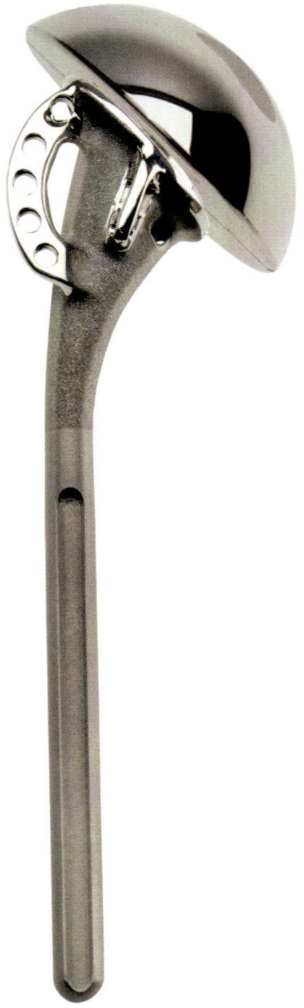

图 4-1 骨折假体的图片，显示较小的假体、外侧鳍和多个缝线的位置（Courtesy of Exactech，Inc）

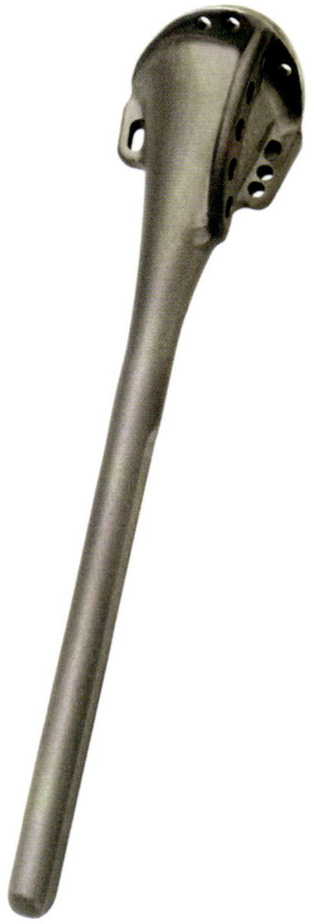

图 4-2 解剖型骨折假体柄的侧面观，有一个为了给大、小结节提供接触面的非对称鳍（Courtesy of Exactech，Inc）

植骨从结节之间插入假体。很少设计解剖型假体来适应不对称的结节床，因为大结节较大，其前缘与标准外侧鳍式假体前方相对（图 4-2）。大部分三部分或四部分骨折发生在结节间沟（通常稍偏后），因此，在结节间沟处拉紧大、小结节能够大部分达到解剖重建。然而，因为必须要将不同大小的假体做成左侧和右侧形状，从而使假肢公司的库存翻倍，因此，许多骨折假体只有外侧鳍。目前还没有临床数据支持解剖骨折假体的使用多于直型外侧鳍假体。

适 应 证

骨折假体使用的适应证还在变化。大概的适应证可以是任何移位的肱骨近端骨折，包括由于骨折类型或患者因素（太年轻或强烈要求行 RTSA）而无法使用内固定的患者。原则上，这类骨折的复杂程度更高，或骨折伴脱位如三部分、四部分骨折或骨折脱位。其他适应证还包括真正的头劈裂型骨折（不是含有一小块关节面的大结节骨折）、解剖颈骨折（发生缺血性坏死的风险较高），以及数天未复位的骨折脱位。

对于年轻且慢性畸形复位的骨折患者，因为随后可能出现关节炎或缺血性坏死，也可以使用假体置换。如果存在大、小结节畸形复位，不推荐采用肩关节置换，可能需要截骨，那么可以使用骨折假体。外科医师需要认识到，如果需要结节截骨，其预后可能不是十分理想[6]。然而，对于年轻和积极要求治疗的患者来说，截骨也许是唯一的选择。

禁 忌 证

并不是所有的肱骨近端骨折都需要手术，近 80% 的患者能够通过非手术方式治愈。移位肱骨近端骨折假体治疗的禁忌证主要是患者因素。如患者存在虚弱、精神障碍以及神经肌肉疾病，常常主要靠非手术治疗，即使存在骨折相对畸形复位。大部分畸形复位的骨折最终还是会愈合，虽然功能较差，但是对于要求较低的群体来说相对是无痛的。如患者合并神经肌肉疾病（如帕金森病、脑卒中和脑性麻痹），由于常常存在对固定结节的牵拉，因而会干扰结节的固定。如果外科医师一定要用骨折假体，那么注射肉毒杆菌麻痹肌肉 3 个月会有利于结节愈合。尚没有数据支持这种方法，但是高年资医师已经用这种方式治疗了数年并取得了相对较好的结果。

对于开放性骨折、活动性骨髓炎导致的病理性骨折或关节感染的骨折来说，不能即刻使用骨折假体，除非清除污染或感染。这种操作最少需要两个阶段。

术前评估

应该对所有的患者进行医学评估，以了解他们大致的身体状况。对所有的患者都需要进行神经和血管评估，特别是评估腋神经和臂丛神经的功能。血管损伤比较罕见，但是也不能忽视。因为大多数移位的肱骨近端骨折患者都是直立摔倒的老年人，或者是受到高能量损伤，通常是机动车事故受伤的年轻患者，或者是晕厥发作导致的受伤。应当了解患者受伤的原因。通常需要几天时间来制订治疗策略。无法估算最佳的治疗时间，但是如果患者的全身状况已调整至最佳状态并且有手术室，那么治疗应当越早越好。如果因为多种因素而使最终的治疗策略延迟 3 周以上，则会加大治疗难度。

必须进行影像学检查。至少需要做 Grashey 位片和腋窝侧位片。所有的患者都需要拍腋窝侧位片，而且不能用肩胛侧位片代替。如果骨折情况复杂，通常不只存在两部分骨折，则 CT 三维重建有助于术前手术评估。这时，MRI 检查没有重要的作用。MRI 显示肱骨头缺血在临床上的意义也并不明确。

制订手术计划时需要有备选方案。对一个看上去简单的骨折，应该考虑内固定的可能性，同时备选骨折假体是有必要的。

手术技术

患者可以按以下方式躺在手术台上：使尺骨鹰嘴指向地面，并使患肢自动牵拉。如果没有将患者放置至足够靠外，那么移动肱骨干时有可能会受到头部的阻挡（图 4-3）。在手术侧的乳头平面可以放置保护带或小板，以确保患者不会被拉离手术台。可用头部支具或硅胶环来保护头部。最主要的准备是在头部放置透视机，从而能够获取 Grashey 位和腋窝侧位片。一旦外科医师获得满意的图像，则应在地面上标记机器的位置，随后将机器移开。铺巾

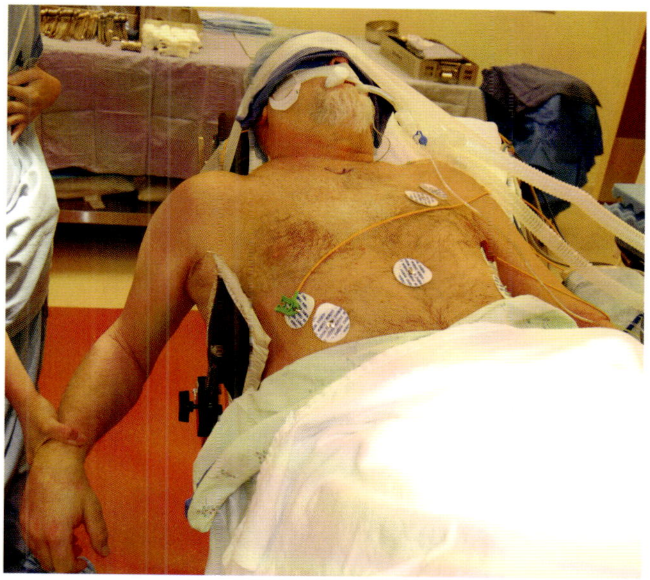

图 4-3 肩关节成形术的术中体位。要把身体移到手术台的一侧，以便肢体可以移动，这一点很重要。如果在术中没有达到这种位置，那么对肱骨干处理时将会遇到问题

的范围为上至下颌骨，中到正中线。这样的铺巾不会影响肩关节活动。上臂可以由助手抓住，也可以用器械臂调节固定。我们推荐使用液压装置，这样既不会使患者感到疲劳，也不会占用太多空间，移动也较为灵活。标准的三角肌 - 胸大肌切口要超过喙突，其位置是可以触及的（图 4-4、4-5）。不要受到小结节的迷惑，辨认头静脉可以方便医师找到正确的位置。如果不能轻松地发现头静脉，则说明医师的工作区域偏向外侧。在典型的病例中，通过外旋手臂能够将头静脉带向外侧，但是在肱前近端评估骨折时，不推荐这么做，因为旋转是发生在骨折处。因此，头静脉看上去比原来更靠内。由于骨折时解剖发生关系改变和存在血肿，不太容易找到头静脉的位置。找到喙突，其内侧为联合腱。接下来找肱二头肌长头肌腱。它位于胸大肌近端间，并进入关节内。清除血肿后，用 5 号线缝合结节的腱骨界面，这能帮助复位和修复（图 4-6）。取出肱骨头，可留作植骨用。测量肱骨头的大小以选择合适的假体。需要温柔地牵拉肱骨干（不能太过暴力，否则容易导致骨折）。根据选择的假体系统先尝试使用假体试样。如果假体系统分左右，则假体的鳍需要与远端的肱骨结节间沟对齐，以获得比较好的效果。但是对于有侧鳍的系统不能这样做，因为其使主干向后弯曲。对于有侧鳍者，需要后倾 20°～30°，或者在导针的引导下放置。另外，放置试样后需要使

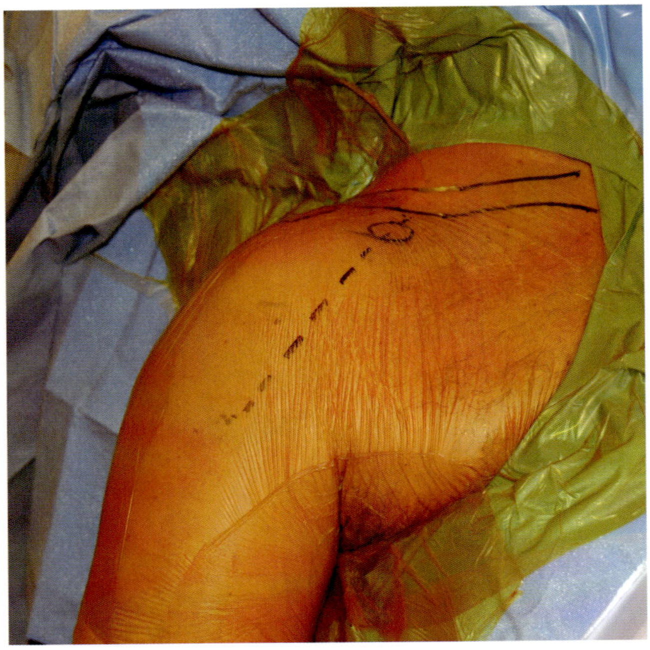

图 4-4 术中照片，顶部为患者的头部右侧，三角肌 - 胸大肌切口穿过喙突并直至锁骨外侧

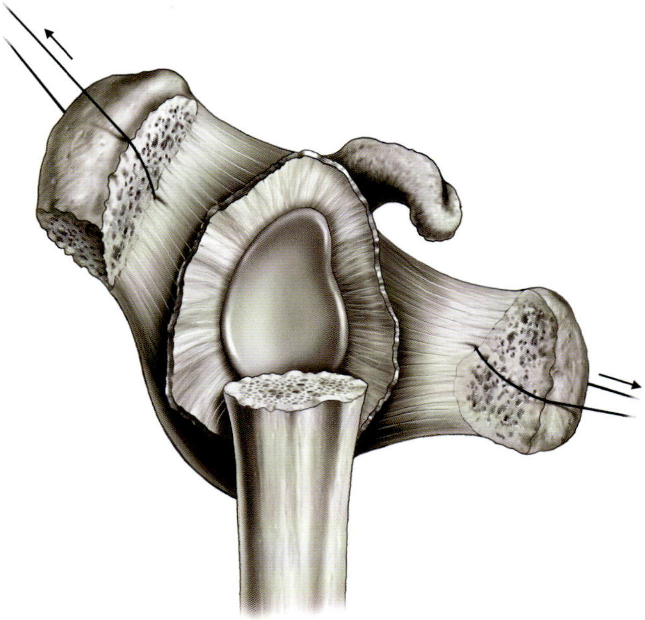

图 4-6 图示牵引大、小结节的缝线（Courtesy of Exactech，Inc）

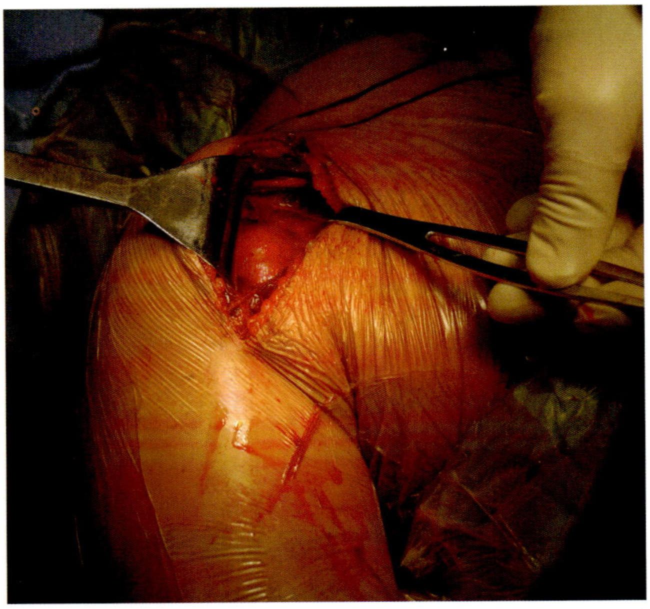

图 4-5 三角肌 - 胸大肌切口的术中照片。这是一个右侧肩部，患者的头部在顶部。将 Brown 三角肌拉钩放于三角肌下，暴露胸锁筋膜。从三角肌下方松解三角肌的粘连很重要，这样可以放置三角肌拉钩，并且可以把肱骨牵向后方以暴露关节盂

前臂处于中立位，这样就直接指向关节盂。确定肱骨头的高度是另一个难点。假体过高或过低都会导致不良结果，特别是过高。Murachovsky 等通过尸体研究发现，距离胸大肌顶端 5.6cm 是合适的肱骨头的高度，而与患者的体形无关[32]。测量肱骨头高度最好的方法是使用一些系统自带工具，并研究术前 X 线片。如果不存在内侧距的粉碎或是内侧破坏，那么将肱骨干直接与内侧干骺端相接就可以维持高度。一些医师将内侧干骺端从肱骨头上分离，然后用针将其固定在肱骨干上以协助判断。如果无法重建内侧距，笔者推荐先放置试样，确保结节在肱骨头下能够复位。如果结节与肱骨干之间有缝隙，说明肱骨头的位置太高；如果两者重叠过多，说明位置过低。C 臂机可以帮助判断最初的复位。当安装好试样和头后，需要一个助手在远端内收手臂，肱骨头的顶端应当与关节盂的顶端平齐。也可以通过手指来检测，肱骨头的顶端与肩峰之间应可以容纳一根示指。记录高度和型号，在后方手术台上进行组装植入物。需要安装骨水泥限制器（要注意骨质疏松的患者容易出现骨干骨折）。在结节间沟两侧的骨干上钻两个洞，将两根 5 号线从外侧穿入，从内侧穿出。这样，在结节重建的最后能够垂直缝合。混合庆大霉素骨水泥，在插入柄后将其注入。要清除干净骨折处所有的骨水泥，否则会影响结节愈合。当骨水泥变硬后，从大结节开始进行结节重建。在此之前，将 5 号线从柄中间的孔的一头穿过肩胛下肌，另一头穿过冈下肌进行环扎。结节固定的方式有很多种。固定缝合的顺序非常重要。对每个结节用两根水平的

缝线固定。先穿后方的线，因为移去头后，后方穿线会比较困难。接着，将两根小结节水平缝线穿过假体。将从肱骨头取下的自体骨放入柄中间的空窗。在拉紧水平缝线前，需要关闭肩袖间隙，以恢复结节之间的关系。拉紧小结节的线后再收紧大结节的水平缝线。将垂直方向的缝线穿过冈上肌和肩胛下肌然后拉紧（这一步不要做得太早，结节远端可能有移位）。最后拉紧不扎的线（图 4-7）。可以与缝线

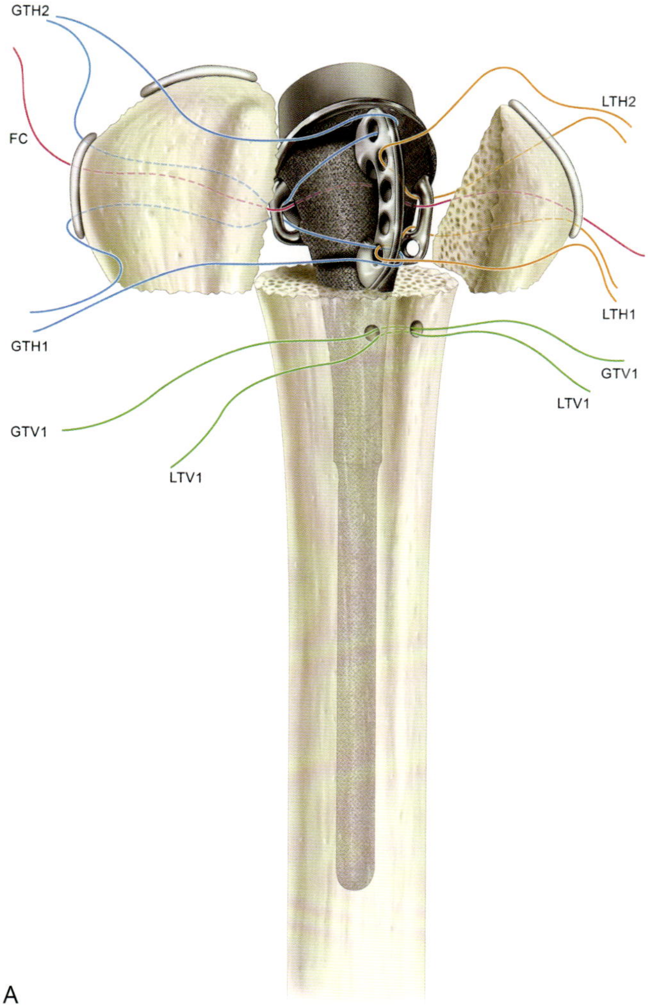

A

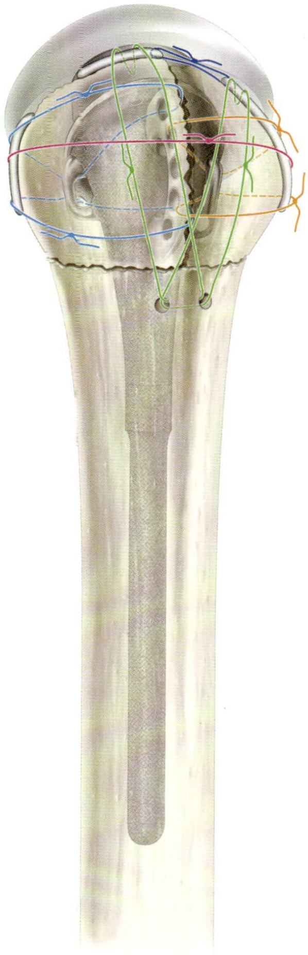

C

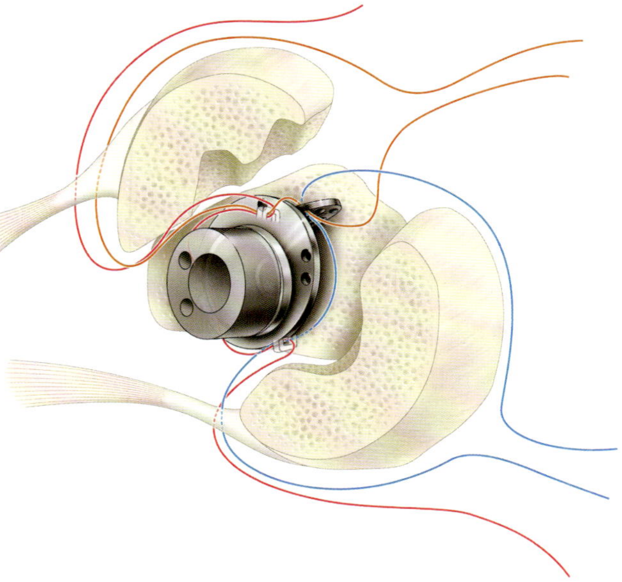

B

图 4-7 图示对结节的修补。(A) 重建缝合前侧面观。(B) 缝合前上方观。(C) 缝合后侧面观（Courtesy of Exactech，Inc）

一同固定之前离断的肱二头肌长头肌腱，也可以将其固定于胸大肌肌腱上。当完成时，肩关节能够恢复完全的活动范围而无结节移位。外科医师需要注意有的患者存在外旋，因为肩胛下肌会先收缩，通过术后康复可以恢复。另外，结节固定的缝合材料也可以是比较宽的丝带和弹性钢缆，尚无太多的使用经验。Krause 比较了植骨加钢丝固定和单纯缝合在结节愈合上的差异，发现植骨钢丝组的愈合明显要好。

外科医师都会逐层关闭切口。在过去的 3 年里，我们使用血小板富集血浆以促进止血和伤口愈合，同时不再使用引流，而是使用生物胶粘合皮肤切口。采用这一技术后，引流或伤口愈合方面的问题较为罕见。

技术要点

1．将缝线从肌腱穿过每个结节的骨折块有助于牵拉及随后的结节修复。

2．通过结节间沟（只适用于无外侧鳍系统的解剖型骨折假体柄），在中立位时前臂引导柄或头对关节盂选择正确的型号。

3．纠正肱骨头的高度，重点放在干骺端内侧。如果干骺端完整就直接将头装上，否则可以通过结节的位置、头顶端与盂顶端的位置或者将手指放在肱骨头和肩胛顶端之间来判断。

4．缝合顺序 ①每个结节缝两条水平缝线。②关闭肩袖间隙。③每个结节缝一条垂直缝合线。④环扎。

缺 陷

1．千万不要将柄放得太高，否则肩关节会僵硬，结节复位会失败，功能也会很差，患者容易受伤。

2．不要将柄过度弯曲，否则对大结节的修复会产生太大的张力。

3．不要将柄弯曲太小，否则对小结节的修复会产生太大的张力。

康 复

过去大多数医师推荐即刻被动活动，但是由于结节不愈合率很高，很多医师改变了他们的推荐。Amirfeyz 等发现推迟到 4 周后才开始进行被动活动训练（passive range of motion，PROM）不会导致僵硬，并且 70 岁以下的患者预后很好。尽管这种方法很保守，但是他们仍然报道在超过 70 岁的患者中有 12.8% 的结节不愈合率 [2]。我们推荐即刻行手和肘的活动，但是推迟至 3 周时开始肩关节的被动的活动。一些外科医师推荐将被动的肩关节活动延迟至第 6 周。在第 3 周时开始进行被动的肩关节活动，限制外旋至一定角度。该角度是由术中修复关节囊时的应力所决定的。术后 6 周我们允许被动肩关节活动，辅助主动活动，主动旋转，但是不做对抗重力的主动抬举。术后第 8 周开始练习抬举活动，术后第 12 周开始力量训练。

预 后

尚缺乏关于骨折后半肩关节置换术的预后研究的。总体上，患者是满意的，疼痛缓解并能耐受。但是，Kontakis 开展的囊括 16 项研究的 Meta 分析与 Antuna 等开展的一项长期研究在功能上的结论并不一致 [3,24]（图 4-8）。结节的愈合与 Constant 评分密切相关 [25]。如果结节没有愈合或畸形愈合，则功能恢复会很差 [27]。Frankle 等基于生物力学研究发现环扎缝合固定结节可显著提高愈合 [15]。如前所述，钢缆固定结合植骨也有一定的优势。由于结节愈合的不确定性以及由此带来的结果，外科医师开始尝试采用其他方法治疗复杂的肱骨近端移位骨折，如切开复位内固定和反式肩关节置换术（RTSA）。

如果置入骨折假体后结节不愈合，并且功能很差，特别是前上方功能缺失，那么结果就是选择接受这个结果或者选择 RTSA。但是如果因骨质疏松而使用骨水泥的话，则很难取出柄。因此，一些厂家将骨折假体制成组装式平台，当肩袖组织功能丧失时不需要取出柄就能够转为 RTSA（图 4-9）。

很明显，尽管患者疼痛较轻，也很满意，且翻修率相对较低，但是骨折时使用了骨折假体，因此，患者的功能恢复仍然有很大的提高空间。

并 发 症

并发症将在以后的章节详细阐述。肱骨近端骨折使用骨折假体治疗时的并发症按发生率排序为结节不愈合（包括畸形愈合或结节消失）、异位骨化、感染和神经损伤（图 4-10）。

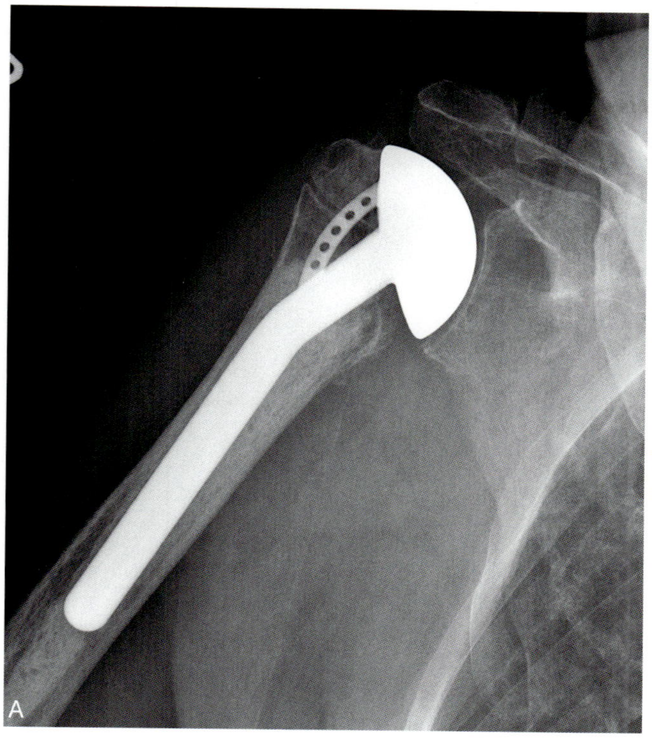

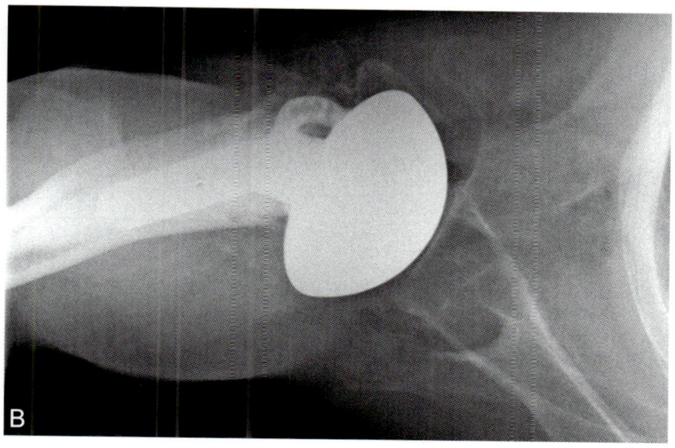

图 4-8 （A）从 Grashey 位看骨折假体，显示大结节位于解剖位置，假体头在关节盂正中。（B）通过腋路侧位片观察同一患者，小结节非常靠近其解剖位置，而且肱骨头位于关节盂的中心。患者没有疼痛，且主动抬达到 135°

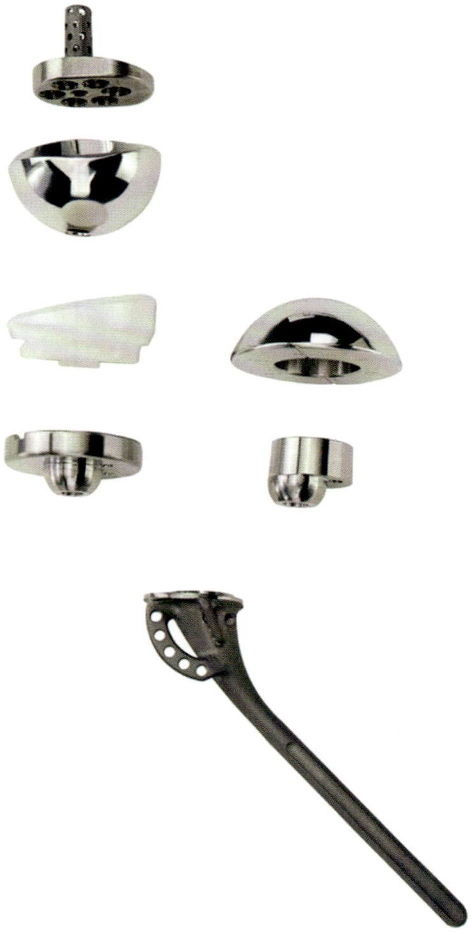

图 4-9 图示骨折假体平台，其可以从骨折假体转变为 RTSA 而无须移除柄（Courtesy of Exactech，Inc）

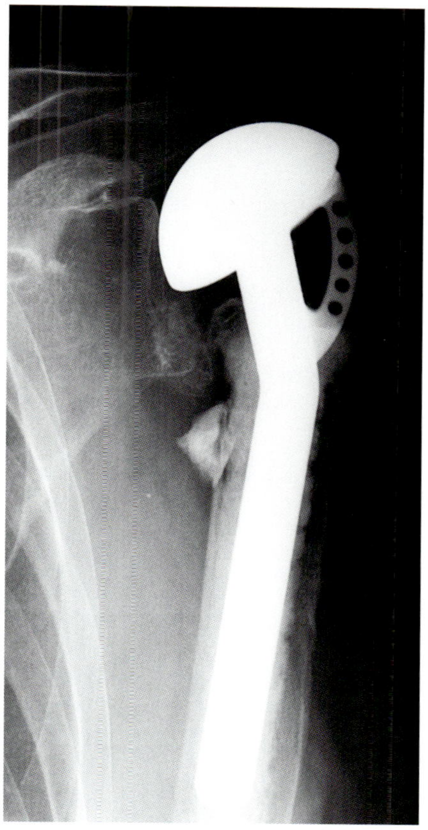

图 4-10 通过 Grashey 位观察结节再吸收的骨折假体。注意假体近端向上，移位超出肩胛盂。患者的功能很差，但是疼痛较轻

反式全肩关节置换术治疗肱骨近端骨折

适 应 证

20世纪90年代早期，法国里昂的Paul Grammont教授第一次推广了RTSA[18]。起初，RTSA术的适应证是针对关节炎导致的肩袖功能丧失（肩袖撕裂关节病）[13]。最近，学者们扩大了其适应证，包括感染性关节病[19,35]、骨折后遗症[7,29]、肿瘤[11,30,38]、关节置换翻修[7,22,28,38]，以及巨大无法修补或修复失败的肩袖撕裂引起的假性瘫痪[31,39]。如前所述，对骨折行半肩关节置换后的功能恢复对结节愈合的依赖性很高。在这种结节愈合和生物力学依赖的基础上，外科医师近期开始研究对老年患者的三部分或四部分骨折使用RTSA术。理论上，与传统的半肩关节置换相比，这种技术最大的优势就是不依赖结节的愈合也能有好的预后。另外，与半肩关节置换相比，RTSA能缩短康复时间，并改善抬举[17]。新的假体设计能够允许使用骨折假体柄修复结节，同时与RTSA相结合（图4-11），此举可能改善功能康复。目前没有足够的证据支持对肱骨近端骨折常规进行RTSA。然而，有证据表明，RTSA被推荐用于功能要求低、出现结节不愈合的风险高、常规固定失败风险高（头劈裂型骨折、四部分骨折、骨折脱位和骨存量很差）、年龄＞75岁[5]、女性[5,34]及有多种合并症的患者。目前对RTSA的适应证为老年性复杂移位骨折（三部分、四部分及头劈裂骨折），在结节愈合上生物学潜能较低且对功能要求低的患者。随着预后结论的完善，适应证在不久的将来有可能会放宽。

术前评估

与其他骨科评估一样，全面的病史和体格检查对于制订治疗策略是非常重要的。受伤史或先前的肩关节损伤很重要。外科医师需要确认患者的优势手和活动水平。是否有残障、是否需要助步器及近期感染情况都要仔细查明。体格检查要包括完整的神经和血管检查，重点是腋神经和三角肌的功能。

肩关节影像学检查至少要有Grashey位及腋位片。外科医师还需要特别关注伴随的肩胛骨或肩峰骨折，这些情况可能改变手术方案。CT检查不仅能够显示骨折的程度范围以及是否累及关节面，还能帮助评估关节盂的形态和骨质情况。CT的冠状斜位片能更清楚地了解关节盂上方的磨损和倾斜情况，而这些在手术时是很难明确的。在RTSA术前进行CT检查是十分必要的，在制订术前计划时可以获取重要信息。

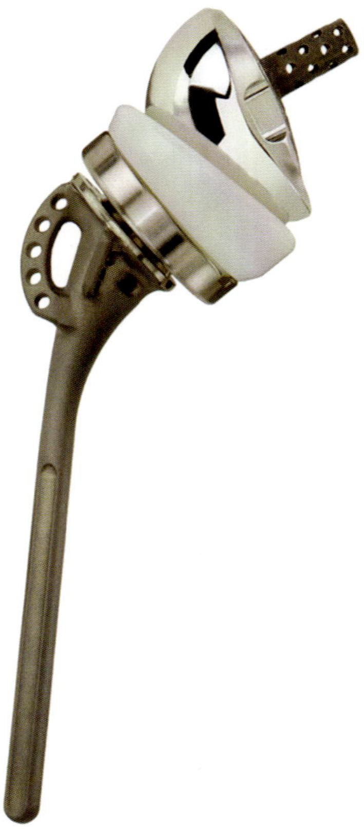

图4-11 在反置式肩关节置换术结构中的骨折假体柄（Courtesy of Exaction，Icn）

手术技术——三角肌-胸大肌入路

对患者采取气管全麻后取改良沙滩椅位。我们常常使用神经旁留置管，能够帮助在复位时完全放松及测试植入物的稳定性。另外，这种入路与所描述的骨折假体是十分相同的。

在用缝线标记结节并将其牵拉开后，取出肱骨头，重点关注关节盂。松解关节盂周围的软组织，则能够触及和确认从关节盂表面到关节盂颈部。这一步操作能够让医师确定CT检查时关节盂的情况。可以翻起或环形切除盂唇和关节囊。可触及肩胛骨，这样就能完全掌握关节盂的后方情况。此时，关节盂就已经按照特制假体准备就绪。如果使用内侧旋转中心假体，则需要将底座沿关节盂下缘放置。一些系统需要更加向下倾斜。几乎所有的患者，对关节盂下方需要去除的骨质都要多于上方。对于个别关节盂上方磨损严重的患者（非骨折），需要在基底下方植骨才能使其向下倾斜 5° ~ 15°。有时医师无法判断是向上倾斜还是磨损，则必须依靠术前 CT 评估的帮助。如果使用外侧旋转中心假体，就不需要将底座置于关节盂下表面，但是将植入物向下倾斜是很重要的。如果准备修复结节，那么我们不推荐使用更大的关节面或者将关节面太过下移，因为这样不能进行解剖重建，并且因为张力过大而容易导致结节修复失败（图 4-12）。如果系统能够选择使用骨折假体柄来进行 RTSA，那么结节骨块的固定会更好。需要对肱骨干扩髓至计划的水泥固定大小，然后进行试样。在试样过程中，假体能够抵抗突然的过度拉伸并保持最大程度的稳定，这一点非常重要。稳定的目标是，当患者处于麻痹状态，肩关节内收，并且手臂外展 45° 和外旋 45° 时，假体不会打开。做此操作时需要将大、小结节移开，最后重建，否则有可能将植入物撬出而导致脱位。在肩关节内收位置纵向拉开时应该有 1 ~ 2cm 的间隙。如果过度延长手臂，则有可能导致腋神经损伤。不同的假体有不同的最大稳定度，使用时需要特别注意。如果小结节的张力过大，那么很难将其修复和切除。我们会优先修复大结节，特别是冈下肌。如果大结节的张力太大，我们会切除冈上肌，只修复大结节的冈下肌部分。根据我们的经验，所有患者的冈下肌及其与骨连接部都可以在无张力的情况下修复。修复后方的肩袖能够增加稳定性，同时减小或消除术后出现“吹号手症”（Hornblower's Sign）的风险。将假体的高度和型号标记在肱骨上。使缝线在操作台上穿过假体。在肱骨干结节间沟的外侧钻两个孔，用不可吸收的粗线纵向缝合。用骨水泥将假体固定于标记的高度，并向后弯曲约 20°。拼装所有最后的组件，并使庆大霉素浸泡的骨水泥变硬。再次测试稳定性。如果对稳定性不满意，可以改变肱骨干的衬垫以优化稳定性，或者加限制型衬垫。再次提醒，不要过度拉伸手臂，否则可能使患者受伤。使穿过大、小结节的缝线穿过腱 - 骨交界处，然后纵向缝合和环扎缝合，其操作与骨折假体缝合十分相似。最主要的区别是不要关闭肩袖间隙，因为可能

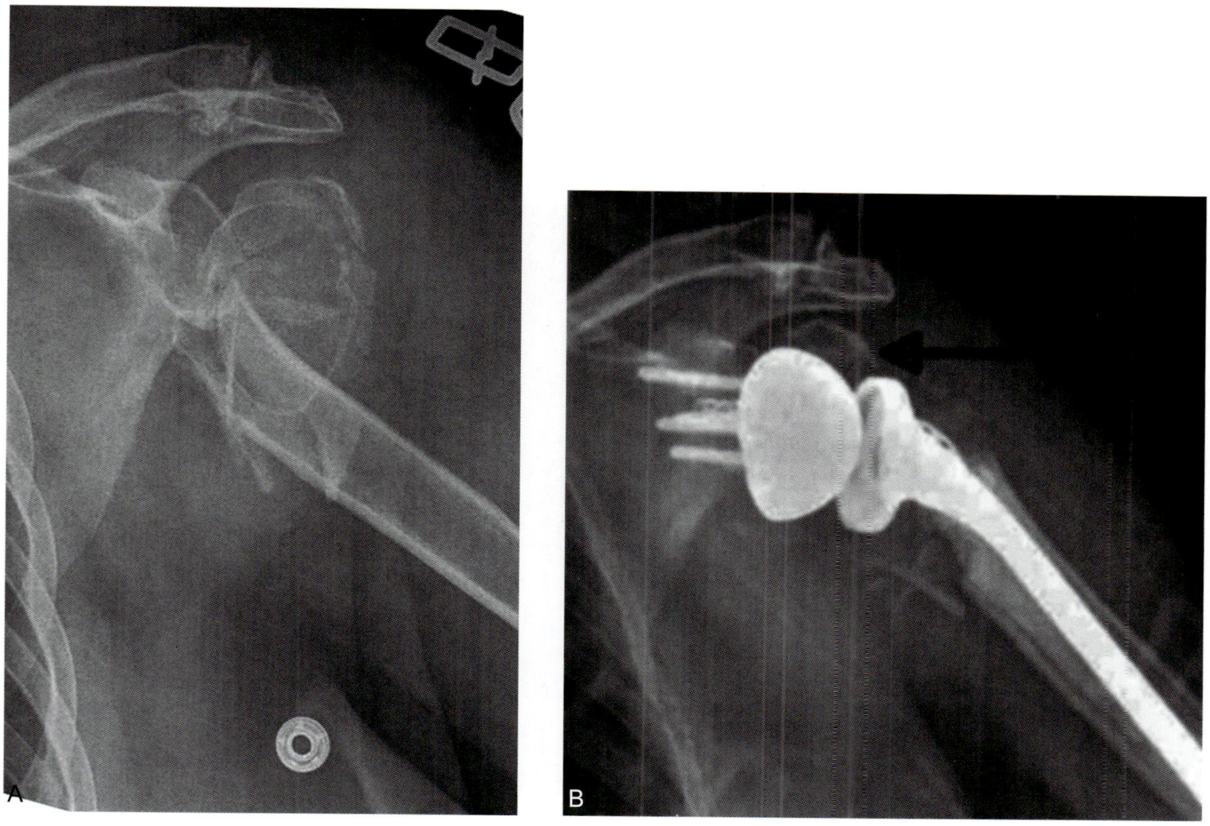

图 4-12 （A）患者 83 岁，高度粉碎性肱骨近端骨折的前后位片。（B）对该患者采用一个较大的肱骨头假体的反式肩关节。将结节在很大的张力下修复，大结节失败并向上移位

导致修复张力过大而引起肩关节僵硬。将缝线打结，并评估骨折块间的活动。

手术技术——外上侧入路

外上侧切口正好起始于肩锁关节内侧，沿肩峰外侧走行，并继续延至肱骨外侧（图 4-13）。注意不要使切口超过肱骨外侧缘下方 5cm，以减少腋神经损伤的风险。如果能找到并保护腋神经，也可以从肩峰处延伸超过 5cm，但是一般情况下不需要暴露那么多。推荐进行皮下分离，将全厚皮瓣倾斜暴露到覆盖锁骨和肩峰的骨膜外及三角肌筋膜。定位三角肌前束和外侧束的间隙，沿此间隙从肩峰处向远端切开 4cm。留置一根缝线，以减少牵拉导致裂口的扩展而损伤腋神经。要将三角肌前束分离到骨膜下以暴露肩峰前方和肩锁关节（图 4-14）。使用自动拉钩通过牵开的三角肌暴露关节。

一旦暴露满意，可以确认和移动骨折块。需要去除关节内的骨折块。如果结节没有与关节分离，可以使用截骨术。用不可吸收粗线穿过大、小结节的肌腱组织，将肌腱钝性分离并拉开。

首先会看到关节盂。用爪形拉钩向后向下拉开关节盂，通过这个切口可以使关节盂暴露得更清楚。控制床的角度可以获得更好的视野。清除关节盂周围 360° 的范围。使用起子或弧形骨凿能够更方便地清除。触摸关节盂颈部的前方可帮助确定假体型号，并触摸肩胛骨的下方柱能够确保假体关节盂面的位置，这是十分有必要的。放置假体关节盂面和肱骨干假体时需要特别的外科技巧和手法。对结节的修复参见三角肌 - 胸大肌入路。

技术要点和缺点

1．能够 360° 暴露关节盂 360° 暴露关节盂非常重要。我们经常使用尖的 Homan 拉钩，先从前方用电刀灼烧剥离前方关节囊。可用 1/4 英尺的弧形截骨术大致剥离前方关节盂并延伸至整个关节盂。剥离后方时需要注意避免损伤腋神经。我们通常只使用电灼清理后方关节盂，当发现三角肌收缩时则说明很靠近腋神经了。用一根手指触及前方的肩胛骨颈部，观察关节盂面与手指的关系以确定关节盂假体的大小。了解肩胛盂的后倾角可以在固定基座时防止螺钉的早期穿透。

确定后方的肩胛骨柱也很重要。慢性肩袖损伤合并肱骨头前移时，后方的肩胛骨柱会被大量的纤维组织覆盖。虽然这种情况在骨折中不常见，但是如果不能辨认肩胛骨柱以及下方的肩盂，则会导致安放的假体关节盂面太靠前。最新的证据表明，假体关节盂面前移是发生肩胛骨切迹最大的单一因素，可见明确后方的肩胛骨柱的重要性[12]。

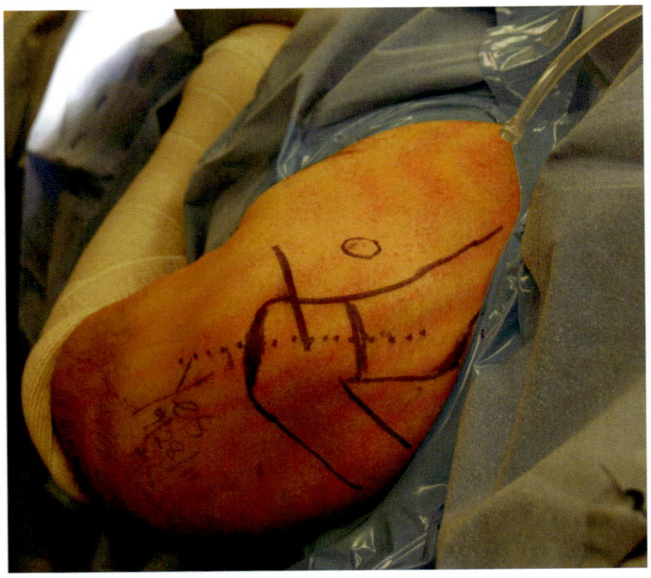

图 4-13 术中的上外侧入路，从患者左肩部头上方观察。画出标记线。虚线标记的是经典的上外侧入路手术切口。砍刀样切口（蓝色实线）沿着皮肤的纹路走行

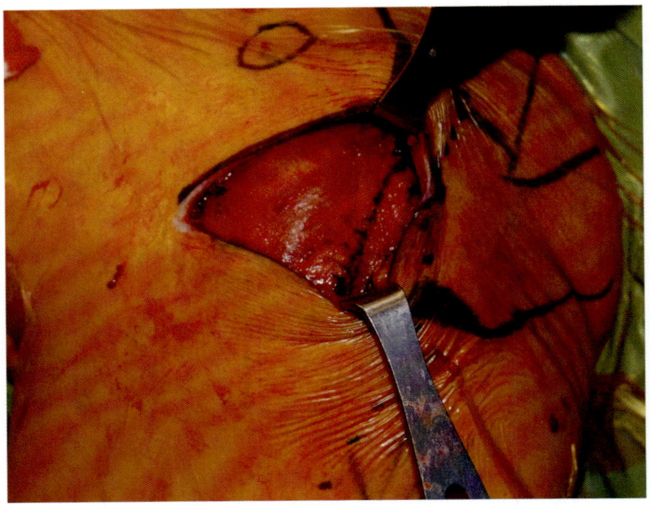

图 4-14 术中从患者的左肩头部上方观察。切口沿着肩峰的前缘和三角肌在锁骨上的止点。这是采用上外侧的深层入路的平面

2．避免过度牵拉　在骨折情况下，进行 RTSA 时的过度牵拉受到关注。在严重肱骨近端骨折时，过度牵拉通常会导致大量软组织剥离。这会导致三角肌张力过大并引起肩峰骨折以及更多灾难性的并发症，如臂丛神经疾病。如果使用骨折假体时，可将大、小结节作为长度的标记。如果可能，应当尽力修复肩袖，在尝试复位时就应该进行评估。如果在结节和肱骨干之间有明显的间隙，说明牵拉过度。我们通常在骨折处使用型号较小的关节盂假体以最大化地修复大、小结节。

3．避免假体关节盂面上倾　电脑模型已显示关节盂面向上倾斜时会降低肩关节的活动范围，向下倾斜时则能增加活动范围 [20]。理解假体的生物力学机制是很重要的。最近的证据表明骨 - 底座应力是由植入的假体类型和斜度决定的。中位和侧位的关节盂面假体在轻度下斜时骨界面的应力最小，而下方的关节盂面假体在自然斜位时应力最小。在所有的病例中，向上倾斜都会使骨界面应力过大 [21]。

4．型号匹配精确　手术医师需要了解使用的假体及其推荐的型号。大多数肱骨假体都有不同的型号，医师需要选择合适的假体。型号是根据解剖及假体设计来决定的。已发现 Aequalis RTSA 假体（Tornier，Edina，MN）在后倾 20° ~ 30° 时最稳定，Grammont 假体（Depuy，Inc.，Warsaw，IN，USA）在后倾 10° 或更小时最稳定 [14]。测试后倾角度时一定要确定稳定性，然后匹配合适的植入物。我们的目标是在手臂外展和外旋 45° 时结构稳定。如果 RTSA 假体在这个位置没有打开，那么可以认为植入物是稳定的。

预后及并发症

到目前为止，评估骨折 RTSA 预后的报道并不多。还没有 I 级证据的研究，仅有一些与半肩关节置换的对比研究发表。一项回顾性综述对三部分和四部分骨折患者进行了研究，其中 16 例行 RTSA，17 例行半肩关节置换。Gallinet 等发现 RTSA 组的 Constant 评分（53 vs 39）显著升高（P=0.005）。另外，RTSA 组抬举（97.5° vs. 53.5°）和外展（91° vs 60°）更好，但外旋较差（9° vs 13.5°）。半肩关节置换组中有 3 例（17.7%）结节固定失败，RTSA 组使用 Delta Ⅲ型假体（Depuy）有 15 例发生肩胛骨切迹（93.8%）。同时，半肩关节置换组中有 1 例腋神经麻痹，2 例反射性交感神经营养不良，1 例浅层感染。RTSA 组中有 1 例深层感染，1 例浅层感染，1 例反射性交感神经营养不良。作者认为 RTSA 在老年患者的三部分和四部分骨折中更可靠 [16]。

Young 等通过回顾性病例对照研究比较了 10 例骨折后行 RTSA 患者和 10 例骨折后行半肩关节置换术患者的功能预后，发现功能上无差异。半肩关节置换组中 1 例患者出现持续性疼痛后改为 RTSA，1 例出现深部感染。在这项小型的回顾研究中，作者认为 RTSA 与半肩关节置换相比没有够恢复到预想的功能 [40]。

法国医师推荐骨折时行 RTSA 已有将近 20 年。在一项有 36 名患者、中位随访时间 6.6 年、使用 Grammont 型假体（Delta Ⅲ，Depuy）治疗骨折的研究中，Cazeneuve 和 Cristofari 发现第 1 年的 Constant 评分为 55 分，最后一次随访为 53 分，是健侧的 67%。共出现了 19 例（53%）肩胛骨切迹，1 例在 12 年后出现无菌性感染而导致底座松动。并且发生了 2 例反射性交感神经营养不良、1 例感染及 1 例脱位。作者认为通过延长随访时间和改进假体设计可以针对骨折更多地使用 RTSA [10]。

在一项针对骨折采用 Delta Ⅲ型假体的影像学研究中，Cazeneuve 和 Cristofari 注意到 30 例患者中有 1 例在第 12 年随访时发生无菌性假体松动。1 级切迹的平均时间为 2 年，2 级切迹的平均时间为 4 年，3 级切迹的平均时间为 5 年，4 级切迹的平均时间为 6 年。4 例出现肱骨近端骨量丢失，2 例在第 5 年的随访时在水泥填充柄的周围出现透亮影。作者总结，使用 Delta Ⅲ型假体是结节不易愈合骨折的一种选择，但是 70% 的患者在 6.5 年随访时出现不令人满意的影像学改变 [9]。

通过前瞻性研究比较 Delta Ⅲ型假体治疗肩袖撕裂关节置换术、骨折和翻修，Stechel 等发现平均随访 4 年时，肩袖撕裂关节置换术的平均 Constant 评分为 74 分，骨折为 48 分，翻修为 54 分。与骨折患者相比，最终主动外旋在 0° 和 30° 的肩袖撕裂患者显著提高（28° vs 1[illegible]°，63° vs 19°）。作者认为应该对骨折患者尝试修复大结节，特别是大结节后方的小圆肌附着处 [36]。

在另外一项使用 Delta Ⅲ型假体的研究中，作者发现中位随访 3 年，患者平均 Constant 评分为 68 分，DASH 评分为 47 分。其中 1 例出现脱位后闭合复位治疗。2 例感染患者需要清创。无神经性并发症。作者没有尝试进行结节修复 [23]。

Bufquin 等通过一项对 43 例骨折后使用 RTSA 术的前瞻性研究发现，对三部分和四部分骨折使用 Delta 假体治疗，中位随访 22 个月后平均 Constant 评分为 44 分。平均主动抬举为 97°（范围为 35°～160°），平均主动外旋为 30°（0°～80°）。对所有患者均修复了结节。有 3 例患者发生了反射性交感神经营养不良，3 例正中神经损伤，1 例腋神经损伤，1 例尺神经损伤。10 例出现肩胛骨切迹（25%），5 例出现结节畸形愈合（13.8%），14 例出现不愈合（38.8%）。根据临床结果发现结节愈合没有影响[8]。

结　论

对于肱骨近端移位的复杂性骨折，是选用骨折假体还是 RTSA 术，到目前为止资料仍在整理收集中。现在说优化骨折假体设计、提高缝合技巧和延迟康复能够提高大结节的愈合率尚为时过早，患者的肩关节功能在恢复上仍然不令人满意。因此，对骨折使用 RTSA 也并不是百试百灵（图 4-15）。但是可以肯定的是，使用 RTSA 的骨折患者的感觉更好，但并不比使用 RTSA 的肩袖撕裂患者更好。也不能

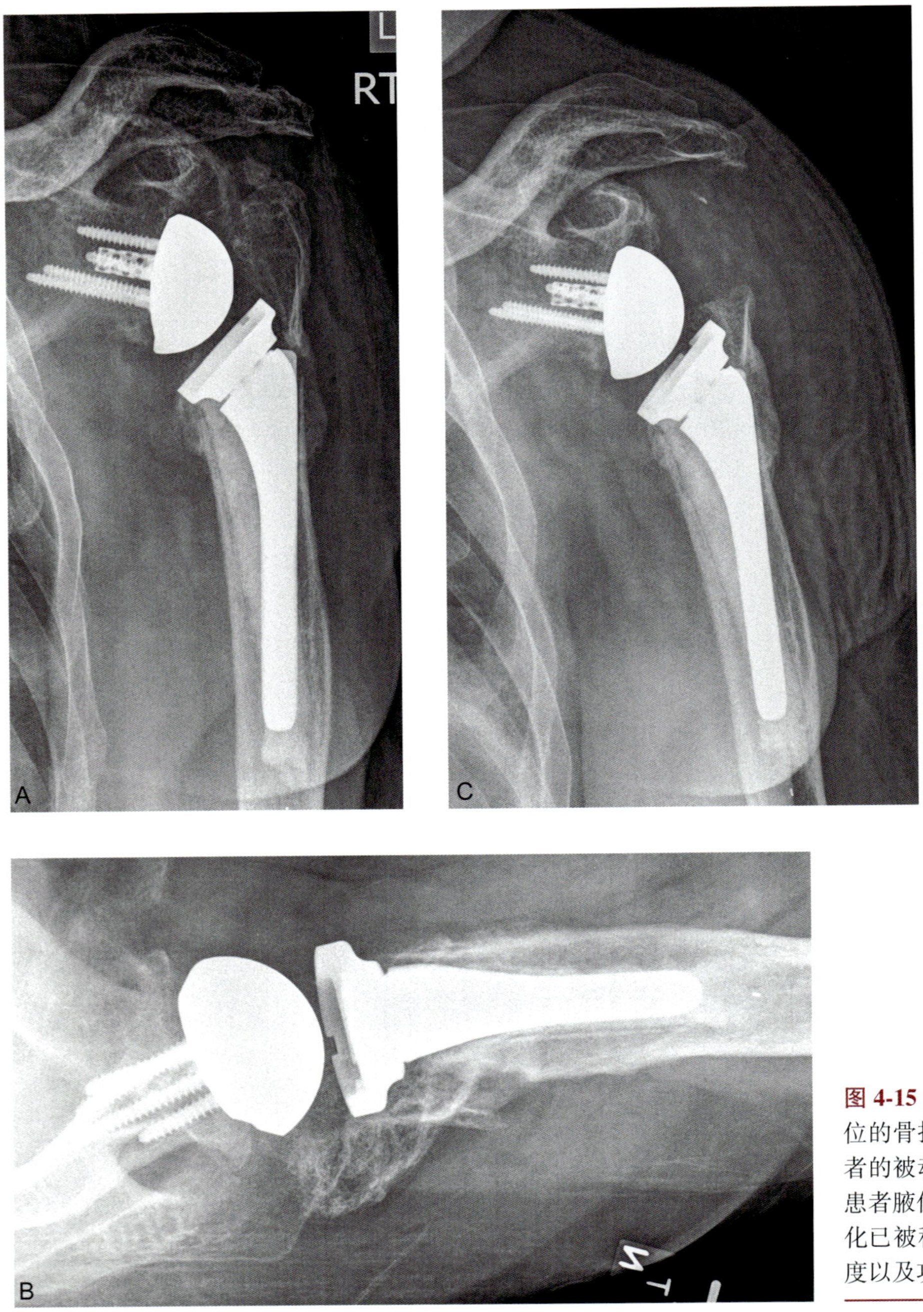

图 4-15 （A）对骨折采取 RTSA 后的 Grashey 位的骨折片，显示大结节上移和异位骨化。患者的被动活动较差，但是疼痛很轻。（B）同一患者腋位 X 线片。（C）该患者的结节和异位骨化已被移除，被动活动和随后的主动关节活动度以及功能显著改善

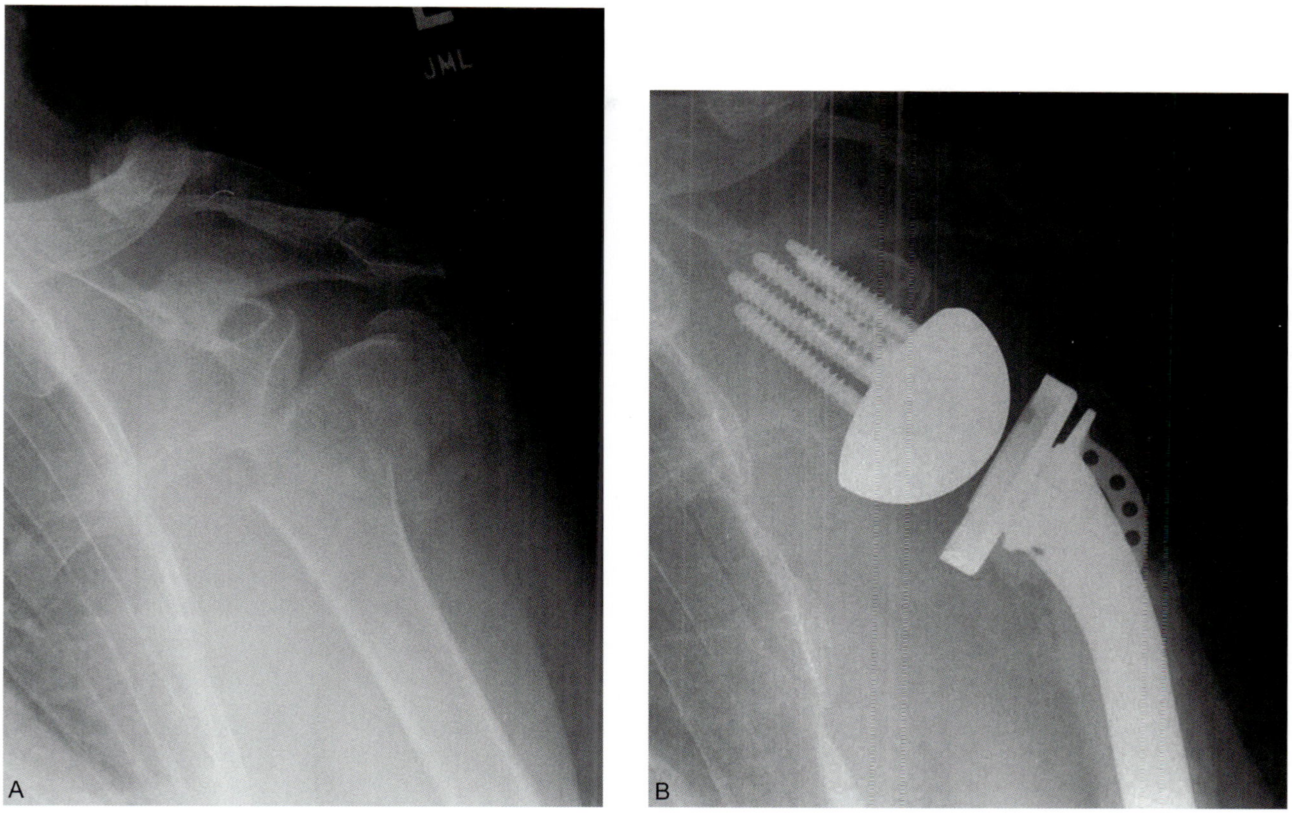

图 4-16 （A）一位 85 岁三部分骨折患者的 Grashey 位片。（B）采用 RTSA 治疗。注意大结节接近解剖位置。对该患者采用一个较小的肱骨头假体，没有明显的下移。主动上抬在 120° 时功能良好，且疼痛较轻

认为加入骨折假体柄以及应用熟练的缝线技巧修复大结节能够获得更好的功能。甚至不能肯定在使用非解剖型假体的同时修复大、小结节可能引起肩关节僵硬。我们的方法着重关注了保留大结节上的小圆肌和冈下肌而松解冈上肌和肩胛下肌，除非它们能无张力修复。我们确信，通过缝合或钢缆固定骨折假体柄结合 RTSA，结节的愈合会更可靠。通过调整假体关节盂限制 RTSA, 能够保护结节截骨部位中和三角肌的剪切力（图 4-16）。目前，这些理念仅仅是猜想。如果我们认为老年复杂骨折患者的结节不太容易愈合，我们的做法是保留骨折假体的柄而使用 RTSA。年轻患者有更高的功能要求和更多的活动需要，对于他们我们仍然使用骨折假体或内固定治疗。需要更长时间的对照研究来比较骨折假体的半肩关节置换和 RTSA。针对骨折类型的 RTSA 仍在优化设计。随着全世界的人口老龄化，骨质疏松人群的增多，肱骨近端骨折的发生率会上升，选择合适的治疗方式将至关重要。

参考文献

1. A 2011 extremity update. *Orthopedic Network News* 2011;22:9–14. http://www.orthopedicnetworknews.com. Accessed February 25, 2011.
2. Amirfeyz R, Sarangi P. Shoulder hemiarthroplasty for fracture with a conservative rehabilitation regime. *Arch Orthop Trauma Surg* 2008;128:985–988.
3. Antuña SA, Sperling JW, Cofield RH. Shoulder hemiarthroplasty for acute fractures of the proximal humerus: a minimum five-year follow-up. *J Shoulder Elbow Surg* 2008;17:202–209.
4. Boileau P, Gonzalez J-F, Chuinard C, Bicknell R, Walch G. Reverse total shoulder arthroplasty after failed rotator cuff surgery. *J Shoulder Elbow Surg* 2009;18:600–616.
5. Boileau P, Krishnan SG, Tinsi L, Walch G, Coste JS, Molé D. Tuberosity malposition and migration: reasons for poor outcomes after hemiarthroplasty for displaced fractures of the proximal humerus. *J Shoulder Elbow Surg* 2002;11:401–412.
6. Boileau P, Trojani C, Walch G, Krishnan SG, Romeo A, Sinnerton R. Shoulder arthroplasty for treatment of the sequelae of fractures of the proximal humerus. *J Shoulder Elbow Surg* 2001;10:299–308.
7. Boileau P, Watkinson D, Hatzidakis AM, Havorka I. Neer Award 2005: The Grammont reverse shoulder prosthesis: results of cuff tear arthritis, fracture sequelae, and revision arthroplasty. *J Shoulder Elbow Surg* 2006;15:527–540.
8. Bufquin T, Hersan A, Hubert L, Massin P. Reverse shoulder arthroplasty for the treatment of three- and four-part fractures of the proximal humerus in the elderly. A prospective review of 43 cases with a short-term follow-up. *J Bone Joint Surg Br* 2006;89-B:516–520.
9. Cazeneuve J-F, Cristofari D-J. Delta III reverse shoulder arthroplasty: radiological outcome for acute complex fractures of the proximal humerus

in elderly patients. *Orthop Traumatol Surg Res* 2009;95:325–329.
10. Cazeneuve J-F, Cristofari D-J. The reverse shoulder prosthesis in the treatment of fractures of the proximal humerus in the elderly. *J Bone Joing Surg Br* 2010;92-B:535–539.
11. de Wilde LF, Plasschaert FS, Audenaert EA, Verdonk RC. Functional recovery after a reverse prosthesis for reconstruction of the proximal humerus in tumor surgery. *Clin Ortho Relat Res* 2005;430:156–162.
12. de Wilde LF, Poncet, D, Middernacht B, Ekelund A. Prosthetic overhang is the most effective way to prevent scapular conflict in a reverse total shoulder prosthesis. *Acta Orthop* 2010;81:719–726.
13. Drake GN, O'Connor DP, Edwards TB. Indications for reverse total shoulder arthroplasty in rotator cuff disease. *Clin Orthop Relat Res* 2010;468:1526–1533.
14. Favre P, Sussmann PS, Gerber C. The effect of component positioning on intrinsic stability of the reverse shoulder arthroplasty. *J Shoulder Elbow Surg* 2010;19:550–556.
15. Frankle MA, Mighell MA. Techniques and principles of tuberosity fixation for proximal humeral fractures treated with hemiarthroplasty. *J Shoulder Elbow Surg* 2004;13:239–247.
16. Gallinet D, Clappaz P, Garbuio P, Tropet Y, Obert L. Three or four parts complex proximal humerus fractures: hemiarthroplasty versus reverse prosthesis: a comparative study of 40 cases. *Orthop Traumatol Surg Res* 2009;95:48–55.
17. Gerber C, Pennington SD, Nyffeler RW. Reverse total shoulder arthroplasty. *J Am Acad Orthop Surg* 2009;17:284–295.
18. Grammont PM, Baulot E. Delta shoulder prosthesis for rotator cuff rupture. *Orthopedics* 1993;16:65–68.
19. Guery J, Favard L, Sirveaux F, Oudet D, Mole D, Walch G. Reverse total shoulder arthroplasty. *J Bone Joint Surg* 2006;88:1742–1747.
20. Gutiérrez S, Comiskey CA 4th, Lou Z-P, Pupello DR, Frankle MA. Range of impingement-free abduction and adduction deficit after reverse shoulder arthroplasty, hierarchy of surgical and implant-design-related factors. *J Bone Joint Surg Am* 2008;90:2606–2615.
21. Gutiérrez S, Walker M, Willis M, Pupello DR, Frankle MA. Effects of tilt and glenosphere eccentricity on baseplate/bone interface forces in a computational model, validated by a mechanical model, of reverse shoulder arthroplasty. *J Shoulder Elbow Surg* 2011;20(5):732–739.
22. Holcomb JO, Cuff D, Petersen SA, Pupello DR, Frankle MA. Revision reverse shoulder arthroplasty for glenoid baseplate failure after primary reverse shoulder arthroplasty. *J Shoulder Elbow Surg* 2009;18: 717–723.
23. Klein M, Juschka M, Hinkenjann B, Scherger B, Ostermann PAW. Treatment of comminuted fractures of the proximal humerus in elderly patients with the Delta III reverse shoulder prosthesis. *J Orthop Trauma* 2008;22:698–704.
24. Kontakis G, Koutras C, Tosounidis T, Giannoudis P. Early management of proximal humeral fractures with hemiarthroplasty: a systematic review. *J Bone Joint Surg Br* 2008;90:1407–1413.
25. Kontakis GM, Tosounidis TI, Christoforakis Z, Hadjipavlou AG. Early management of complex proximal humeral fractures using the Aequalis fracture prosthesis: a two- to five-year follow-up report. *J Bone Joint Surg Br* 2009;91:1335–1340.
26. Krause FG, Huebschle L, Hertel R. Reattachment of the tuberosities with cable wires and bone graft in hemiarthroplasties done for proximal humeral fractures with cable wire and bone graft: 58 patients with a 22-month minimum follow-up. *J Orthop Trauma* 2007;21:682–686.
27. Kwon YW, Zuckerman JD. Outcome after treatment of proximal humeral fractures with humeral head replacement. *Instr Course Lect* 2005;54:363–369.
28. Levy JC, Virani N, Pupello D, Frankle M. Use of the reverse shoulder prosthesis for the treatment of failed hemiarthroplasty in patients with glenohumeral arthritis and rotator cuff deficiency. *J Bone Joint Surg Br* 2007;89-B:189–195.
29. Martin TG, Iannotti JP. Reverse total shoulder arthroplasty for acute fractures and failed management after proximal humeral fractures. *Ortho Clin N Am* 2008;39:451–457.
30. Mavrogeni AF, Mastorakos DP, Triantafyllopoulos G, Skellariou VI, Galanis EC, Papagelopoulos P. Total scapulectomy and constrained reverse total shoulder reconstruction for a Ewing's sarcoma. *J Surg Oncol* 2009;100:611–615.
31. Mulieri P, Dunning P, Klein S, Pupello D, Frankle M. Reverse shoulder arthroplasty for the treatment of irreparable rotator cuff tear without glenohumeral arthritis. *J Bone Joint Surg Am* 2010;92:2544–2556.
32. Murachovsky J, Ikemoto RY, Nascimento LG, Fujiki EN, Milani C, Warner JJ. Pectoralis major tendon reference (PMT): a new method for accurate restoration of humeral length with hemiarthroplasty for fracture. *J Shoulder Elbow Surg* 2006;15:675–678.
33. Neer CS 2nd. Articular replacement for the humeral head. *J Bone Joint Surg Am* 1955;37:215–228.
34. Reuter F, Mühlhäusler B, Wahl D, Nijs S. Functional outcome of shoulder hemiarthroplasty for fractures: a multicentre analysis. *Injury* 2010; 606–612.
35. Rittmeister M, Kerschbaumer F. Grammont reverse total shoulder arthroplasty in patients with rheumatoid arthritis and nonreconstructible rotator cuff lesions. *J Shoulder Elbow Surg* 2001;10:17–22.
36. Stechel A, Fuhrmann U, Irlenbusch L, Rott O, Irlenbusch U. Reversed shoulder arthroplasty in cuff tear arthritis, fracture sequelae, and revision arthroplasty. *Acta Orthop* 2010;81:367–372.
37. Stephenson DR, Oh JH, McGarry MH, Hatch GFR 3rd, Lee TQ. Effect of humeral component version on impingement in reverse total shoulder arthroplasty. *J Shoulder Elbow Surg* 2011;20(4):652–658.
38. Wall B, Nové-Josserand L, O'Connor DP, Edwards TB, Walch G. Reverse total shoulder arthroplasty: a review of results according to etiology. *J Bone Joint Surg Am* 2007;89:1476–1485.
39. Werner CML, Steinmann PA, Gilbart M, Gerber C. Treatment of painful pseudoparesis due to irreparable rotator cuff dysfunction with the Delta III reverse-ball-and-socket total shoulder prosthesis. *J Bone Joint Surg* 2005;87-A:1476–1486.
40. Young SW, Segal BS, Turner PC, Poon PC. Comparison of functional outcomes of reverse shoulder arthroplasty versus hemiarthroplasty in the primary treatment of acute proximal humerus fracture. *ANZ J Surg* 2010;80:789–793.

（虞 佩 译 姜春岩 校）

第 5 章

Deenesh T. Sahajpal

慢性盂肱关节脱位及压缩骨折：评估、影像学检查、治疗和疗效

慢性盂肱关节脱位的治疗是骨科医师正面临的一个挑战。虽然已就指南达成了共识，但对该损伤的最佳治疗方法尚无明确的规定。大多数情况下，患者因肩关节疼痛以及活动受限而就诊。目前，医师只有结合患者详尽和系统的病史、体格检查以及影像学评估才不易漏诊[10,11,15,16]。现有多种方法可用于该疾病的治疗，主要包括非手术治疗、闭合复位、切开复位骨移植、异体骨移植以及关节假体置换[1,3,8-11,15,16]。

选择合适的治疗方法时应该充分考虑到以下因素：病程、软组织和骨组织损伤以及患者术后的依从性。

本章将根据患者的病史、体格检查以及影像学检查，提供一种系统的评估方法。

定义和发病率

文献中有关慢性盂肱关节脱位的定义各不相同。一些描述性术语，诸如“锁定”和“忽略”的运用使该定义更令人困惑。Rowe 和 Zarins 指出，病程至少在 3 周以上的脱位方可称之为慢性脱位。其他学者则将病程定义为 24h、2 周、1 个月甚至 6 个月[1,9,11,17]。另一种定义认为，慢性脱位是指因急性损伤期未发现而延迟治疗所导致的慢性损伤。这种广义上的定义包含了肩关节脱位以及病理解剖学改变的整个过程。

最近的一篇英文文献将 268 名慢性脱位的患者分为 12 类，其中慢性前脱位占 41%，慢性后脱位占 59%[16]。虽然该信息提供了各类肩关节脱位的相对发病率，但是在实际运用中很难估计其真实发病率。由于慢性肩关节脱位常发生在合并有明显的多发性创伤的患者中，因此该疾病常被忽略。此外，癫痫患者易伴发慢性肩关节损伤，基础治疗常主要围绕癫痫的救治进行，因而肩关节的损伤常被忽略，或在较长一段时间后才被发现[10,13]。

病理解剖学

慢性肩关节脱位常伴有多种病理解剖的改变，其病变程度主要取决于该病的病程。慢性肩关节脱位常合并明显的软组织挛缩[13,17]。此外，还合并有肱骨头骨质疏松以及关节软骨退变。由于前下方喙突下脱位，常导致肱骨头与相邻的神经和血管结构粘连。在选择合适的方法治疗慢性肩关节脱位时，要充分考虑到这些重要因素。

肩关节的病理解剖学变化可能会影响盂肱关节的稳定性，主要包括肩袖撕裂，尤其是肩胛下肌撕裂合并慢性前脱位。肩关节骨缺损常出现在慢性肩关节脱位的病例中，这也更容易导致肩关节脱位。慢性前脱位常合并肱骨头后外侧骨缺损。由于关节盂边缘骨折后肱骨头反复前脱位而导致前下方盂唇的缺损，肩关节脱位可能也与此有关。关节盂缺损一直被认为是肱骨头复位后导致肩关节再脱位的潜在因素。肩关节后脱位可能与关节盂后方缺损以及肱骨头前内侧缺损有关。在为患者制订治疗方案前，务必明确骨缺损的位置以及大小[9,10,11]。

临床评估

病　史

慢性肩关节脱位的患者常因轻度的肩关节疼痛以及肩关节活动受限而就诊。尽管患者常主诉肩关节在急性损伤后活动度有所改善，但不能恢复到正常。这可能与肱骨头逐渐扩大的骨缺损有关，因为肩关节脱位处其活动弧度需要相应地代偿性增大。

仔细询问病史常常能够清楚地了解患者初始损伤的情况。尤其是要询问重大事故中的多发伤，或者癫痫病史和电休克病史。虽然后脱位常与癫痫和电休克病史相关，但是该类损伤机制只占慢性后脱位的一小部分。老年患者可能有相对较轻的损伤病史，或者没有意识到与所出现症状相关的病史。

由于患者受伤的时间对治疗方法的选择具有重要的参考价值，因此，应尽可能地明确患者的病程。有些患者可能主诉在完善影像学检查前初诊，其他患者按冻结肩或肩关节滑囊炎行康复训练后效果欠佳而就诊[10,15,17]。

患者的年龄、优势手、活动度以及工作情况也是在制订治疗方案前必须要考虑的重要影响因素。

体格检查

对肩关节的体格检查应从双肩关节视诊开始。

慢性肩关节脱位常表现为双肩不同程度的不对称。这些情况可能很轻微而不易察觉，尤其是在超重以及肥胖的患者中。慢性肩关节脱位的患者常表现为肩关节外侧轮廓的缺失（图 5-1）。在慢性前脱位的患者，从侧方观察，可见前肩部饱满，后肩部相对平坦。在慢性后脱位的患者，后肩部饱满，前肩部较健侧略平坦。后脱位也常伴有肩峰前角和喙突部明显突出。在前脱位患者，肩峰后缘较明显。要想彻底地评估肩关节的对称性，需要从肩关节前面、后面以及侧面进行全面视诊。在肩关节长期脱位后导致三角肌萎缩的患者对称性反而增加。此外，腋神经损伤导致三角肌萎缩，进一步加速了损伤后肩部畸形的出现。

对肩关节慢性前脱位患者触诊时通常可发现肱骨头位于喙突的前下方。在慢性后脱位的患者，可在关节盂的后方触及肱骨头。由于该损伤属于慢性损伤，因此，触诊时患者无明显疼痛感。

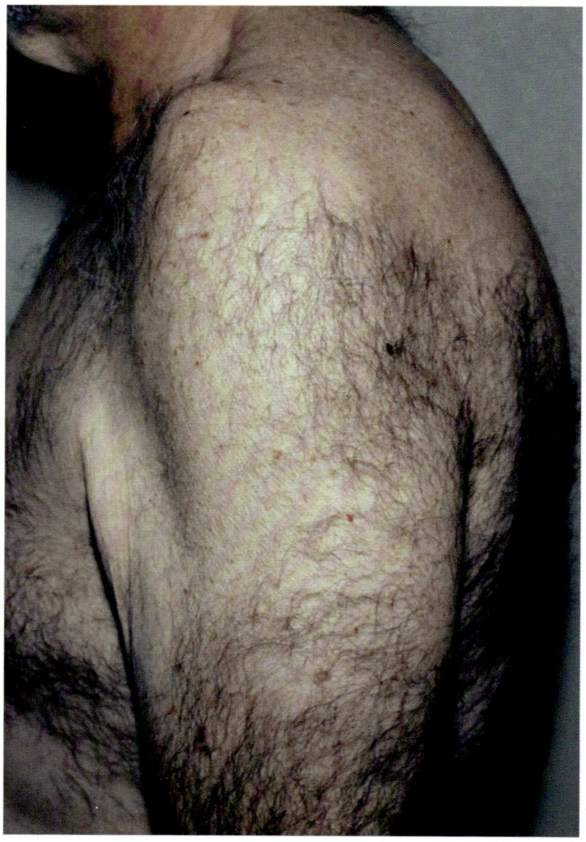

图 5-1 外侧观。在慢性后脱位患者中可见肩关节不对称和消瘦

在长期肩关节脱位的患者，肩关节活动度要比预期的好。由于持续使用上肢，引起肱骨头压缩骨折扩大，进而产生更大的活动度。关节盂的磨损可能也有助于肩关节活动度的增加。虽然活动度不能达到正常水平，但可提高到功能水平。发生前脱位时，患者的外展、前屈上举和内旋功能受限。后脱位时也会出现外展和前屈上举功能受限。后脱位典型的特点是肩关节外旋功能丧失但内旋功能相对正常。

肌力测试结果可能常表现为正常。在慢性肩关节脱位的患者，三角肌各束肌力通常正常。由于患者的肩关节主、被动活动受限，因而很难进行特定的冈上肌肌力测试。慢性肩关节脱位的患者发生腋神经损伤的概率增大，因此，应该围绕腋神经以及臂丛神经进行上肢感觉和运动检测。通过全面检查肘关节、腕关节以及手部运动来评估臂丛神经的情况。应检查患肢末梢的血运情况以排除相关的血管损伤。

影像学检查

对可疑慢性肩关节脱位的患者，在明确诊断前应进行全面、系列的影像学检查，主要包括肩胛骨前后位片、肩胛骨侧位片和腋位片。通过上述不同体位的影像学检查，可以明确患者的肱骨头相对于关节盂的位置以及肱骨头和关节盂的缺损情况。必须指出的是，腋位的影像学检查是十分必要的。许多肩关节脱位的患者（尤其是后脱位）因影像学检查不彻底而被漏诊 [10,17,20]。

在肩胛骨前后位 X 线片上可发现慢性前脱位：肱骨头向关节盂的前下方轻微移位。在肩胛骨侧位片上，可见肱骨头位于喙突、肩峰和关节盂形成的“Y”形结构的前方。通过腋位片可以查看肱骨头与关节盂间的位置关系、关节盂的磨损程度以及肱骨头后外侧压缩骨折的面积。在腋位片上几乎可以看到关节盂边缘骨折块的全部情况。最后，有时腋位片还能够反映骨赘情况。

发生慢性后脱位时，肩胛骨前后位片可常无明显异常。由于在该体位时肱骨头与关节盂影重叠，因此，不易察觉一些细微的异常。由于肱骨头前内侧出现压缩骨折，因此，肱骨头出现线性密度改变。肩胛骨侧位片显示肱骨头位于“Y”形结构的后方。如果在行影像学检查时体位倾斜，则有可能会掩盖脱位的存在。再次强调腋位片的重要性，因为它能反映肱骨头与关节盂的位置关系。此外，腋位片有利于评估肱骨头前内侧压缩骨折块的大小、位置以及后方关节盂的磨损程度。其他体位片不能提供上述信息，因此，腋位影像学检查显得尤为重要。

CT 平扫是检查慢性脱位的重要手段，通过横断位可以观察肱骨头缺损以及关节面损伤的大小。在横断位上，自上而下平扫，可在不同平面观察和评估关节盂骨缺损情况。这是手术治疗时必须要考虑的问题。CT 平扫可以反映压缩骨折累及关节面的大小，近而影响到整个手术方案的制订（图 5-2）。

MRI 主要用于软组织的检查，尤其是在检查肩袖质地以及肩袖组织萎缩方面具有重要意义。虽然 MRI 也有横断面影像，但是对骨性成分的检查不如 CT 效果好。

其他诊断性检查

在特定情况下，其他的诊断性检查可能会有帮助。怀疑神经损伤时，在体格检查的基础上行电生理学检查（如肌电图检查和神经传导检查）。上述检查通常在损伤后 3 ～ 4 周内表现为阳性。在行外科手术治疗前有必要排查神经损伤。慢性肩关节脱位合并血管损伤的患者较少见。当怀疑合并有血管损伤时，建议在血管科医师评估后决定是否有必要行血管造影术检查。

治　　疗

慢性肩关节脱位有许多可行的治疗方法，主要包括非手术治疗和手术治疗两种。治疗方法的选择需参考以下主要因素：脱位的病程、脱位导致的肩关节活动受限程度、肱骨头压缩骨折的面积、关节盂唇的磨损、关节盂骨缺损的程度以及关节软骨的退变。治疗时应根据每位患者各因素的不同，制订全面的治疗方案。

非手术治疗

非手术治疗主要用于以下患者：对自身的肩关节功能要求低，只求能够满足日常生活中所需的基本功能。这些患者通常年龄较大并且具有自身可以接受的肩关节活动度，能够满足日常活动所需。这种现象在后脱位患者中更典型，因为后脱位患者常具有较好的内旋功能 [9,10]。

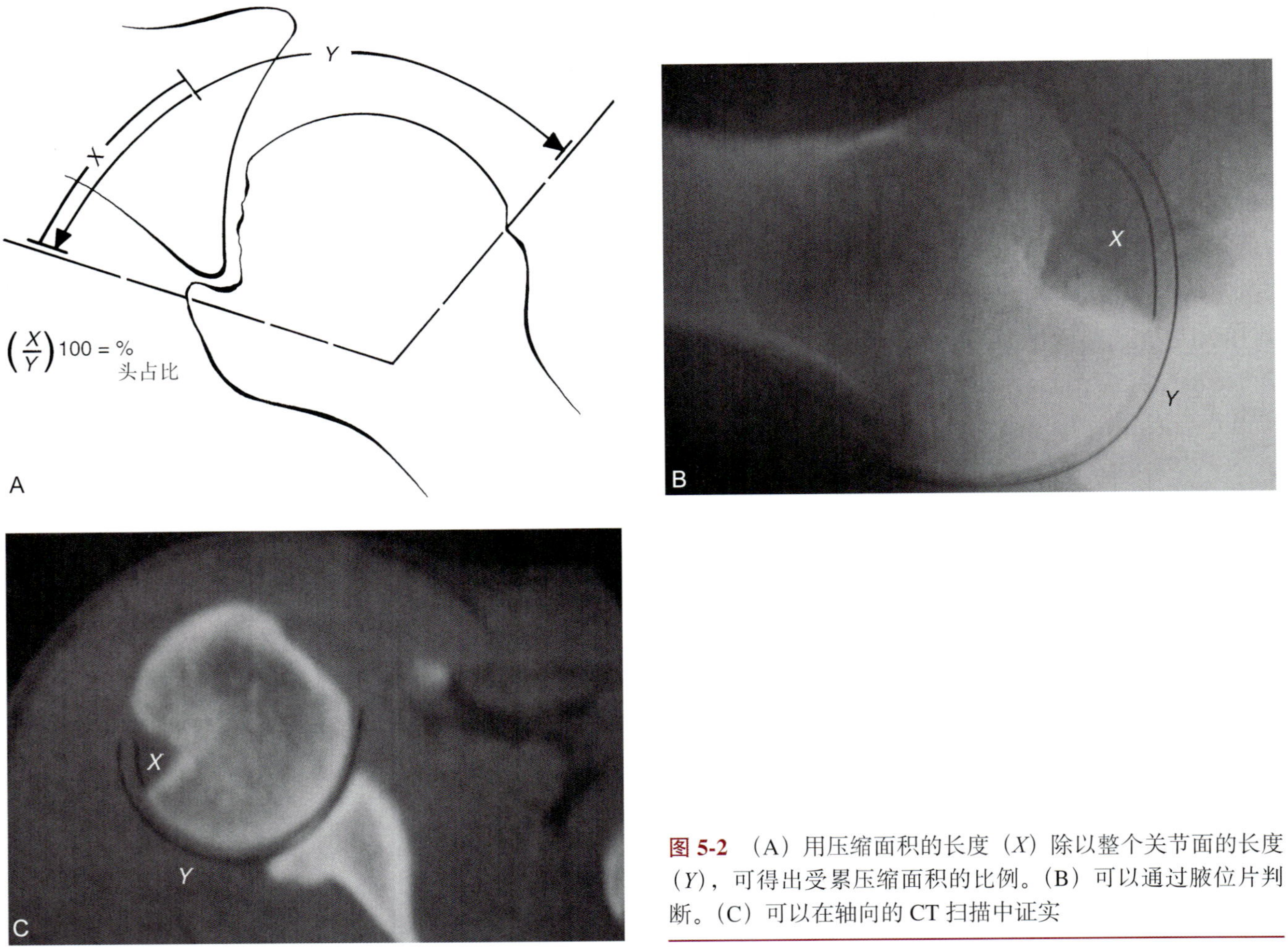

图 5-2 (A)用压缩面积的长度(X)除以整个关节面的长度(Y),可得出受累压缩面积的比例。(B)可以通过腋位片判断。(C)可以在轴向的 CT 扫描中证实

闭合复位

在闭合复位前必须清楚地了解患者肩关节脱位的病程。有些外科医师认为,闭合复位可在关节脱位后的 6 ~ 8 周进行。然而,病程达 4 周以上者常有关节粘连的形成,因此,在行闭合复位时要充分考虑到这一点以及复位过程中因用力不当所致的骨折风险。假如影像学检查提示存在肱骨头压缩骨折,在闭合复位后应该行切开修复,否则不可能成功复位。有文献报道,在对 50 例肩关节脱位的患者行闭合复位后,其中 27 例患者取得了满意的效果[15]。脱位的病程范围为 24h 至 8 周,然而,所有取得满意复位效果的患者病程均在 4 周以内。

在麻醉下(局麻或者全麻)状态下,肌肉可得到最大限度的松弛,此时易行闭合复位。在复位过程中,如有必要,行 X 线透视是有帮助的。在肩关节复位的操作过程中,X 线透视可以帮助外科医师明确肱骨头与关节盂的相对位置关系。前脱位与后脱位复位时的操作方法有所不同。X 线透视的意义在于可以避免用力过猛、旋转或扭转过度等不当的操作。

纠正慢性后脱位时应该在纵向牵引肱骨头的同时反向牵引肱骨干,自后向前对肱骨头施加应力,从而使肱骨头相对于关节盂向前移位。轻度内旋有助于肱骨头复位。影像学检查应该明确后脱位时肱骨头的位置。闭合复位后,通过 X 线透视来评估其稳定性。一般来说,闭合复位后需运用肩关节支具帮助肱骨制动,保持上臂外展 15°、前屈 10° 及外旋 20°。行肩胛骨前后位及侧位片检查,以评估闭合复位的情况。

采用闭合复位治疗慢性前脱位时应在对肱骨头行纵向牵引的同时对肱骨干行对抗性牵引。运用 X 线检查来明确肱骨头脱离关节盂的位置,在肱骨轻度外旋的同时向肱骨头自前向后施加应力使其复位。

复位后行 X 线透视以评估其稳定性，然后将上肢按上述角度悬吊制动，维持关节稳定。

前脱位或后脱位经闭合复位后需保持上肢制动 3 ~ 4 周。虽然经过制动后肩关节保持了稳定，但是这种所谓成功的闭合复位仅是一种有限的治疗方法。对于任何可疑的肩关节不稳定，可能要通过手术来纠正其内在的病理解剖结构。闭合复位术后 1 周行 X 线平片复查。完成制动后应开始行肩关节活动度的训练，从被动伸展到半主动伸展再到主动伸展。训练肌力时，从肌肉等长收缩的训练过渡到对抗性训练。

切开复位

需要对大部分慢性肩关节脱位行特定的切开复位的方法以恢复其稳定性。这些特定方法的选择需要考虑到肱骨头压缩骨折的面积以及残留关节软骨的情况。这些因素需要经过影像学评估，其中腋位 X 线和 CT 扫描最易观察。肱骨头压缩骨折的面积越大，对关节面的影响也就越大，切开复位后可用的关节面也就越少。肱骨头的小缺损或许与肩关节的稳定性以及肩关节活动度和功能恢复相适应。然而，若损伤面积达到关节面的 20%，则关节的稳定性较差，需要行稳定性手术治疗[7,9,10,11,15,16]。

切开复位术后，可采用不同的方法填补骨缺损。主要方法包括肌腱移位、腱骨复合体移位、植皮和骨移植、异体组织移植及病灶重建关节成形术。关节面损伤面积在 40% 以下时，常采用上述方法进行修复。损伤面积超过 40% 时，有必要行假体置换。如果关节面存留的关节软骨存在退变，无论损伤面积大小，均可作为关节假体置换的手术指征。应重视关节盂明显退变的患者，必要时可行关节盂重建。若关节盂有较为明显的磨损，骨移植可能有助于恢复肩关节的稳定性。指南见表 5-1 的概括。治疗时要依据患者慢性前脱位和后脱位的情况选择不同的治疗方法。

慢性前脱位

在采用外科手术治疗慢性肩关节前脱位前，需要对所采用的手术入路有清楚的了解。目前常采用三角肌前外侧手术入路，将上肢轻度内旋，在喙突下三角肌 - 胸大肌间隙切开，辨别和分离联合肌腱等重要的解剖标志。发生慢性肩关节前脱位时，肱骨头偏向前下方，常位于联合肌腱的下方。术中需要将联合肌腱向内侧牵拉方可暴露肱骨近端。牵拉时，动作要格外轻柔，以免误伤周围的神经和血管等组织。沿肩胛下肌肌腱走行可辨别肱骨小结节和肱二头肌腱鞘。肩胛下肌肌腱的止点位于小结节及其内侧 1cm 处。接下来，在关节盂前方切开肩袖间隙暴露肱骨头，切开肱骨颈前下方的关节囊进行进一步的暴露，此时在关节盂的后上方可触及肱骨头。在任何复位操作前，必须切除覆盖在关节盂表面的纤维组织。轻度内旋肱骨头使其临时复位，应避免肱骨外旋，以免增大肱骨头压缩骨折的面积或导致肱骨干骨折。在一些病例中，只做肩袖间隙的切开便可将肱骨头以及关节盂前缘充分暴露，然后采用上述同样的操作将肱骨头复位。此方法适用于伴有肱骨头小面积压缩骨折的前脱位的患者。

表 5-1 慢性脱位伴有压缩骨折的通用治疗指南

关节面累及（%）	前脱位	后脱位
< 20	切开复位 / 制动	切开复位 / 制动
20 ~ 40	解压缩和骨移植	解压缩和骨移植
	异体骨植骨	异体骨植骨
	大结节 / 冈下肌移位	小结节 / 肩胛下肌
> 40	异体骨移植（年轻患者）	异体骨移植（年轻患者）
	假体置换（对明显的退变采用全肩关节置换）	假体置换（对明显的退变采用全肩关节置换）

肱骨头复位后，采用 Fukuda 拉钩或与其相似的肱骨头拉钩牵拉肱骨头以暴露关节盂，观察关节软骨。该操作还可以松解后方关节囊。然而，由于肱骨头的质量通常比预期差，应避免因过度牵拉肱骨头而造成关节软骨以及软骨下骨的压缩。

针对脱位时间较长且肱骨头大面积损伤的患者，在充分暴露肱骨头后将其切除并行假体置换术。假体置换术有利于假肢置入后肱骨近端的活动以及对软组织进行充分的松解，以获得稳定的固定。

肱骨头压缩骨折

骨片去除和骨移植

该方法主要适用于治疗肱骨头压缩骨折的面积小于关节面的 40% 以及病程在 3 ~ 4 周以内的患者。重点在于肱骨头的质量要符合植骨的要求，并且必须保持植骨处的关节软骨完整。通常在年轻患者以及符合植骨条件的老年患者中应用效果较好 [9,10]。

切开复位后，观察肱骨头后外侧压缩骨折的情况，以便评估受损关节软骨的质量。然后，内旋和外展肱骨以确定压缩骨折的位置，肱骨小结节的外侧刚好位于肱骨头压缩骨折部位的对面。在肱骨干骺端用骨凿凿开 1cm 的开口，去除关节表面的多余组织后，将异体骨填塞入缺损处。在填塞过程中，应该常规地旋转肱骨来检查关节活动度。该操作会有 1 ~ 2mm 的误差。待清除关节面多余的骨折片以后，对软骨下空腔采用松质骨或骨替代物进行填塞。安全起见，采用松质骨螺钉在骨移植区域进行垂直固定。术后，将患者的上肢悬吊 6 周，以便完成骨重建。术后康复训练应从肩关节活动度的被动训练开始，避免肱骨头损伤处触及关节盂。6 周以后，患者可以过渡到肩关节活动度的主动训练。虽然这种术后康复训练报道较少，但是成功率较高 [7]。

异体骨移植重建

从长远来看，对伴有大面积压缩骨折的年轻患者采用肱骨头假体置换是一个次优的治疗方案。对这类患者可以考虑采用异体骨移植重建 [7,12]。可通过移植面积匹配、关节软骨完整的新鲜冰冻肱骨头或股骨头治疗压缩骨折。因此，术前 CT 扫描是很重要的，它可以帮助术者了解骨结构，评估肱骨头的大小、曲度以及骨缺损的面积。只要残留的关节软骨未出现明显的退变，都可以采用异体骨移植重建。

肱骨头复位后，通过外旋肱骨可以检查肱骨头是否存在压缩骨折。使用摆锯在压缩骨折处锯出一个楔形缺口，暴露松质骨。然后，把与之匹配但比实际缺损宽 2mm 的异体骨填塞到该楔形缺口处，并用两枚松质骨螺钉固定。螺钉方向应该从肱骨头前外侧皮质到达损伤处。不提倡直接用埋头钉固定，由于异体骨填塞位置以及关节软骨吸收，存在埋头钉突出的可能。

目前已经成功运用异体骨移植重建，Gerber 和 Miniaci 对其有成功的报道 [7,12]。在这些少量患者中，异体骨移植重建术的效果比其他肱骨头保留的方法好。

冈下肌肌腱 / 大结节移位

对于肱骨头压缩骨折面积＜关节面 40% 的患者而言，可采用单独冈下肌肌腱移位或者冈下肌肌腱连同大结节移位的方法进行治疗。这些方法都已经被成功运用 [19]。采用这种方法行切开复位时，需要三角肌前方入路联合单一的后方入路，因此，多数外科医师不感兴趣。患者采取合适的体位对手术操作是很重要的。患者可以取坐位或侧卧位，以便充分暴露肩关节的前方和后方。劈开三角肌，暴露下方的冈下肌，可对 20% ~ 25% 的患者采用单独冈下肌肌腱移位治疗，把冈下肌肌腱直接从大结节上切断，采用水平褥式缝合把肌腱断端固定在肱骨头外侧的松质骨上。对于大面积的肱骨头压缩骨折，切除肱骨大结节（连同附着的冈下肌），将其转移至损伤底部并用两枚松质骨螺钉固定在关节面的边缘。术后对患者的上肢行中立位悬吊制动，避免外展外旋。悬吊制动 6 周以后，复查 X 线片。若未出现移位，可行肩关节主动活动训练。

假体置换

对于肱骨头压缩骨折面积＞关节面 40% 的老年患者，可考虑关节假体置换。根据患者关节盂内关节软骨的情况选择半肩关节置换或是全肩关节置换。此外，关节假体置换还适用于长期脱位、肱骨头压缩骨折面积小但表面存留关节软骨明显退变的患者。如慢性肩关节前脱位病程＞6 周，通常会累及关节软骨，出现明显的肱骨干骺端和软骨下骨软化，此时，有必要行关节假体置换 [6,9,10,14]。

采用假体置换治疗慢性肩关节前脱位时采用三角肌 - 胸大肌间隙入路（图 5-3）。这种手术入路能较容易地完成肱骨头暴露后的截骨，有利于肱骨近端的稳定，为复位提供足够的空间，包括后方关节

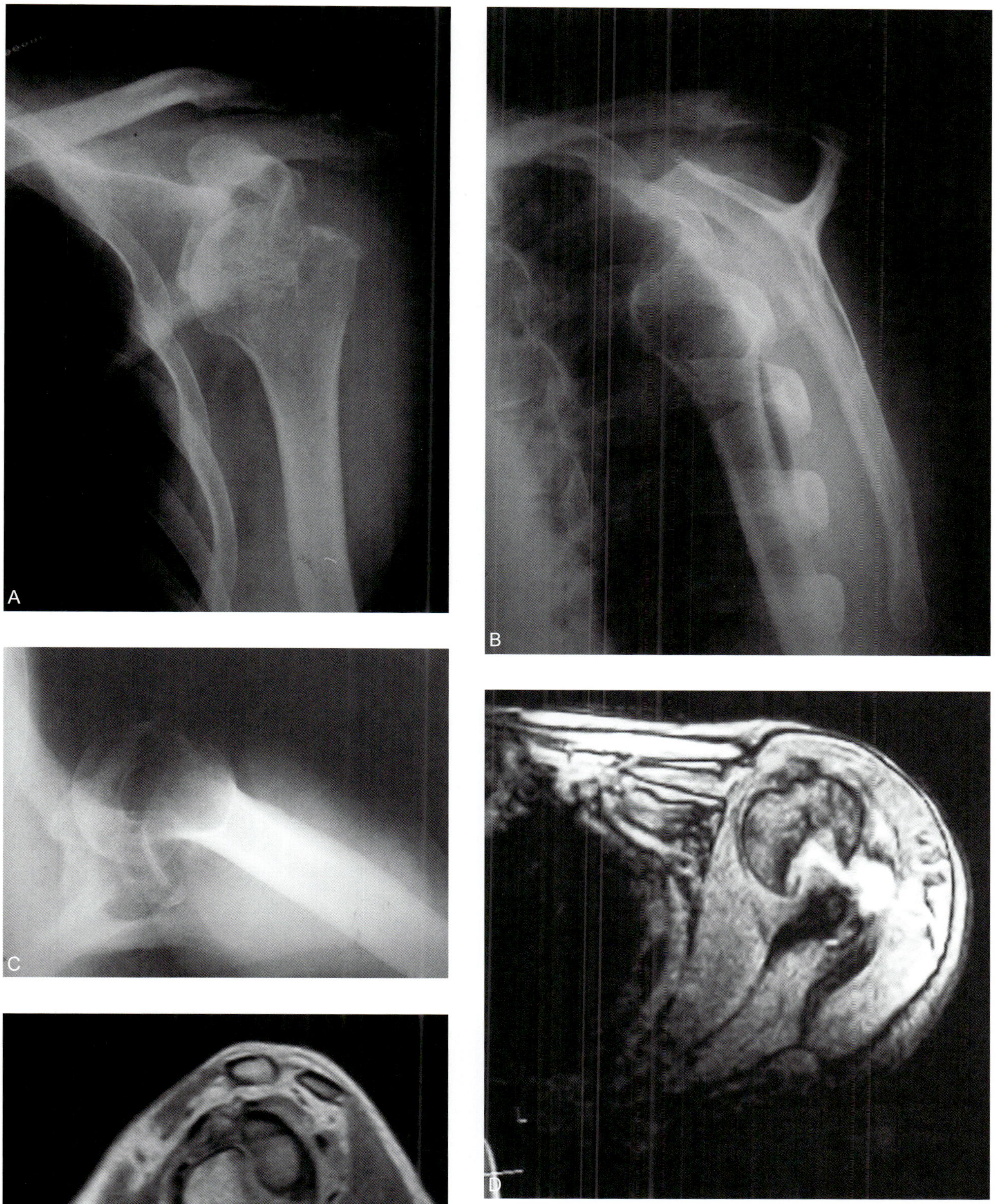

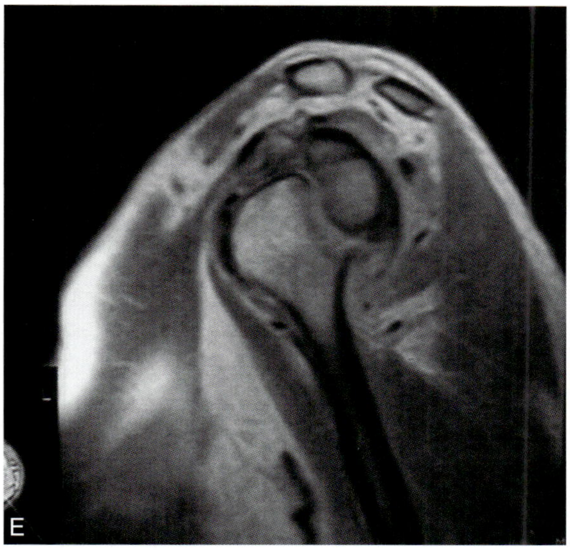

图 5-3 患者，男，57 岁，左肩关节慢性前脱位 4 个月。可通过 MRI 检查显示软组织的状态和肱骨头压缩骨折的大小。通过半肩关节置换术获得了稳定的关节面。肩胛骨的前后位片（A）、肩胛骨的侧位片（B）和腋位片（C）显示存在慢性前脱位。轴向 MRI（D）显示了肱骨头缺损的大小，且肩袖组织完整。矢状位 MRI（E）显示存在前脱位。还显示了半肩关节置换术后的前后位片（F）和腋位片（G）

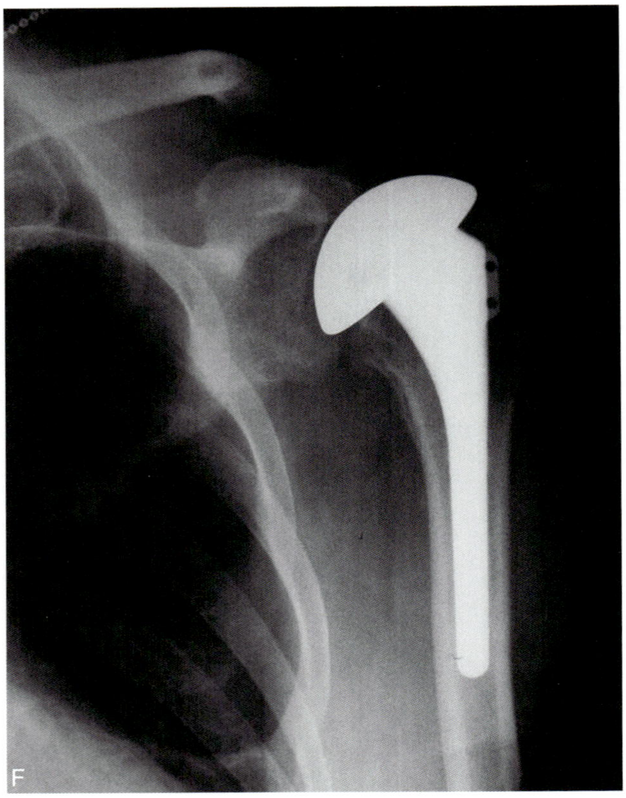

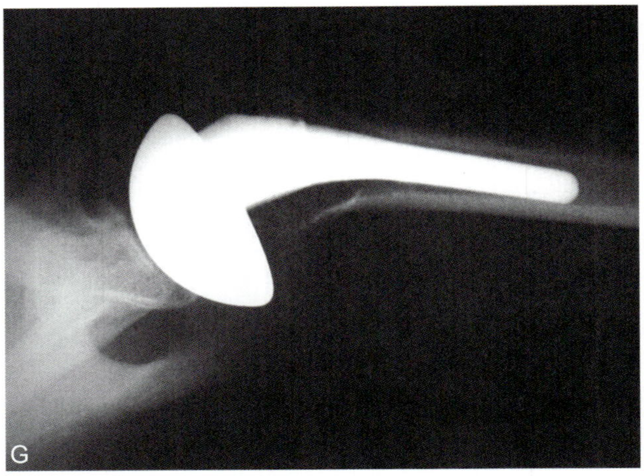

图 5-3 （续）

囊的充分松弛。此外，为了最大程度地保证假体置换术后肩关节前方稳定，应保持肱骨头比正常位置后倾 10° ~ 15°。充分暴露肱骨头并定位该角度后行肱骨颈切除，否则无法矫正该角度。

在植入假体前应该仔细观察关节盂表面的关节软骨是否有明显退变或者关节盂前缘是否有明显的磨损，这些因素都易于导致肩关节不稳定。

虽然可以调整肱骨假体的型号，但是不能也不应该对肩胛盂假体作较大的调整。因此，术前必须确保肩胛盂能够较好地保持假体固定，这一点至关重要。假如关节盂前缘有明显的磨损，不足以保证关节盂假体的稳定性，则必须行骨移植（图 5-4）。通常移植自体肱骨头部分的松质骨，假使不够，可移植异体股骨头部分的松质骨。此外，还可行喙突切除后植骨，但是可用于植骨的喙突数量有限。应将骨置于关节盂颈的前方，并用松质骨螺钉固定，然后将关节盂组件置入。

稳定复位后，将患者的上肢悬吊制动，并于术后第 1 天开始康复训练，依据术中评估肩胛下肌肌腱的修补情况并行辅助前屈、贴胸壁内旋以及外旋功能训练。在手术若干天后开始练习三角肌等长收缩以及外旋功能。将上肢悬吊 4 ~ 6 周，然后开始行肩关节主动活动的训练。

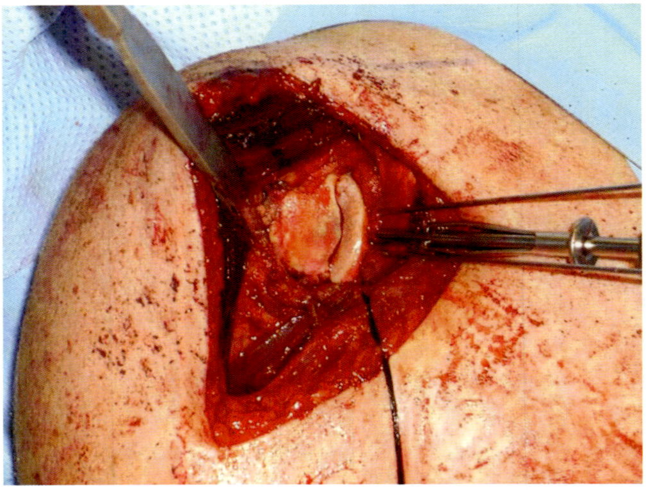

图 5-4 一例右肩关节前方骨缺损的术中照片，对植骨采用松质骨螺钉固定

已有报道，在少部分慢性肩关节前脱位的患者中采用假体置换取得了较好的手术效果。Flatow 等报道，9 例慢性肩关节前脱位的患者在行假体置换术后，有 8 例患者对自己术后的肩关节活动度以及日常生活活动水平感到满意[6]。Pritchett 和 Clark 采用

全肩关节置换术后也取得了满意的疗效。他们认为，重要的是增加假体的倾斜度（最大可达 50°），这样补偿慢性脱位，以及预防发生复发性不稳 [14]。但是大多数学者认为，应避免过度改变假体的倾斜度，要通过软组织松解和叠盖以保持关节的稳定性。

前方软组织修复

发生慢性肩关节前脱位时难免会损伤前方的关节囊盂唇复合体。虽然这种损伤比较常见，但通常对前方软组织的修复及其康复过程的重视程度存在不足。在行肩关节切开复位时，要连同前方的关节囊盂唇复合体一起修复和重建。无论是否行假体置换术，都要修复前方盂唇复合体。可采用缝合锚钉或是在关节盂边缘打孔后缝合的方法固定。这些软组织的修复能够增强重建的稳定性。如果医师希望获得稳定性，那么应该考虑这些方法。

关节盂损伤

如果前方关节盂的磨损损害了重建后关节的稳定性，即便不需要进行关节盂表面重建，也需要行关节盂植骨手术。当前下方关节盂的前后直径磨损大于 20% ～ 25% 时，肩关节的稳定性就会受到影响。此时，仅行关节盂前方软组织修复和肱骨头损伤处的重建是不够的。最常用的方法是喙突截骨术（Bristow 手术或 Latarjet 手术）或髂骨骨瓣移植术。但这两种方法都存在争议。

Bristow 手术或 Latarjet 手术主要包括喙突和联合肌腱的转位，将喙突截骨后固定在关节盂的前下方。当肩关节位于主动外展、外旋位时，转移的联合肌腱和喙肱肌分别在关节的前面与下面，形成坚强的动力性支撑。两者的区别在于截取喙突骨瓣的大小不同。Latarjet 手术方法截取的喙突骨瓣较大，移植的骨瓣成为了一个关节外的平台，从而扩大了关节盂承受轴向应力的安全弧度 [2]。沿喙突骨瓣长轴旋转调整骨瓣，使骨瓣与前侧关节盂适配后采用两枚松质骨螺钉将其固定。

自体髂骨移植解剖重建关节盂被称为关节囊外或关节内植骨。在关节囊外植骨的同时修复前方关节囊盂唇复合体。据报道，对 21 名患者采用该方法治疗并经短期随访后发现，其中 20 名患者取得了较好的手术效果 [5]。无论是在关节囊外还是在关节内植骨，都需要将其固定在关节盂前方。行髂骨移植时应确保髂嵴的凹面朝向肱骨头，以有效地增加关节盂的弧度。

慢性后脱位

对慢性后脱位患者进行手术操作前也要了解常见的外科手术入路。三角肌 - 胸大肌前方入路也适用于慢性后脱位的治疗。将上肢轻度内旋，沿喙突下三角肌 - 胸大肌间隙切开，辨别和分离联合肌腱等重要的解剖标志。肱骨头后脱位时喙突凸显。辨别肱二头肌腱鞘、肱骨小结节以及与之相连的肩胛下肌，识别肩袖间隙，然后沿肩袖间隙的外侧向关节盂前上方切开。将肩胛下肌向下牵拉，将冈上肌拉向上方，此时可以触及盂肱关节以及肱骨头前内侧的压缩骨折。可以与术前影像学检查对比查看。依据不同手术方法的需要将盂肱关节进行暴露。假如要行肩胛下肌移位，为了保证其完整性，需要在肱骨小结节外侧直接将其切除。假如行假体置换，则需在肩胛下肌止点内侧 1cm 及小结节处切除，清理多余的骨片后行骨移植。此方法在异体骨移植重建术中也适用。假如行肩胛下肌或小结节转位，应该在肱二头肌腱鞘内侧连同损伤处一起切除。一旦暴露盂肱关节，务必将覆盖在关节盂表面的软组织清除。发生慢性后脱位时，肱骨头位于关节盂的后方，常伴有前内侧的压缩骨折。可以行切开复位。轻旋肱骨以使肱骨头脱出，轻度内旋以使后方的软组织松弛。将一个光滑的撬拨器械插在肱骨头与关节盂后方，轻度外旋以使肱骨头复位。肱骨头复位后，易于辨别其前内侧的压缩骨折。虽然肩关节后脱位时常引起后方关节囊盂唇复合体的撕裂，但是这些结构的修复并非恢复肩关节稳定所必需的。如果关节囊过于松弛，出现明显的关节不稳定，则需要行后方关节囊紧缩术。仔细检查肱骨头以及关节盂剩余关节软骨的情况，如存在显著的退行性改变，可改变术前计划。此时可采用特定的手术方法。以下内容将讨论每一种手术方法。

骨折片的清除和骨移植

对于肱骨头前内侧压缩骨折面积小于 40% 的关节面，并且病程短于 3 ～ 4 周的患者，可以采用清除骨折后骨移植的方法进行治疗。术前需要确定患者的骨质是否足以行可靠的内固定以及受损的关节软骨是否完整，这是很重要的。该手术通常适用于年轻患者，但对于满足上述条件的老年患者仍然适用。明确肱骨头损伤情况以及尚可修复的关节软骨的损伤情况。轻度内旋肱骨，将其固定在损伤部位的对面骨皮质的外侧缘。在骨皮质处开口，采用植骨进行关节面重建。外旋肱骨后可见重建后的关节面。清理和抬高关节面是很必要的。清除骨折片后应该允许存在 1 ～ 2mm 的误差，以防止过度复位。对皮质下空腔应移植松质骨或骨移植替代物进行填塞。自小结节向后方骨块移植区域垂直打入两枚皮质骨螺钉进行加强修复。术后，患者采用肩关节支具保持上肢外展 15°，前屈 10°，外旋 10°。每天以略大于支具，固定的角度练习被动外旋、外展和前屈上举，有助于恢复肩关节被动活动度。采用支具固定 4 ～ 6 周后，上肢改用三角巾悬吊，患者开始主动活动度的训练。再过 1 ～ 3 周后，上肢不必悬吊，继续行康复训练。

冈下肌肌腱或小结节 / 冈下肌转位

对于肱骨头前内侧小面积压缩骨折（面积 < 20% 关节面），可采用单纯的肩胛下肌肌腱转位的方法进行治疗。如压缩骨折面积占关节面的 20% ～ 40%，则需要行小结节及附着的肩胛下肌转位。对大面积的压缩骨折，则需要行小结节填塞修补。小结节转位同样要求骨量充足、骨质良好，以便牢靠地固定。

行肩胛下肌转位时，需要将前内侧的压缩骨折块新鲜化，以提供干净的出血松质骨床。自小结节穿孔，直至缺损底部，然后用多根不可吸收线将肩胛下肌肌腱缝合在损伤处。也可以将缝线穿过关节面边缘固定肌腱，这样就可以在外旋时保护受损的关节盂边缘。

自肱骨小结节内侧向肱二头肌腱鞘方向行小结节截骨，然后行小结节转位手术（图 5-5）。应基于

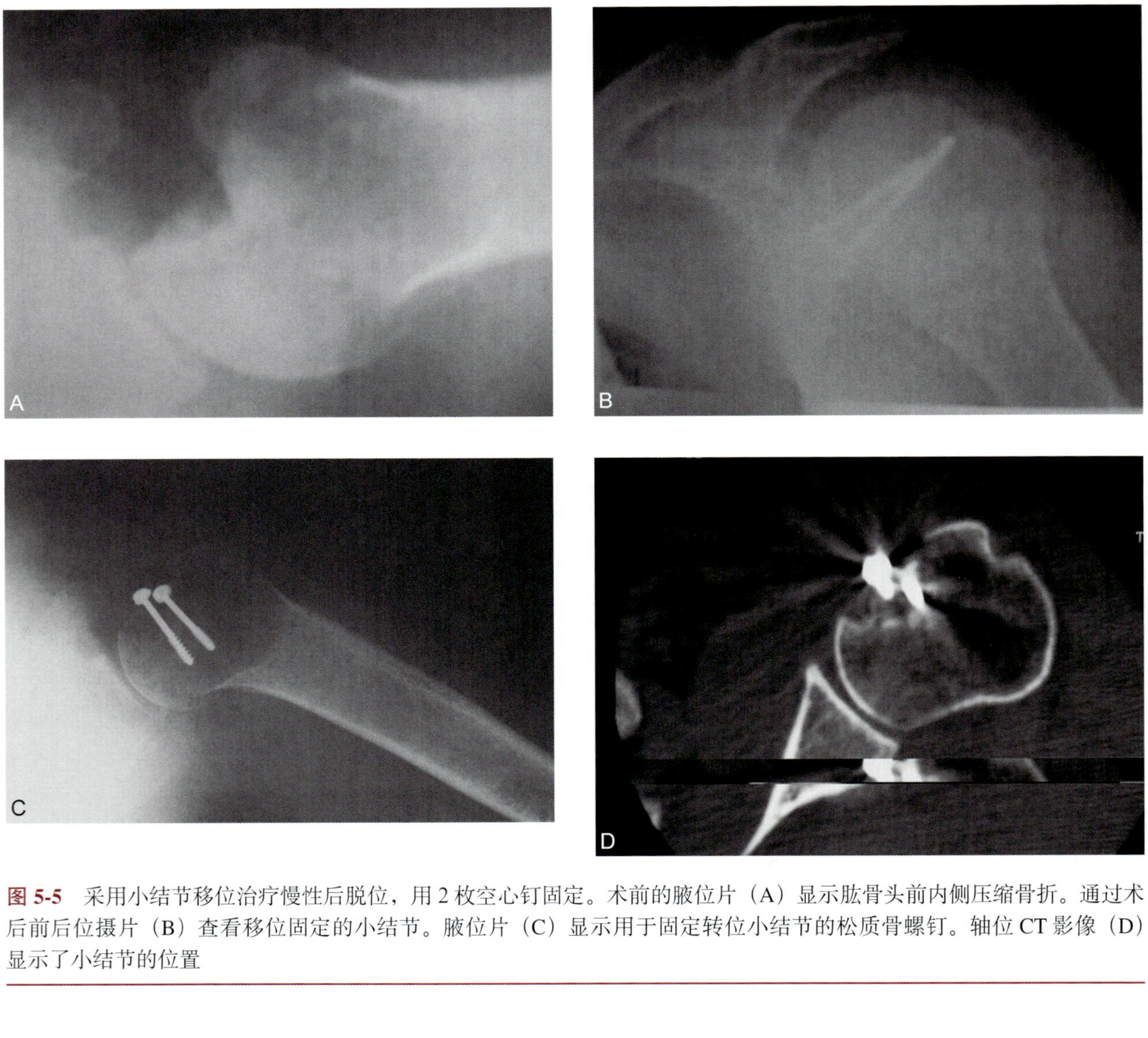

图 5-5 采用小结节移位治疗慢性后脱位，用 2 枚空心钉固定。术前的腋位片（A）显示肱骨头前内侧压缩骨折。通过术后前后位摄片（B）查看移位固定的小结节。腋位片（C）显示用于固定转位小结节的松质骨螺钉。轴位 CT 影像（D）显示了小结节的位置

前内侧压缩骨折的情况确认小结节截骨术的角度。为了防止肱二头肌肌腱不稳定，在小结节截骨时应重点保持肱二头肌腱鞘内侧壁的完整性。然而，要想保证肱二头肌肌腱不从腱鞘内脱出，则需要行肱二头肌肌腱固定术。将肱骨前内侧的压缩骨折块新鲜化，将修整截下的小结节与压缩骨折块相匹配，用两枚松质骨螺钉将小结节连同附着的肩胛下肌一同固定在肱骨头。同样，将缝线穿过关节面的边缘，以将肩胛下肌固定在上面。

术后上肢也需要采用支具固定，使肢维持外展 15°，前屈 10°，外旋 10° ~ 20°。术后尽早以略大于支具固定的角度练习被动外旋、外展和前屈上举。用支具固定 4 ~ 6 周后，上肢改用三角巾悬吊，患者开始主动活动度的训练。再过 1 ~ 3 周，去除悬吊，继续行康复训练，并逐步开始训练肌力。

McLaughlin 最先提出将肩胛下肌肌腱转位手术用于肱骨头前内侧压缩骨折的治疗。其他学者报道了该手术的成功案例 [10,11]。此外，将该术式改良后已成功地将小结节转位治疗肱骨头前内侧大面积损伤 [10]。

异体骨移植重建

对于慢性肩关节后脱位合并肱骨头前内侧较大面积的压缩骨折患者，也可采用异体骨移植重建的方法进行治疗。该异体骨最适用于治疗肱骨头较大面积的压缩骨折且骨质较好的年轻患者，也适用于假体置换不甚理想的年轻患者。所以，术前 CT 扫描是必需的，它可以帮助我们了解患者的骨结构，评估肱骨头的大小以及肱骨头骨缺损的面积。据此，选取面积匹配且关节软骨完整的新鲜冰冻肱骨头或股骨头作为异体骨。异体骨移植重建术仅适用于肱骨头存留关节软骨无明显退变的患者 [7,9]。

肱骨头复位后，用摆锯在肱骨头部位截取一楔形缺口，去除受损的骨组织，暴露干骺端松质骨。然后测量楔形缺口的尺寸，选用取自肱骨头或股骨头的异体骨进行填塞。该异体的骨宽度最好要比实际损伤大 2mm。选用 1 ~ 2 枚松质骨螺钉把小结节及原骨缺损处固定在肱骨头上。不提倡采用埋头松质骨螺钉直接将异体骨固定。采用肩关节支具将肱骨在中立位维持 4 ~ 6 周。术后早期行康复训练，主要包括轻度被动外旋、外展及前屈上举。4 ~ 6 周以后，去除肩关节支具，开始半主动活动训练，2 周后行主动活动训练，其中包括开始肌力训练。

该手术方法已在少部分患者中使用，Gerber 和 Lamber 采用此种手术方法治疗了 4 名患者，其中 3 例患者取得了较满意的效果。该手术较差的后果是术后 6 年出现肱骨头缺血性坏死。Gerber 报道了相似的结果，并建议该手术方法适用于骨质较好的患者 [19]。

假体置换

假体置换适用于肱骨头前内侧压缩骨折面积大于 40% 关节面或者面积较小但出现明显关节软骨退变的患者。慢性肩关节后脱位病程 > 6 个月的患者通常会出现明显的肱骨干骺端关节软骨损伤、骨质疏松和软骨下骨软化，此时最适合选用假体置换进行治疗。如果关节盂表面存在明显的退变，可考虑全肩关节置换。

一旦肱骨头复位后，即行肱骨头截骨。各骨科医师在选用关节假体时有不同的主张。一部分人认为应尽量降低假体的倾斜度，另一部分人则推荐解剖重建肩关节 [10]。至今，这两种说法均无明显的证据证明。较多的专家认为将后倾角减少 10° ~ 15° 将使重建变得稳定（图 5-6）。肱骨头截骨后，仔细检查关节盂，评估关节软骨的完整性以及骨缺损的程度，然后选取合适的关节假体植入。虽然可以调整肱骨假体，但是也要尽量避免假体的调整。重要的是将关节盂假体牢靠固定，然后将肱骨假体植入。模拟复位探查假体的稳定性，通过假体模型调整软组织的松紧度。如关节盂后方的软组织过松，则需要行后方关节囊缝合术。对后方关节囊可采用荷包缝合或是自内向外的边对边缝合。关节囊缝合术后采用肩关节支具将上肢固定在中立位。然而，如果后方关节囊无须缝合且结构稳定，则上肢可不必悬吊。根据术中肩胛下肌肌腱的固定情况，进行术后康复过程中外旋角度的训练。

患者若使用肩关节支具，则术后第 1 天就开始康复训练，主要包括略高于肩关节支具水平的被动前屈上举、外旋以及外展功能的训练。去除肩关节支具后，将上肢悬吊，开始半主动活动的训练，主要包括前屈上举、外旋以及向胸壁内旋，应该避免外展和内旋动作的训练。术后 4 ~ 6 周停止悬吊，开始包括肌力训练在内的主动活动的康复训练。

目前，较多的专家已经报道了采用假体置换治疗慢性肩关节后脱位的效果。Hawkins 等报道对 19 名慢性肩关节后脱位的患者行假体置换后，其中 11 人取得了较为满意的效果。在 6 名全肩关节置换的患者中

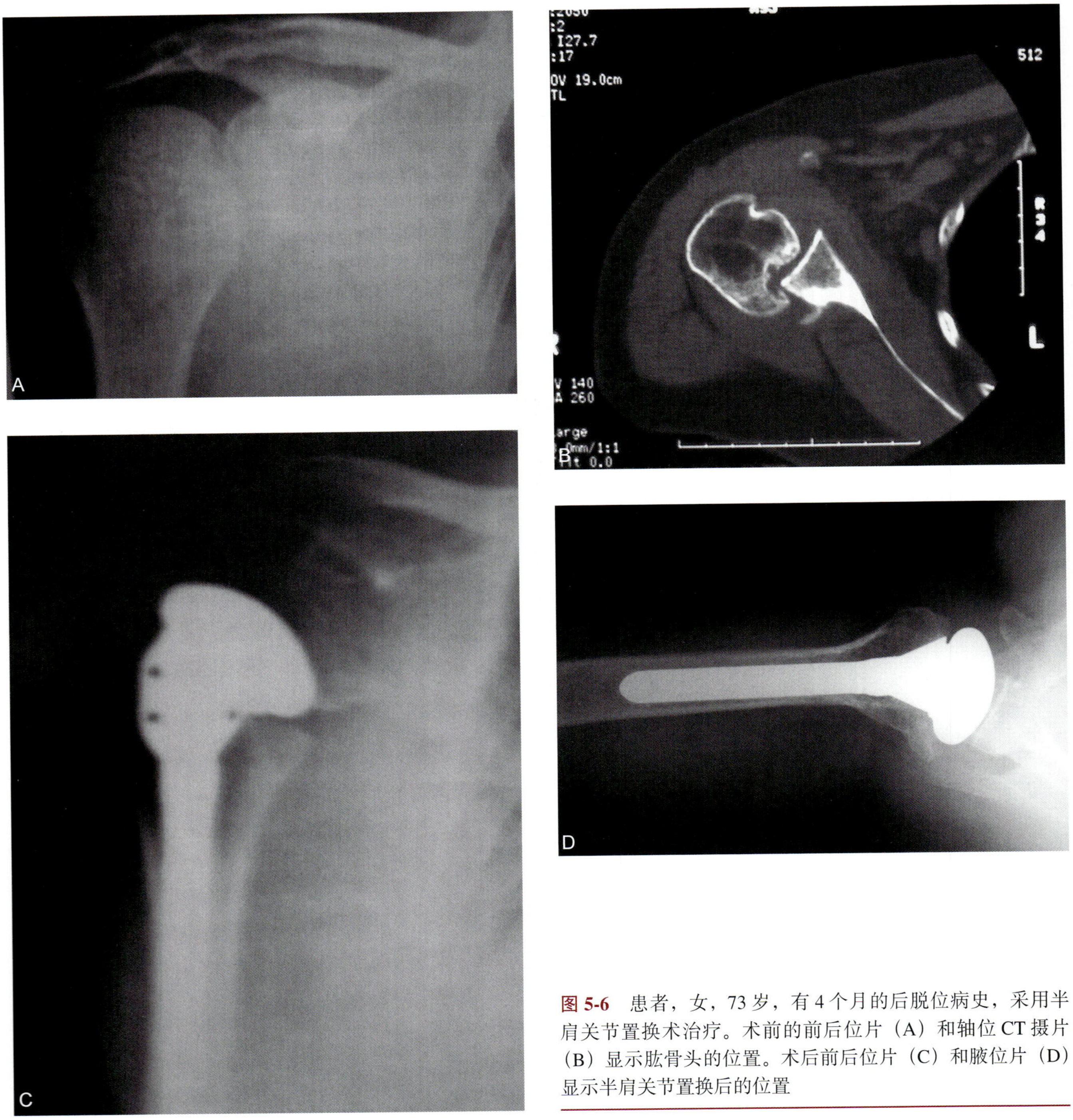

图 5-6 患者，女，73 岁，有 4 个月的后脱位病史，采用半肩关节置换术治疗。术前的前后位片（A）和轴位 CT 摄片（B）显示肱骨头的位置。术后前后位片（C）和腋位片（D）显示半肩关节置换后的位置

有 5 名具有良好的效果。其他专家报道，对慢性后脱位患者采用肩关节假体置换术减轻了肩关节疼痛，改善了肩关节活动度，提高了肩关节的功能水平 [4,18]。

其他关节成形术

随着肩关节置换手术方法的发展，我们在治疗慢性肩关节脱位时有了更多的选择。尤其是在特殊情况下使用的反式肩关节置换以及部分重建的关节成形术。

反式肩关节置换主要适用于肱骨压缩骨折面积 > 40% 关节面的伴有冈上肌完全断裂或者冈上肌严重萎缩的老年患者（图 5-7）。虽然有软组织损伤，但是该假体可以获得牢靠的固定。术前应该仔细阅片，以制订合理的手术方案。此外，在行假体置换时，对关节盂骨缺损可使用肱骨头截骨进行植骨治疗，植骨后用螺钉固定在关节盂上。目前，关于该手术方法的应用尚缺少相关文献的数据支持。

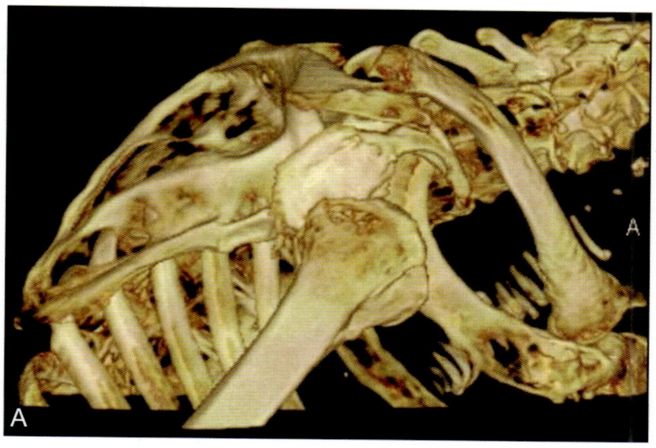

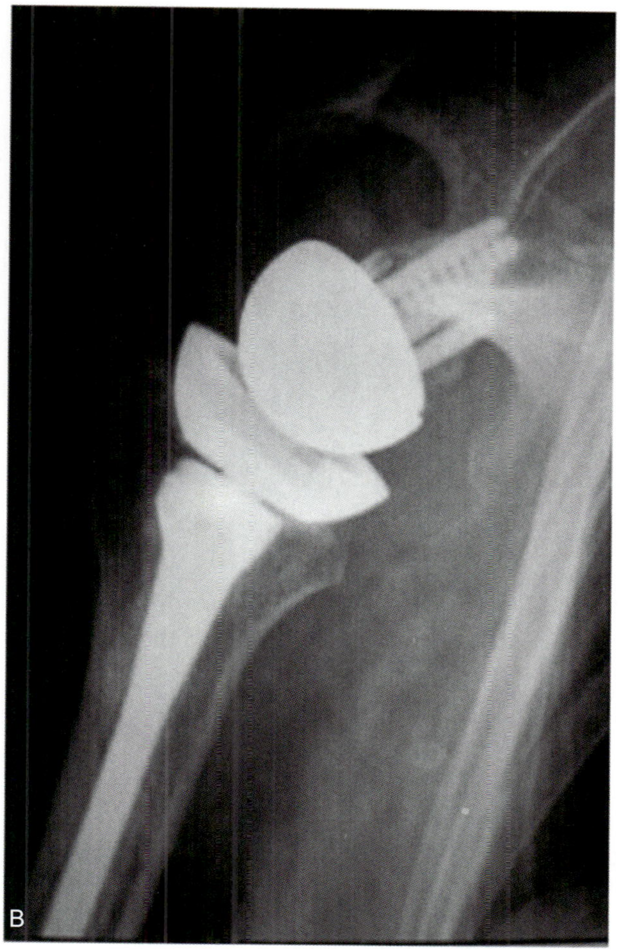

图 5-7　患者，女，72 岁，有 4 个月的慢性前脱位病史，采用反式肩关节置换术治疗。术前的三维 CT 检查（A）示肱骨头前脱位。术后前后位（B）示反式肩关节置换

表面重建的关节成形术可应用在以下两种不同的情况。第一种主要是肱骨头压缩骨折的重建。对于压缩面积小于 40% 的小面积压缩骨折，采用表面重建关节成形术替代异体骨移植重建。采用这种方法可以避免异体骨移植带来的风险（图 5-8）。另一种重建的关节成形术主要是指对整个肱骨头的彻底重建，适用于各种肱骨头不同面积压缩骨折的患者。由于部分肱骨头缺失，难免会质疑置换术后关节的稳定性，但是黏合剂的黏附作用会增加该结构的稳定性。至今缺少与该结构使用寿命相关的临床数据。

对于骨科医师来讲，对慢性肩关节脱位的评估与治疗仍是一个挑战。从定义来看，慢性肩关节脱位是在受伤当时不易鉴别的损伤。重点应该放在明确患者的受伤史。出现慢性肩关节脱位时，了解损伤的性质至关重要。这主要包括进行合理的临床评估以及通过影像学检查判断肩关节病理解剖学的改变。在选择治疗方案时，除了考虑慢性脱位的病程外，明确肱骨头压缩骨折的面积也是至关重要的。应该根据上述重要因素制订合理的治疗方案。在治疗慢性肩关节脱位时，闭合复位、切开复位联合肌腱转位、异体骨移植重建及假体置换等不同的手术方案均可取得满意的疗效。同时要认识到，非手术治疗也可以取得较好的治疗效果，它与上述手术治疗同等重要。

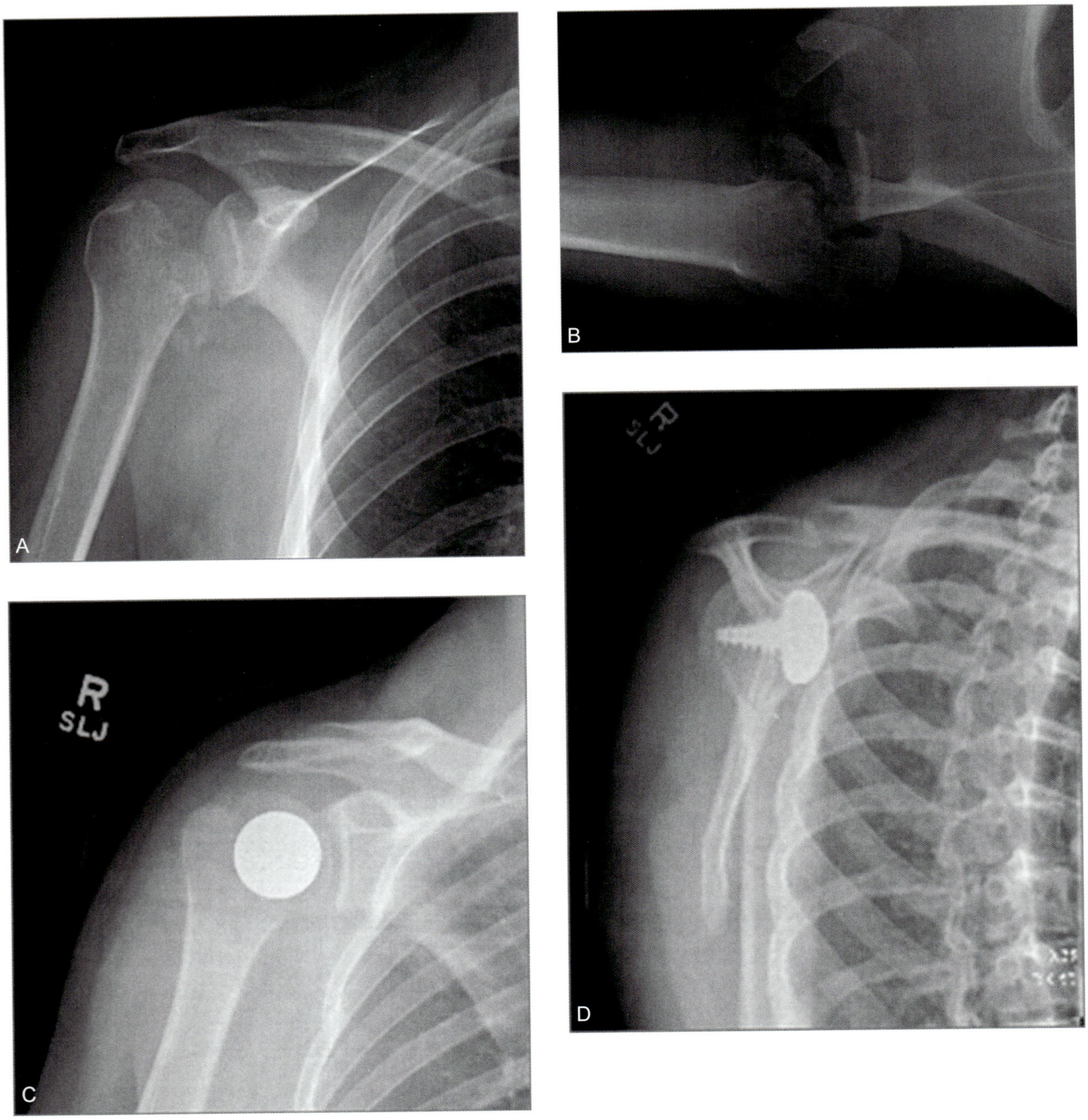

图 5-8 患者，男，32 岁，有 2 年的右肩关节陈旧性后脱位。术前的前后位片（A）和腋位片（B）示右肩关节脱位。术后的肩胛骨前后位片（C）和肩胛骨外侧位片（D）示肱骨头前内侧压缩骨折

参考文献

1. Bennett G. Old dislocations of the shoulder. *J Bone Joint Surg Am* 1936; 18:594–606.
2. Burkhart S, DeBeer J. Traumatic glenohumeral bone defects and their relationship to failure of arthroscopic bankart repairs: significance of the inverted pear glenoid and the humeral engaging Hill-Sachs lesion. *Arthroscopy* 2000;16:677–694.
3. Cheechia S, Santos P, Miyazaki A. Surgical treatment of acute and chronic posterior fracture-dislocation of the shoulder. *J Shoulder Elbow Surg* 1998;7:53–65.
4. Cheng S, Mackay M, Richards R. Treatment of locked posterior fracture-dislocations of the shoulder by total shoulder arthroplasty. *J Shoulder Elbow Surg* 1997;6:11–17.
5. Churchill S, Moskal M, Lippitt S, Matsen F. Extracapsular anatomically contoured anterior glenoid bone grafting for complex glenohumeral instability. *Tech Shoulder Elbow Surg* 2001;2:210–218.
6. Flatow E, Miller S, Neer C. Chronic anterior dislocation of the shoulder. *J Shoulder Elbow Surg* 1993;2:2–10.
7. Gerber C, Lambert S. Allograft reconstruction of segmental defects of the humeral head for the treatment of chronic locked posterior dislocation of the shoulder. *J Bone Joint Surg Am* 1996;78:376–382.

8. Goga E. Chronic shoulder dislocations. *J Shoulder Elbow Surg* 2003;12:446–450.
9. Griggs S, Holloway B, Williams G. Treatment of Locked anterior and posterior dislocations of the shoulder. In: Iannotti J, Williams G, eds. *Disorders of the Shoulder: Diagnosis and Management.* Philadelphia, PA: Lippincott, Williams, & Wilkins; 1999:335–359.
10. Hawkins R, Neer C, Pianta R. Locked posterior dislocation of the shoulder. *J Bone Joint Surg Am* 1987;69:9–19.
11. McLaughlin H. Posterior dislocations of the shoulder. *J Bone Joint Surg Am* 1952;34:584–590.
12 Miniaci A, Gish M. Management of Anterior Glenohumeral instability associated with large Hill-Sachs defects. *Tech Shoulder Elbow Surg* 2004;5:170–175.
13. Oyston J. Unreduced posterior dislocation of the shoulder treated by open reduction and transposition of the subscapularis tendon. *J Bone Joint Surg Br* 1964;46:256–259.
14. Pritchett J, Clark J Prosthetic replacement for chronic unreduced dislocations of the shoulder. *Clin Orthop* 1987;216:89–93.
15. Rowe C, Zarins B. Chronic unreduced dislocations of the shoulder. *J Bone Joint Surg Am* 1982;64:494–505.
16. Sahajpal D, Zuckerman J. Chronic glenohumeral dislocation. *J Am Acad Orthop Surg* 2008;16:385–398
17. Schulz T, Jacobs B. Patterson R. Unrecognized dislocations of the shoulder. *J Trauma* 1969;9:1009–1023.
18. Sperling J, Pring M, Antuna S, Cofield R. Shoulder arthroplasty for locked posterior dislocation of the shoulder. *J Shoulder Elbow Surg* 2004;13:522–527.
19. Weber B. Operative treatment for recurrent dislocation of the shoulder: preliminary report. *Injury* 1969;1:107–109.
20. Wilson J, McKeever F. Traumatic posterior (retroglenoid) dislocation of the humerus. *J Bone Joint Surg Am* 1949;31:160–172.

（虞　佩 译　姜春岩 校）

第 6 章

Young W. Kwon，Todd A. Schubkegel

肱骨近端骨折的并发症：评估和处理

引　言

肱骨近端骨折的并发症很多，通常可以将这些并发症按照发生时间进行分类，包括损伤刚发生时、手术期间或手术后很短的时间内以及非手术治疗或手术治疗后的后遗症。尽管在概念上很简单，然而，对于某些并发症来说，不能简单地将它们分类到这些类别中。比如，最初的创伤包括损伤了神经和血管结构而导致的并发症。这些相同的并发症可能也会在术中或者术后发生。除此之外，一些后遗症被认为是肱骨近端骨折术后的一个自然发生现象和损伤的结果，而不是真正的并发症。

相似的，肱骨近端骨折术后并发症可能在相关功能的发病率上有所变化。某些并发症与较小的功能受限相关，而其他的则可能对累及肢体的日常活动影响较大。彻底地评估患者对了解其功能障碍的程度是很有必要的（图 6-1）。此外，当选择治疗方案时，应该考虑患者的预期和康复治疗情况。尽管可以选择合适的患者，但是要取得可靠的功能结果可能很困难，影响因素包括骨量丢失、骨量减少、过度刺激、瘢痕形成、软组织损伤、之前处理的方法、骨坏死或者神经损伤。因此，在对患者进行治疗前彻底了解预后是很重要的。

最初损伤相关的并发症

神经损伤

肱骨近端骨折相关的神经损伤可能是由受伤时钝性或锐性创伤所致，可发生在损伤时，也可发生在闭合手法复位后。发生在手术治疗时较少。因此，对肱骨近端骨折治疗的每一步都应该对神经状态进行准确的评估和记录。尽管因为疼痛、肿胀和制动，导致在急性期很难进行可靠、全面的体格检查，但是仍然要尽可能去做最全面的神经评估检测。假如对某条特定神经的状况存在任何疑问，应该记录下来，然后在稍后或者更合适的时间重复神经检查。

应该检查终末神经分支支配的肌肉，特别是腋神经、胸长神经和肩胛背神经的功能。就算是一个可触及的肌肉抽搐这样轻微的运动活动，都应该记

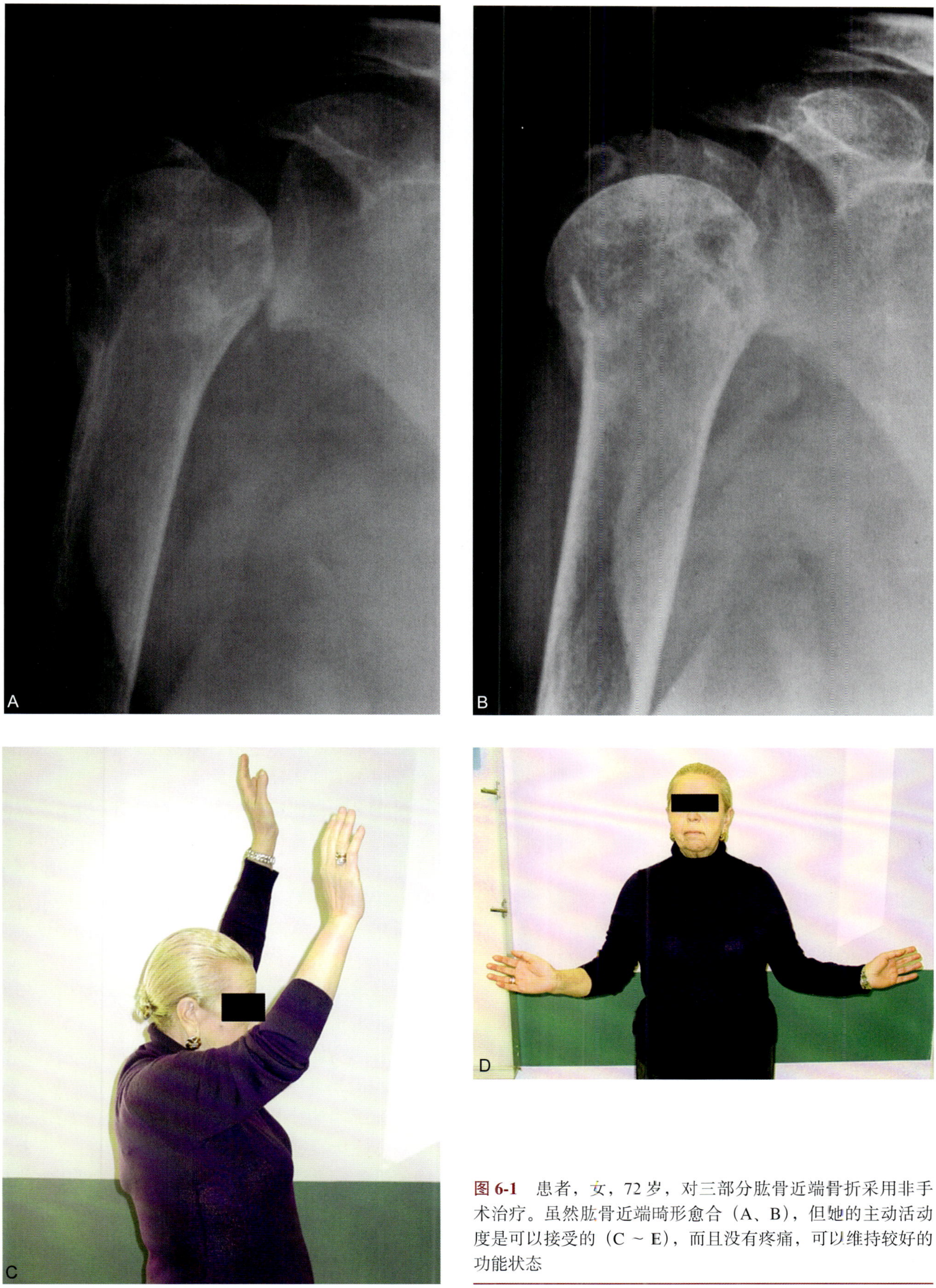

图 6-1 患者，女，72 岁，对三部分肱骨近端骨折采用非手术治疗。虽然肱骨近端畸形愈合（A、B），但她的主动活动度是可以接受的（C ~ E），而且没有疼痛，可以维持较好的功能状态

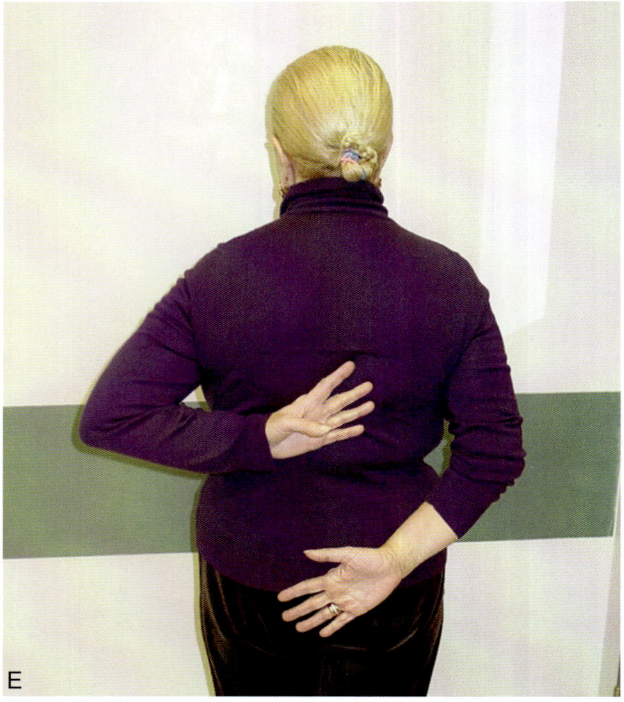

图 6-1 （续图）

录下来。斜方肌和前锯肌的主动活动提示，即使出现弥散的神经束病变，节前纤维很可能还是完整的。当评估一个可能出现的神经根撕脱时，相关的表现很重要，因为这些损伤会导致非常差的预后 [162]。

也应该做完整的感觉检查，同时仔细记录下皮区和终末支的分布。不幸的是，感觉缺失与运动的完整性没有必然的联系。肌电图研究显示单纯靠感觉检查来识别神经损伤相对来说并不可靠 [22,47]。特别是当腋神经运动纤维存在部分或者完全的离断时，患者的感觉可能在腋神经分布区还是完整的 [21,47,179]。此外，感觉异常经常被归因于臂丛损伤，可能实际上是血管损伤的最初表现 [119]。因此，必须分开记录所有末梢神经的运动和感觉检查。

据报道，临床上肱骨近端骨折后重要神经损伤的发生率为 9% ～ 50%[22,104,135,160]。但是，实际上神经损伤可能比以往认为得更加普遍。利用电诊断的方法，Visser 等发现在 50 例连续的移位的肱骨近端骨折患者中有 82% 的患者存在神经缺陷。另外，在 93 例没有或者轻微移位的肱骨近端骨折的患者中有 67% 的患者通过电学测试证实存在神经损伤。在这些神经损伤中，86% 的患者存在腋神经损伤，72% 的患者存在肩胛上神经损伤。大部分患者的神经损伤类型是多末梢神经参与的一种混合的神经丛病变。所有的神经损伤在 6 个月左右恢复，但是有 1 名患者的肩关节功能康复因为神经损伤导致的僵硬而出现延迟 [178]。

导致神经损伤的三个常见的损伤类型包括单纯盂肱关节前脱位、两部分大结节骨折伴前脱位和移位的外科颈骨折 [22,47,135]。骨折脱位后造成的神经损伤比单纯脱位更常见。此外，骨折脱位导致多根神经损伤的风险更高，因为在这个类型的损伤中需要更大的暴力 [178,179]。

一些研究报道老年患者肱骨近端骨折后神经损伤的发病率逐渐升高 [47,146,178]。研究者称，如果患者的肌肉力量差、反应下降或者具有保护性姿势，可能导致更高的神经损伤的风险。闭合复位时神经损伤的风险相对较低，通常损伤的发生与多次复位有关 [136]。在很罕见的情况下，可能会遇到锐利的骨折块导致某根神经完全横断。如果在手术时直视下发现这种情况，应该考虑立刻行神经修复。但是，如果神经末端挫伤很明显，则应标记神经末端，在对应损伤区域界定后在以后的时间可以进行有计划的修复。

在很多病例中，肱骨近端骨折后造成的神经损伤是暂时性的，并且只有 5% ～ 8% 的患者与持续存在临床症状相关 [22,47,178]。腋神经损伤一般在 4 ～ 6 个月恢复，而其他神经损伤一般在更长的时间康复 [5]。但是，假如钝性创伤是直接作用于肩关节外侧部位引起的腋神经损伤，则其发生持续损伤的风险将高于之前的一项研究的报道。该报道称 50% 的患者会永远有相关的临床症状 [21]。只要存在神经损伤，就应该考虑早期做肌电图检测来确定诊断和建立监测水平。假如没有临床改善的证据，随访结果可以在随后的 3 ～ 4 个月获得 [171]。完全康复可能需要 12 个月，但是假如出现因长时间的去神经化引起的不可逆的运动终板损伤，导致没有临床或者肌电图证据表明的恢复时，应该在 6 个月时考虑手术治疗 [40,161]。

对很多患者，即使存在永久的神经损伤，手术治疗可能也不是必需的，因为完整的肌肉系统可能提供足够的功能。在这些病例中疲劳可能是最常见的主诉，但是基于功能需要，患者通常能够忍受。假如存在手术治疗神经损伤的指征，基于损伤的持续时间、临床损伤程度以及患者的期望，应该考虑不同的手术方式。这些方式包括使用或不使用神经移植的修复、神经移植术和肌肉转移术。由钝性和牵拉造成的神经损伤很难修复。因为无活性的神经节段横跨数个厘米，经常需要神经移植来横跨损伤区域。有报道称，采用各种神经移植后，66% ～ 93% 的患者在损伤 6 个月内获得满意的结果 [5,40,171]。对于完全腋神经损伤及相关的三角肌麻痹，最需要在四边孔的区域进行神经移植，因为这个区域会产生窄束[10]。合并肩胛上神经麻痹时，这两条神经都需要修复，才能获得最佳的功能结果。

假如在 1 年内进行移植，取得适度的功能提高还是可以期待的。但是，如果超过 2 年，神经移植后患者很少受益[3,147]。当患者出现永久的运动终板不可逆损伤时，应该考虑补救措施，例如肌肉转位；假如多个神经受累，可行关节融合术。可以利用副神经或者肋间神经来完成神经移植术或者神经转位[161]。假如支配的肌肉也受到永久性的影响，可以考虑用斜方肌或者背阔肌来进行肌肉转位[10,87,133,157]。

血管损伤

肱骨近端骨折后，血管可能被一个尖锐的骨折块撕裂或者因某个牵引力量而撕脱。直接挫伤导致的内膜损伤会出现血管痉挛和完全或者部分的血管闭塞。与神经损伤相比，血管损伤更少见。但是，它们在损伤时更难识别[37]。在腋动脉完全离断时，颈横主动脉、肩胛上主动脉和肩胛下动脉可以构成丰富的侧支循环，造成上肢无缺血的表象[119]。因此，需要仔细辨别血管损伤。这在老年人群中是非常重要的，因为血管损伤常继发于动脉粥样硬化后的动脉弹性丧失[51,70,82,94]。

除了经典的缺血 5P 征（无脉、苍白、疼痛、麻痹和感觉异常，pulselessness，pallor，pain，paralysis，paresthesia），患者可能出现巨大或者扩张的血肿、血管杂音或者无法解释的低血压及心动过速。除此之外，神经损伤导致的感觉缺失可能是某条末端循环不足的血管损伤的最初临床征象[119,132]。多普勒超声在量化脉搏差异时很有帮助，是创伤评估中重要的一部分[191]。假如有任何脉搏的缺损或者不对称的表现，可能需要血管外科医师立刻进行评估。假如缺乏设备，应该考虑将患者转移到更合适的机构，并通知相关机构准备一个可能存在威胁上肢的急诊手术。假如诊断有疑问，则可能需要行 CT 血管造影或者导管插入。在假性动脉瘤或者内膜损伤的病例中，在血管造影下进行支架植入可以短暂修复循环[170]。

肱骨近端骨折后主要的血管损伤大部分发生在腋动脉远端区，区域划界为胸小肌的外侧缘和大圆肌的上缘。这个区域中最容易受到损伤的是旋肱动脉的分支和肩胛下血管，可能是因为其位置相对固定（图 6-2）。当骨折引起移位时，导致固定部位杠杆样对抗胸小肌旁边组织的局部压迫或者剪切力[70,86,127]。臂丛的束支在这个位置与动脉很接近，在高达 50% 的病例中也可能受到损伤[113]。

血管损伤最常与单独的外科颈骨折或者三部分、四部分骨折有关（图 6-3）[108,111,119,176]。这些损伤可能在发生时在影像学上甚至看不到明显的移位，因为损伤发生时骨折就已经出现了更大的移位[80,174]。在骨折伴有大结节移位时，旋肱动脉可陷入骨折部位，从而形成血栓或者内膜损伤而影响腋动脉[108,165]。

尽管侧支循环可能适合维持上肢的血供，但是大部分主要的血管出现损伤时需要修补。一个重要的修补相对禁忌证是侧支循环良好，同时完全臂丛神经根撕脱，因为预计患者的肢体功能会很差[153]。在急性缺血期，血管外科医师应该立刻进行探查和修补。应该在进行确切的血管修补前进行稳定的骨折内固定，这样能保护修复那些骨折手法复位时造成的再损伤。假如发生上肢缺血坏死的风险很高，则有必要在固定骨折之前就先进行暂时的分流以获

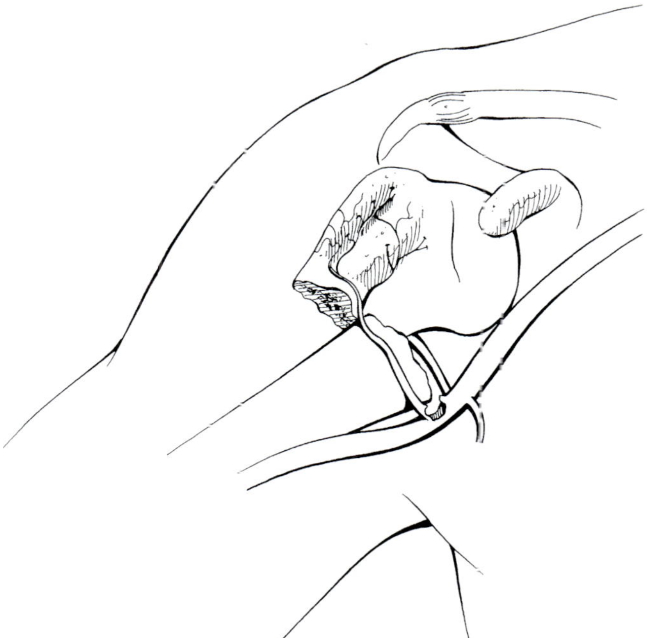

图 6-2 通过“系绳的分叉结构”显示了来自腋动脉的肩胛下干和旋肱前、后动脉

得血供。之后血管外科医师可在骨折稳定后进行确切的修补或者移植。

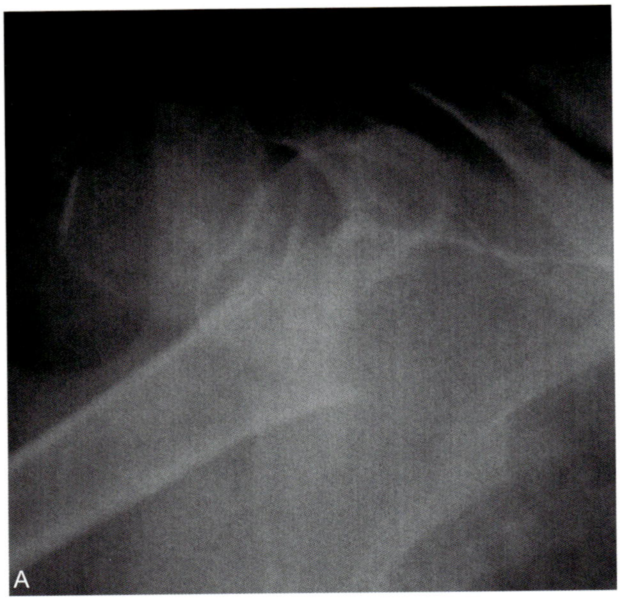

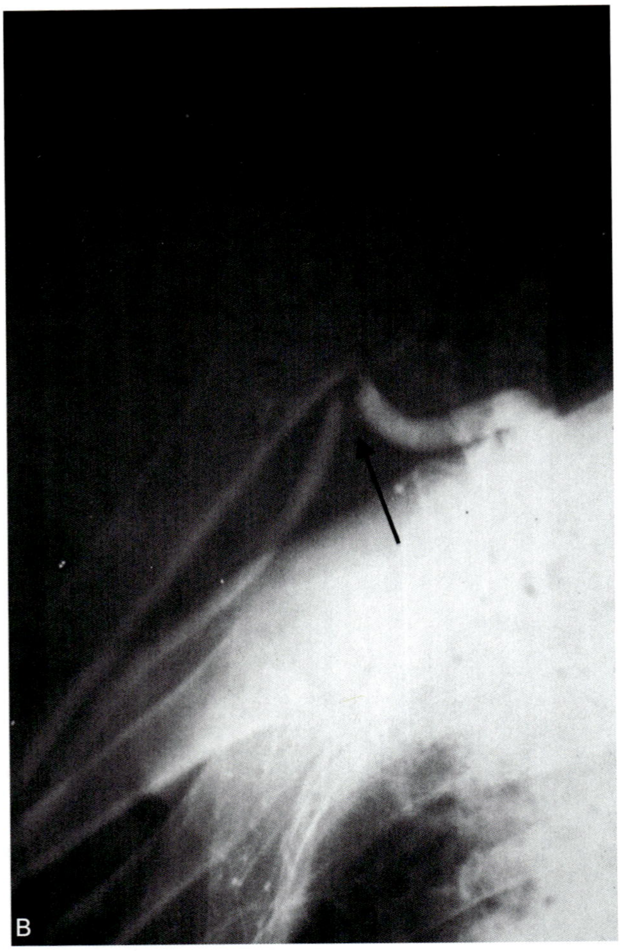

图 6-3 患者，女，73 岁，肱骨近端外科颈骨折移位（A）。闭合复位后，可以看见多普勒仪器中的桡动脉压力降低。血管造影检查显示腋动脉卡进骨折断端（箭头）（B）

一项回顾性研究发现，当血管损伤时进行立刻行溶栓治疗或者动脉内膜切除术、修补术或者根据损伤来移植，可以达到 75% 的成功率。但是尽管治疗充分，仍有将近 15% 的病例需要截肢。据报道，1 例患者因为再灌注损伤和多器官衰竭而死亡 [119,130]。当诊断或者治疗延迟时，预后可能会更不乐观，其中 50% 的患者需要在损伤水平末端进行截肢 [149]。

手术治疗的并发症

内固定松动

手术治疗肱骨近端骨折在骨折治疗中所占的比例约为 20%[135,136]。造成内固定失败的原因包括植入物植入不当、固定不充分、过度活动或者患者不依从术后指导（图 6-4）。此外，骨量减少和内固定松动的关联性已经在文献中有所报道 [39,124,145]。内固定松动可能导致灾难性的后果，如螺钉进入关节和（或）进入邻近的软组织。个案报道也描述了由置入物移动导致的出现急性和慢性的缺血并发症的血管损伤 [65,96]。

植入物的选择会影响肱骨近端骨折治疗的预后。可选方式包括经皮克氏针、髓内钉、锁定或者非锁定钢板。除了采用这些改良的移植物外，肱骨近端内侧柱的重建在恢复骨的稳定性上还是非常重要的，能够防止内翻。无法重建或者支撑内侧柱会增加固定物外侧的压力，从而导致植入物失败率增加、骨折对线不良和不愈合 [13,66,105,166]。

经皮克氏针在微小切开或者闭合复位时具有减少破坏周围的软组织和骨膜的优势 [155,186]。稳定的经皮复位依靠韧带来维持解剖位置。因此，它可能不适合用于高能量损伤合并较大的软组织脱套样损伤 [64]。当患者有良好的骨质且干骺端粉碎较小时，行经皮克氏针的内固定松动率和愈合不良的发生率为 8% ～ 17%[57,89,93]。这些报道包括两部分和三部分骨折，以及部分四部分肱骨近端骨折，包括拉力螺钉固定移位的大结节骨折。对两部分或者三部分骨折采用该手术后，功能恢复及维持稳定复位都可以改善。近期有两篇文献报道在骨折中只有 5% 的患者复位失败 [35,190]。使用经皮克氏针时很难重获和维持解剖重建。然而，非解剖复位仍有可能获得满意的功能结果 [116]。进行经皮固定时应用一系列影像图片来监测患者是很重要的，因为克氏针移位是威胁生命的潜在并发症，有报道过克氏针移位至胸腔内 [61,115,120,122]。

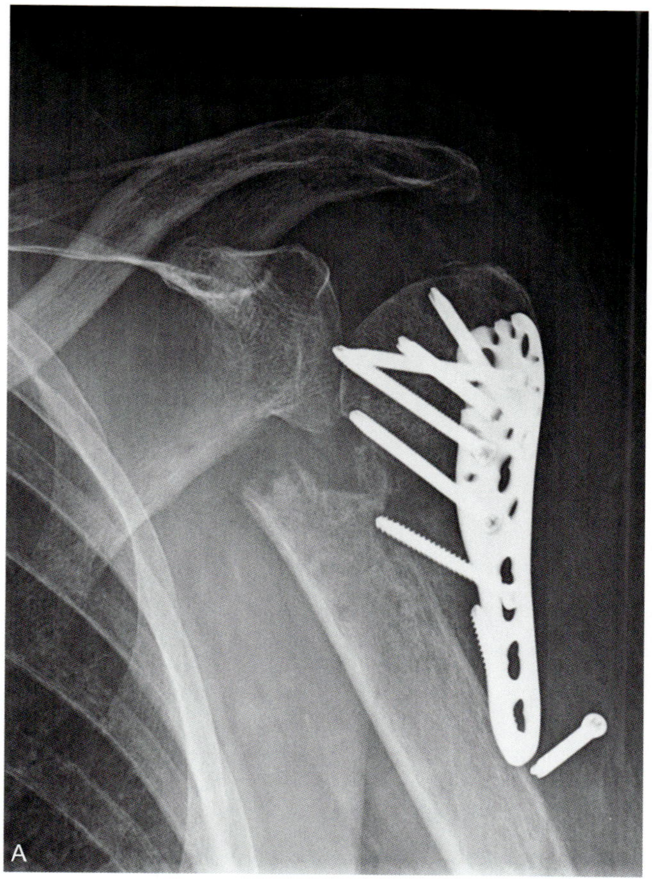

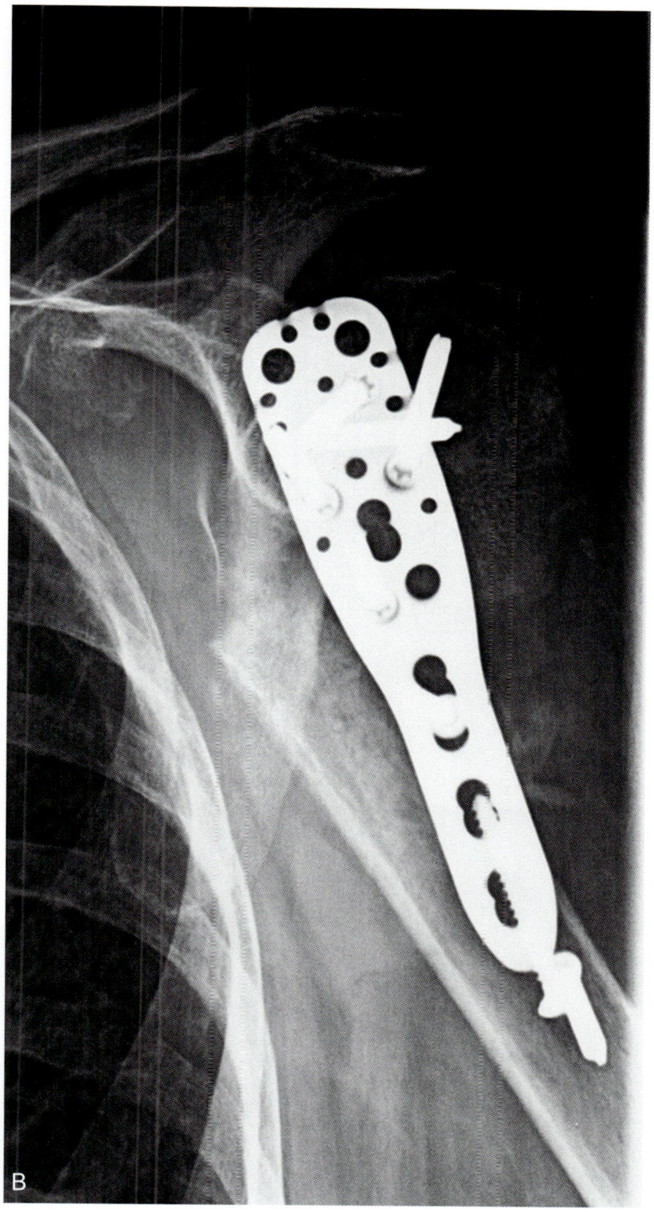

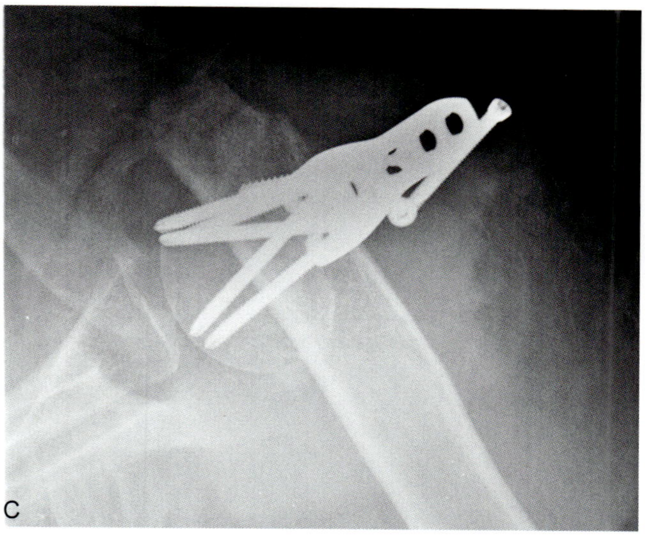

图 6-4 患者，女，67 岁，患有糖尿病，采用切开复位锁定钢板内固定术后 9 个月。X 线片显示内固定自肱骨干松动，骨折发生再移位

通过髓内钉可以获得接近解剖复位，同时，稳定的固定可允许患者早期活动。理想的适应证是两部分外科颈骨折，或者包含骨干部的骨折[71,109]。虽然据报道采用髓内钉后总的愈合率＞90%，但三部分和四部分骨折的临床愈合率更低。两篇近期的研究评价了临床和影像学结果，证实当大结节向上移位时内翻塌陷的发生率为 16% ～ 56%[97,14]。髓内钉术后可能因内侧塌陷、螺钉突出导致的肩峰下撞击以及有症状的松动，从而导致再次手术的概率较高，有 10% ～ 45% 的病例需要进行翻修手术[1,2,20,97,140,167]。

采用术前塑形的肱骨近端锁定钢板在治疗肱骨近端骨折中已经成为了一种普遍的方法。已对该技术的生物力学优势进行了很好的描述，但是临床并发症还是不断地发生。近期报道其并发症的发生率为 15% ～ 36%[15,33,55,145,189]。内固定松动和结节愈合不良不常见，据报道发生率为 5% ～ 14%[33,55,95,166,173,181]。

由于钢板太过坚硬，常常会因为整块钢板拉出或钢板断裂而阻止了灾难性后果的发生[39,107]。但是，如果未对干骺端的钢板孔洞在干骺端粉碎水平上植入螺钉，那么外科颈的不愈合会导致钢板断裂[39]。

发生复位大量丢失或者植入物移位时经常需要翻修手术。很难表述有哪些特殊的标准，但是普遍推荐早期干预。例如，对严重移位的结节骨折块延迟治疗经常导致骨的再吸收、肩袖肌肉萎缩或痉挛。应该考虑切开复位内固定的翻修，特别是有良好骨量的年轻患者。除了内植入物位置丢失，还应该考虑内侧柱固定、骨移植、髓内同种异体骨支撑或张力带修复[13,14,124]。此外，应该仔细处理软组织，以避免发生额外的并发症如骨缺血坏死和异位骨化。

植入物并发症

植入物的松动、骨折塌陷（图 6-5）或者钢板位置不合理会导致钢板翘起和相应的症状。植入物突出最大的问题是穿刺进关节内[55,121,189]。用锁定钢板治疗肱骨近端骨折时，螺钉穿入关节是最常见的并发症，发生率为 14% ~ 23%[33,39,55,145,166,173]。最好的治疗方式就是预防其发生，因此，从放置内固定开始时，就推荐用多轴向的影像学检查来确定植入物的合理位置（图 6-6）。即使有合适的定位，螺钉穿透进关节可能会与骨折塌陷同时发生。假如怀疑侵入关节面，应该做 CT 扫描[145]。假如确定存在植入物穿入，早期行植入物移除或者考虑更换能够防止对关节软骨进一步破坏的方法。

假如已经明确植入物进入关节并且已经发生软骨损伤，那么需要对临床上每一个环节制订合适的治疗方案。诊断性关节镜检查可以帮助评价关节盂和肱骨头关节表面的软骨状况以指导长期治疗[92,180]。也可以在关节镜直视下移出螺钉。未及时发现关节内植入物将快速破坏关节盂，但是关节盂破坏的重

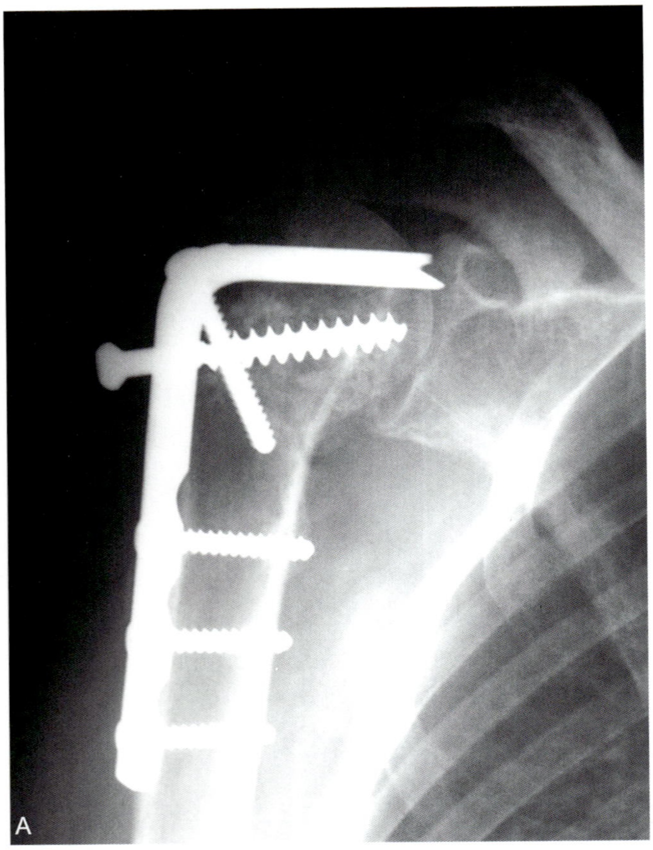

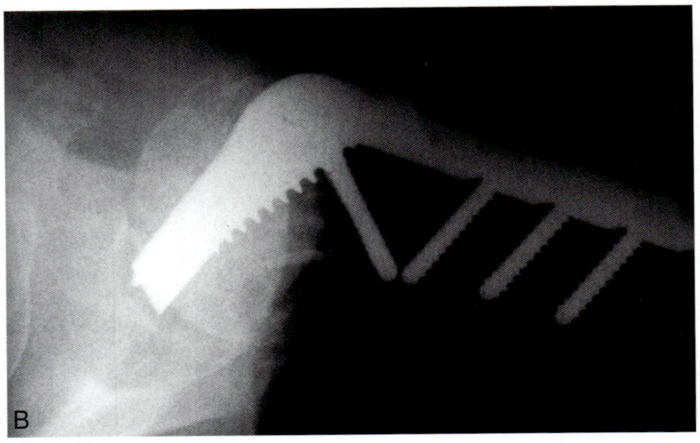

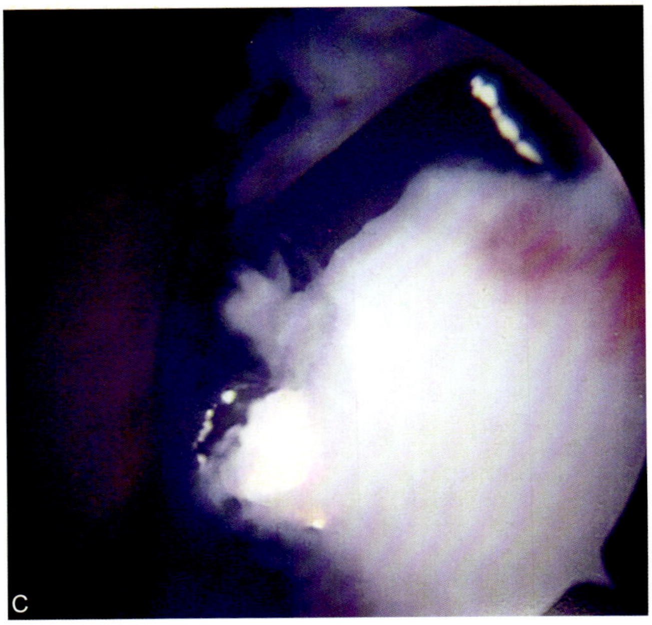

图 6-5 患者，女，66 岁，肱骨近端外科颈骨折。采用切开复位和角钢板固定后 4 个月。X 线片显示（A、B）骨折复位丢失，在关节镜下可见植入物进入关节内（C）

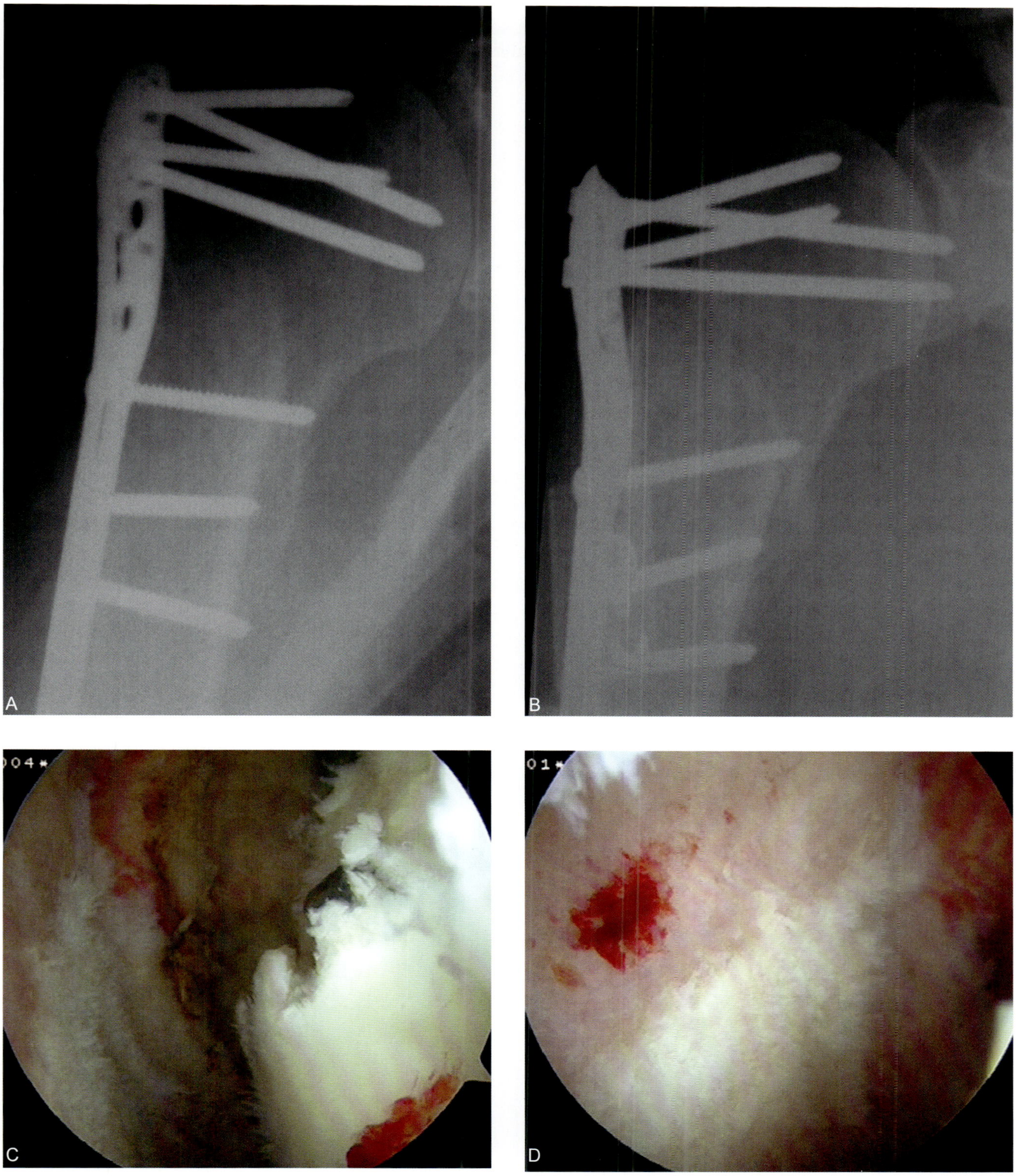

图 6-6 患者，男，57 岁，采用切开复位锁定钢板内固定术后 4 个月。内旋位前后位片（A）显示没有发现螺钉穿出，而在外旋位摄片中（B）则明显显示螺钉穿出。关节镜检查确认螺钉穿入关节内（C），同时关节盂上半部全层软骨缺损（D）。在关节镜下移除阻挡的螺钉后（E），在关节内再也没有发现植入物（F）

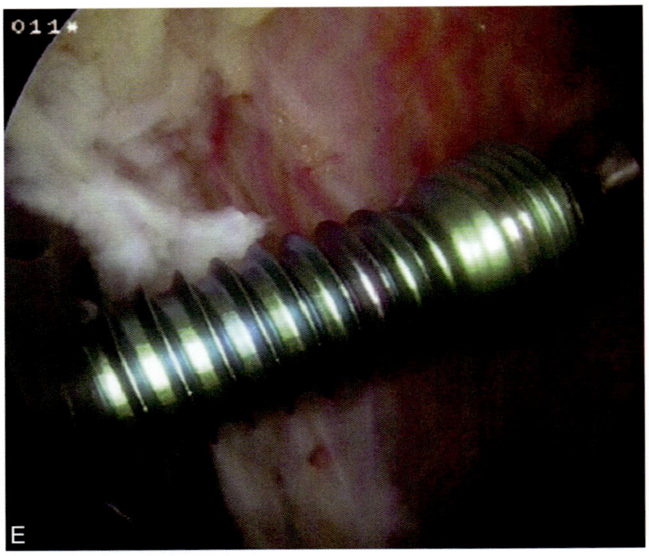

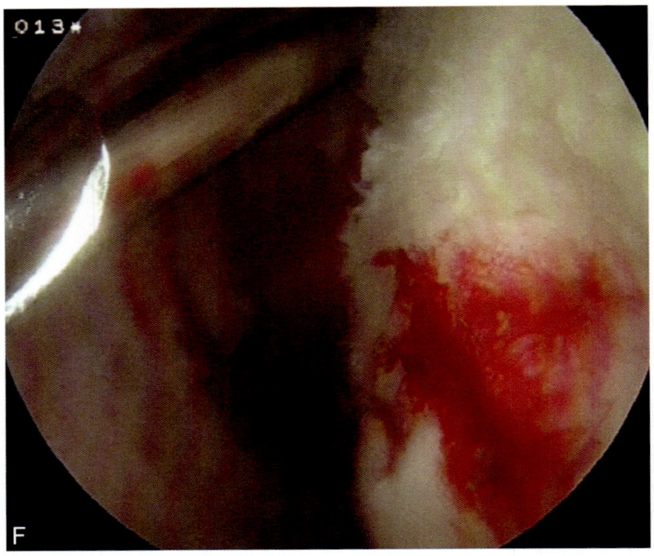

图 6-6 （续图）

要性还没有被很好地认识。一些患者能够忍受关节病变和较小的功能缺陷。因此，移除植入物后广泛的软骨破坏并不是一个将来需要手术的适应证。只有在移除植入物后患者表现出持续的临床症状时，才应该考虑行关节置换术或者表面重修术。

结节损伤

结节损伤可能发生在内固定后或者肱骨近端骨折假体置换后，导致骨性撞击和主动活动缺失[33,95,189]。很多适合内固定的骨折可能提示结节损伤较轻。此外，内固定后结节损伤通常发生在内固定丢失的情况下。与之相反，复杂骨折合并结节移位和骨量减少时最佳的治疗方案是半肩关节置换。因此，结节损伤通常发生在采用半肩关节置换来治疗肱骨近端骨折后。

用假体置换来治疗粉碎性肱骨近端骨折时，73% ~ 93% 患者的疼痛缓解情况为很好至非常好[6,74,125,136]。但是，在功能上，导致一个或多个功能限制的并发症的发生率高达 50%[26,125,144,148]。采用半肩关节成形治疗骨折后有关结节损伤最常见的并发症包括对线不良、愈合不良或者不愈合，发生率为 20% 左右（表 6-1）[24,41,49,72-74,79,99,125,129,136,143,154,185]。近期很多生物力学研究关注了结节对线不良或者移位的不良影响[58,60,85]。结果显示，垂直冠状面的复位标准得到了提升，在术后随访评价上提高警惕的要求也是重点[26,31,59,112]。这导致在最近一系列的报道中判定结节对位不良的报道显著增加。

结节位置不佳可能发生在手术中进行非解剖复位后，或者未充分固定大结节所导致的移位（图 6-7）。对肩袖肌肉的牵拉（通常与固定不当有关）导致肌力增强，进而加重了结节骨折块的移位[60]。粉碎的骨折块和骨量下降是导致固定不良的重要因素[26]。手术失误可能促进移位或者结节愈合不良，包括假体位置过高和过度后倾[26]。

结节愈合不良的临床表现由受累结节和移位程度来决定[142]。经常发现大结节有相对的上移而导致肩峰下撞击，进而限制前屈和外展。后方对线不良则导致外旋受限，因为大结节撞击后方关节盂唇。相似地，如果小结节的位置不佳，可能会有内旋的骨性撞击。小幅度的移位可能是可以忍受的，特别是小结节。大结节愈合不良伴有限移位可导致轻微的无力和僵硬而无不稳定[31,125]。但是，严重的移位、疼痛和无力常常与肩关节不稳定有关。

由于再吸收和不愈合而导致的结节固定失败的临床表现是多种多样的，但是对以下情况的患者应当心存怀疑：术后立刻出现的不正常的肩膀疼痛；在康复阶段肩关节的主动活动进展很差；之后肩关节的主动活动与被动活动分离[24]。在严重的病例，患者可能表现为“假瘫”和不能提起上肢。有证据显示肱骨头向前上方移位。

手术治疗结节损伤的方式各不相同，应该根据临床和影像学发现进行个性化治疗。对于因为愈合不良而有撞击症的患者，应在关节镜下或者开放性

表 6-1 对象性锁骨近端骨折采取半肩关节成形治疗后的并发症

研究	骨折例数	平均随访时间（月）	结节并发症	浅表感染	不稳定	深部感染	假体周围骨折	神经	有症状的松动	总计
Neer 1970[136]	43	58	2 (4%)			1 (2%)		1 (2%)		4 (10.5%)
Kraulis 和 hunter[99]	11	36				2 (18%)	1 (9%)	2 (18%)		5 (45.4%)
Moeckel 等[129]	22	36	1 (5%)		1 (5%)					2 (9.1%)
Green 等[73]	24	37	1 (4%)							1 (4.2%)
Hawkins 和 Switlyk[79]	20	40			3 (15%)			1 (5%)	1 (5%)	5 (25%)
Compito 等[41]	64	33	4 (6%)			1 (2%)				5 (7.8%)
Goldman 等[72]	22	30		1 (5%)						1 (4.5%)
Dimakopoulos 等[49]	38	37	2 (5%)		1 (3%)					3 (7.9%)
Boileau 1999[24]	43	29	14 (33%)		1 (2%)			3 (7%)		18 (41.9%)
Robinson 等[154]	138	76	53 (38%)	9 (7%)	3 (2%)	2 (1%)	3 (2%)		1 (1%)	71 (51.4%)
Mighell 等[125]	72	36	16 (22%)			1 (1.5%)			1 (1.5%)	18 (25%)
Gronhagen 等[74]	46	53	5 (11%)	1 (2%)	1 (2%)		2 (4%)	1 (2%)	1 (1%)	11 (23.9%)
Antuna 等[6]	57	124	13 (23%)		1 (2%)				2 (3.5%)	16 (28.1%)
Noyes 等[143]	47	49	7 (15%)			1 (2%)				8 (17%)
总计	647		118 (18.2%)	11 (1.7%)	11 (1.7%)	8 (1.2%)	6 (0.9%)	8 (1.2%)	6 (0.9%)	168 (26.0%)

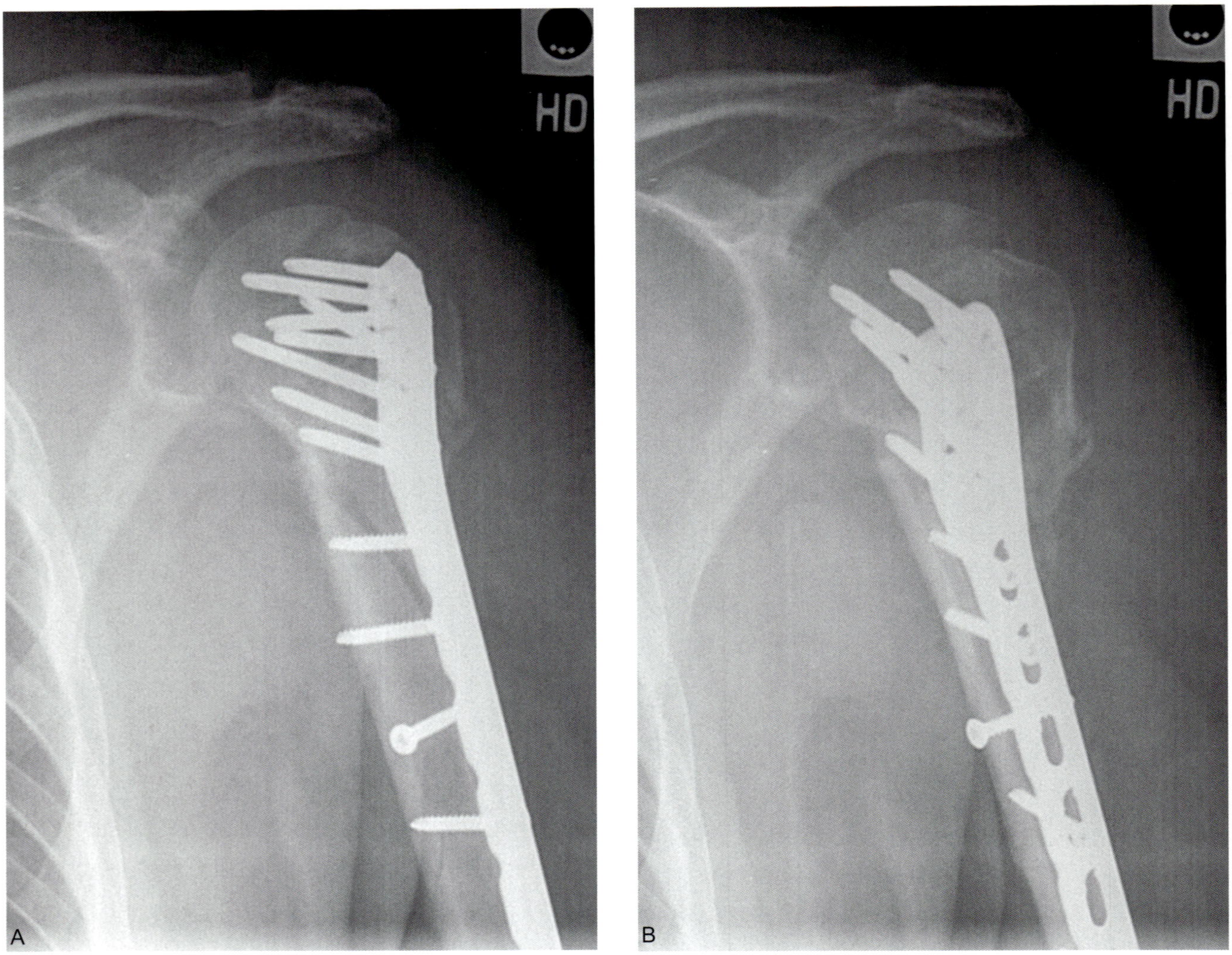

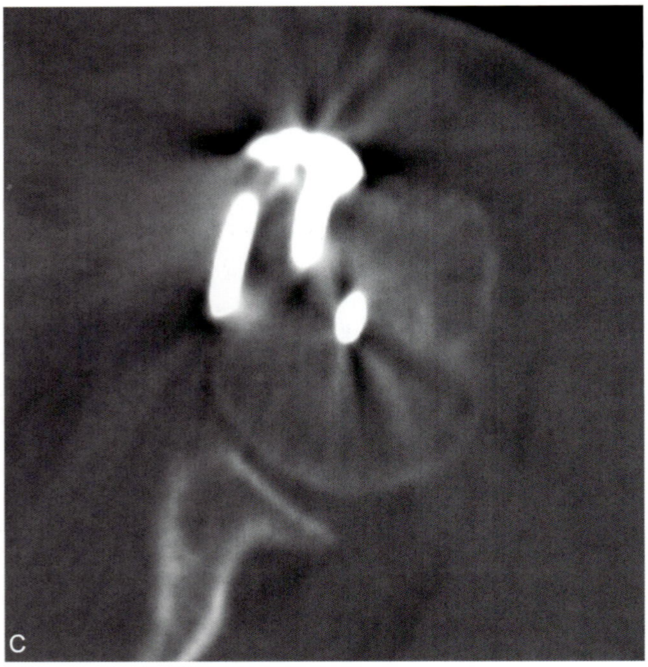

图 6-7 患者，男，42 岁，对其采用切开复位锁定钢板内固定治疗 6 个月。X 线片（A、B）和 CT 扫描显示（C）结节固定不牢靠，出现移位

切除撞击的骨质，同时需要修补肩袖，可能这些就已足够。如果患者有严重的无力或者不稳定，手术的主要目的是将结节调整到解剖位置，并提供足够的固定来保证愈合。假如情况允许，就进行早期运动锻炼。但是，因为肩袖萎缩、骨吸收或者广泛的瘢痕形成，可能会遇到困难。必须仔细设计截骨术，来防止横断肩袖附着点，由于存在假体，很难达到安全的固定 [18]。假如不能获得解剖和安全的结节固定，可以考虑反式肩关节假体来减少疼痛、稳定关节和恢复主动上举 [30,106,118]。

感　染

很难量化内固定后的感染发生率，因为这不是常见的并发症。现有的文献显示，术后感染的发生率为 0.5% ~ 4%[33,39,55,169]。深层和表层感染的发生率在采用半肩关节成形术治疗肱骨近端骨折时为 3% 左右（表 6-1）。这与报道的采用非限制型肩关节假体置换术深度感染的 1% ~ 4% 的发生率是相应的 [42,76,168]。

深部感染可能是一种灾难性的并发症，可导致慢性疼痛、骨量丢失、不稳定、不愈合，甚至全身性脓毒症。在术后阶段，感染可能是急性的，或者是血行性感染的结果。导致感染风险增加的因素有翻修手术、免疫功能受损及局部放射 [42]。关节成形术或者肩袖手术后的肩关节感染最常见的是葡萄球菌属和丙酸杆菌属 [158]。对痤疮丙酸杆菌的诊断比较困难，因为培养的时间较长，可能需要 10 天 [50]。

全身系统症状可以表现得很轻微，包括发热、寒战或白细胞升高。已认为疼痛、僵硬和持续伤口流液是最可靠的病史 [42,114]。非特异性的炎症介质、红细胞沉降率及 C 反应蛋白在很多病例中都升高，沉降率被称为是最有帮助的实验室诊断指标 [101,128]。假如需要，可能要考虑诊断性关节穿刺术。不幸的是，如果关节穿刺术的结果为阴性，也不能排除存在深部感染的可能，而应该将其当作获得正确诊断的手段之一。

一旦证实有感染，必须立刻治疗。对骨折采取内固定治疗后，保留内固定进行清创，使用抗生素来抑制感染直到骨性愈合，这可能是一个可行的方法 [19,151]。但是，在执行这个方法前必须确认骨折内固定的情况。否则，必须对患者进行手术灌洗、清创术和植入物移除术。Athwal 等报道了切开复位内固定后深部感染的患者平均需要三个步骤来根除感染。另外，5 名患者中的 4 人发展为骨折不愈合，需要后续的手术治疗，3 名患者的功能结果较差 [12]。采用经皮克氏针后，需要进行特别的护理来降低感染的发生率。虽然深部感染并不常见，但是与表浅感染相关的骨髓炎或者不愈合的发生率高达 50%[56,89]。

应该立即治疗骨折半肩关节成形后的感染。在急性期，可能要手术冲洗和清创术。如果影像学没有明确的证据提示存在骨侵蚀或者包含骨水泥界面的损伤，可以保留假体 [131]。即使不能根除感染，结节愈合也要更长的时间。假如感染持续，则植入物和相关的骨水泥都应该移除。假如结节不愈合，在之后进行重新植入时要确保结节固定在柄上 [131]。

假如结节不愈合后发生感染，在某种意义上应该采取与感染的肩关节成形术同样的治疗。同样，对慢性感染也应该通过清创术和移除内固定治疗，因为感染可能发生在骨和植入物界面 [12]。在慢性感染的患者中行保留假体的清创术，则相关的再感染的发生率高达 60%，所以通常不推荐这样做 [42]。一旦根除了感染，第二步就可以考虑假体的再植入。已经提出对软组织包括肩袖的彻底清创后使用反式全肩关节假体治疗的可能性。使用一步或者两步的更换策略显示没有病例再发生持续的感染，两组的临床结果在统计学上也没有显著差异 [46]。尽管如此，进行一期清创和再置换时仍然应该很小心。

术后僵硬

尽管有合适的治疗，肱骨近端骨折的患者很少能完全恢复到损伤前的活动范围 [98]。因此，在进行任何治疗前，适当地指导患者是非常重要的。导致术后僵硬的原因是多因素的，必须将软组织挛缩与盂肱关节受限或肩峰下撞击导致的关节受限区分开 [177]。如果还不能确定僵硬的原因，向肩峰下间隙和（或）者盂肱关节诊断性注射短效麻醉药是很有帮助的。最好的治疗肩关节僵硬的方法就是预防。因此，获得可靠的骨折固定是指导早期运动锻炼的前提。

尽管进行了有计划的治疗，如果僵硬伴有明显的功能缺陷，那么必须考虑进行软组织松解 [84]。与主要表现为盂肱关节受限的先天性粘连性肩关节囊炎不同，创伤后挛缩也包括明显的肩峰下粘连。这一般需要通过关节镜下关节内的关节囊松解联合肩峰下粘连松解 [16,34]，之后采用轻柔的手法可能有助于获得额外的活动度。文献报道术中的活动范围代表了术后目标 [131]。创伤后患者的总体活动度差异很大，与先天性关节囊粘连患者的活动度相比稍差。

迟发型后遗症

骨坏死

肱骨头的主要血液供应来自旋肱前动脉以及其在骨内的延续和动脉弓[32,69,102,123]。研究证实，这些血管几乎供应整个骨骺。动脉造影提示在接近80%的肱骨近端骨折中旋前动脉完全离断，因为它很靠近骨膜组织[43]。在正常的肩关节，旋肱后动脉营养大结节后方和仅一小部分后下方的关节面部分[69]。因为旋肱后动脉不紧密贴着骨膜组织，通常在肱骨近端骨折后该血管会被保存[43]。旋前动脉断裂后，动脉弓可充盈着来自从旋肱后动脉多方汇聚来的血液，因此，后方血管成为主要供应整个肱骨头的末梢动脉弓[32]。

肱骨近端骨折后伴有发生骨坏死的风险，并与骨折类型密切相关。报道称三部分骨折的发生率为3%～23%，四部分骨折的发生率为13%～45%[100,103,136,184]。骨折脱位后伴有更高的骨坏死风险，三部分骨折为40%，四部分骨折为89%。外翻型的四部分骨折通常有完整的内侧柱，相关骨坏死的发生率较低，为8%～26%。报道称骨坏死更常见于手术固定治疗，特别是钢板固定，这可能与骨膜过度剥离或者不合适的内固定位置有关[65,172]。

从损伤到术后影像学上第一次出现骨坏死征象的相隔时间从数月到数年不等[103,175]。除此之外，临床症状和影像学的严重程度没有必然联系。Wijgman等报道，超过75%的经切开复位内固定后骨坏死的患者肩关节功能评分达到好或者非常好，与影像学表现无关[80]。因此，因人而异地制订满足影像学表现和临床症状的手术方案是很重要的。在肱骨头塌陷后，内固定突出可能导致关节盂关节表面的二次损伤。这是需要发现的重要情况，并推荐早期干预治疗[113,172,192]。

开始时，骨坏死患者的临床表现可能不是很特异，患者表现为抱怨隐痛和活动受限。由于许多患者在肱骨近端骨折的康复过程中也有类似的症状，因此，重点应该是观察症状严重程度的变化。假如患者没有金属内固定，可通过更详细的MRI检查来评估肱骨头。之后，随着疾病的进展，简单的影像学检查就足以明确Cruess所定义的疾病的阶段[45]。

对骨坏死的一般性治疗原则与先天性骨坏死的患者相似[75]。在疾病的早期阶段，肱骨头没有塌陷，非手术治疗就可能足够了。如果没有进展，可能要考虑关节镜清理和肱骨头髓芯减压[78]。进展至肱骨头坍陷伴或不伴盂肱关节炎时，则需要考虑关节成形术（图6-8）。当结节的对线恢复时，无限制型肩关节置换术可获得较好的预期效果[25]。

肩关节成形置换术后发生肱骨头坏死与几个显著因素相关。第一，由于肱骨头塌陷，关节囊会挛缩，肩袖变短。因此，对关节囊广泛减压能够避免关节的“过度填塞”。更重要的是，假如需要关节盂组分，那么可以考虑一个较小的肱骨头的组分。第二，在重症病例中可能表现为严重的关节盂侵蚀，因此，可降低关节盂骨量来适应假体。尽管关节盂侧不常导致骨坏死[175]，术前CT检查可能有助于评估关节盂骨量和适合关节盂组分的嵌入。第三，因为在干骺端部位存在硬化骨，肱骨髓腔的准备可能更加有挑战性。在一些病例，在扩髓前有必要通过使用钻孔或者高速骨钻进入髓腔。术中进行影像学检查也可能有助于避免皮质穿透。

不愈合

肱骨近端骨折后不愈合是相对不常见的并发症，可见于移位的两部分外科颈骨折以及某些三部分和四部分骨折治疗失败后。研究发现，在非手术治疗骨折中，不愈合的发生率为0.8%～2.0%[44,77,88]。通过现在的内固定技术治疗，骨折后不愈合的发生率为2.5%～3%[44,173]。不愈合可能发生在任何类型的骨折中，但是更常见于粉碎性、内翻成角或者移位的两部分外科颈骨折[44]。

外科颈不愈合与患者的特异性和治疗时的相关因素有关。骨折部位的分离可能是由于软组织的介入导致的，或者更少见的原因是使用了前臂悬吊管形[91]。骨折部位的过度运动可能是因为不充分的固定或者早期过度康复所致[136,141]。此外，已证明吸烟史是导致肱骨近端不愈合的相关危险因素[77]。

当患者对功能的要求较低时可以采取非手术治疗。大部分患者表现为剧烈疼痛和严重功能缺陷（图6-9）。不幸的是，手术治疗外科颈不愈合是一个挑战性的问题，并且应该谨慎处理。骨的质量通常很差，骨的存量也有限。患者患有的其他内科疾病也可能是构成不良愈合环境的因素[188]。很多治疗方案已经有所描述，但是没有某种技术被证实是有优势的。因此，对于每一个患者的治疗必须个性化。对一些特别复杂的病例，如感染不愈合，甚至可能

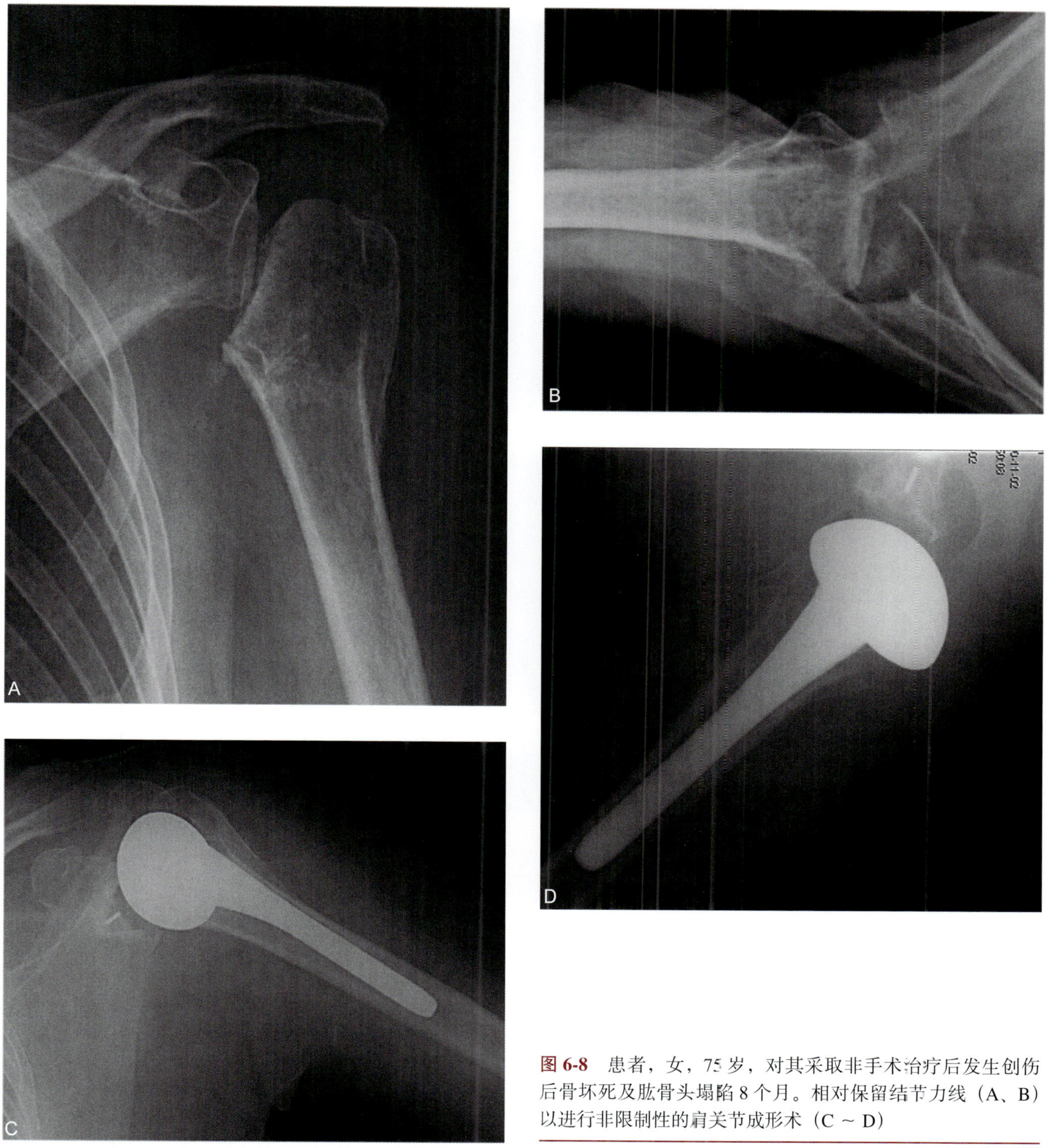

图 6-8 患者，女，75 岁，对其采取非手术治疗后发生创伤后骨坏死及肱骨头塌陷 8 个月。相对保留结节力线（A、B）以进行非限制性的肩关节成形术（C ~ D）

考虑行关节切除成形术[162]。

当不愈合伴有近端肱骨大骨折块、局部肱骨头空腔化且还没有呈现出骨坏死时，可能适合进行切开复位及内固定。早期使用的标准钢板和环扎技术与不良预后以及不可接受的高失败率有关[52,141,182]。幸运的是，现代内固定技术的使用可以显著改善效果。近期报道利用螺旋刀片状或者锁定钢板结合松质骨重建或者髓内骨性移植，愈合率达到 90%[14,63,152]。但是，尽管愈合率较高，疼痛显著减轻，据报道很多患者仅仅是提升了少许活动度。

在一些不愈合病例中，可能无法实现稳固的内固定。由于近端骨折块较短，肱骨头空腔明显，并且萎缩的软组织与分泌滑液的关节相连，从而阻止了硬化骨形成（图 6-10）[9,13]。对于这些困难的病例，关节

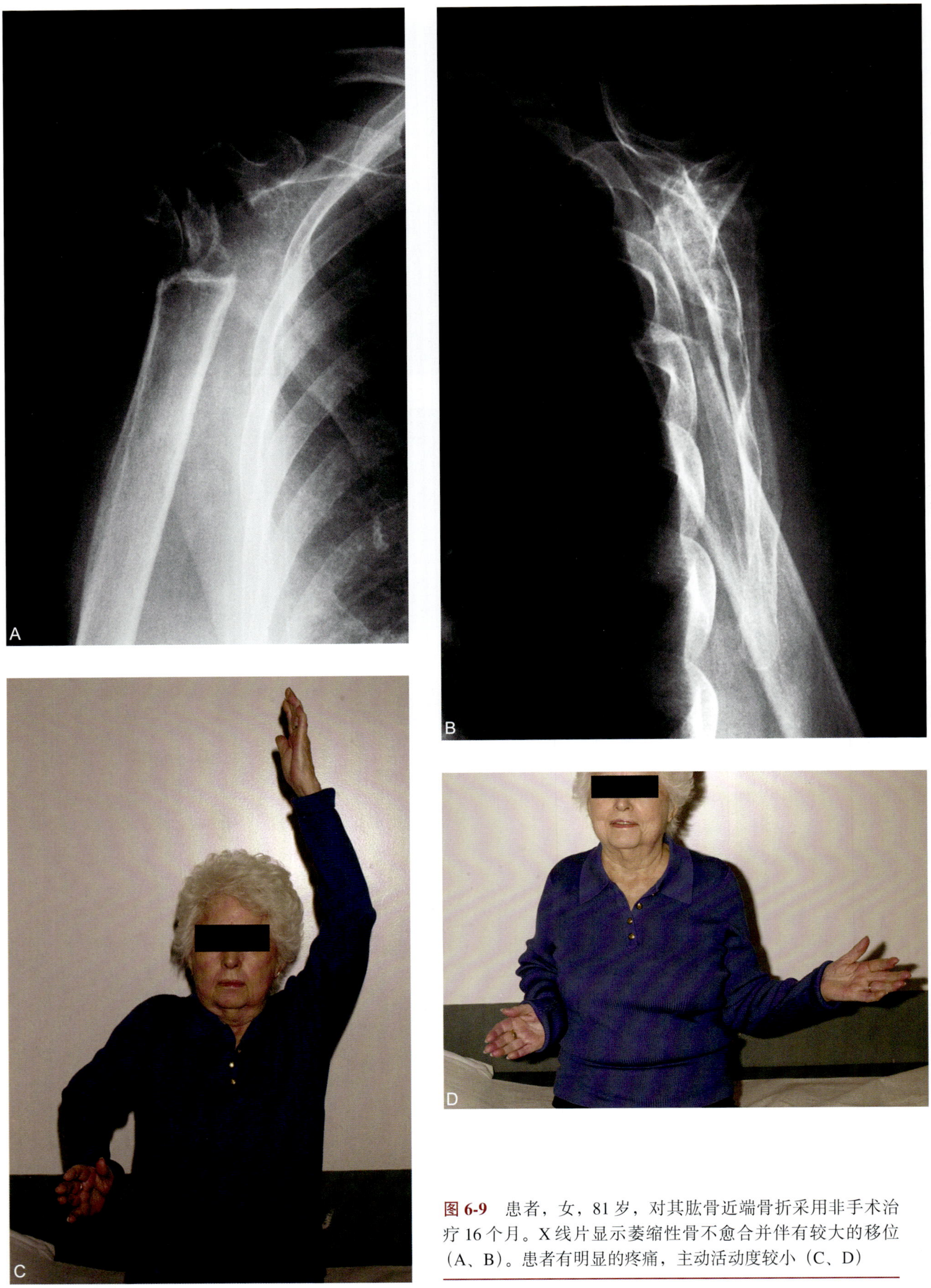

图 6-9 患者，女，81 岁，对其肱骨近端骨折采用非手术治疗 16 个月。X 线片显示萎缩性骨不愈合并伴有较大的移位（A、B）。患者有明显的疼痛，主动活动度较小（C、D）

置换术也许是最好的治疗方案 [36,38,62]。已发表的研究报道显示，对于肱骨近端骨折不愈合的患者采取肩关节置换术后，超过 80% 的患者疼痛可以可靠地缓解，近 50% 的病例前屈功能恢复 [7,28,52,81,134,141]。大结节不愈合被认为是导致主动活动受限的原因，因此，一些作者建议利用低塑形的骨折假体以进行更加坚固的结节固定和骨移植 [9,25,110]。反式肩关节假体在这些患者中的作用还不明确，但是对肩袖和（或）结节状态不确定的老年患者是可选择的方案 [38]。

畸形愈合

肱骨近端骨折经非手术治疗或者手术治疗后都有可能发生畸形愈合。在使用现代锁定钢板治疗的患者中，据报道最初的复位不良发生率高达 14%[95]。以前也有报道显示内固定松动的发生与对技术的依赖率有关。但是，作为迟发型后遗症，非手术治疗后畸形愈合是最常遇到的情况 [163]。由于肌肉力量的改变，内翻愈合不良是最容易出现的畸形愈合。一项近期的系统性回顾报道其发生率为 13%。当对三部分和四部分骨折单独进行评价时，畸形愈合的发生率甚至高达 23%[88]。

畸形愈合导致的临床症状为肱骨头相对肱骨干内翻成角 [38]。这会导致肩峰下空间减少，容易出现撞击症，并且改变冈上肌的长度 - 张力关系。对于未累及关节以及保留结节力线的患者，可以使用改良的闭式截骨术进行修复（图 6-11）。对此项技术已有小型的系列报道，显示疼痛缓解率为 100%，功能改善显著 [17,156]。

对于畸形愈合的三部分或者四部分骨折的患者来说，他们可能有多种报怨。疼痛和活动受限通常与结节的移位和关节面不协调或者退变有关 [38,163]。在治疗这些困难的畸形时，应用假体的关节置换术可能是最好的方法 [18]。推荐术前进行详细的 CT 检查，从而更好地了解解剖情况 [11,53,54,187]。但是，大结节截骨的关节置换通常具有不可预测的后果 [27,117]。例如，Antuna 等描述了近 45% 的结节截骨术后在获得解剖复位后出现了不愈合、畸形愈合或者再吸收 [8]。为了在这些困难的病例中提高疗效，可能需要通过在轻微的内翻或者外翻的位置插入更小的肱骨干来适应相对的大结节的位置，从而避免截骨 [175]。使用该技术后，作者报道临床疗效获得改善，并且没有增加肱骨侧松动的发生率 [27,38]。最近，一些研究正在试图用反式肩关节假体设计来治疗严重的畸

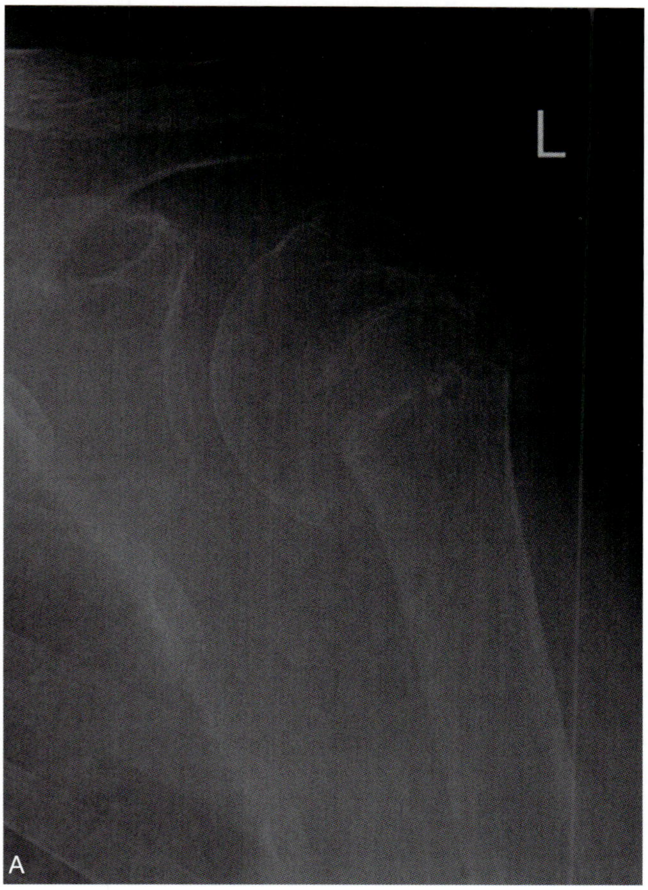

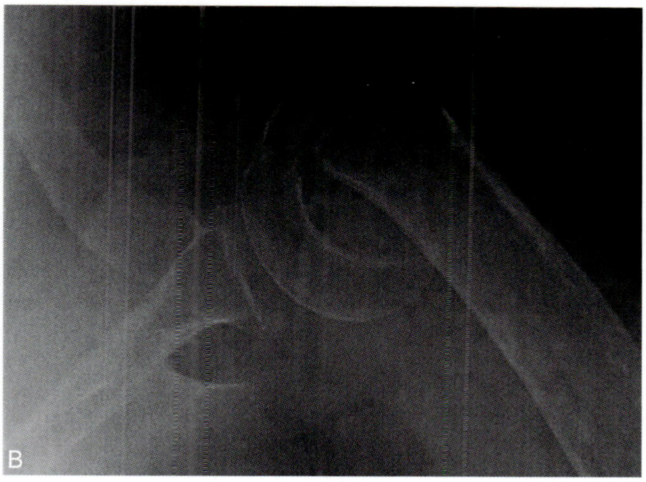

图 6-10 患者，男，76 岁。对其采取非手术治疗后出现外科颈骨折骨不愈合和肱骨头凹陷。近端骨折块较小而且骨质疏松，不能提供稳定的内固定

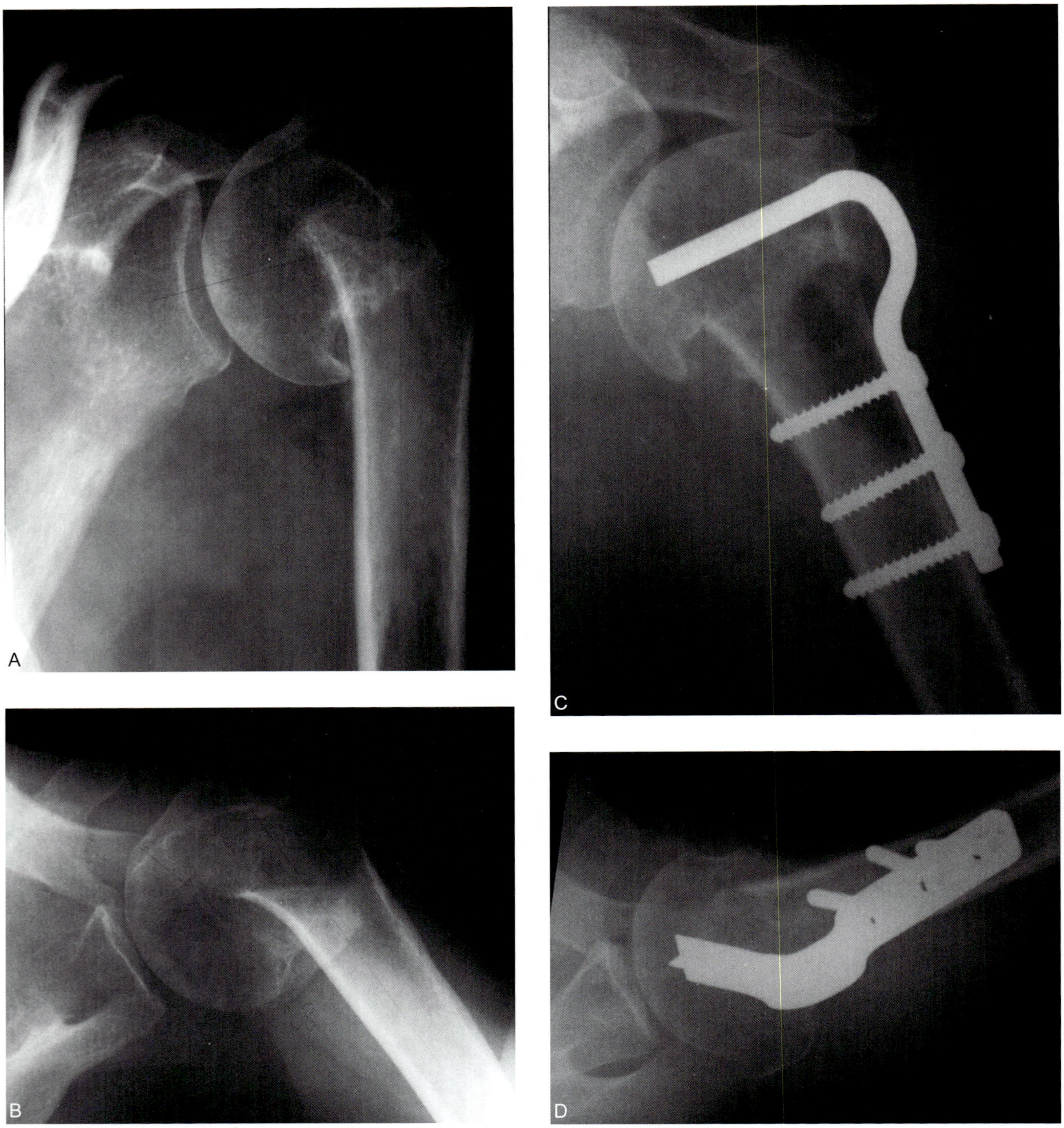

图 6-11 患者，男，43 岁，内翻畸形，但是结节力线较好（A、B），采取截骨角钢板内固定（C、D），伴有软组织松解

形愈合（图 6-12）。早期报道称在大部分患者中平均主动上抬有希望超过肩关节水平 [29,30,138]。

异位骨化

影像学检查指出肱骨近端骨折后异位骨化的发生率可达到 54%。尽管在临床重要的并发症中，它不是被经常报道 [59,72,74,125]。对于承受高能量骨折脱位以及伴有肱骨头相关的损伤或烧伤的患者来说，在非手术治疗或者手术治疗后发生异位骨化的风险更高 [164]。导致发生异位骨化的其他相关因素包括反复的闭合复位以及延迟手术治疗 [159]。采取手术治疗损伤超过 2 周的患者更容易增加此风险，其原因可能与干扰了在早期骨痂形成和重塑过程中骨折血肿有关 [131]。

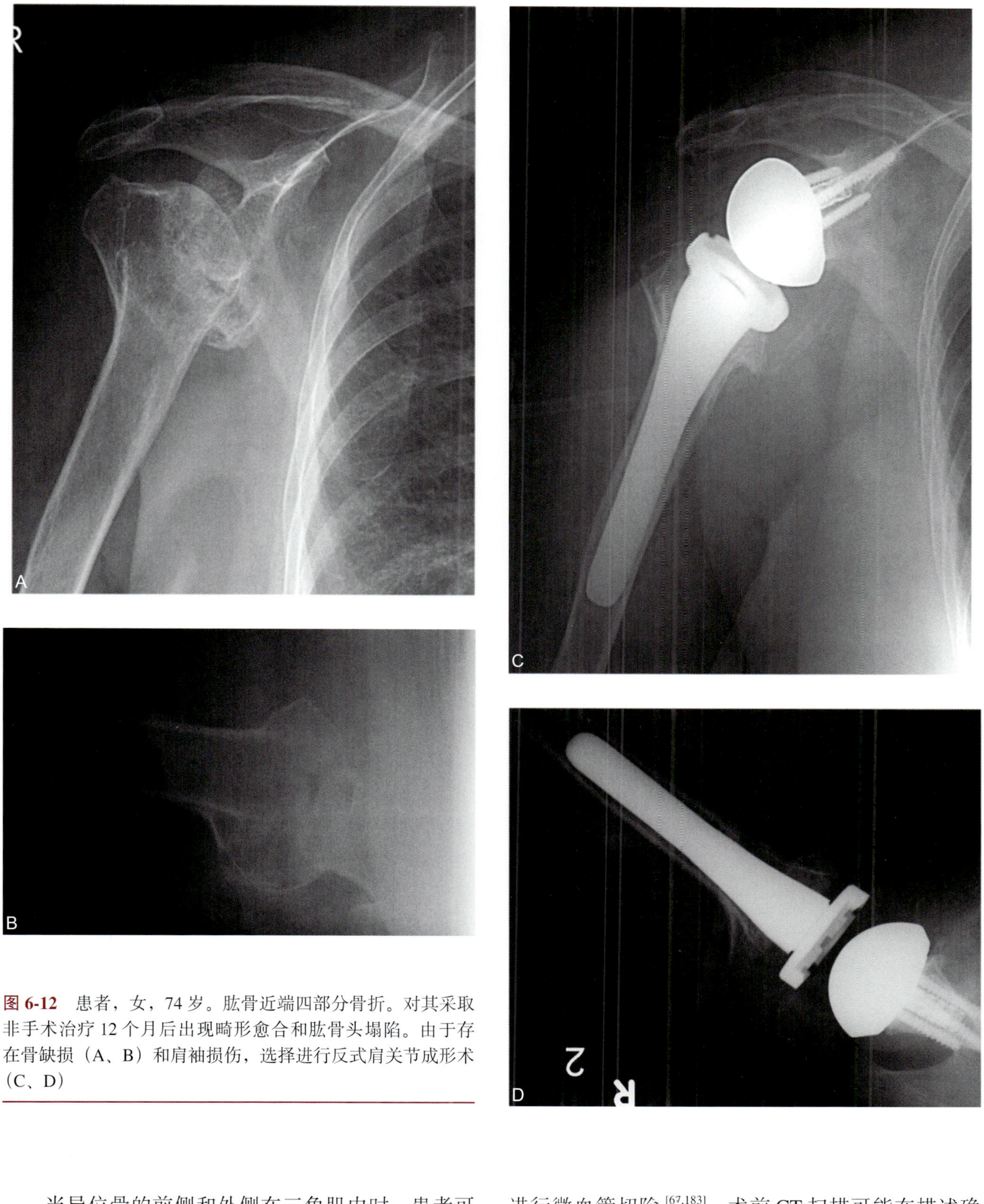

图 6-12 患者，女，74 岁。肱骨近端四部分骨折。对其采取非手术治疗 12 个月后出现畸形愈合和肱骨头塌陷。由于存在骨缺损（A、B）和肩袖损伤，选择进行反式肩关节成形术（C、D）

当异位骨的前侧和外侧在三角肌内时，患者可能很好地耐受而不会降低活动度[72]。但是，如果骨化向内下方发展形成腋窝袋，那么发生横跨盂肱关节的风险更高，从而导致关节僵硬[125]。因此，假如存在活动受限，应该考虑外科切除。因为邻近神经和血管结构，所以切除时必须小心，并且可能需要进行微血管切除[67,183]。术前 CT 扫描可能在描述确切的定位和异位骨化的数量上很有帮助。如果由于骨化在肩袖组织内和肩峰下空间而存在显著的撞击，则应该通过 MRI 来确定骨化确切的定位。切除骨化组织后，可能需要采取肩袖修补来保存手臂的功能。

小　结

通过连续的研究，我们了解到肱骨近端骨折的自然发病率有显著上升。制订有效的治疗方案能够解决肱骨近端骨折。但是，尽管有这些进步，对肱骨近端骨折采取非手术治疗和手术治疗后还是不可避免地会发生并发症，这对医师和患者来说都是一个难题。

很明显，预防是最好的治疗。如果可能，必须采取合适的方法来避免并发症。对每一个患者制订个体化方案以治疗并发症。除了有效的治疗方案外，考虑患者预期的功能影响也很重要。只有通过理解患者的局限和期望，才可能制订合适的治疗方案并取得希望的最佳结果。

参考文献

1. Adedapo A, Ikpeme J. The results of internal fixation of three- and four-part proximal humeral fractures with the Polaris nail. *Injury* 2001;32:115–121.
2. Agel J, Jones C, Sanzone A, Camuso M, Henley M. Treatment of proximal humeral fractures with Polaris nail fixation. *J Shoulder Elbow Surg* 2004;13:191–195.
3. Alnot J, Valenti P. Surgical repair of the axillary nerve: apropos of 37 cases. *Int Orthop* 1991;15:7–11.
4. Alnot J. Infraclavicular lesions. *Clin Plast Surg* 1984;11:127–131.
5. Alnot J. Traumatic brachial plexus palsy in the adult: retro- and infraclavicular lesions. *Clin Orthop Rel Res* 1988;237:9–16.
6. Antuna S, Sperling J, Cofield R. Shoulder hemiarthroplasty for acute fractures of the proximal humerus: a minimum five-year follow-up. *J Shoulder Elbow Surg* 2008;17(2):202–209.
7. Antuna S, Sperling J, Sanchez-Sotelo J, Cofield R. Shoulder arthroplasty for proximal humeral nonunions. *J Shoulder Elbow Surg* 2002;11(2):114–121.
8. Antuna S, Sperling J, Sanchez-Sotelo J, Cofield R. Shoulder arthroplasty for proximal humeral malunions: long-term results. *J Shoulder Elbow Surg* 2002;11(2):122–129.
9. Antuna S, Sperling J. Prosthetic replacement for nonunions of proximal humerus fractures. In: Cofield R, Sperling J, eds. *Revision and Complex Shoulder Arthroplasty*. Philadelphia, PA: Lippincott Williams & Wilkins; 2010:259–265.
10. Artico M, Salvati M, D'Andrea V, Ramundo E, Nucci F. Isolated lesion of the axillary nerve: surgical treatment and outcome in 12 cases. *Neurosurgery* 1991;29(5):697–700.
11. As'ad M, Thet M, Chambler A. Arthroscopic treatment for malunion of a head-splitting proximal humeral fracture: the need for adequate initial radiologic investigation. *J Shoulder Elbow Surg* 2007;16:e1–e2.
12. Athwal G, Sperling J, Rispoli D, Cofield R. Acute deep infection after surgical fixation of proximal humeral fractures. *J Shoulder Elbow Surg* 2007;16(4):408–412.
13. Badman B, Frankle M, Keating C, Henderson L, Brooks J, Mighell M. Results of proximal humeral locked plating with supplemental suture fixation of rotator cuff. *J Shoulder Elbow Surg* 2011;20(4):616–624.
14. Badman B, Mighell M, Kalandiak S, Prasarn M. Proximal humeral nonunions treated with fixed-angle locked plating and an intramedullary strut allograft. *J Orthop Trauma* 2009;23(3):173–179.
15. Badman B, Mighell M. Fixed-angle locked plating of two-, three-, and four-part proximal humerus fractures. *J Am Acad Orthop Surg* 2008;16(5):294–302.
16. Barth J, Burkhart S. Arthroscopic capsular release after hemiarthroplasty of the shoulder for fracture: a new treatment paradigm. *Arthroscopy* 2005;21(9):1150 e1151–e1155.
17. Benegas E, Zoppi F, Ferreira F, et al. Surgical treatment of varus malunion of the proximal humerus with valgus osteotomy. *J Shoulder Elbow Surg* 2007;16(1):55–59.
18. Beredjiklian P, Iannotti J, Norris T, Williams G. Operative treatment of malunion of a fracture of the proximal aspect of the humerus. *J Bone Joint Surg Am* 1998;80:1484–1497.
19. Berkes M, Obremskey W, Scannell B, Ellington J, Hymes R, Bosse M. Maintenance of hardware after early postoperative infection following fracture internal fixation. *J Bone Joint Surg Am* 2010;92(4):823–828.
20. Bernard J, Charalambides C, Aderinto J, Mok D. Early failure of intramedullary nailing for proximal humeral fractures. *Injury* 2000;31:789–792.
21. Berry H, Bril V. Axillary nerve palsy following blunt trauma to the shoulder region: a clinical and electrophysiological review. *J Neurol Neurosurg Psychiatry* 1982;45:1027–1032.
22. Blom S, Dahlback L. Nerve injuries in dislocations of the shoulder joint and fractures of the neck of the humerus. *Acta Chir Scand* 1970;136:461.
23. Blum J, Hansen M, Rommens P. Angle-stable intramedullary nailing of proximal humerus fractures with the PHN (proximal humeral nail). *Oper Orthop Traumatol* 2009;21(3):296–311.
24. Boileau P, Caligaris-Cordero B, Payeur F, Tinsi L, Argenson C. Prognostic factors during rehabilitation after shoulder prosthesis for fracture. *Rev Chir Orthop Repar Appar Mat* 1999;85(2):106–116.
25. Boileau P, Chuinard C, Le Huec J, Walch G, Trojani C. Proximal humerus fracture sequelae: impact of a new radiographic classification on arthroplasty. *Clin Orthop Relat Res* 2006;442:121–130.
26. Boileau P, Krishnan S, Tinsi L, Walch G, Coste J, Mole D. Tuberosity malposition and migration: reasons for poor outcomes after hemiarthroplasty for displaced fractures of the proximal humerus. *J Shoulder Elbow Surg* 2002;11:401–412.
27. Boileau P, Trojani C, Walch G, Krishnan S, Romeo A, Sinnerton R. Shoulder arthroplasty for the treatment of the sequelae of fractures of the proximal humerus. *J Shoulder Elbow Surg* 2001;10(4):299–308.
28. Boileau P, Walch G, Trojani C, Sinnerton R, Romeo A, Veneau B. Sequelae of fractures of the proximal humerus: surgical classification and limits of shoulder arthroplasty. In: Walch G, Boileau P, eds. *Shoulder Arthroplasty*. Berlin: Springer-Verlag; 1999:349–358.
29. Boileau P, Watkinson D, Hatzidakis A, Balg F. The Grammont reverse prosthesis: design, rational, and biomechanics. *J Shoulder Elbow Surg* 2004;14:147–161.
30. Boileau P, Watkinson D, Hatzidakis A, Hovorka I. The Grammont reverse shoulder prosthesis: results in cuff tear arthritis, fracture sequelae, and revision arthroplasty: Neer Award 2005. *J Shoulder Elbow Surg* 2006;15(5):527–540.
31. Bono C, Renard R, Levine R, Levy A. Effect of displacement of fractures of the greater tuberosity on the mechanics of the shoulder. *J Bone Joint Surg Br* 2001;83(7):1056–1062.
32. Brooks C, Revell W, Heatley F. Vascularity of the humeral head after proximal humeral fractures. An anatomical cadaver study. *J Bone Joint Surg Br* 1993;75-B:132–136.
33. Brunner F, Sommer C, Bahrs C, et al. Open reduction and internal fixation of proximal humerus fractures using a proximal humeral locked plate: a prospective multicenter analysis. *J Orthop Trauma* 2009;23(3):163–172.
34. Burkhart S. Arthroscopic subscapularis tenolysis: a technique for treating refractory glenohumeral stiffness following open reduction and internal fixation of a displaced three-part proximal humerus fracture. *Arthroscopy* 1996;12(1):87–91.
35. Calvo E, de Miguel I, de la Cruz J, Lopez-Martin N. Percutaneous fixation of displaced proximal humeral fractures: indications based on the correlation between clinical and radiographic results. *J Shoulder Elbow Surg* 2007;16(6):774–781.
36. Checchia S, Doneux P, Miyazaki A, Spir I, Bringel R, Ramos C. Classification of nonunions of the proximal humerus. *Int Orthop* 2000;24(4):217–220.
37. Chervu W, Quionrs-Baldrich W. Vascular complications in orthopaedic surgery. *Clin Orthop Rel Res* 1988;235:275–288.
38. Cheung E, Sperling J. Management of proximal humeral nonunions and malunions. *Orthop Clin North Am* 2008;39:475–482.
39. Clavert P, Adam P, Bevort A, Bonnomet F, Kempf J. Pitfalls and complications with locking plate for proximal humerus fracture. *J Shoulder*

Elbow Surg 2010;19:489–494.
40. Coene L, Narakas A. Operative management of lesions of the axillary nerve, isolated or combined with other nerve lesions. *Clin Neurol Neurosurg* 1992;94(Supp):S64–66.
41. Compito C, Self E, Bigliani L. Arthroplasty and acute shoulder trauma: reasons for success and failure. *Clin Orthop Rel Res* 1994;307(27–36).
42. Coste J, Reig S, Trojani C, Berg M, Walch G, Boileau P. The management of infection in arthroplasty of the shoulder. *J Bone Joint Surg Br* 2004;86-B(1):65–69.
43. Coudane H, Fays J, De La Selle H, Nicoud C, Pilot L. Arteriography after complex fractures of the upper extremity of the humerus bone: a prospective study—preliminary results [abstract]. *J Shoulder Elbow Surg* 2000;9:548.
44. Court-Brown C, McQueen M. Nonunions of the proximal humerus: their prevalence and functional outcome. *J Trauma* 2008;64(6):1517–1521.
45. Cruess R. Corticosteroid-induced osteonecrosis of the humeral head. *Orthop Clin North Am* 1985;16:789–796.
46. Cuff D, Virani N, Levy J, et al. The treatment of deep shoulder infection and glenohumeral instability with debridement, reverse shoulder arthroplasty and post-operative antibiotics. *J Bone Joint Surg Br* 2008;90-B(3): 336–342.
47. de Laat E, Visser C, Coene L, Pahlplatz P, Tavy D. Nerve lesions in primary shoulder dislocations and humeral neck fractures: a prospective clinical and EMG study. *J Bone Joint Surg Br* 1994;76B(3):381–383.
48. DeFranco M, Brems J, Williams G, Iannotti J. Evaluation and management of valgus impacted four-part proximal humerus fractures. *Clin Orthop Rel Res* 2006;442:109–114.
49. Dimakopoulos P, Potamitis N, Lambiris E. Hemiarthroplasty in the treatment of comminuted intraarticular fractures of the proximal humerus. *Clin Orthop Relat Res* 1997;341:7–11.
50. Dodson C, Craig E, Cordasco F, et al. *Propionibacterium acnes* infection after shoulder arthroplasty: a diagnostic challenge. *J Shoulder Elbow Surg* 2010;19:303–307.
51. Drury J, Scullion J. Vascular complications of anterior dislocations of the shoulder. *Br J Surg* 1980;67:579–581.
52. Duralde X, Flatow E, Pollock R, Nicholson G, Self E, Bigliani L. Operative treatment of nonunions of the surgical neck of the humerus. *J Shoulder Elbow Surg* 1996;5:196–180.
53. Edelson G, Kelly I, Vigder F, Reis N. A three-dimensional classification for fractures of the proximal humerus. *J Bone Joint Surg Br* 2004;86: 413–425.
54. Edelson G, Saffuri H, Obid E, Vigder F. The three-dimensional anatomy of proximal humeral fractures. *J Shoulder Elbow Surg* 2009;18:535–544.
55. Egol K, Ong C, Walsh B, Jazrawi L, Tejwani N, Zuckerman J. Early complications in proximal humerus fractures (OTA types 11) treated with locked plates. *J Orthop Trauma* 2008;22(3):159–164.
56. El-Alfy B. Results of the percutaneous pinning of proximal humerus fractures with a modified palm tree technique. *Int Orthop* 2011;Epub.
57. Fenichel I, Oran A, Burstein G, Perry-Pritsch M. Percutaneous pinning using threaded pins as a treatment option for unstable two- and three-part fractures of the proximal humerus: a retrospective study. *Int Orthop* 2006;30:153–157.
58. Frankle M, Greenwald D, Markee B, Ondrovic L, Lee W. Biomechanical effects of malposition of tuberosity fragments on the humeral prosthetic reconstruction for four-part proximal humerus fractures. *J Shoulder Elbow Surg* 2001;10(4):321–326.
59. Frankle M, Mighell M. Techniques and principles of tuberosity fixation for proximal humeral fractures treated with hemiarthroplasty. *J Shoulder Elbow Surg* 2004;13(2):239–247.
60. Frankle M, Ondrovic L, Markee B, Harris M, Lee W. Stability of tuberosity reattachment in proximal humeral hemiarthroplasty. *J Shoulder Elbow Surg* 2002;11:413–420.
61. Freund E, Nachman R, Gips H, Hiss J. Migration of a Kirschner wire used in the fixation of a subcapital humeral fracture, causing cardiac tamponade: case report and review of literature. *Am J Forensic Med Pathol* 2007;28(2):155–156.
62. Galatz L, Iannotti J. Management of surgical neck nonunions. *Orthop Clin North Am* 2000;31(1):51–61.
63. Galatz L, Williams G, Fenlin J, Ramsey M, Iannotti J. Outcome of open reduction and internal fixation of surgical neck nonunions of the humerus. *J Orthop Trauma* 2004;18:63–67.
64. Galatz L. Open reduction and internal fixation of three- and four-part fractures: percutaneous pinning. In: Zuckerman J, ed. *Advanced Reconstruction Shoulder*. Rosemont: American Academy of Orthopaedic Surgeons; 2007:275–282.
65. Gardner M, Voos J, Wanich T, Helfet D, Lorich D. Vascular implications of minimally invasive plating of proximal humerus fractures. *J Orthop Trauma* 2006;20(9):602–607.
66. Gardner M, Weil Y, Barker J, Kelly B, Helfet D, Lorich D. The importance of medial support in locked plating of proximal humerus fractures. *J Orthop Trauma* 2007;21(3):185–191.
67. Garland D. Surgical approaches for resection of heterotopic ossification in traumatic brain-injured adults. *Clin Orthop Rel Res* 1991;263:59–70.
68. Gerber C, Espinosa N, Perren T. Arthroscopic treatment of shoulder stiffness. *Clin Orthop Rel Res* 2001;390:119–128.
69. Gerber C, Schneeberger A, Vinh T. Ther arterial vascularization of the humeral head. An anatomical study. *J Bone Joint Surg Am* 1990;72: 1486–1494.
70. Gibson J. Rupture of the axillary artery. *J Bone Joint Surg Br* 1962;44: 114–115.
71. Gilot G, Anglen J. Open reduction and internal fixation of proximal humerus fractures: intramedullary fixation. In: Zuckerman J, ed. *Advanced Reconstruction Shoulder*. Rosemont: American Academy of Orthopaedic Surgeons; 2007:299–306.
72. Goldman R, Koval K, Cuomo F, Gallagher M, Zuckerman J. Functional outcome after humeral head replacement for acute three and four-part proximal humerus fractures. *J Shoulder Elbow Surg* 1995;4:81–86.
73. Green A, Barnard W, Limbird R. Humeral head replacement for acute, four-part proximal humerus fractures. *J Shoulder Elbow Surg* 1993;2: 249–254.
74. Gronhagen C, Abbaszadegan H, Revay S, Adolphson P. Medium-term results after primary hemiarthroplasty for comminute proximal humerus fractures: a study of 46 patients followed up for an average of 4.4 years. *J Shoulder Elbow Surg* 2007;16(6):766–773.
75. Gruson K, Kwon Y. Atraumatic osteonecrosis of the humeral head. *Bull Hosp Jt Dis* 2009;67(1):6–14.
76. Haines J, Trail I, Nuttall D, Birch A, Barrow A. The results of arthroplasty in osteoarthritis of the shoulder. *J Bone Joint Surg Br* 2006; 88-B:496–501.
77. Hanson B, Neidenbach P, de Boer P, Stengel D. Functional outcomes after nonoperative management of fractures of the proximal humerus. *J Shoulder Elbow Surg* 2009;18:612–621.
78. Harreld K, Marker D, Wiesler E, Shafig B, Mont M. Osteonecrosis of the humeral head. *J Am Acad Orthop Surg* 2009;17(6):345–355.
79. Hawkins R, Switlyk P. Acute prosthetic replacement for severe fractures of the proximal humerus. *Clin Orthop Relat Res* 1993;289:156–160.
80. Hayes M, Van Winkle N. Axillary artery injury with minimally displaced fracture of the neck of the humerus. *J Trauma* 1983;23:431–433.
81. Healy W, Jupiter J, Kristiansen T, White R. Nonunion of the proximal humerus. A review of 25 cases. *J Orthop Trauma* 1990;4(4):424–431.
82. Helm A, Watson J. Compression of the brachial plexus in a patient with false aneurysm of the axillary artery as a result of anterior shoulder dislocation. *J Shoulder Elbow Surg* 2002;11:278–279.
83. Hente R, Kampshoff J, Kinner B, Fuchtmeier B, Nerlich M. Treatment of dislocated 3- and 4-part fractures of the proximal humerus with an angle-stabilizing fixation plate. *Unfallchirurg* 2004;107(9):769–782.
84. Holloway G, Schenk T, Williams G, Ramsey M, Iannotti J. Arthroscopic capsular release for the treatment of refractory postoperative or post-fracture shoulder stiffness. *J Bone Joint Surg Am* 2001;83:1682–1687.
85. Huffman G, Itamura J, McGarry M, et al. Biomechanical assessment of inferior tuberosity placement during hemiarthroplasty for four-part proximal humeral fractures: Neer award 2005. *J Shoulder Elbow Surg* 2008;17(2):189–196.
86. Inui A, Kokubu T, Fujioka H, et al. Shoulder fracture dislocation associated with axillary artery injury: a case report. *J Shoulder Elbow Surg* 2009; 18:e14–e16.
87. Itoh Y, Sasaki T, Ishiguro T, Uchinishi K, Yabe Y, Fukuda H. Transfer of latissimus dorsi to replace a paralysed anterior deltoid. A new technique using an inverted pedicled graft. *J Bone Joint Surg Br* 1987;69-B(4): 647–651.
88. Iyengar J, Devcic Z, Sproul R, Feeley B. Nonoperative treatment of proximal humerus fractures: a systematic review. *J Orthop Trauma* 2011;25(10): 612–617.
89. Jaberg H, Warner J, Jakob R. Percutaneous stabilization of unstable fractures of the humerus. *J Bone Joint Surg Am* 1992;74:508–515.
90. Jakob R, Miniaci A, Anson P, Jaberg H, Osterwalder A, Ganz R. Four-part valgus impacted fractures of the proximal humerus. *J Bone Joint*

Surg Br 1991;73B:295–298.
91. Janecki C, Barnett D. Fracture-dislocation of the shoulder with biceps tendon interposition. *J Bone Joint Surg Am* 1979;61:142–143.
92. Katthagen J, Jensen G, Lill H, Voigt C. Arthroscopic implant removal after fixed-angle plate osteosynthesis of the proximal humerus: technique and initial results in comparison to open implant removal. *Unfallchirurg* 2011;Epub.
93. Keener J, Parsons B, Flatow E, Rogers K, Williams G, Galatz L. Outcomes after percutaneous reduction and fixation of proximal humeral fractures. *J Shoulder Elbow Surg* 2007;16(3):330–338.
94. Kelley S, Hinsche A, Hossain J. Axillary artery transection following anterior shoulder dislocation. *Injury* 2004;35:1128–1132.
95. Kettler M, Biberthaler P, Braunstein V, Zeller C, Kroetz M, Mutschler W. Treatment of proximal humeral fractures with the PHILOS angular stable plate. Presentation of 225 cases of dislocated fractures. *Unfallchirurg* 2006;109(12):1032–1040.
96. Khunda A, Stirrat A, Dunlop P. Injury to the axillary artery, a complication of fixation using a locking plate. *J Bone Joint Surg Br* 2007; 89-B(11):1519–1521.
97. Koike Y, Komatsuda T, Sato K. Internal fixation of proximal humeral fractures with a Polarus humeral nail. *J Orthopaed Traumatol* 2008;9: 135–139.
98. Koval K, Gallagher M, Marsicano J, Cuomo F, McShinawy A, Zuckerman J. Functional outcome after minimally displaced fractures of the proximal part of the humerus. *J Bone Joint Surg Am* 1997;79(2):203–207.
99. Kraulis J, Hunter G. The results of prosthetic replacement in fracture-dislocations of the upper end of the humerus. *Injury* 1976;8:129–131.
100. Kristiansen B, Christiansen S. Proximal humerus fractures. *Acta Orthop Scand* 1987;58:124–127.
101. Kwon Y, Kalainov D, Rose H, Bisson L, Wieiland A. Management of early deep infection after rotator cuff repair surgery. *J Shoulder Elbow Surg* 2005;14(1):1–5.
102. Laing P. The arterial supply of the adult humerus. *J Bone Joint Surg Am* 1956;38:1105–1116.
103. Lee C, Hansen H. Post-traumatic avascular necrosis of the humeral head in displaced humeral fractures. *J Trauma* 1981;21:788–791.
104. Leffert R, Seddon H. Infraclavicular brachial plexus injuries. *J Bone Joint Surg Br* 1965;47:9–22.
105. Lescheid J, Zdero R, Shah S, Kuzyk P, Schemitsch E. The biomechanics of locked plating for repairing proximal humerus fractures with or without medial cortical support. *J Trauma* 2010;69(5):1235–1242.
106. Levy J, Frankle M, Mighell M, Pupello D. The use of the reverse shoulder prosthesis for the treatment of failed hemiarthroplasty for proximal humeral fracture. *J Bone Joint Surg Am* 2007;89-A(2):292–300.
107. Lill H, Hepp P, Korner J, et al. Proximal humeral fractures: how stiff should an implant be? A comparative study with new implants in human specimens. *Arch Orthop Trauma Surg* 2003;123:74–81.
108. Lim E, Day L. Thrombosis of the axillary artery complicating proximal humeral fractures. *J Bone Joint Surg Am* 1987;69A:778–780.
109. Lin J, Hou S, Hang Y. Locked nailing for displaced surgical neck fractures of the humerus. *J Trauma* 1998;45(6):1051–1057.
110. Lin J, Klepps S, Miller S, Cleeman E, Flatow E. Effectiveness of replacement arthroplasty with calcar grafting and avoidance of greater tuberosity osteotomy for the treatment of humeral surgical neck nonunions. *J Shoulder Elbow Surg* 2006;15(1):12–18.
111. Linson M. Axillary artery thrombosis after fracture of the humerus: a case report. *J Bone Joint Surg Am* 1980;62A:1214.
112. Loebenberg M, Jones D, Zuckerman J. The effect of greater tuberosity placement on active range of motion after hemiarthroplasty for acute fractures of the proximal humerus. *Bull Hosp Jt Dis* 2005;62:90–93.
113. Lower R, McNiesh L, Callahan J. Complications of intraarticular hardware penetration. *Complications Orthop* 1989;May/June:89–93.
114. Lutz M, Berthelot P, Fresard A, et al. Arthroplastic and osteosynthetic infections due to *Propionibacterium acnes*: a retrospective study of 52 cases, 1995–2002. *Eur J Clin Microbiol Infect Dis* 2005;24(11):739–744.
115. Lyons F, Rockwood C. Migration of pins used in operations on the shoulder. *J Bone Joint Surg Am* 1990;72:1262–1267.
116. Magovern B, Ramsey M. Percutaneous fixation of proximal humerus fractures. *Orthop Clin North Am* 2008;39:405–416.
117. Mansat P, Guity M, Bellumore Y, Mansat M. Shoulder arthroplasty for late sequelae of proximal humeral fractures. *J Shoulder Elbow Surg* 2004;13(3):305–312.
118. Martin T, Iannotti J. Reverse total shoulder arthroplasty for acute fractures and failed management after proximal humeral fractures. *Orthop Clin North Am* 2008;39:451–457.
119. McLaughlin J, Light R, Lustrin I. Axillary artery injury as a complication of proximal humerus fractures. *J Shoulder Elbow Surg* 1998;7(3):292–294.
120. Medved I, Simic O, Bralic M, et al. Chronic heart perforation with 13.5cm long Kirschner wire without pericardial tamponade: an unusual sequelae after shoulder fracture. *Ann Thorac Surg* 2006;81(5):1895–1897.
121. Meier R, Messmer P, Regazzoni P, Rothfischer W, Gross T. Unexpected high complication rate following internal fixation of unstable proximal humerus fractures with an angled blade plate. *J Orthop Trauma* 2006;20(4):253–260.
122. Mellado J, Calmet J, Garcia-Forcada I, Sauri A, Gine J. Early intrathoracic migration of Kirschner wires used for percutaneous osteosynthesis of a two-part humeral neck fracture: a case report. *Emerg Radiol* 2004;11(1):49–52.
123. Meyer C, Alt V, Hassanin H, et al. The arteries of the humeral head and their relevance in fracture treatment. *Surg Radiol Anat* 2005;27: 232–237.
124. Micic I, Kim K, Shin D, et al. Analysis of early failure of the locking compression plate in osteoporotic proximal humerus fractures. *J Orthop Sci* 2009;14:596–601.
125. Mighell M, Kolm G, Collinge C, Frankle M. Outcomes of hemiarthroplasty for fractures of the proximal humerus. *J Shoulder Elbow Surg* 2003;12(6):569–577.
126. Mikami Y, Nagano A, Ochiai N, Yamamoto S. Results of nerve grafting for injuries of the axillary and suprascapular nerves. *J Bone Joint Surg Br* 1997;79:527–531.
127. Milton G. The circumflex nerve and dislocation of the shoulder. *Br J Phys Med* 1954;17:136–138.
128. Mirzayan R, Itamura J, Vangsness C, Holtom P, Sherman R, Patzakis M. Management of chronic deep infection following rotator cuff repair surgery. *Orthop Clin North Am* 1997;28:205–213.
129. Moeckel B, Dines D, Warren R, Altchek D. Modular hemiarthroplasty for fractures of the proximal part of the humerus. *J Bone Joint Surg Am* 1992;74-A:884–889.
130. Mouzopoulos G, Lassanianos N, Mouzopoulos D, Tzurbakis M, Georgilas I. Axillary artery injury associated with proximal humerus fractures. *Vasa* 2008;37(3):274–277.
131. Murray D, Zuckerman J. Complications of proximal humerus fractures. *Shoulder fractures: the practical guide to management.* New York, NY: Thieme Medical Publishers, Inc.; 2005:146–180.
132. Narakas A. Lesions found when operating traction injuries of the brachial plexus. *Clin Neurol Neurosurg* 1993;95(Suppl):S56–S64.
133. Narakas A. Muscle transpositions in the shoulder and upper arm for sequelae of brachial plexus palsy. *Clin Neurol Neurosurg* 1993;95(Suppl):S89–S91.
134. Nayak N, Schickendantz M, Regan W, Hawkins R. Operative treatment of surgical neck fractures of the humerus. *Clin Orthop Rel Res* 1995;313:200–205.
135. Neer C. Displaced proximal humerus fractures. I. Classification and evaluation. *J Bone Joint Surg Am* 1970;52:1077–1089.
136. Neer C. Displaced proximal humerus fractures. II. Treatment of three-part and four-part displacement. *J Bone Joint Surg Am* 1970;52:1090–1103.
137. Neer C. Nonunion of the surgical neck of the humerus. *Orthopaedic Transactions* 1983;7:389.
138. Neyton L, Garaud P, Boileau P. Results of reverse shoulder arthroplasty in proximal humerus fracture sequelae. In: Walch G, Boileau P, Mole D, Favard L, Levigne C, eds. *Reverse Shoulder Arthroplasty.* Montpellier: Sauramps Medical; 2006.
139. Nicholson G. Arthroscopic capsular release for stiff shoulders: effect of etiology on outcomes. *Arthroscopy* 2003;19:40–49.
140. Nolan B, Kippe M, Wiater J, Nowinski G. Surgical treatment of displaced proximal humerus fractures with a short intramedullary nail. *J Shoulder Elbow Surg* 2011;Epub.
141. Norris T, Turner J, Boville D. Nonunion of the upper humerus: an analysis of the etiology and treatment in 28 cases. In: Post M, Hawkins R, Morrey B, eds. *Surgery of the Shoulder.* St Louis: Mosby; 1990:63–67.
142. Norris T. Complications of proximal humerus fractures: diagnosis and management. In: Iannotti J, Williams G, eds. *Disorders of the Shoulder.* Philadelphia, PA: Lippincott Williams & Wilkins; 1999:692–693.
143. Noyes M, Kleinhenz B, Markert R, Crosby L. Functional and radiographic long-term outcomes of hemiarthroplasty for proximal humeral fractures. *J Shoulder Elbow Surg* 2011;20:372–377.

144. Nus S, Broos P. Outcome of shoulder hemiarthroplasty in acute proximal humeral fractures: a frustrating meta-analysis experience. *Acta Orthop Belg* 2009;75(4):445–451.
145. Owsley K, Gorczyca J. Fracture displacement and screw cutout after open reduction and locked plate fixation of proximal humeral fractures. *J Bone Joint Surg Am* 2008;90:233–240.
146. Pasila M, Faroma H, Kiviluoto O, Sundholm A. Early complications of primary shoulder dislocations. *Acta Orthop Scand* 1978;49:260–263.
147. Petrucci F, Morelli A, Raimondi P. Axillary nerve injuries: 21 cases treated by nerve graft and neurolysis. *J Hand Surg* 1982;7:271–278.
148. Plausinis D, Kwon Y, Zuckerman J. Complications of humeral head replacement for proximal humeral fractures. *Instr Course Lect* 2005;54:371–380.
149. Puri R, Clark J, Corkery P. Axillary artery damage following a closed fracture of the neck of the humerus: a case report. *Injury* 1995;16:426–427.
150. Resch H, Beck E, Bayley I. Reconstruction of the valgus-impacted humeral head fracture. *J Shoulder Elbow Surg* 1995;4:73–80.
151. Rightmire E, Zurakowski D, Vrahas M. Acute infections after fracture repair: management with hardware in place. *Clin Orthop Rel Res* 2008;466(2):466–472.
152. Ring D, McKee M, Perey B, Jupiter J. The use of a blade plate and autogenous cancellous bone graft in the treatment of ununited fractures of teh proximal humerus. *J Shoulder Elbow Surg* 2001;10:501–507.
153. Ritzman T, Iannotti J. Malunions, nonunions, and other complications of proximal humerus fractures. In: Iannotti J, Williams G, eds. *Disorders of the Shoulder: Diagnosis & Management.* 2nd ed., Vol. 2. Philadelphia, PA: Lippincott Williams & Wilkins; 2007:907–942.
154. Robinson C, Page R, Hill R, Sanders D, Court-Brown C, Wakefield A. Primary hemiarthroplasty for treatment of proximal humeral fractures. *J Bone Joint Surg Am* 2003;85-A(7):1215–1223.
155. Rowles D, McGrory J. Percutaneous pinning of the proximal part of the humerus. An anatomic study. *J Bone Joint Surg Am* 2001;83(11):1695–1699.
156. Russo R, Vernaglia L, Giudice G, Ciccarelli M, Cautiero F. Surgical treatment of sequelae of fractures of the proximal third of the humerus. The role of osteotomies. *Chir Organi Mov* 2005;90(2):159–169.
157. Saha A. Surgery of the paralysed and flail shoulder. *Acta Orthop Scand* 1967;97(Suppl):5–90.
158. Saltzman M, Marecek G, Edwards S, Kalainov D. Infection after shoulder surgery. *J Am Acad Orthop Surg* 2011;19(4):208–218.
159. Schlegel T, Hawkins R. Displaced proximal humerus fractures: evaluation and treatment. *J Am Acad Orthop Surg* 1994;2(1):54–66.
160. Seddon H. Nerve lesion complicating certain closed bone injuries. *J Amer Med Assoc* 1974;135:11–15.
161. Shin A, Spinner R, Steinmann S, Bishop A. Adult traumatic brachial plexus injuries. *J Am Acad Orthop Surg* 2005;13(6):382–396.
162. Shin R, Jupiter J. Open reduction and internal fixation of surgical neck nonunion. In: Zuckerman J, ed. *Advanced Reconstruction Shoulder.* Rosemont: American Academy of Orthopaedic Surgeons; 2007:307–315.
163. Siegel J, Dines D. Proximal humerus malunions. *Orthop Clin North Am* 2000;31(1):35–50.
164. Simonsen L, Sonne-Holm S, Krasheninnikoff M, Engberg A. Symptomatic heterotopic ossification after severe traumatic brain injury in 114 patients: incidence and risk factors. *Injury* 2007;38(10):1146–1150.
165. Smyth E. Major arterial injury in closed fracture of the neck of the humerus: report of a case. *J Bone Joint Surg Am* 1969;51A:508.
166. Solberg B, Moon C, Franco D, Paiement G. Locked plating of 3- and 4-part proximal humerus fractures in older patients: the effect of initial fracture pattern on outcome. *J Orthop Trauma* 2009;23:113–119.
167. Sosef N, van Leerdam R, Ott P, Meylaerts S, Rhemrev S. Minimal invasive fixation of proximal humeral fractures with an intramedullary nail: good results in elderly patients. *Arch Orthop Trauma Surg* 2010;130:605–611.
168. Sperling J, Kozak T, Hanssen A, Cofield R. Infection after shoulder arthroplasty. *Clin Orthop Rel Res* 2001;383:206–216.
169. Sproul R, Iyengar J, Devcic Z, Feeley B. A systematic review of locking plate fixation of proximal humerus fracture. *Injury* 2011;42(4):408–413.
170. Stahnke M, Duddy M. Endovascular repair of a traumatic axillary pseudoaneurysm following anterior shoulder dislocation. *Cardiovasc Intervent Radiol* 2006;29:298–301.
171. Steinmann S, Moran E. Axillary nerve injury: diagnosis and treatment. *J Amer Acad Ortho Surg* 2001;9:328–335.
172. Sturzenegger M, Fornaro E, Jakob R. Results of surgical treatment of mutlifragmented fractures of the humeral head. *Arch Orthop Trauma Surg* 1982;100:249–259.
173. Sudkamp N, Bayer J, Hepp P, et al. Open reduction and internal fixation of proximal humeral fractures with use of the locking proximal humerus plate. Results of a prospective, multicenter, observational study. *J Bone Joint Surg Am* 2009;91(6):1320–1328.
174. Sukeik M, Vashista G, Shaath N. Axillary artery compromise in a minimally displaced proximal humerus fracture: a case report. *Cases J* 2009;2:9308.
175. Tauber M, Resch H. Prosthetic arthroplasty for delayed complications of proximal humerus fractures. In: Cofield R, Sperling J, eds. *Revision and Complex Shoulder Arthroplasty.* Philadelphia, PA: Lippincott Williams & Wilkins; 2010:250–258.
176. Theorides T, Dekelzer G. Injuries of the axillary artery caused by fractures of the neck of the humerus. *Injury* 1976;8:120.
177. Tonino P, Gerber C, Itoi E, Porcellini G, Sonnabend D, Walch G. Complex shoulder disorders: evaluation and treatment. *J Am Acad Orthop Surg* 2009;17(3):125–136.
178. Visser C, Coene L, Brand R, Tavy D. Nerve lesions in proximal humeral fractures. *J Shoulder Elbow Surg* 2001;10(5):421–427.
179. Visser C, Tavy D, Coene L, Brand R. Electromyographic findings in shoulder dislocations and fractures of the proximal humerus: comparison with clinical neurological examination. *Clin Neurol Neurosurg* 1999;101:86–91.
180. Voigt C, Geisler A, Lill H. Arthroscopic locking plate removal after proximal humeral fractures. *Arch Orthop Trauma Surg* 2010;130(3):391–395.
181. Voigt C, Woltmann A, Partenheimer A, Lill H. Management of complications after angularly stable locking proximal humerus plate fixation. *Chirurg* 2007;78(1):40–46.
182. Walch G, Badet R, Nove-Josserand L, Levigne C. Nonunions of the surgical neck of the humerus: surgical treatment with an intramedullary bone peg, internal fixation, and cancellous bone grafting. *J Shoulder Elbow Surg* 1996;5(3):161–168.
183. Warner J, Ejnisman B, Akpinar S. Surgical management of heterotopic ossification of the shoulder. *J Shoulder Elbow Surg* 1999;8(2):175–178.
184. Wijgman A, Roolker W, Patt T, Raaymakers E, Marti R. Open reduction and internal fixation of three and four-part fractures of the proximal part of the humerus. *J Bone Joint Surg Am* 2002;84(11):1919–1925.
185. Willems W, Lim T. Neer arthroplasty for humerus fracture. *Acta Orthop Scand* 1985;56:394–395.
186. Williams G, Wong K. Two-part and three-part fractures: open reduction and internal fixation versus closed reduction and percutaneous pinning. *Orthop Clin North Am* 2000;31(1):1–21.
187. Willis M, Min W, Brooks J, et al. Proximal humeral malunion treated with reverse shoulder arthroplasty. *J Shoulder Elbow Surg* 2012;21(4):507–13.
188. Wirth M. Late sequelae of proximal humerus fractures. *Instr Course Lect* 2003;52:13–16.
189. Yang H, Li Z, Zhou F, Wang D, Zhong B. A prospective clinical study of proximal humerus fractures treated with a locking proximal humerus plate. *J Orthop Trauma* 2011;25(1):11–17.
190. Yu Z, Zheng L, Wang Y, Zhang Y, Zhang X, Ma B. Functional and radiological evaluations of unstable displaced proximal humeral fractures treated with closed reduction and percutaneous pinning fixation. *Eur Surg Res* 2010;45 138–145.
191. Zuckerman J, Flugstad D, Teitz C, King H. Axillary artery injury as a complication of proximal humerus fractures. Two case reports and a review of the literature. *Clin Orthop Relat Res* 1984;189:234–237.
192. Zuckerman J, Matsen F. Complications about the glenohumeral joint related to the use of screws and staples. *J Bone Joint Surg Am* 1984;66:175–180.

（虞　佩译　姜春岩校）

第二部分

锁骨骨折

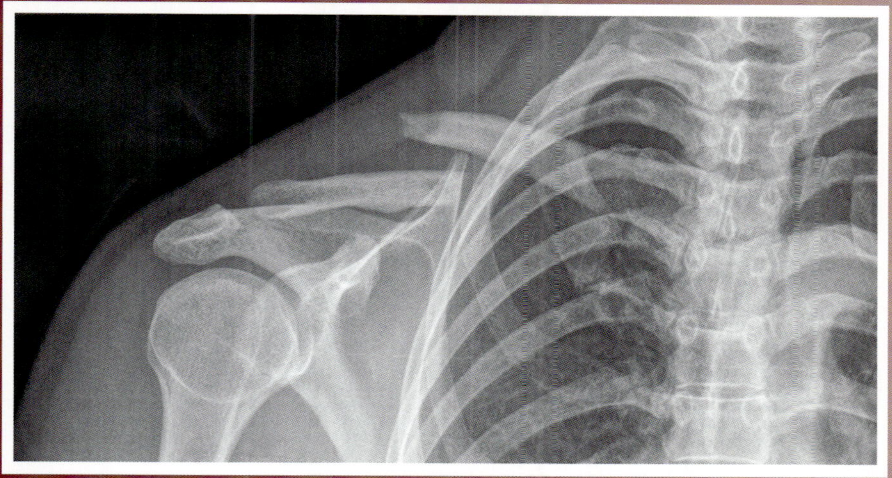

第 7 章

Kaveh Robert Sajadi

锁骨骨折：流行病学、临床评估、影像学检查和分型

锁骨是“S”形的长管状骨，位于胸壁上方。锁骨内侧以胸锁关节与胸骨相连接，外侧以肩锁关节与肩胛骨相连接。锁骨是人体生长发育过程中最早骨化的长骨，但其内侧骨骺闭合最晚，有时可晚至25岁。锁骨的整体形状不规则，其内侧段及中间部为棱柱状，逐步向外侧端过渡成为扁平状。内侧与外侧不同形态间的移行部呈管形，承受了最高的扭力和折弯应力[11]，也最易发生骨折。在水平面上锁骨前缘呈S状屈曲，两处屈曲的顶点分别向前内侧和后外侧[15]，在冠状面上锁骨则略呈弓形[15]。相对而言，锁骨内侧的上表面最为平整。锁骨虽然属于长干骨，但没有真正意义上的髓腔[35]。一项解剖学研究发现，女性的锁骨比男性短而且直[2]。锁骨内外侧端骨皮质的平均厚度约为1mm，中部则为2mm，并因人而异。即使之前的研究提示锁骨缺乏真正的骨髓腔[2]，也有研究发现锁骨管腔的最窄处直径约为6.7mm[35]。

维持锁骨内侧胸锁关节稳定性的是胸锁韧带以及发起自第一肋的肋锁韧带。维持锁骨外侧肩锁关节稳定性的是肩锁韧带以及喙锁韧带。喙锁韧带由锥状韧带和斜方韧带组成，其中位于偏内侧的是锥状韧带，止点是锁骨的锥状突。斜方韧带位于外侧。

在锁骨上缘，内侧与胸锁乳突肌相连，其牵张力可造成骨折端的移位（图 7-1）。在外侧与斜方肌相连。在锁骨下缘，内侧与胸大肌和胸骨舌骨肌相连，外侧与三角肌连接。锁骨外侧三角肌的牵张力也可造成骨折端移位。锁骨中 1/3 下缘与锁骨下肌相连。锁骨的前缘则有菲薄的颈阔肌与颈浅筋膜连接。

锁骨中段 1/3 下方有锁骨下血管、腋血管以及臂丛神经走行。这些血管和神经结构与锁骨之间仅有菲薄的锁骨下肌和锁胸筋膜分隔。而锁骨中 1/3 上方也仅有皮肤和颈阔肌覆盖。当锁骨发生骨折，以及需要对骨折行内固定手术时，这些血管和神经结构可能有受到损伤的风险。

锁骨的血供来源于肩胛上动脉、胸肩峰动脉以及胸内动脉[20]。两项解剖学研究均未能定位出锁骨的滋养动脉和髓内动脉[12,20]。研究发现锁骨的血供主要来源于骨膜，尤其是中 1/3。这些骨膜血供的方向主要是来自前方和上方，而不是下方或后方[12]。

锁骨的功能主要是连接上肢与躯干。解剖学研究证实锁骨既传导张力也传导压力，其主要功能类似于工程器械中的吊杆[16]。上肢外旋时锁骨传导的张力最大，上肢外展时锁骨传导的压力最大。外展动作同时也产生最大的扭力。在人体提远离于身体的重物时，锁骨起到支点的作用[10]。

流行病学

通常锁骨骨折被认为是最容易发生的骨折[24]，然而学者们对此的说法不一。有单中心研究认为锁骨骨折的发病率低于桡骨远端、掌骨、股骨近端、指/趾骨、踝关节、跖骨、肱骨近端、前臂近端和趾骨骨折[6]。一般认为，锁骨骨折的发病率占全身骨折的

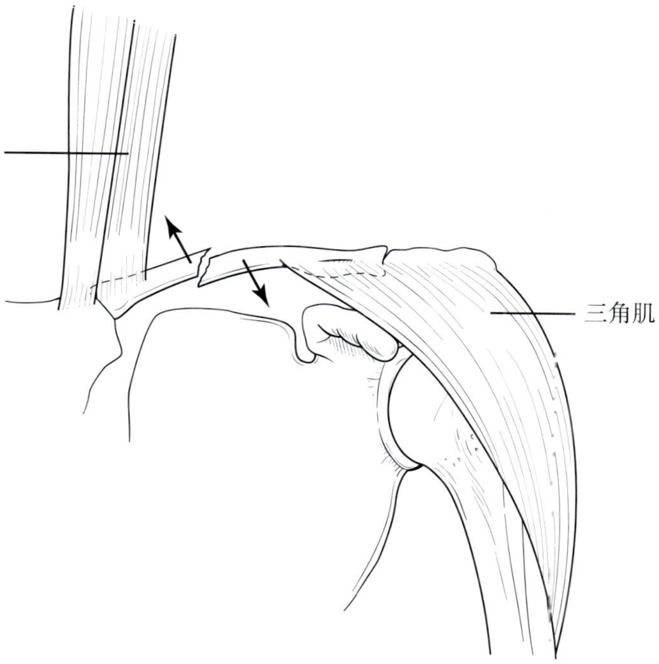

图 7-1 图示移位的锁骨骨折的力学矢量图

2.6% ～ 4%，占肩胛带周围骨折的 35% ～ 44%[26,30]。锁骨骨折人群的发病率为 29/10 万～ 64/10 万 [6,26,28,34]。男性多见，男女比例约为 2 ∶ 1[6,28,30,34]。左侧多于右侧 [28,30,34]。这可能与车祸损伤中所系安全带的位置有关。Conrey 等 [5] 回顾了碰撞损伤工程网络数据库（Crach Injury Reseach Engineering Network），发现锁骨骨折在驾驶员中的发病率约为 17.1%，而乘客为 29.5%。在驾驶员的上肢骨折中 63.3% 位于左侧，而在乘客的上肢骨折中 62.1% 位于右侧。因此，他们认为在车辆前方发生撞击时，造成锁骨骨折的主要病因为安全带。他们同时发现，当发生侧方撞击时，即使有安全带的保护，锁骨骨折的发生率仍要高出 5 倍以上。

地区性的一级创伤中心开展的统计发现约有 2.6% 的创伤包括锁骨骨折 [39]。虽然锁骨的位置靠近皮下，软组织保护不足，但开放性锁骨骨折仍较为少见。在 1740 例锁骨骨折中仅发现 1.4% 的开放性骨折。其他研究报道的开放性骨折率甚至更低 [30]。据另一个创伤中心报道，在锁骨近端骨折中，开放性损伤的发生率约为 11%[40]。发病率较高可能与高能量损伤及系统多发性损伤有关。

锁骨骨折的发病机制曾被认为是跌落时上肢伸展撑地所致。Stanley 等 [38] 对一组锁骨骨折病例研究了发病机制，结果显示，在 122 例病例中，106 例（87%）为跌落时肩部直接撞击所致，9 例（7%）为肩部直接受到打击所致，仅 7 例（6%）为跌落时肢体伸展撑地所致。据此他们认为，跌落时上肢伸展撑地的应力主要是传导到肩胛骨，而非锁骨（图 7-2）。而当暴力直接作用于肩部时，应力全部沿锁骨轴传导，这使折弯力接近于体重大小。他们推测锁骨的 S 外形和管形至扁平的逐步移行就反映了应力的作用。另一项研究也证实，总体上 91% 的锁骨骨折由直接作用于肩部的外力所引起 [36]。

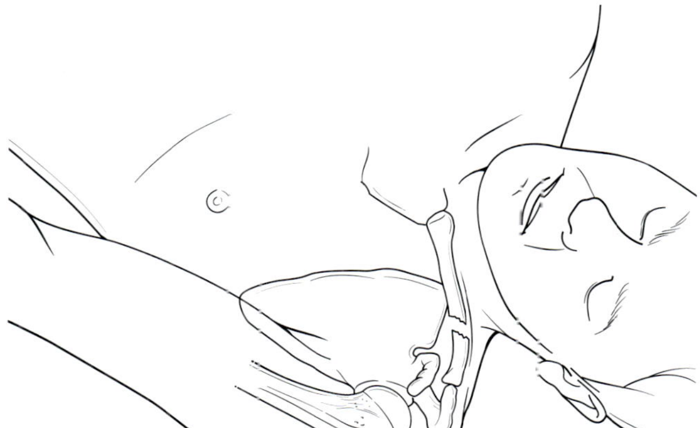

图 7-2 图示跌倒时肩部的受力直接作用于锁骨

据统计，锁骨骨折的病因最多见于车祸伤、跌倒和运动损伤 [6,28,30,34,38,40]。车祸伤与年龄无关，跌倒多见于老年人，而运动损伤多见于年轻患者。运动损伤约占锁骨骨折的 30%[7]。在运动中骑自行车最易发生锁骨骨折 [6,28]。Kocher 和 Feagin[21] 报道高山滑雪的肩部损伤中 11% 为锁骨骨折。Matsumoto 等 [23] 在滑雪运动员的肩部损伤中发现锁骨骨折占 37%，在滑雪板运动员中则为 16%。在大学橄榄球运动员中则发现有 4% 的人有锁骨骨折史，而且未接受过手术治疗 [18]。瑞典的一项研究 [27] 发现，约有一半的男性锁骨骨折与酗酒有关，特别是锁骨外端骨折的病例中约 2/3 为酗酒者。

关于锁骨骨折的标准分型将在后文另叙。流行病学研究大多将锁骨骨折分为内侧 1/3、中段和外侧 1/3 三型。其中中段 1/3 骨折占 63% ～ 82%，最为多见 [26,30,33,35,40]。锁骨骨折患者的平均年龄为 30 ～ 38 岁 [6,28]，其中中 1/3 骨折的平均年龄为 21 ～ 31 岁 [26,28,30,33]。锁骨外侧 1/3 骨折占 12% ～ 30%，少于中段骨折 [26,28,30,33,35,40]，其发病平均年龄为 31 ～ 47 岁 [26,28,30,33]。而内侧 1/3 骨折在锁骨骨折中最为少见，占 2% ～ 9%[26,30,33,35,40]，其发病平均年龄相对最大，为 46 ～ 57 岁 [26,28,30,40]。总体而言，锁骨骨折的发病率随年龄上升而递减。

大多数锁骨骨折为单发骨折，但锁骨骨折也可伴发其他损伤。Robinson 等 [34] 对 1000 例锁骨骨折进行了统计，发现 75 例其他骨科损伤，29 例头面部损伤，27 例严重胸外伤，以及 4 例腹部外伤。另一项瑞典的前瞻性研究则发现 36% 的锁骨骨折合并有其他损伤 [28]。肢体或头部的浅表损伤最多见，约占 40%，其他肢体部位的骨折约占 5%，肋骨骨折约占 20%。某创伤中心发现 90% 的锁骨内侧 1/3 骨折合并有多发系统性损伤，包括血胸或气胸、肺挫伤、肋骨骨折、血管损伤、头面部损伤、颈椎损伤以及脏器损伤 [40]。据报道锁骨骨折合并气胸者约占 3%。也有报道锁骨中 1/3 骨折合并肩锁关节或胸锁关节脱位病例的文献，但较为少见 [9,42]。

Penn[29] 发现，虽然也可见锁骨骨折合并血管损伤的病例，但总体来说非常少见。骨折后锁骨骨折块通常向远离血管的方向移位，而且在血管和骨折块之间有筋膜等软组织间隔保护。锁骨骨折后可能损伤的血管包括锁骨下动、静脉，以及肩胛上动脉、颈内静脉和胸导管。锁骨骨折损伤血管和神经的直接原因可能是压迫或者牵拉损伤。造成血管损伤的方式包括：割裂伤、血管内膜损伤或血栓。锁骨下静脉血栓后可表现为上肢肿胀和疼痛 [17,41]。

由于锁骨骨折多发于青壮年，他们大多需要参加劳作，骨折后既需治疗费用也影响患者的工作收入，因此，锁骨骨折的经济负担具有研究价值。在美国尚无完善的研究，但欧洲的部分国家统计了锁骨骨折的医疗和直接社会学成本 [4]。以 2002 年的欧元为例，西班牙的直接医疗成本约为 837 欧元，意大利则为 2116 欧元，比髋部骨折成本低。关于髋部骨折的成本，在意大利为 8346 欧元，在法国为 9907 欧元。在平均减少社会收入上，西班牙平均为 1172 欧元，法国为 2760 欧元，同样低于髋部骨折。在美国，在 65 ～ 69 岁的年龄段的人群中，锁骨骨折的增量成本为 12 682 美元，可归属成本为 1631 美元，骨折后 1 年死亡率为 8.8%；在 70 ～ 74 岁年龄段人群中，锁骨骨折的增量成本为 12 744 美元，可归属成本为 1386 美元，骨折后 1 年死亡率高达 13.6%[19]。

临床评估

对于清醒、有意识的患者，需询问主诉和完整的病史。患者通常会主诉疼痛且定位明确，可伴有麻木和酸胀不适。应仔细询问以了解受伤机制，这不仅有利于对锁骨的治疗，也有利于排查伴随损伤。对高能量性损伤的患者，需进行仔细检查以排除多发性系统损伤，包括会危及生命的损伤 [32]。采集病史时还应当包括利手习惯、既往史、工作类型以及生活爱好和习惯。以上信息对选择最佳的治疗方式很有帮助，尤其是在手术和非手术治疗之间进行选择时。

对锁骨骨折患者的检查类似于对肩部疾病患者的标准检查。首先，显露双侧的肩部和上肢的皮肤，需注意保护患者的隐私。有时患侧被夹板等固定。必须仔细判断皮肤的状态，以防止遗漏开放性骨折或局部高张力状态。通常可见肩部畸形（图 7-3），如患侧肩部高度降低。畸形处常可见瘀斑和肿胀。轻柔地对患处按压触诊可利于发现节段性骨折，但需小心操作，以免加重患者的痛苦。将双侧上肢和肩部对照检查有助于排除伴随损伤。必须检查所有的外周神经和皮神经支配区的感觉。臂丛神经靠近锁骨，其内侧束的损伤可借助尺神经检查判断 [13]。对肌力和活动度的检查应视患者的耐受力而定。

对肺部听诊有助于排查气胸。下列症状提示血管损伤：无脉、搏动性血肿、假性动脉瘤、血栓或栓塞、麻木感、冷感、无力以及皮肤颜色异常 [29]。

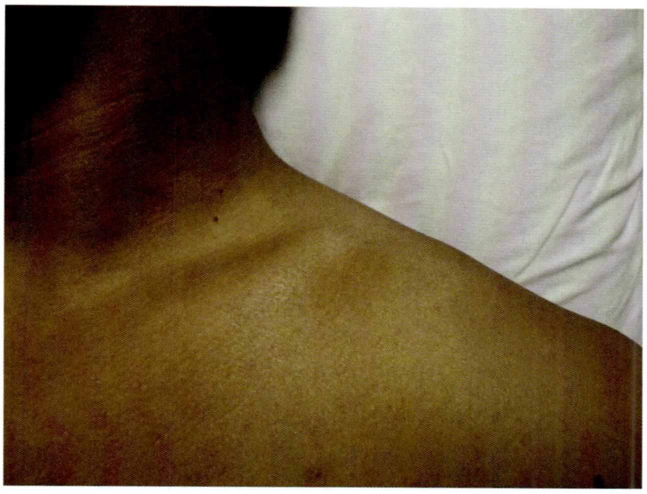

图 7-3 移位的锁骨骨折的临床表现

需判断外周血管搏动的力度和节律。其他检查还包括毛细血管充盈和体温。当发现脉搏异常时，应立即对比测量双侧上肢血压，有所怀疑时可行进一步血管方面的检查。

影像学检查

在整个受教育和职业培训的过程中，骨科医师受到的教育是对骨折仅拍照一种体位是不够的，因此，传统上，应对大多数长骨骨折拍两个体位，对关节则拍三个体位。通常来说，标准的前后位片对诊断锁骨骨折就已足够，甚至有些关于急诊创伤的文献认为对锁骨骨折，仅需拍摄一张体位片。由于锁骨是 S 形的，有时单独的正位片不能完全看出骨折的移位情况。侧位片由于受对侧肩关节以及纵隔结构的影响而作用有限，因此，常需拍摄斜位片来补充前后位片的不足。标准的前后位片（图 7-4）应当包括锁骨全长、肩锁关节和胸锁关节[35]。倾斜角度的摄片有多种说法，一般认为拍片时向头端倾斜 20° ~ 60° 可最大限度地减少胸部结构的遮挡，效果较好[32]。图 7-5 显示了前后位片无移位而斜位片明显移位的病例。在鉴别锁骨外侧骨折的 Neer Ⅰ型和Ⅱ型骨折时，可拍摄上肢负重片，以及 45° 前后斜位片（图 7-6）[25]。Neer 推荐双上肢同时提 10 磅重物时再摄片，摄片包括双侧锁骨外侧端以便对照。

文献提示上肢外展前屈位摄片有助于判断骨折的愈合情况，特别是有金属存在时[31]。具体方法是患者仰卧，将患肢外展 135°。将上肢外展可有利于锁骨向上旋转。将 X 线球管向头端倾斜约 25° 并摄片。这种方式不利于急诊摄片。另有文献称，向尾端倾斜 15° 拍前后正位片更为准确，特别是急诊情况下判断骨折短缩情况时[37]。

怀疑气胸时需拍摄胸片，少量气胸仅能在 CT 检查时发现。评估骨折骨不愈合时 CT 最为实用。有时锁骨内侧骨折在平片中容易漏诊，CT 也可以辅助诊断。一项研究提示，22% 的锁骨内侧骨折在平片上无提示，但 CT 可诊断[40]。CT 还有助于鉴别锁骨内侧骨折和骨骺损伤，在 26 岁以下的患者中有一定的实用性。通过与对侧锁骨相对照，以及重建和三维图像，CT 还有助于评估畸形愈合和短缩。

MRI 在锁骨骨折的评估中几乎无作用。当骨折块或局部结节刺激臂丛神经时可考虑行 MRI 检查。

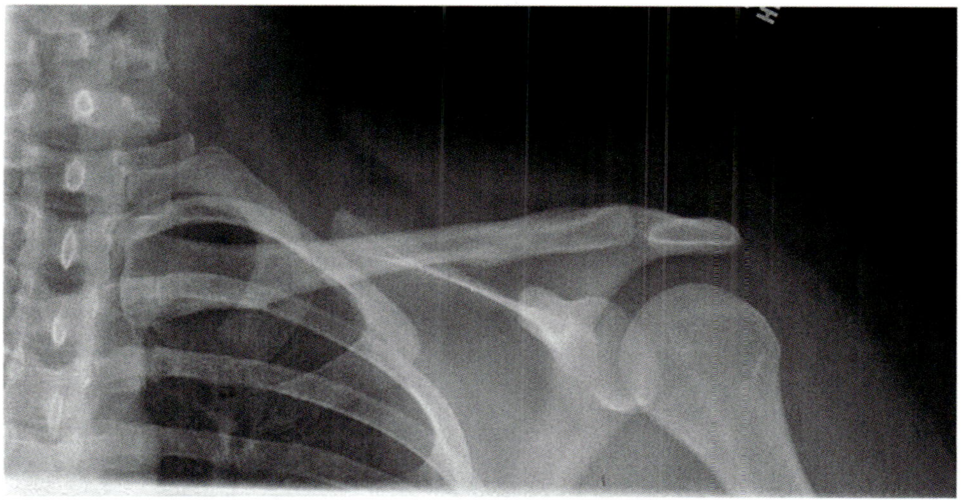

图 7-4 锁骨标准的前后位片

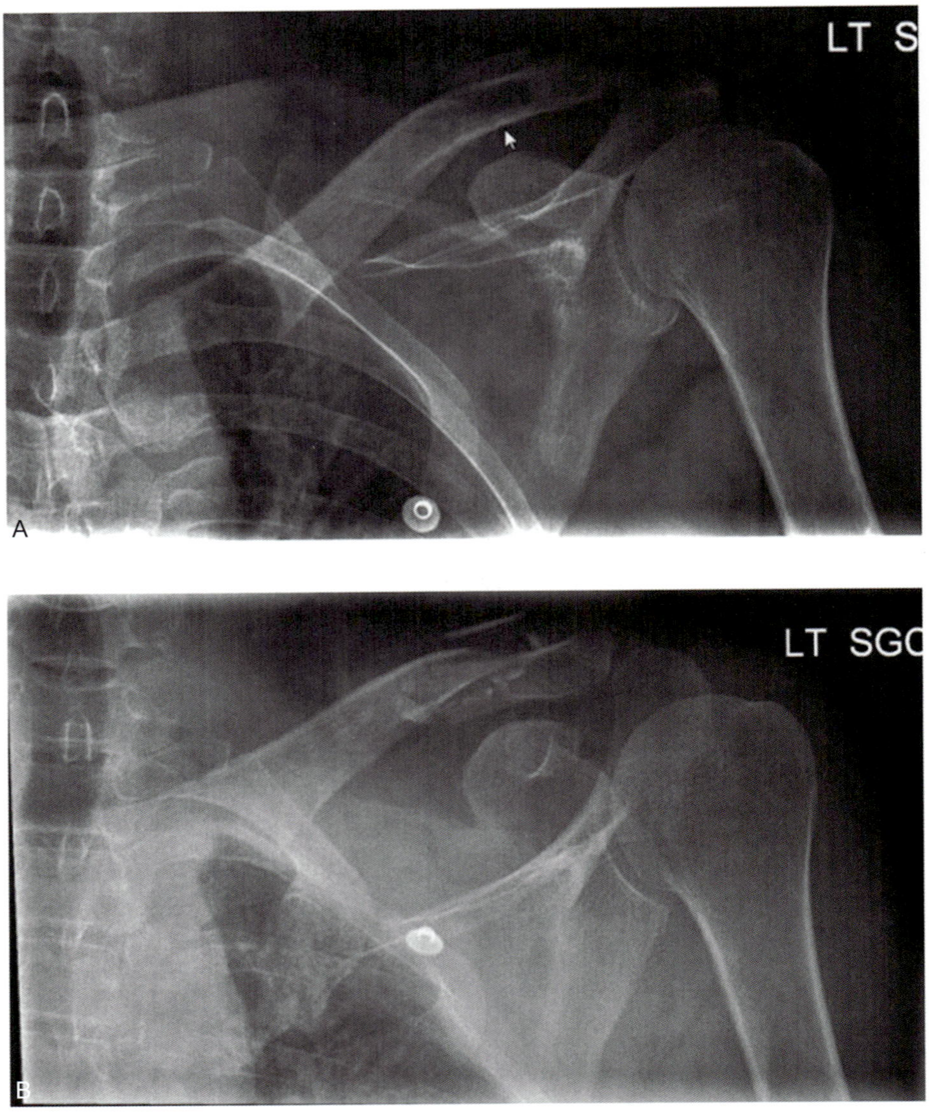

图 7-5 前后位片（A）显示相对良好的对位和无移位的骨折。加拍头侧斜位片时（B），可以发现短缩和移位

超声检查在成人锁骨骨折中的作用也不大。

分 型

最为广泛使用的分型也许是 Allman 分型[1]。该分型非常简单易用。将锁骨分为内侧、中段和外侧，Ⅰ型骨折为锁骨中段骨折，发病率最高；Ⅱ型骨折为外侧或远端 1/3 骨折，骨折不愈合的发病率最高；Ⅲ型骨折为内侧骨折，移位和骨折不愈合均少见。

Neer 根据锥状韧带和斜方韧带的完整性将锁骨骨折分为两种基本类型（图 7-6）[25]。Ⅰ型骨折的韧带完整，骨折移位少，大部分锁骨远端骨折属于这一类型。当锁骨远端骨折累及肩锁关节时，可能造成远期退变，此时可能产生症状。在Ⅱ型骨折中，韧带从骨折内侧端撕脱，斜方韧带也可能与远端骨折块相连。Neer 认为，在这种情况下，上肢本身的重量可导致骨折向下移位，胸大肌、胸小肌和背阔肌牵拉上肢和远端骨折块向内侧移位；肩胛骨的牵拉使骨折块旋转移位；斜方韧带牵拉内侧骨折块向后移位。

Craig 提出了 Allman 分型的改良版[8]，这种分型体系更为细致，并吸收和扩展了 Neer 关于锁骨远端骨折的分型（图 7-7）。① 1 型骨折：为锁骨中段骨折。② 2 型骨折：为外侧 1/3 骨折，其中分为数个亚型。亚型Ⅰ为轻微移位骨折。亚型Ⅱ为位于喙锁韧带内侧的移位骨折。亚型Ⅱ还可根据韧带的损

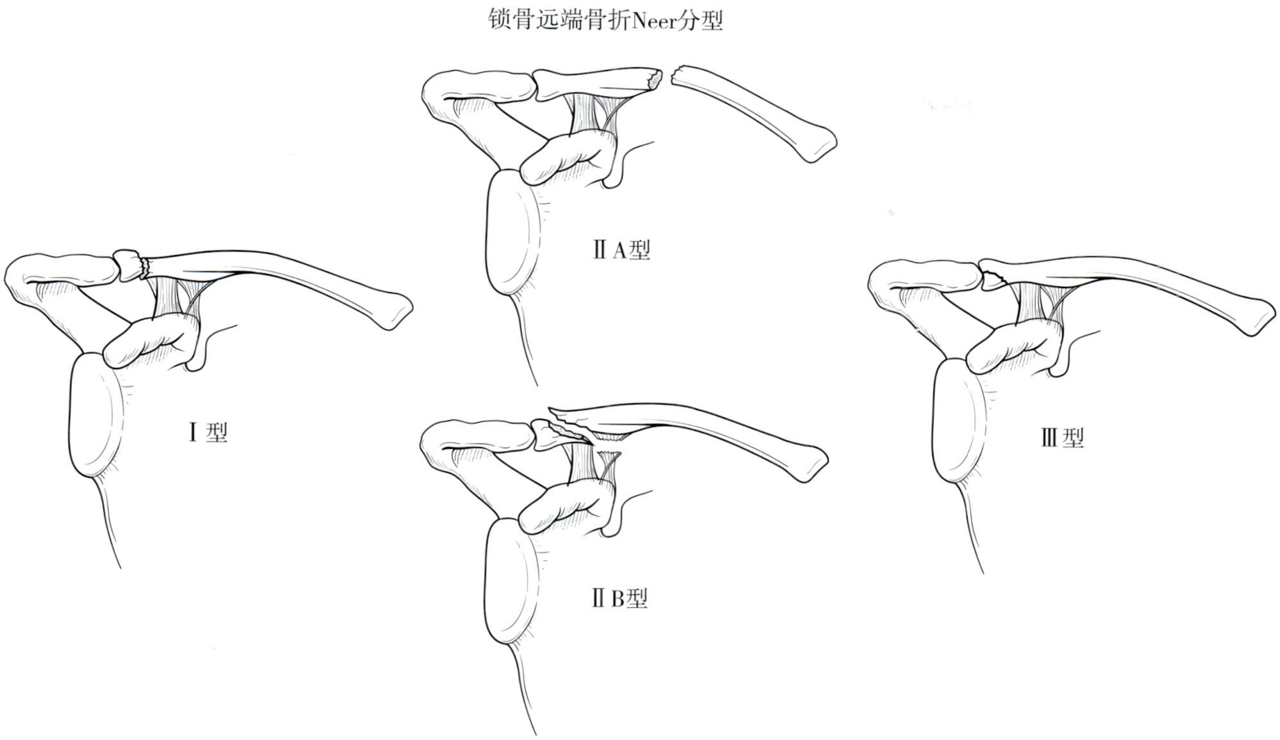

图 7-6 Neer 分型将锁骨外 1/3 骨折分成三型，详见正文

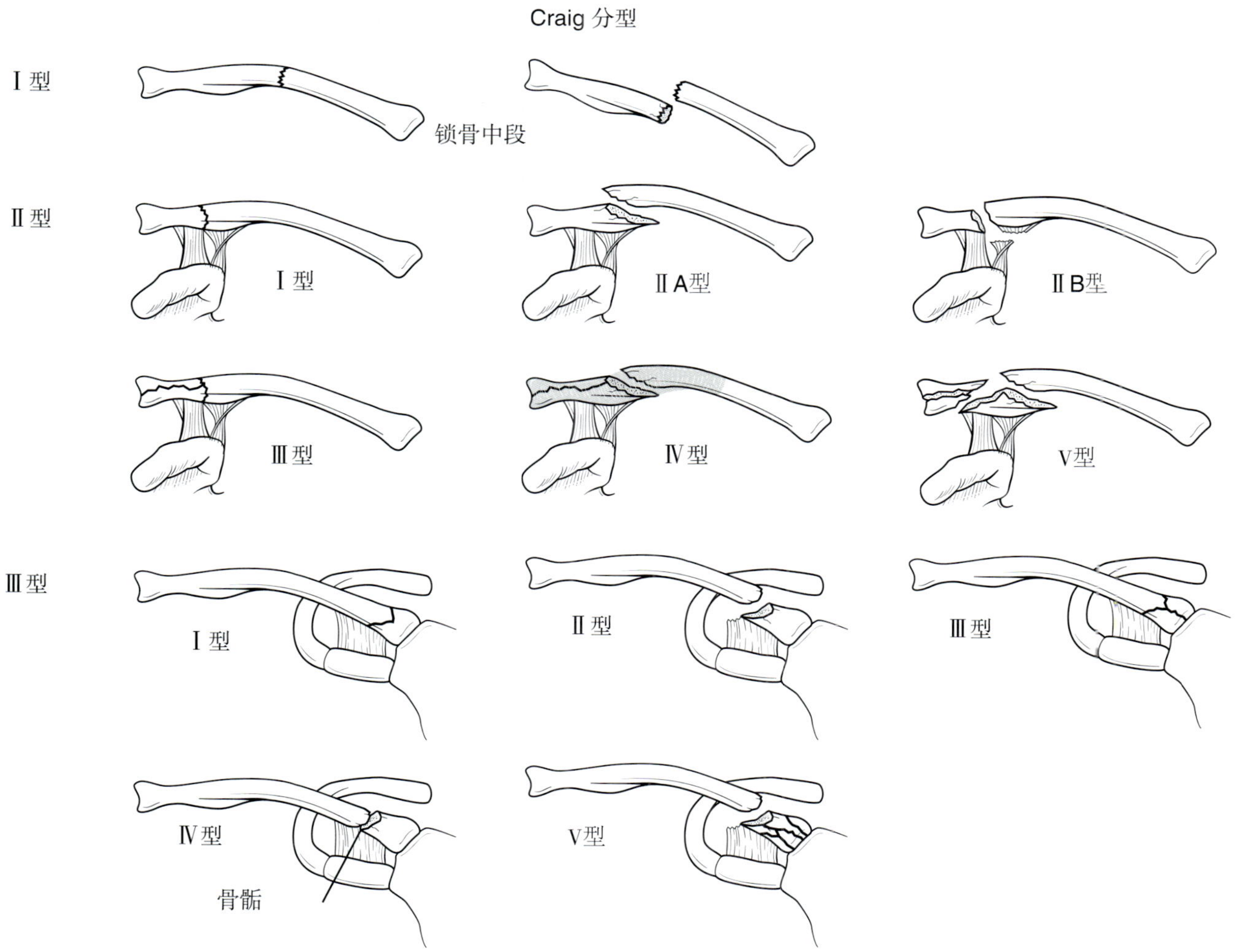

图 7-7 Craig 的锁骨骨折分型，是 Neer 和 Allman 骨折分型的扩展。详见正文

伤程度分为ⅡA型和ⅡB型。在Ⅱ A中，锥状韧带和斜方韧带均与外侧骨折块相连。在ⅡB型中，锥状韧带撕裂，斜方韧带仍有连接（图7-8）。亚型Ⅲ为累及肩锁关节的骨折，亚型Ⅳ主要为骨膜撕脱骨折，仅发生于儿童。亚型Ⅴ是粉碎性骨折，韧带所连接的骨折块不与内外侧骨折端相连（图7-9）。③3型骨折：为锁骨内侧端骨折，可根据移位程度、粉碎程度、是否累及关节和骨骺分离情况分为5个亚型。

Robinson等[34]回顾了连续1000例锁骨骨折后提出了新的分型，被称为Edinburgh分型。与Allman分型类似，锁骨首先被分为两段（图7-10），1型骨折为锁骨内侧1/5骨折，属于骺端骨折，与骨干部分的界线是通过第一肋骨中心的垂直线。2型骨折是锁骨中央3/5骨折，属于骨干部骨折。3型骨折为锁骨外侧1/5骨折，与骨干部的分界线是通过喙突的垂线。2型骨折被分为两个亚型：亚型A无移位，亚型B有移位。移位的标准是超过锁骨直径的100%。对于无移位骨折，可根据是否存在成角分出亚亚型；对于移位骨折，可根据骨折形态分出亚亚型，如节段型骨折等。1型和3型骨折可根据是否累及关节面分出亚型。虽然此分型看似复杂，但作者还提供了一致性研究结果，认为观察者的组间一致性比较满意。

2007年，骨科创伤学会（Orthopaedic Trauma Association，OTA）在AO分型的基础上提出了OTA分型。如前文所述，骨折分型的目的是便于交流，必须具备可靠和可重复的特性[22]。OTA分型首先将锁骨定位为15，锁骨内侧端骨折为15-A，骨干部骨折为15-B，锁骨外侧骨折为15-C。对内侧和外侧骨折可根据是否累及关节面分出进一步的亚型，骨干部骨折可根据骨折的形态（简单、楔形骨块或复杂）分出亚型。虽然此分型有一定的优势，特别是用于研究和交流时，但日常使用并不普遍，而且未对骨折的治疗和预后提供指导。

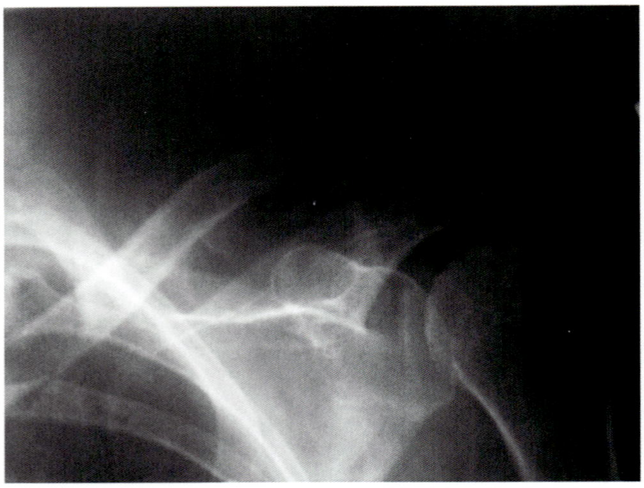

图7-8 Craig Ⅲ型锁骨远端骨折

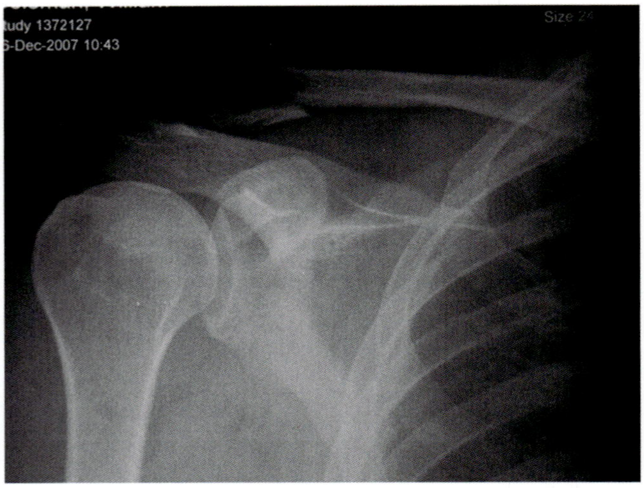

图7-9 Craig Ⅴ型锁骨远端骨折。注意下方游离的骨折块，有喙锁韧带附着

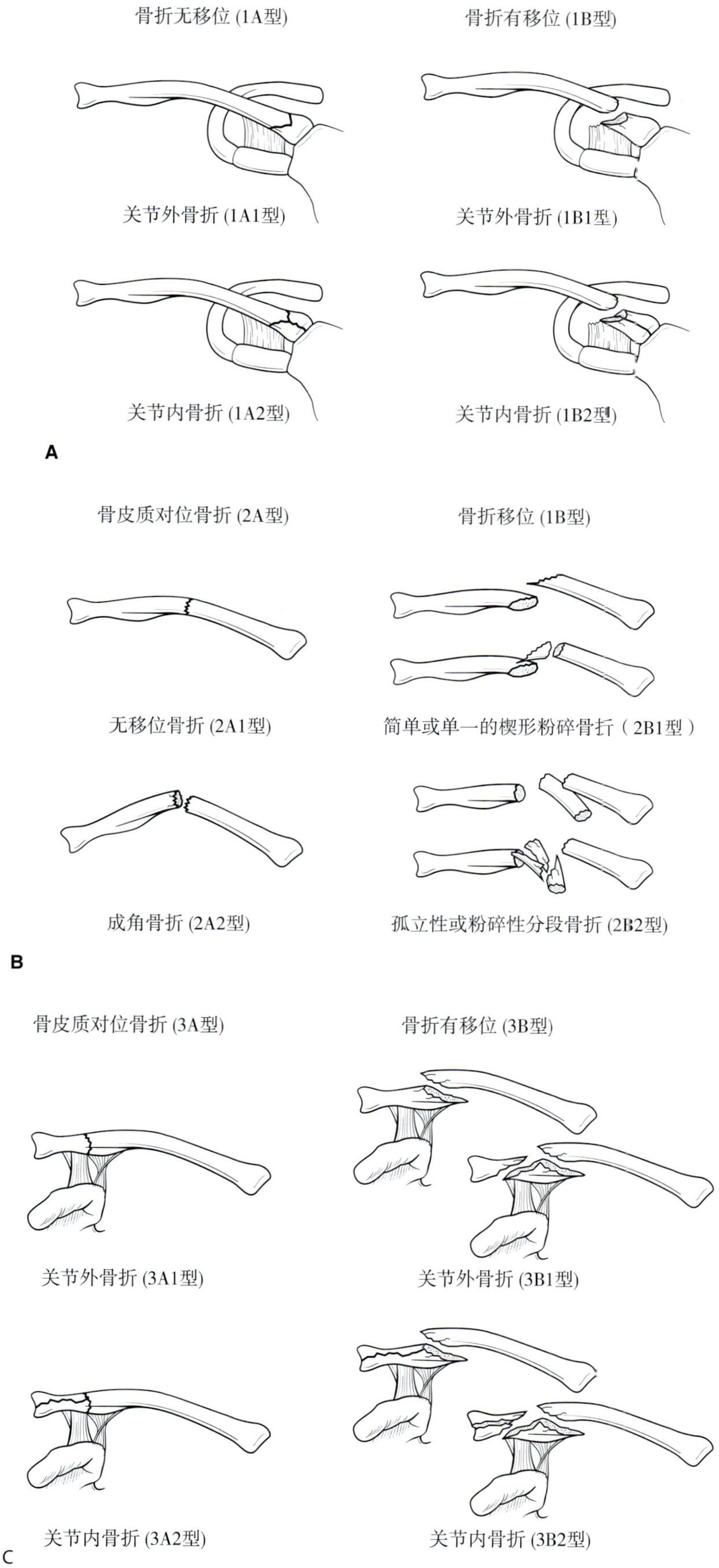

图 7-10 Robinson 描述的 Edinburg 分型[34]。(A) 1 型，锁骨内侧 1/5 骨折。(B) 2 型，锁骨中 3/5 骨折。(C) 3 型，锁骨外侧 1/5 骨折。详见正文

参考文献

1. Allman FL Jr. Fractures and ligamentous injuries of the clavicle and its articulation. *J Bone Joint Surg Am* 1967;49(4):774–784.
2. Andermahr J, Jubel A, Elsner A, et al. Anatomy of the clavicle and the intramedullary nailing of midclavicular fractures. *Clin Anat* 2007;20(1): 48–56.
3. Association OT. http://www.ota.org/compendium/2007JOTFractureCompNew/97042.9Clavicle%20S72-S74.pdf. 2007; Accessed January 25, 2011.
4. Bouee S, Lafuma A, Fagnani F, Meunier PJ, Reginster JY. Estimation of direct unit costs associated with non-vertebral osteoporotic fractures in five European countries. *Rheumatol Int* 2006;26(12):1063–1072.
5. Conroy C, Schwartz A, Hoyt DB, et al. Upper extremity fracture patterns following motor vehicle crashes differ for drivers and passengers. *Injury* 2007;38(3):350–357.
6. Court-Brown CM, Caesar B. Epidemiology of adult fractures: a review. *Injury* 2006;37(8):691–697.
7. Court-Brown CM, Wood AM, Aitken S The epidemiology of acute sports-related fractures in adults. *Injury* 2008;39(12):1365–1372.
8. Craig EV, Fractures of the clavicle. In: Rockwood CA Jr, Matsen FA III, eds. Saunders, Philadelphia, PA. *The Shoulder.* 1990:367–412.
9. Elliott AC. Tripartite injury of the clavicle. A case report. *S Afr Med J* 1986;70(2):115.
10. Flatow EL. The biomechanics of the acromioclavicular, sternoclavicular, and scapulothoracic joints. In: Heckman JD, ed. American Academy of Orthopaedic Surgeons, Rosemont, IL. *Instructional Course Lectures.* 1993:237–245.
11. Harrington MA Jr, Keller TS, Seiler JG 3rd, Weikert DR, Moeljanto E, Schwartz HS. Geometric properties and the predicted mechanical behavior of adult human clavicles. *J Biomech* 1993;26(4-5):417–426.
12. Havet E, Duparc F, Tobenas-Dujardin AC, Muller JM, Delas B, Fréger P. Vascular anatomical basis of clavicular non-union. *Surg Radiol Anat* 2008;30(1):23–28.
13. Housner JA, Kuhn JE. Clavicle fractures: individualizing treatment for fracture type. *Phys Sportsmed* 2003;31(12):30–36.
14. Howard FM, Shafer SJ. Injuries to the clavicle with neurovascular complications. A study of fourteen cases. *J Bone Joint Surg Am* 1965;47(7): 1335–1346.
15. Huang JI, Toogood P, Chen MR, Wilber JH, Cooperman DR. Clavicular anatomy and the applicability of precontoured plates. *J Bone Joint Surg Am* 2007;89(10):2260–2265.
16. Iannolo M, Werner FW, Sutton LG, Serell SM, VanValkenburg SM. Forces across the middle of the intact clavicle during shoulder motion. *J Shoulder Elbow Surg* 2010;19(7):1013–1017.
17. Jones RE, McCann PA, Clark DA, Sarangi P. Upper limb deep vein thrombosis: a potentially fatal complication of a clavicle fracture. *Ann R Coll Surg Engl* 2010;92(5):W36–W38.
18. Kaplan LD, Flanigan DC, Norwig J, Jost P, Bradley J. Prevalence and variance of shoulder injuries in elite collegiate football players. *Am J Sports Med* 2005;33(8):1142–1146.
19. Kilgore ML, Morrisey MA, Becker DJ, et al. Health care expenditures associated with skeletal fractures among Medicare beneficiaries, 1999–2005. *J Bone Miner Res* 2009;24(12):2050–2055.
20. Knudsen FW, Andersen M, Krag C. The arterial supply of the clavicle. *Surg Radiol Anat* 1989;11(3):211–214.
21. Kocher MS, Feagin JA Jr. Shoulder injuries during alpine skiing. *Am J Sports Med* 1996;24(5):665–669.
22. Marsh JL, Slongo TF, Agel J, et al. Fracture and dislocation classification compendium—2007: Orthopaedic Trauma Association classification, database and outcomes committee. *J Orthop Trauma* 2007;21(10 Suppl):S1–133.
23. Matsumoto K, Miyamoto K, Sumi H, Sumi Y, Shimizu K. Upper extremity injuries in snowboarding and skiing: a comparative study. *Clin J Sport Med* 2002;12(6):354–359.
24. Mc MT. Fracture of the clavicle. *Br Med J* 1949;2(4637):1165–1167 (illust).
25. Neer CS, 2nd. Fractures of the distal third of the clavicle. *Clin Orthop Relat Res* 1968;58:43–50.
26. Nordqvist A, Petersson C. The incidence of fractures of the clavicle. *Clin Orthop Relat Res* 1994(300):127–132.
27. Nordqvist A, Petersson CJ. Shoulder injuries common in alcoholics. An analysis of 413 injuries. *Acta Orthop Scand* 1996;67(4):364–366.
28. Nowak J, Mallmin H, Larsson S. The aetiology and epidemiology of clavicular fractures. A prospective study during a two-year period in Uppsala, Sweden. *Injury* 2000;31(5):353–358.
29. Penn I. The vascular complications of fractures of the clavicle. *J Trauma* 1964;4:819–831.
30. Postacchini F, Gumina S, De Santis P, Albo F. Epidemiology of clavicle fractures. *J Shoulder Elbow Surg* 2002;11(5):452–456.
31. Riemer BL, Butterfield SL, Daffner RH, O'Keeffe RM Jr. The abduction lordotic view of the clavicle: a new technique for radiographic visualization. *J Orthop Trauma* 1991;5(4):392–394.
32. Ring D, Jupiter JB. Injuries to the Shoulder Girdle. In: Browner BD, Jupiter JB, Levine AM, Trafton PG, eds. American Academy of Orthopaedic Surgeons, Rosemont, IL. *Skeletal Trauma*; 2003.
33. Robinson CM, Court-Brown CM, McQueen MM, Wakefield AE. Estimating the risk of nonunion following nonoperative treatment of a clavicular fracture. *J Bone Joint Surg Am* 2004;86-A(7):1359–1365.
34. Robinson CM. Fractures of the clavicle in the adult. Epidemiology and classification. *J Bone Joint Surg Br* 1998;80(3):476–484.
35. Rowe CR. An atlas of anatomy and treatment of midclavicular fractures. *Clin Orthop Relat Res* 1968;58:29–42.
36. Sankarankutty M, Turner BW. Fractures of the clavicle. *Injury* 1975;7(2): 101–106.
37. Sharr JR, Mohammed KD. Optimizing the radiographic technique in clavicular fractures. *J Shoulder Elbow Surg* 2003;12(2):170–172.
38. Stanley D, Trowbridge EA, Norris SH. The mechanism of clavicular fracture. A clinical and biomechanical analysis. *J Bone Joint Surg Br* 1988;70(3):461–464.
39. Taitsman LA, Nork SE, Coles CP, Barei DP, Agel J. Open clavicle fractures and associated injuries. *J Orthop Trauma* 2006;20(6):396–399.
40. Throckmorton T, Kuhn JE. Fractures of the medial end of the clavicle. *J Shoulder Elbow Surg* 2007;16(1):49–54.
41. Wright SW, Subclavian vein thrombosis following clavicular fracture. *Emerg Med J* 2009;26(11):840.
42. Yeh PC, Miller SR, Cunningham JG, Sethi PM. Midshaft clavicle fracture and acromioclavicular dislocation: a case report of a rare injury. *J Shoulder Elbow Surg* 2009;18(5):e1–e4.

（叶庭均 译　东靖明 校）

第 8 章

Kaveh Robert Sajadi

锁骨骨折的非手术治疗：适应证、技术和疗效

“治疗的目标是重建完整功能，将对患者造成的风险和不便降到最低，医师的焦虑也最少[1]”——1913 年，Robert Jones 爵士如此表述骨折治疗的目的。对锁骨骨折的治疗可回溯到 Hippocrates 以及 Edwin Smith 外科纸草文。纸草文是已知最早的医学书。历史上，几乎对所有的锁骨骨折均进行了非手术治疗，少有例外。时至今日，手术治疗和非手术治疗的适应证的界限并非十分明显，导致对锁骨骨折采取手术治疗的例数日益增长。然而，大部分锁骨骨折依然可以通过非手术治疗获得良好的恢复。

手术技术

有多种治疗方法可被用于复位和（或）固定锁骨骨折，包括支具、夹板和绑带等。部分传统治疗方法包括 T 形木制夹板和 Sayre 绑带法（可导致成人肘关节和手部僵硬）[35]。也可采用卧位固定治疗方法：患者平卧于硬质床垫上。在颈后双肩之间放置一个沙袋，维持 3 ~ 4 周，这种治疗方法在现代已少有人能耐受[35]。Royster 认可 Spohn 通过木质“带孔桶状夹板”将 8 字形垫钉入木质板条进行固定的方法[61]。Kennell 通过绷带将肘关节向前、肩部向后固定以复位骨折[29]。Yates 介绍了一种简单易行的锁骨骨折治疗方法，并引用了 Baron Dupuytren 在 1839 年发现的消极治疗法，即将一个枕头放在腋下，使手臂得以放松休息，维持约 1 个月，大部分骨折皆可愈合[73]。

Sorrells 在文章中介绍了对移位骨折的复位手法[65]。患者坐在凳子上。医师站在患者的后方，双手牵引肩部向上、后、外侧方向，同时医师以膝盖顶压患者的背部以施加对抗应力。复位后以 8 字绷带固定。Quigley 等从 Edwin Smith 外科纸草文中摘录了一种复位方法：患者仰卧，在颈后双肩之间放置一折叠物，便可将锁骨骨折处逐渐牵拉至复位[53]。他指出，虽然有多种制动方法，但少有能对锁骨近端和远端关节达到完全制动的。其他学者同样指出：“……对于锁骨中 1/3 骨折来说，几乎不可能通过闭合的方法达到完全制动”[60]。Sankarankutty 和 Turner 也认为对锁骨骨折闭合复位的成功率不高，而传统绷带固定法易引起畸形[63]。Andersen 等在研究中应用了 Lester 在 1929 年的说法，即虽然有超过 200 种以上的非手术治疗方法可治疗锁骨中段骨折，但没有一种方法在对照研究中被证明可以有效地复位和固定[2]。

目前最为常用的非手术治疗方法仍然是 8 字固定法，可借助绷带、支具和石膏完成。运用这种方法（图 8-1），抬高和牵引肩部的目的是使骨折端恢复力线，向后牵引肩部是为了减少骨折块骑跨以恢复长度[35]。在复位和固定中可能需要多次调整以获得舒适感和稳定性之间的平衡。此方法显而易见的优点在于可解放双手，恢复一定程度的日常生活水平。缺点在于绑带可能向外侧滑移，并将固定骨折块的应力转变为向下，使远端骨折块向下移位，增加畸形，特别是在外侧 1/3 骨折中[60]。Post 指出 8

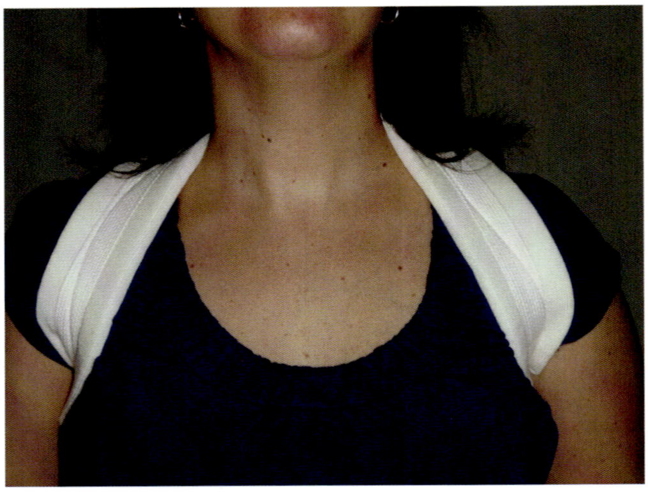

图 8-1 传统的锁骨 8 字绷带固定

字绷带可能摩擦刺激腋窝或压迫腋区的血管和神经结构[50]。Fowler 发现 8 字绷带可能引起严重的不适感，并可能压迫远端骨折折块从而增加移位和畸形的风险。他进一步发现，反复调整 8 字绷带可增加患者就医的不便，也增加了腋窝压迫的风险[20]。

Andersen 等在成人锁骨中段骨折病例中，对 8 字绷带和上肢吊带（图 8-2）进行了前瞻性随机对照研究[2]。其方法如下：患者以 8 字绷带固定 3 周，治疗期间适时调整绷带。吊带固定者则无具体时间限制，视患者耐受及具体情况而定。鼓励两组患者在可耐受的程度下活动肩部。在平均随访 12 周后，所有骨折均愈合。两组在恢复工作时间、使用止痛药物、临床效果、功能评分和外观比较上均无差异。在 8 字绷带组中，26% 的患者对治疗过程不满意，4

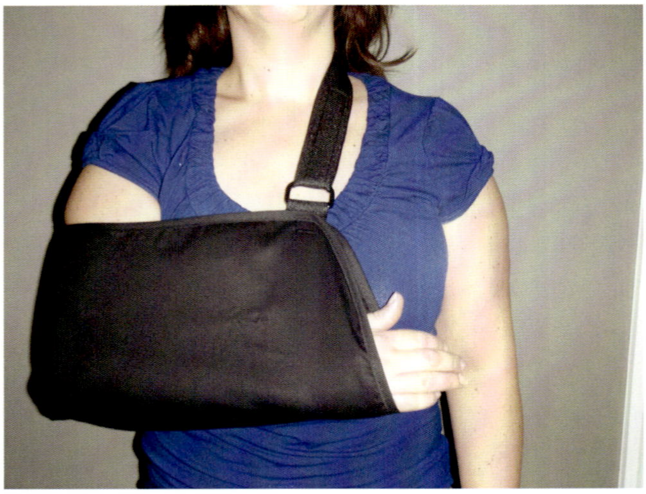

图 8-2 简单的吊带

例患者因疼痛加重、骨折进一步移位、麻痹或深静脉血栓等原因提早拆除绷带。相对而言，吊带固定组的不满意率仅有 7%，且仅有 1 例患者因不适而要求更换治疗方法。

Hoofwijk 和 van der Werken 报道了对锁骨中 1/3 骨折采取 8 字绷带和上肢吊带的前瞻性随机对照研究[25]。最终随访结果提示两者在愈合和短缩上均无差异，3 例骨不愈合病例均出现在 8 字绷带组[25]。Stanley 和 Norris 也发现在年龄和性别相匹配的病例中，8 字绷带与上肢吊带在治疗锁骨骨折的康复速度上无差异[66]。

McCandless 和 Mowbray 比较了 40 例移位锁骨骨折经 8 字绷带或上肢吊带治疗的结果[36]。选择 8 字绷带的患者被要求不定期回诊所检查绷带的松紧度。发现有 2 例锁骨远端骨折的患者骨折对位得以改善。然而，4 例患者骨折远端向下移位畸形加重。另有 4 例患者在 1 周内因肿胀和皮肤颜色变化而摘除 8 字绷带，并改换吊带固定，随后症状消失。另有 1 例使用 8 字绷带法的患者在患侧腋窝处发现水疱。

1 篇循证医学文献认为 2 项直接对比 8 字绷带和上肢吊带治疗锁骨骨折的临床研究的试验方法不够严谨，说服力弱[32]。同时他们也指出，尽管这 2 项研究的治疗结果均为无差异，“对于锁骨骨折来说，暂时也没有足够的证据得出哪种非手术治疗是最佳方案。”

综上所述，并无直接证据证明手法复位能改善或维持锁骨骨折后的对位，我们不推荐这一方法。现有的研究证据表明，绷带和支具的治疗结果并不优于简单的吊带。前臂吊带简单易行，患者易于接受，且后遗症少。因此，在锁骨骨折的非手术治疗方法中，我们建议对患者进行吊带悬吊固定，在疼痛可容忍的范围内逐步开展主动或被动肩部活动。急性期可用冰块减轻局部肿胀和炎症反应，诊断明确的患者可应用止痛药物。手、腕和肘部的早期主动活动可减轻水肿和关节僵硬的并发症。当 X 线片提示骨折愈合后可逐步进行力量训练和负重。

非手术治疗的适应证

所有的无移位锁骨骨折都应当接受非手术治疗。Robinson 等回顾了 1000 例锁骨骨折，发现所有的无移位骨折均恢复良好[58]。部分老年患者的生活质量要求较低，且骨质疏松明显，此时即使骨折有较大的移位，也可采用非手术治疗。大部分锁骨内侧骨折应首选非手术治疗，但合并其他损伤时，则有不同的治疗策略[68]。如锁骨中段骨折移位< 15mm，断端骨皮质有部分接触，即可采用非手术治疗，图 8-3 提示断端少量骨皮质接触最终愈合。对Ⅰ型和Ⅲ型的锁骨外侧骨折，应采用非手术治疗。这类骨折的愈合率高，无须担心远期的肩锁关节问题[9]。关于Ⅱ型锁骨远端骨折的争议较大，因为 Neer 曾认为此类骨折的不愈合可能性高。但是在老年和对生活质量要求较低的人群中，即使骨不愈合也可能不产生症状，因此，我们不建议将Ⅱ型锁骨远端骨折简单地归类为需要手术治疗的骨折，而是应当根据患者的年龄、功能期望值和合并症等综合考虑。

McKee 认为非手术治疗适用于大多数锁骨骨折，尤其是发生在老年、患病、依从性低、以坐式生活为主或是高手术风险患者的微小移位或无移位骨折[38]。他建议采用上肢吊带固定，直至患者的不适感消失，并且认为既然没有任何证据表明非手术治疗能获得或维持骨折复位，那么在 X 线片上看到一定的骨折移位属于可以接受的结果。

自从肩上方悬吊复合体（superior shoulder suspensory complex，SSSC）这一概念被 Goss 提出后，同

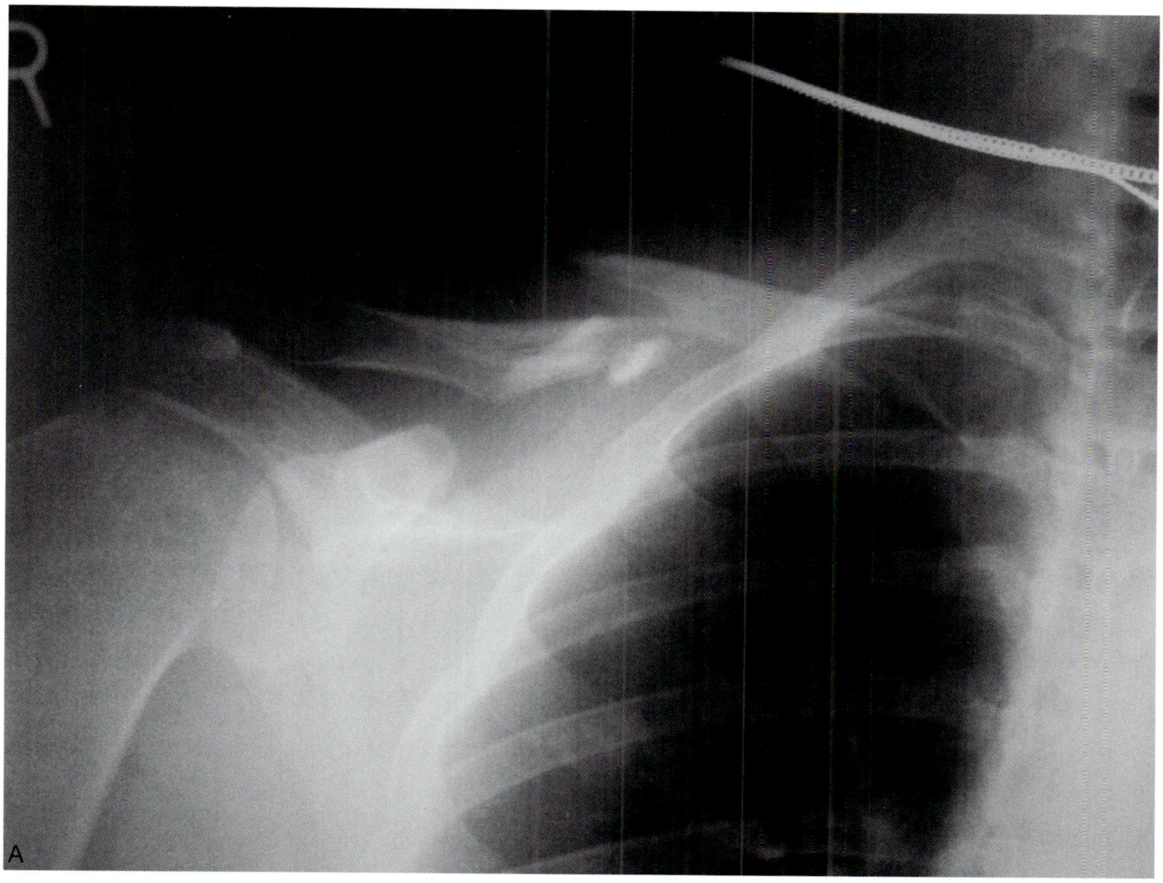

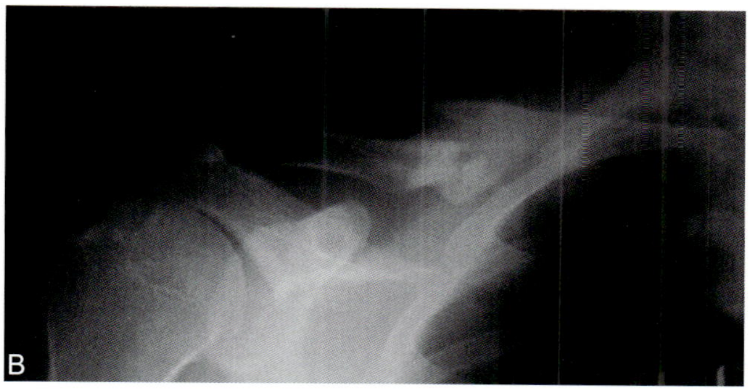

图 8-3 8 周后的随访显示，皮质只有少量的接触（A）的锁骨骨折也可以得到愈合（B）

侧的锁骨和肩胛骨骨折即被称为浮肩，可视作独立的手术指征。Goss 认为这种类型的损伤造成肩关节悬吊环结构中 2 处破坏，影响了结构的稳定性，如不采取手术治疗，可能导致锁骨骨折进一步移位，并增加骨不愈合的风险 [22]。因此，他建议，若骨折移位程度“不能接受”，便需要手术治疗。但 Williams 对此进行了尸体生物力学实验，发现上述复合骨折类型并不需要手术恢复稳定性，除非伴有进一步的肩胛冈、肩峰、喙锁韧带或肩锁韧带损伤 / 骨折 [71]。

Egol 等回顾了 19 例肩胛颈骨折合并锁骨骨折 / 肩锁关节脱位的患者 [16]，其中 12 例采用非手术治疗，7 例采用手术治疗，平均随访 53 个月，发现 DASH 评分、ASES 评分和 SF-36 评分均无差异。Edwards 等回顾了 20 例同侧肩胛骨合并锁骨骨折，其中 11 例锁骨骨折移位超过 1cm[15]，所有的患者均采取非手术治疗，平均随访 28 个月，所有的患者肌力完全恢复，18 例患者的活动度完全恢复。

荷兰的一项针对同侧锁骨合并肩胛颈骨折的研究提示，对比非手术治疗和手术治疗，发现 Constant 评分无明显差异 [69]。作者指出肩胛盂有远端移位的患者预后较差。

Ramos 等回顾了 13 例同侧锁骨合并肩胛颈骨折，全部采用绷带非手术治疗 [54]，平均随访 7.5 年，随访结果为优 84.6%，良 7.7%，中 7.7%。9 例患者的肩关节活动度完全恢复。

从现有文献来看，对大多数同侧锁骨合并肩胛骨骨折可行非手术治疗，疗效肯定。我们建议针对患者的具体情况分析判断后制订治订方案。

Bahk 等认为锁骨骨折手术治疗的适应证包括：开放性骨折、严重骨折移位刺激皮肤以及伴随血管和神经损伤 [4]。其他文献认为手术适应证还包括骨折移位明显、短缩 > 2cm、粉碎性骨折以及年轻患者Ⅱ型锁骨远端骨折等。

并发症

非手术治疗的主要并发症包括骨不愈合和畸形愈合。Robinson 等对锁骨骨折后骨不愈合的风险进行了前瞻性队列研究 [57]。对所有患者行上肢吊带悬吊非手术治疗并鼓励早期活动。骨不愈合的定义为骨折后 24 周内不愈合，发病率为 6.2%。锁骨外侧骨折骨不愈合的发病率最高，占 11.5%，其次是内侧 6.2%，中段为 4.5%。锁骨外侧骨折中骨不愈合的发病率随着年龄和移位程度的增加而显著上升。锁骨中段骨折骨不愈合发病率的上升与年龄增加、女性患者、完全移位和粉碎性骨折有关。作者特别指出，虽然老年患者的骨不愈合发病率更高，但他们对于症状和功能障碍的耐受性也较高，因此，需要手术的可能性低。另外，此研究也发现在伤后 12 周骨折尚未愈合的病例中，到 24 周时 90% 的锁骨骨干骨折和 80% 的锁骨外侧骨折最终获得愈合。骨性愈合甚至在受伤后较晚一段时间出现（图 8-4）。

研究指出，手术治疗可获得较好的临床结果，骨不愈合和畸形愈合等并发症的发生率较低 [11,13]。Nowak 等报道对畸形愈合病例行肥大结节切除术可明显缓解疼痛和麻木等不适感 [48]。

对锁骨骨折采取非手术治疗的其他并发症比较少见。Ivey 等报道了 2 例采用 8 字绷带治疗锁骨中段骨折后出现胸前壁复杂性局部疼痛综合征的病例 [26]，分析认为可能与锁骨上神经的浅表分支有关。其他研究者也报道 1 例锁骨远端骨折经绷带固定后，出现骨间前神经的卡压症状 [67]。

传统认为手术治疗锁骨骨折可能导致并发症。Neer 和 Rowe 报道手术治疗锁骨骨折的骨不愈合的发病率较高 [41,60]。Millet 等也报道锁骨髓内固定并发症的发生率高达 25.8%，骨不愈合的发生率为 8.6%[39]。并发症包括感染、骨不愈合、畸形愈合、内固定失败、钢针外露和皮肤刺激症状等。此外，所有患者均要求二次手术取出内固定。Bostman 等发现早期钢板治疗锁骨中段移位性骨折的并发症发生率为 23%，其中感染率为 7.8%[5]。

Frigg 等回顾了 34 例采用钛合金弹性钉治疗锁骨中段骨折 [21]，并发症率总体高达 70%，包括骨穿孔、臂丛神经麻痹和弹性钉断裂。Ring 报道了 3 例髓内固定治疗锁骨移位性骨折导致臂丛神经麻痹的病例 [55]。作者认为，锁骨骨折后的臂丛神经问题比骨折本身更严重，可造成致残，更应受到重视。

Kashi 报道钩钢板治疗锁骨远端骨折的并发症包括肩峰撞击、肩峰骨折、肩袖损伤和切割等 [28]。Verborgt 等回顾了半职业运动员锁骨中段移位性骨折在急性期使用钢板内固定治疗的病例 [70]。虽然大部分骨折愈合且患者恢复到伤前的运动水准，但伤口感染率高达 18%，神经相关并发症的发生率为 7%，内固定在位的再骨折率为 5%，还有大量关于锁骨骨折术后克氏针移位的报道 [40,72]。最后，一项病例研究报道了对锁骨骨折采取切开复位及内固定

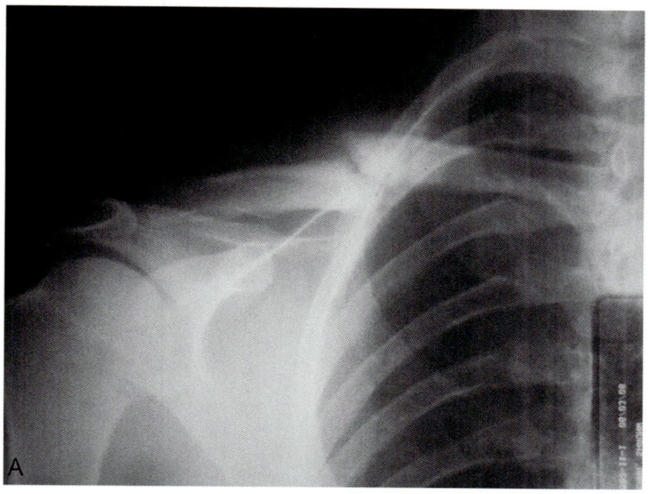
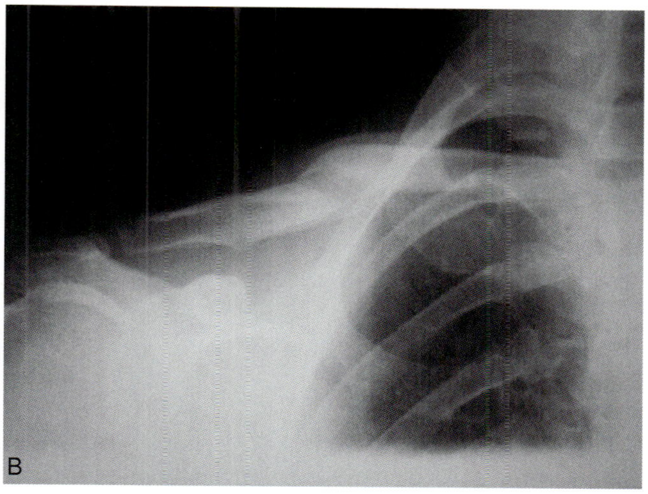

图 8-4 一位 33 岁的警官从警用车辆上摔下，造成闭合性锁骨中段骨折（A）。患者在 1 年内持续有中度疼痛和上臂疲劳感。X 线片显示中段骨折不愈合。经过讨论，其选择继续非手术治疗。2 年后，患者由于其他问题就诊。该患者没有肩部和上臂的症状，X 线片显示骨折愈合（B）

后发生锁骨下静脉和腋静脉深静脉血栓 [10]。

表 8-1 汇总了文献报道的对锁骨骨折采取手术和非手术治疗的骨不愈合和手术并发症发生率。

疗效研究

Neer 报道了锁骨骨折骨不愈合的并发症，并且认为骨不愈合的发病率很低 [41]。他发现没有一例锁骨中段骨折发生骨不愈合。所有的锁骨外侧骨折骨不愈合的病例均有喙锁韧带损伤。大多数锁骨中段骨不愈合病例接受的是手术治疗。他发现，对锁骨骨折采取非手术治疗的骨不愈合发病率约为 0.1%，手术治疗则高达 4.6%。Rowe 回顾了麻省总院治疗的 690 例锁骨骨折病例，发现非手术治疗的骨不愈合发病率约为 0.8%，手术治疗则高达 3.7%[60]。将骨折后 4 ～ 6 个月未愈合定义为骨不愈合 [60]。Sadiq 等则报道非手术治疗的骨不愈合发病率约为 3%[62]。

Robinson 发现在其所随访的病例中，几乎所有的无移位骨折均完全恢复。在 1000 例锁骨骨折中有 89% 的病例通过非手术治疗骨折得到了愈合 [58]。总体骨不愈合的发病率约为 4.8%，几乎都属于移位的骨干部骨折和外侧端骨折。Nowak 等回顾了 187 例锁骨骨折，95% 的病例最后恢复至无症状状态，约 5% 的病例发生骨不愈合，对治疗手段则未加讨论 [60]。

Matsumura 等检测了锁骨短缩畸形与肩胛运动的关系，发现随着锁骨短缩的增加，肩胛内旋和前倾增加 [34]。这一现象在锁骨短缩超过 10% 时更为明显。Nordqvist 等回顾了 85 例接受非手术治疗的锁骨中段和外侧骨折 [42]。随访 5 年后发现虽然接近半数的患者骨折短缩 5mm 以上，但在力量、主动活动度和 Constant 评分上与健侧相比无明显差异。Grassi 等在回顾性研究中对比了以 8 字绷带固定 42 天和以髓内针固定两种方法治疗锁骨骨折的效果 [23]。发现虽然手术组在放射学检查中短缩较少，但两组间 Constant 评分差异无统计学意义，而且非手术治疗组能更早地恢复日常生活状态、提重物和参加运动。非手术治疗组无骨不愈合发生，唯一的早期并发症是 7.5% 的病例有麻木感。这种麻木感可通过放松 8 字绷带得以缓解。手术组的并发症率高达 35%，包括浅表感染、内固定取出后再骨折、延迟愈合以及骨不愈合。

Eskola 等报道了 89 例患者锁骨骨折的临床结果，其中 85 例采用非手术治疗 [17]。87/89 例骨折愈合，2 例骨不愈合患者均无症状。47 例骨折在愈合的同时有短缩。损伤时骨折移位＞ 15mm 或明显短缩的病例疼痛症状更为明显。

Nordqvist 报道了对锁骨中段骨折采取非手术治疗后随访 17 年的结果。56 例无移位的骨折中仅有 1 例骨不愈合 [44]。对移位骨折采用非手术治疗的病例中 77% 无疼痛症状且功能正常。大多数骨不愈合和畸形愈合无症状。

Nowak 等明确了锁骨骨折后遗症的相关因素 [46]。他发现无后遗症的病例平均康复时间需要 4 个月。

表 8.1 对骨折采取手术治疗和非手术治疗后骨不愈合发生率以及手术治疗后并发症发生率的文献汇总

研究	患者数	骨折部位	治疗	总体不愈合率	非手术治疗不愈合率	手术治疗不愈合率	手术并发症发生率
Rowe[60]	690	所有	手术治疗和非手术治疗		0.80	3.70	
Robinson[58]	1000	所有	手术治疗和非手术治疗	4.80			
Millett 等[39]	58	中段	内固定			8.60	25.80
Nowak 等[47]	187	所有	不清	5			
Nowak 等[46]	245	所有	非手术治疗	7	7		
Sadiq 等[62]	684	所有	非手术治疗	3	3		
Nordqvist 等[42]	85	中段及外侧	非手术治疗	5.90	5.90		
Grassi 等[23]	80	中段	手术治疗和非手术治疗	2.50	0	5	35
Frigg 等[21]	34	中段	弹性钉	0		0	70
Hill 等[24]	52	中段	非手术治疗	15	15		
Canadian OTA[7]	111	中段	手术治疗和非手术治疗	8.10	14	3.20	6.40
Robinson 等[57]	659	所有	非手术治疗	6.20	6.20		
Robinson 和 Cairns[56]	86	外侧移位	非手术治疗	21	21		
Zlowodzki 等[74]	2,144	97% 中段	手术治疗和非手术治疗	4.20	5.90	2.50	
Judd 等[27]	57	中段	手术治疗和非手术治疗	3.50	3.50	3.50	41
Nordqvist 等[44]	225	中段	非手术治疗	3.10	3.10		
Rokito 等[59]	30	Ⅱ型外侧	手术治疗和非手术治疗	23	44	0	0
Edwards 等[14]	43	Ⅱ型外侧	手术治疗和非手术治疗	14	30	0	17
Faldini 等[18]	100	中段	非手术治疗	3	3		
Smekal 等[64]	60	中段	手术治疗和非手术治疗	5	10	0	30
Oh 等[49]	425	Ⅱ型外侧	手术治疗和非手术治疗	6.10	33.30	1.60	22.20
Chalidis 等[8]	128	所有	非手术治疗	3.10	3.10		
Verborgt 等[62]	39	中段	手术治疗	5		5	35
Nordqvist 等[43]	89	外侧	非手术治疗	11	11		
Nowak 等[45]	208	所有	非手术治疗	7	7		
Anderson 等[3]	14	Ⅱ型外侧	非手术治疗	29	29		

总体而言，骨不愈合的发病率为 7%，其中女性为 13%，男性为 3%。在骨折后 6 个月症状仍不消失者中 80% 有外观不良。与后遗症有关的因素包括年龄较大、粉碎性骨折和移位程度较大等。他发现锁骨中段骨折可影响外观。

Smekal 等进行的随机对照研究对比了对锁骨骨折明显移位的患者采用非手术治疗或弹性钉内固定治疗。对 6430 例非手术治疗病例仅使用上肢吊带，3 例骨不愈合，2 例因出现有症状的畸形愈合而需要截骨矫正。手术组病例也是 30 例。结果发现 7 例手术治疗的患者出现髓内钉穿出，另有 2 例出现其他内固定失败的问题。手术治疗组骨折的愈合期更短，6 个月和 2 年随访的 Constant 评分更高。非手术治疗组在骨折早期和末次随访时的短缩无差异。非手术治疗组有后遗症的患者平均短缩 6%，而无后遗症的患者平均短缩 3%。虽然这一差异看起来并不显著，但这是判断非手术治疗预后可能的一个指征。

McKee 等回顾了对 30 例锁骨中段移位性骨折采取非手术治疗愈合的病例[37]。总体而言，肩关节活动完全得到恢复，力量恢复至健侧的 80% ～ 85%，耐力恢复至健侧的 67% ～ 78%。DASH 评分和 Constant 评分低于普通人群总体评分。他发现锁骨骨折的短缩程度与满意度呈负相关。然而，对此研究是将非手术治疗与健康人群对比，而不是与手术治疗病例对比。

近年来倾向手术治疗的趋势非常明显，这可能与近年来基于患者的问卷显示非手术治疗的效果不如过去的基于骨科医师的问卷研究报道有关[38]。Hill 等对非手术治疗的回顾性研究引发了大量后续的相关研究[24]。他们的回顾性研究仅包含了完全移位的锁骨中 1/3 骨折，骨不愈合发生率为 15%，69% 的患者对治疗结果感到满意。作者发现骨折短缩移位超过 20mm 以上可能与不满意率有关联。29% 的患者在过度外展的情况下出现胸廓出口综合征问题。在其研究中锁骨中 1/3 骨折的愈合率约为 85%。

加拿大创伤骨科学会（Canadian Orthopedic Trauma Association）进行了一项前瞻性、随机对照、多中心研究，比较了对锁骨采取骨折手术治疗和非手术治疗的临床结果[7]。与 Hill 的研究一样，此研究选择的是完全移位锁骨中 1/3 骨折，其定义为远近端骨皮质不连续。非手术治疗的方案是前臂悬吊固定 6 周 + 康复治疗直至愈合。手术治疗的方案为锁骨上钢板内固定 28 天，接着给予悬吊保护 7 ～ 10 天，随后进行主动活动度训练。当骨折愈合后进行负重力量训练。随访发现非手术治疗组中畸形愈合较为常见。虽然两组的活动度无明显差异，但手术治疗组的 Constant 评分和 DASH 评分明显更优，手术组患者对患肩的满意度也高于非手术治疗组。有意思的是，骨不愈合和有症状的畸形愈合等并发症的发病率也是非手术治疗组更高。研究者发现非手术治疗组中骨折移位程度与 DASH 评分呈负相关。有 14% 的非手术治疗组病例出现骨不愈合，也就是说，骨愈合率为 86%。

在一篇治疗锁骨骨折的系统性回顾文章中，Zlowodzki 等回顾了急性损伤的治疗和愈合数据[74]。在 2144 例骨折中，总体骨不愈合发病率为 4.4%。在有移位的骨折病例，包括手术和非手术治疗，骨不愈合发病率为 4.8%。非手术治疗的骨不愈合发病率总体为 5.9%，但对有移位的病例进行非手术治疗，则骨不愈合发病率增至 15.1%。这与手术治疗中钢板的 2.2% 骨不愈合率以及髓内钉的 2% 骨不愈合率具有明显的差异。然而，此系统性回顾中大多数回顾性研究没有对照组。研究者统计发现，与非手术治疗相比，手术治疗后骨不愈合的风险降低了 86%。

Judd 等对急性移位性锁骨中段骨折进行了上肢悬吊非手术治疗对比髓内钉手术治疗的前瞻性随机对照研究[27]。最后所有患者均在局麻下接受二次手术取出内固定。总体骨不愈合率为 3.5%。手术组和非手术组之间无差异。非手术组并发症的发生率为 8%（主要是骨不愈合和再骨折），手术组的并发症发生率为 41%（骨不愈合、再骨折、钉尾刺激和感染，包括骨髓炎）。手术组在术后 3 周时简明评估数字量表评分（single assessment numeric evaluation，SANE）更高，但远期评分两组间无差异。

Bravo 和 Wright 在循证性综述中指出，已发表的前瞻性随机对照试验建议对锁骨骨折应该采取手术治疗，是因为他们没有比较骨折愈合患者接受手术治疗和非手术治疗的临床结果[6]。

Postacchini 回顾了 91 例锁骨中 1/3 骨折，全部采用 8 字绷带或前臂吊带进行非手术治疗 4 周[51]。平均随访时间为 8.7 年，发现总体骨不愈合率为 5.5%。男性患者平均短缩 14.1mm，女性患者平均短缩 10.9mm。Edinburgh 1a 型骨折病例的 Constant 评分平均为 97.7 分，1b 型平均为 87.1 分，1c 型平均为 85.6 分。骨折断端移位类型被分为重叠移位和上下分离移位。在 Constant 评分 90 分以上者，平均重叠移位 1.16cm，上下分离移位 1.59cm。Constant 评分为 80 分以下者，平均重叠移位＞锁骨总长 15%，上下分离移位＞ 2cm。作者最后总结认为，对于短缩移位超过 15% 或上下分离移位超过 2.3cm 的患者，建议进行手术治疗。

一项针对锁骨中段骨折的回顾性研究在 1 ～ 2 年后进行了问卷回访 [12]。在 56 名患者中有 22 例存在功能受限，但不影响恢复工作。认为自己骨折后有外观问题的患者往往也存在较严重的功能障碍。锁骨外侧骨折骨不愈合的发病率更高，但骨不愈合与肩关节功能无关。最后，锁骨骨折移位程度超过锁骨本身直径的 2 倍以上者，往往伴有外观和功能方面的问题。

Lazarides 和 Zafiropoulos 回顾了对锁骨中段骨折采取非手术治疗愈合后的病例 [31]。平均愈合时间为 10 周。男性患者平均短缩 14.4mm，女性患者平均短缩 11.2mm。25% 的病例对最后的治疗结果不满意，30% 的病例因为疼痛需要口服药物控制。锁骨短缩男性＞ 18mm、女性＞ 14mm 时患者的不满意率明显升高。

Faldini 等报道了对 100 例 Edinburgh 2b 型骨折采取非手术治疗的病例均采用 8 字绷带固定 [18]。随访平均 3 年后发现骨不愈合发生率为 3%，平均愈合时间为 9 周。平均 DASH 评分为 24 分，共 81 例优，12 例良。没有患者需要接受额外的手术治疗，包括骨不愈合的病例。

Chalidis 等回顾了锁骨骨折病例的治疗情况 [8]。他发现非手术治疗的总体骨不愈合发生率为 3.1%。平均愈合时间为 19 周。他发现 8 字绷带对比前臂吊带在骨折愈合时间和愈合率方面无明显差异 。

Potter 等研究了锁骨骨折延迟固定的影响 [52]。在一项回顾性研究中，对比了实施紧急内固定治疗移位性锁骨中段骨折的患者与延迟内固定治疗的有症状的畸形愈合 / 骨不愈合患者，平均随访时间为伤后 63 个月。两组在屈曲、外展、内旋和外旋的肌力无显著差异。唯一的力量差异体现在屈曲忍耐力方面，延迟组显著减弱。两组都有非常满意的水平。虽然 Constant 评分在紧急组更高，但是在 DASH 评分上并没有差距。这提示，最初非手术治疗组在后来采用内固定时也可以有较成功的结局。

Nowak 等对非手术治疗患者进行了回顾性分析，确认了可以影响预后的因素 [45]。他发现除了有美观方面的问题外，缩短并不能预测结局。骨间不接触是强烈提示预后的影像学因素。在年老患者和具有横向粉碎性骨折的患者，发生后遗症的概率升高。

在一项对锁骨骨折开展的回顾性研究中，Thorckmorton 和 Kuhn 发现死亡率较高，可达到 20%，因而强调锁骨骨折是系统性损伤的一部分 [68]。随后对这些幸存者进行了平均 15 个月的随访，发现 47% 报告有疼痛，25% 有中度疼痛，22% 有中度疼痛，6% 有重度疼痛。

Norqvist 等对 110 名患有单侧锁骨骨折的患者进行了回顾性研究。对这些患者采用短期悬吊或 8 字绷带的非手术治疗。其中有 73 例 Neer Ⅰ型骨折，23 例Ⅱ型骨折，14 例Ⅲ型骨折。平均随访时间为 15 年，该研究中 95 例表现为无症状，15 例有中度疼痛和功能障碍。只对 89 例患者进行了影像学随访。其中，10 例在影像学上表现为骨不愈合，其中的 8 例表现为无症状。Ⅱ型骨折中骨不愈合更为常见。

Robinson 和 Cairns 评估了对单侧锁骨骨折采取非手术治疗的效果 [56]。在他们开展的系列研究中，所有的骨折都有完全移位，并且没有皮质覆盖（Neer Ⅱ a、Ⅱ B 和 Ⅲ 型；Edinburth 3b1 型和 3b2 型）。对患者采取悬吊治疗以维持舒适感，并且采取物理治疗以减轻疼痛。除了有较高的骨不愈合率外（总计 37%），只有 14% 的患者因症状明显而需要采取手术治疗（图 8-5）。骨不愈合和已被治愈的患者在 Constant 评分和 SF-36 评分上没有显著差异。另外，在非手术治疗患者和延迟重建的患者之间没有显著差异。他们认为，肩锁关节的症状性不愈合或者退行性关节炎仅发生于 14% 的患者，延迟采取手术治疗不会损害关节的功能。

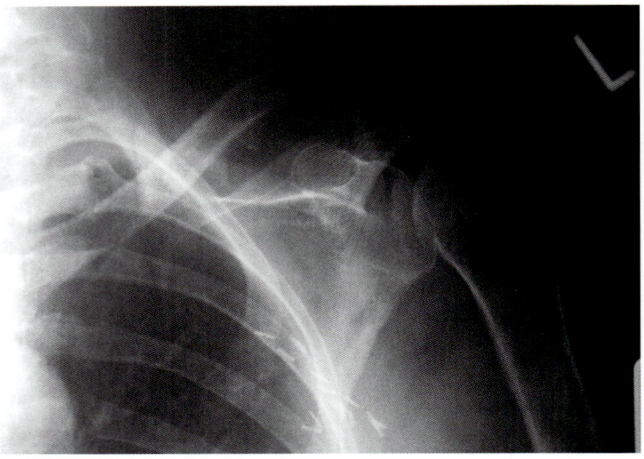

图 8-5 患者，女，72 岁，非优势手侧Ⅱ型锁骨外侧骨折骨不愈合，无伴随症状。受伤后 4 个月，她达到了基本的康复水平

Rokito 等对 30 例患有急性Ⅱ型锁骨远端骨折的患者进行了回顾性研究[59]。其中 19 例患者被采取非手术治疗，平均年龄为 47 岁，平均随访时间为 54 个月。对这些患者采用悬吊治疗 6 周，然后开始主动肩关节活动。对 14 例患者在受到损伤后 10 日内采取切开复位治疗。平均年龄为 35 岁，平均随访时间为 60 个月。除了在非手术患者中有 44% 的人有影像学上骨不愈合的证据外，两组患者在 UCLAP 评分、Constant 评分、Murley 评分、ASES 评分、肌肉力量、疼痛、功能、活动度或满意度上均无差异。

Anderson 等对 14 例锁骨远端骨折采取非手术治疗的患者进行了回顾[3]。在平均随访 30 个月时，7 例患者认为非常满意，3 例为非常好，3 例为好，1 例较差。他们报告，平均简明肩关节功能测试(simple shoulder test, SST) 为 94%，自我管理的肩关节评级问卷（self-administered shoulder rating questionnaire）为 91%。影像学上骨不愈合率为 29%。

Edwards 等回顾了对 Neer Ⅱ型锁骨远端骨折采取手术治疗和非手术治疗的结局[14]。非手术治疗组的骨不愈合率为 30%，另外，有 45% 为延迟愈合。手术组的愈合率为 100%，但是有 3 例固定失败，1 例感染。Klein 等回顾了对锁骨远端Ⅱ型骨折进行手术治疗，报告 1 例骨不愈合（5.3%），1 例有并发症（15%）。

Oh 等对 1990—2009 年报道 Neer Ⅱ型锁骨远端骨折的文章进行了系统回顾[49]。共有 21 项研究，425 例病例。其中 60 例采取非手术治疗，365 例采取手术治疗。采用了多种手术技术，包括锁骨钩钢板、骨折片固定和克氏针张力绷带钢丝。非手术治疗病例中有 33% 出现不愈合，虽然其他并发症不常见。相比之下，手术病例的不愈合率为 1.6%，然而其他并发症的发病率为 22%。因此，骨不愈合在非手术治疗病例很常见，但是并发症发生率显著高于手术病例。这些研究提示，在不同的手术方式之间骨愈合率没有差别。但是采用锁骨钩钢板和克氏针治疗的病例发生并发症的概率更高。大多数研究显示，除了不愈合率较高以外，在功能评分上非手术治疗和手术治疗没有显著差异。然而，这些研究都不是随机的。

在以往研究显示超声可促进胫骨和桡骨远端骨折愈合的基础上，Lubber 等开展了设计良好、随机、双盲、安慰剂对照、多中心研究，以研究超声治疗急性锁骨骨折[33]。所有的骨折都是 Allman 1 型，并且在受到损伤 5 天内即开始治疗。对这些骨折患者采取悬吊治疗以增强舒适感。作者发现两组在临床愈合、麻醉剂的使用、疼痛评分、不良反应或者恢复功能上没有差异。

小 结

对锁骨骨折的治疗可以回溯到 Hippocrates 和古埃及时代。现在，治疗方法与不同类型骨折之间的相互关系已日渐明晰。目前已有的文献显示，大部分锁骨骨折可通过非手术治疗获得良好的结果。最适合非手术治疗的适应证包括：无移位 / 轻度移位的骨折，大部分内侧 1/3 骨折，Ⅰ、Ⅲ型锁骨外侧端骨折，老年或低功能要求的患者，有手术禁忌证的患者以及手术依从性较差的患者。

参考文献

1. An orthopaedic view of the treatment of fractures. *Clin Orthop Relat Res* 1971:75:4–16.
2. Andersen K, Jensen PO, Lauritzen J. Treatment of clavicular fractures. Figure-of-eight bandage versus a simple sling. *Acta Orthop Scand* 1987: 58(1):71–74.
3. Anderson K, Bowen MK, Nuber GW. Outcome of Distal Clavicle Fractures (Type II) Treated Non-operatively. *American Shoulder and Elbow Surgeons Fifteenth Closed Meeting*. New York, NY; November 5–8, 1998. *J Shoulder Elbow Surg* 1999: 8(6):661–666
4. Bahk MS, Kuhn JE, Galatz LM, Connor PM, Williams GR Jr. Acromioclavicular and sternoclavicular injuries and clavicular, glenoid, and scapular fractures. *J Bone Joint Surg Am* 2009:91(10):2492–2510.
5. Bostman O, Manninen M, Pihlajamaki H. Complications of plate fixation in fresh displaced midclavicular fractures. *J Trauma* 1997:43(5):778–783.
6. Bravo CJ, Wright CA. Displaced, comminuted diaphyseal clavicle fracture. *J Hand Surg Am* 2009:34(10):1883–1885.
7. Canadian OTA. Nonoperative treatment compared with plate fixation of displaced midshaft clavicular fractures. A multicenter, randomized clinical trial. *J Bone Joint Surg Am* 2007:89(1):1–10.
8. Chalidis B, Sachinis N, Samoladas E, Dimitriou C, Christodoulou A, Pournaras J. Acute management of clavicle fractures. A long term functional outcome study. *Acta Orthop Belg* 2008:74(3):303–307.
9. Chen MR, Huang JI, Victoroff BN, Cooperman DR. Fracture of the clavicle does not affect arthritis of the ipsilateral acromioclavicular joint compared with the contralateral side: an osteological study. *J Bone Joint Surg Br* 2010:92(1):164–168.
10. Claes T, Debeer P, Bellemans J. Deep venous thrombosis of the axillary and subclavian vein after osteosynthesis of a midshaft clavicular fracture: a case report. *Am J Sports Med* 2010:38(6):1255–1258.
11. Davids PH, Luitse JS, Strating RP, van der Hart CP. Operative treatment for delayed union and nonunion of midshaft clavicular fractures: AO reconstruction plate fixation and early mobilization. *J Trauma* 1996: 40(6):985–986.
12. Davies D, Longworth A, Amirfeyz R, Fox R, Bannister G. The functional outcome of the fractured clavicle. *Arch Orthop Trauma Surg* 2009: 129(11):1557–1564.
13. Ebraheim NA, Mekhail AO, Darwich M. Open reduction and internal fixation with bone grafting of clavicular nonunion. *J Trauma* 1997:42(4): 701–704.
14. Edwards DJ, Kavanagh TG, Flannery MC. Fractures of the distal clavicle: a case for fixation. *Injury* 1992:23(1):44–46.
15. Edwards SG, Whittle AP, Wood GW 2nd. Nonoperative treatment of ipsilateral fractures of the scapula and clavicle. *J Bone Joint Surg Am*

2000:82(6):774–780.
16. Egol KA, Connor PM, Karunakar MA, Sims SH, Bosse MJ, Kellam JF. The floating shoulder: clinical and functional results. *J Bone Joint Surg Am* 2001:83-A(8):1188–1194.
17. Eskola A, Vainionpää S, Myllynen P, Pätiälä H, Rokkanen P. Outcome of clavicular fracture in 89 patients. *Arch Orthop Trauma Surg* 1986:105(6):337–338.
18. Faldini C, Nanni M, Leonetti D, et al. Nonoperative treatment of closed displaced midshaft clavicle fractures. *J Orthop Traumatol* 2010:11(4):229–236.
19. Fowler AW. Fracture of the clavicle. *J Bone Joint Surg Br* 1962:44:440.
20. Fowler AW. Treatment of fractured clavicle. *Lancet* 1968:1(7532): 46–47.
21. Frigg A, Rillmann P, Perren T, Gerber M, Ryf C. Intramedullary nailing of clavicular midshaft fractures with the titanium elastic nail: problems and complications. *Am J Sports Med* 2009:37(2):352–359.
22. Goss TP. Double disruptions of the superior shoulder suspensory complex. *J Orthop Trauma* 1993:7(2):99–106.
23. Grassi FA, Tajana MS, D'Angelo F. Management of midclavicular fractures: comparison between nonoperative treatment and open intramedullary fixation in 80 patients. *J Trauma* 2001:50(6):1096–1100.
24. Hill JM, McGuire MH, Crosby LA. Closed treatment of displaced middle-third fractures of the clavicle gives poor results. *J Bone Joint Surg Br* 1997:79(4):537–539.
25. Hoofwijk AGM, van der Werken C. Closed treatment of clavicular fractures: a prospective randomized trial. *Acta Ortho Scan*; from the Proceedings of the Netherlands Orthopaedic Society: Amsterdam, March 22, 1986.
26. Ivey M, Britt M, Johnston RV Jr. Reflex sympathetic dystrophy after clavicle fracture: case report. *J Trauma* 1991:31(2):276–279.
27. Judd DB, Pallis MP, Smith E, Bottoni CR. Acute operative stabilization versus nonoperative management of clavicle fractures. *Am J Orthop* 2009: 38(7):341–345.
28. Kashii M, Inui H, Yamamoto K. Surgical treatment of distal clavicle fractures using the clavicular hook plate. *Clin Orthop Relat Res* 2006:447: 158–164.
29. Kennell LA. Simple bandage for fracture of the clavicle. *Ann Surg* 1919: 70(4):506–508.
30. Klein SM, Badman BL, Keating CJ, Devinney DS, Frankle MA, Mighell MA. Results of surgical treatment for unstable distal clavicular fractures. *J Shoulder Elbow Surg* 2010:19(7):1049–1055.
31. Lazarides S, Zafiropoulos G. Conservative treatment of fractures at the middle third of the clavicle: the relevance of shortening and clinical outcome. *J Shoulder Elbow Surg* 2006:15(2):191–194.
32. Lenza M, Belloti JC, Andriolo RB, Gomes Dos Santos JB, Faloppa F. Conservative interventions for treating middle third clavicle fractures in adolescents and adults. *Cochrane Database Syst Rev* 2009(2):CD007121.
33. Lubbert PH, van der Rijt RH, Hoorntje LE, van der Werken C. Low-intensity pulsed ultrasound (LIPUS) in fresh clavicle fractures: a multi-centre double blind randomised controlled trial. *Injury* 2008: 39(12):1444–1452.
34. Matsumura N, Ikegami H, Nakamichi N, et al. Effect of shortening deformity of the clavicle on scapular kinematics: a cadaveric study. *Am J Sports Med* 2010:38(5):1000–1006.
35. Mc MT. Fracture of the clavicle. *Br Med J* 1949:2(4637):1165–1167 (illust.)
36. McCandless DN, Mowbray MA. Treatment of displaced fractures of the clavicle. Sling versus figure-of-eight bandage. *Practitioner* 1979:223(1334): 266–267.
37. McKee MD, Pedersen EM, Jones C, et al. Deficits following nonoperative treatment of displaced midshaft clavicular fractures. *J Bone Joint Surg Am* 2006:88(1):35–40.
38. McKee MD. Clavicle fractures in 2010: sling/swathe or open reduction and internal fixation? *Orthop Clin North Am* 2010:41(2):225–231.
39. Millett PJ, Hurst JM, Horan MP, Hawkins RJ. Complications of clavicle fractures treated with intramedullary fixation. *J Shoulder Elbow Surg* 2011:20(1):86–91.
40. Nakayama M, Gika M, Fukuda H, et al. Migration of a Kirschner wire from the clavicle into the intrathoracic trachea. *Ann Thorac Surg* 2009:88(2):653–654.
41. Neer CS 2nd. Nonunion of the clavicle. *J Am Med Assoc* 1960:172: 1006–1011.
42. Nordqvist A, Redlund-Johnell I, von Scheele A, Petersson CJ, et al. Shortening of clavicle after fracture. Incidence and clinical significance, a 5-year follow-up of 85 patients. *Acta Orthop Scand* 1997:68(4):349–351.
43. Nordqvist A, Petersson C, Redlund-Johnell I. The natural course of lateral clavicle fracture. 15 (11–21) year follow-up of 110 cases. *Acta Orthop Scand* 1993:64(1):87–91.
44. Nordqvist A, Petersson CJ, Redlund-Johnell I. Mid-clavicle fractures in adults: end result study after conservative treatment. *J Orthop Trauma* 1998:12(8):572–576.
45. Nowak J, Holgersson M, Larsson S. Can we predict long-term sequelae after fractures of the clavicle based on initial findings? A prospective study with nine to ten years of follow-up. *J Shoulder Elbow Surg* 2004:13(5):479–486.
46. Nowak J, Holgersson M, Larsson S. Sequelae from clavicular fractures are common: a prospective study of 222 patients. *Acta Orthop* 2005: 76(4):496–502.
47. Nowak J, Mallmin H, Larsson S. The aetiology and epidemiology of clavicular fractures. A prospective study during a two-year period in Uppsala, Sweden. *Injury* 2000:31(5):353–358.
48. Nowak J, Stalberg E, Larsson S. Good reduction of paresthesia and pain after excision of excessive callus formation in patients with malunited clavicular fractures. *Scand J Surg* 2002:91(4):369–373.
49. Oh JH, Kim SH, Lee JH, Shin SH, Gong HS. Treatment of distal clavicle fracture: a systematic review of treatment modalities in 425 fractures. *Arch Orthop Trauma Surg* 2011:131(4):525–33.
50. Post M. Current concepts in the treatment of fractures of the clavicle. *Clin Orthop Relat Res* 1989(245):89–101.
51. Postacchini R, Gumina S, Farsetti P, Postacchini F. Long-term results of conservative management of midshaft clavicle fracture. *Int Orthop* 2010: 34(5):731–736.
52. Potter JM, Jones C, Wild LM, Schemitsch EH, McKee MD. Does delay matter? The restoration of objectively measured shoulder strength and patient-oriented outcome after immediate fixation versus delayed reconstruction of displaced midshaft fractures of the clavicle. *J Shoulder Elbow Surg* 2007:16(5):514–518.
53. Quigley TB. The management of simple fracture of the clavicle in adults. *N Engl J Med* 1950:243(8):286–290.
54. Ramos L, Mencía R, Alonso A, Ferrández L. Conservative treatment of ipsilateral fractures of the scapula and clavicle. *J Trauma* 1997:42(2): 239–242.
55. Ring D, Holovacs T. Brachial plexus palsy after intramedullary fixation of a clavicular fracture. A report of three cases. *J Bone Joint Surg Am* 2005: 87(8):1834–1837.
56. Robinson CM, Cairns DA. Primary nonoperative treatment of displaced lateral fractures of the clavicle. *J Bone Joint Surg Am* 2004:86-A(4): 778–782.
57. Robinson CM, Court-Brown CM, McQueen MM, Wakefield AE. Estimating the risk of nonunion following nonoperative treatment of a clavicular fracture. *J Bone Joint Surg Am* 2004:86-A(7):1359–1365.
58. Robinson CM. Fractures of the clavicle in the adult. Epidemiology and classification. *J Bone Joint Surg Br* 1998:80(3):476–484.
59. Rokito AS, Zuckerman JD, Shaari JM, Eisenberg DP, Cuomo F, Gallagher MA. A comparison of nonoperative and operative treatment of type II distal clavicle fractures. *Bull Hosp Jt Dis* 2002:61(1–2):32–39.
60. Rowe CR. An atlas of anatomy and treatment of midclavicular fractures. *Clin Orthop Relat Res* 1968:58:29–42.
61. Royster HA. The barrel-stave splint in fracture of the clavicle. *Ann Surg* 1919:70(4):474–475.
62. Sadiq S, Waseem M, Peravalli B, Doyle J, Dunningham T, Muddu BN. Single or double plating for nonunion of the clavicle. *Acta Orthop Belg* 2001:67(4):354–360.
63. Sankarankutty M, Turner BW. Fractures of the clavicle. *Injury* 1975:7(2): 101–106.
64. Smekal V, Irenberger A, Struve P, Wambacher M, Krappinger D, Kralinger FS. Elastic stable intramedullary nailing versus nonoperative treatment of displaced midshaft clavicular fractures—a randomized, controlled, clinical trial. *J Orthop Trauma* 2009:23(2):106–112.
65. Sorrells RB. Fracture of the clavicle. *J Ark Med Soc* 1975:71(8):253–256.
66. Stanley D, Norris SH. Recovery following fractures of the clavicle treated conservatively. *Injury* 1988:19(3):162–164.
67. Suso S, Alemany X, Combalía A, Ramón R. Compression of the anterior interosseous nerve after use of a Robert-Jones type bandage for a distal end clavicle fracture: case report. *J Trauma* 1994:36(5):737–739.
68. Throckmorton T, Kuhn JE. Fractures of the medial end of the clavicle. *J Shoulder Elbow Surg* 2007:16(1):49–54.

69. van Noort A, te Slaa RL, Marti RK, van der Werken C. The floating shoulder. A multicentre study. *J Bone Joint Surg Br* 2001:83(6):795–798.
70. Verborgt O, Pittoors K, Van Glabbeek F, Declercq G, Nuyts R, Somville J. Plate fixation of middle-third fractures of the clavicle in the semi-professional athlete. *Acta Orthop Belg* 2005:71(1):17–21.
71. Williams GR Jr, Naranja J, Klimkiewicz J, Karduna A, Iannotti JP, Ramsey M. The floating shoulder: a biomechanical basis for classification and management. *J Bone Joint Surg Am* 2001:83-A(8):1182–1187.
72. Wu YH, Lai CH, Luo CY, Tseng YL. Tracheoinnominate artery fistula caused by migration of a Kirschner wire. *Eur J Cardiothorac Surg* 2009:36(1):214–216.
73. Yates DW. Complications of fractures of the clavicle. *Injury* 1976:7(3):189–193.
74. Zlowodzki M, Zelle BA, Cole PA, Jeray K, McKee MD; Evidence-Based Orthopaedic Trauma Working Group. Treatment of acute midshaft clavicle fractures: systematic review of 2144 fractures: on behalf of the Evidence-Based Orthopaedic Trauma Working Group. *J Orthop Trauma* 2005:19(7):504–507.

（叶庭均 译 东靖明 校）

第 9 章

Nillofar Dehghan，Michael D. McKee

锁骨骨折的手术治疗：适应证、手术技术和疗效

引　　言

锁骨骨折是上肢骨折中比较常见的骨折。锁骨骨折可发生在内侧段、外侧段和中段，但锁骨中段骨折最为常见。本章我们主要讨论锁骨中段、远端和内侧段骨折的手术适应证、手术技术及疗效，最后我们还将讨论一些比较特殊类型的锁骨骨折的处理方法。

手术适应证

绝大多数锁骨中段骨折经非手术治疗后可取得比较满意的疗效 [2,8,17,36,65,68]。以前，Rowe[68] 及 Neer[55] 分别经大样本的回顾性研究发现，几乎所有的锁骨骨折患者经非手术治疗即可取得很好的疗效。因此，人们认为锁骨骨折不需要手术治疗。1960 年，Neer[55] 报道锁骨骨折非手术治疗的不愈合率仅为 0.13%，而手术治疗的不愈合率达 4.6%。Rowe[68] 等也报道了类似的结果，非手术治疗的不愈合率仅为 0.8%，而手术治疗的不愈合率达 3.7%。他们还认为经非手术治疗后，虽然出现了骨折不愈合或畸形愈合，但患者依然很满意，而手术治疗后患者的术后并发症比较多。

这些回顾性研究告诉我们，锁骨骨折术后的并发症较高，不应当选择手术治疗。但是这两项研究对象中包含了大量儿童，而儿童比成年人的愈合能力强。此外，在采用手术治疗的患者中，骨折移位明显，且骨折类型复杂，因此，这些患者骨折后的愈合能力较差。并且当时的手术技术落后，多采用克氏针和钢丝环扎，手术的失败率较高。另外，这些研究中包括了所有类型的锁骨骨折，而我们认为，对于伴移位与无移位的骨折，最终疗效是不同的 [65]。

最新研究认为，对于一些完全移位的锁骨中段骨折，首选手术治疗。非手术治疗骨折的不愈合率及畸形愈合率较高 [8,28,65]，后期肩关节功能较差 [46]。相关的前瞻性、随机、对照性研究见表 9-1[8,28,61,65,72,73,78,82]。

Hill 等 [28] 首次提出了不同观点，认为所有的锁骨骨折都能愈合，并且无并发症。他们认为，对于移位的锁骨骨折，不愈合率达 15%，且 16% 的患者会畸形愈合伴有症状。总体来讲，31% 的患者经非手术治疗后不满意，特别是对于骨折移位后短缩超过 2cm

表 9-1 锁骨骨折手术治疗和非手术治疗的预后

骨折类型	不愈合率（%）	内固定失败率（%）	深部感染率（%）
所有骨折——移位和不移位			
非手术治疗（*N*=1145）	5.9	0.1	n/a
手术治疗			
钢板（*N*=635）	2.5	3.1	2
髓内针（*N*=364）	1.6	4.1	0
只有锁骨中段移位骨折			
非手术治疗（*N*=159）	15.1	0	n/a
手术治疗			
钢板（*N*=460）	2.2	2.2	2.4
髓内针（*N*=152）	2	3.9	0

From Zlowodzki M, Zelle BA, Cole PA, Jeray K, McKee, MD. Treatment of acute midshaft clavicle fractures: systematic review of 2144 fractures. J Orthop Trauma 2005;19:504–507.

的患者。还有一些学者同样认为锁骨骨折短缩＞ 2cm 者，非手术治疗后患者的不满意率较高 [37,46]。

Robinson 等 [65] 专门对锁骨中段骨折患者进行了大样本分析，虽然整体骨折不愈合率达 4.5%，但是对于存在 100% 移位的患者，不愈合率达 20%。最新的前瞻性研究同样得出类似结论，发现锁骨中段骨折伴移位患者，非手术治疗的不愈合率达 15%[8,28,65,73,78]，畸形愈合伴症状的达 15% ～ 20%[8,28,73,78]。这些研究表明，对于锁骨中段骨折伴移位患者，手术治疗比非手术治疗要好 [8,61,65,72,78,82]。

不是所有的锁骨骨折都要行手术治疗，绝大多数锁骨骨折经非手术治疗后是可以取得很好的疗效的。但是一部分患者是需要手术的。因此，把握好手术适应证是很重要的。对于一些不需要手术治疗的患者进行手术治疗，可导致过度治疗以及出现不必要的术后并发症。对于健康、日常活动量大、锁骨中段骨折伴完全移位、短缩超过 2cm 的患者，可考虑手术治疗 [1,8,36,45]。其他的手术适应证包括骨折向上移位伴局部皮肤刺激症状，临床上有明显的肩关节畸形、开放性锁骨骨折，以及合并神经和血管损伤 [1]。对于有基础疾病史、靠服用镇静药生活、依从性差、吸毒 [1] 以及存在病理性骨折或骨质疏松的患者，不建议手术治疗（表 9-2）[48]。特别要强调的是患者的依从性很重要，对依从性差的患者进行手术治疗时容易出现早期内固定失败。

手术技术

文献中有关锁骨中段骨折的手术固定方法很多，如单一螺钉固定、克氏针固定、钢丝环扎固定以及缝合固定法。这些手术方法术后并发症的发生率较

表 9-2 锁骨中段骨折手术治疗的适应证和禁忌证

手术适应证	手术禁忌证
年轻、健康、有活力	老年患者
100% 骨折移位	骨质疏松或严重骨量不足
短缩＞ 2cm	久坐不动的生活方式
开放性骨折或将近开放性骨折	没有手术意愿
存在神经和血管损伤	软组织缺失
	患者的依从性很差（物质滥用、经常跌倒等）

高，疗效差，目前已被淘汰（图 9-1A）。目前对于锁骨中段骨折公认的两种常规手术方法是切开复位内固定（ORIF）加钢板和螺钉，以及髓内针固定。在本章我们将就这两种手术方法进行详细的讨论。

切开复位内固定加加压钢板和螺钉

术前准备

骨折后局部软组织可出现肿胀，一般要等软组织肿胀减退后再行手术治疗，伤后 2 周内进行手术一般不会增加手术时复位固定的难度。

完善术前 X 线检查，以评估骨折类型和短缩长度，并估计术中使用内固定的长度，是否需要其他器械如小螺钉和锁骨钩钢板等。前后位 X 线片（包括双侧锁骨全长）是评估锁骨短缩长度最准确的方法[72]。将伤侧与健侧对比，测量出短缩长度。单凭影像学测量容易导致测量错误，因为骨折可出现前后方向移位。那么此时最好对患者进行详细查体，测量肩锁关节与胸锁关节之间的距离，然后对伤侧与健侧进行对比（图 9-2A）。这有助于评估骨折的短缩长度。

必须预计到并准备好术中所有可能用到的内固定器械配备。对于小块骨折的固定，可选择加压钢板或锁骨解剖钢板。骨盆重建钢板及 1/3 管形钢板对体型比较小的患者较为适用，但是对体型较大的患者，如北美人群，术后容易出现畸形、钢板断裂和手术失败[3,61,70]（图 9-1B）。对于众多的小型蝶形骨折块，建议采用 2.7mm 拉力螺钉固定（图 9-3）。如果合并有锁骨远端骨折或肩锁关节分离，可考虑使用锁骨钩钢板。

对于其他类型的锁骨骨折，现在趋向于固定时使用锁定钢板。但是目前相关支持的文献甚少，缺少循证医学证据。Cho 等[11]对锁定钢板与非锁定钢板固定锁骨骨折进行了比较，发现在术后愈合时间、术后结局评分和并发症方面无明显差异。我们并不常规使用锁定钢板，因为与传统钢相比其并无优势。锁定钢板理论上可以增加螺钉在骨质较差或骨质疏松的骨质中的把持力。以现代的手术观点看来，这种情况很少见。因此，对于年龄较大及骨质疏松的患者，锁定钢板不是最佳选择，因此，在锁骨骨折，不应将锁定钢板用于大多数患者。

手术入路

标准的锁骨骨折入路主要有两种：前上方入路与前下方入路。这两种手术入路的患者体位、包裹方式、骨折复位和固定技术类似。主要的不同点是手术分离平面不同、钢板在锁骨上的放置位置不同以及螺钉的固定方向不同。

前上方入路

前上方入路是锁骨骨折最常用的入路[4,6,8,12,14]。将钢板放置于锁骨上方，使螺钉从上方向下方钻入。优点是该手术入路常用，医师对此入路的解剖较为熟悉，另外，可向近侧或远侧延长切口，并且拍术后片时钢板不会遮挡骨折处[45]。生物力学研究显示，将钢板置于锁骨上方更符合生物力学原理。与锁骨前方钢板相比，锁骨上方钢板对向下载荷力及弯曲抵抗的能力更强[9,29]。

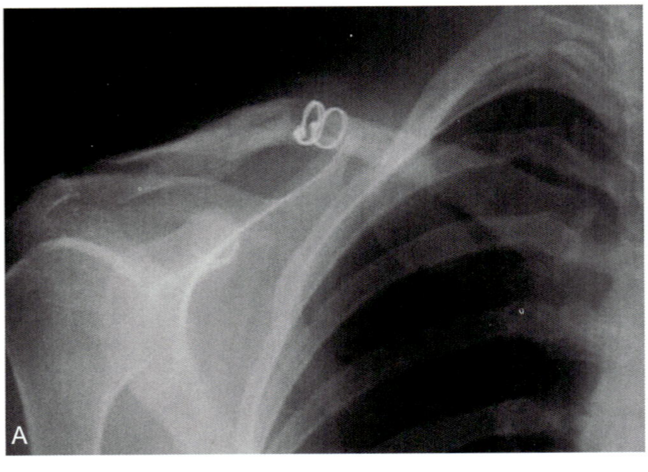

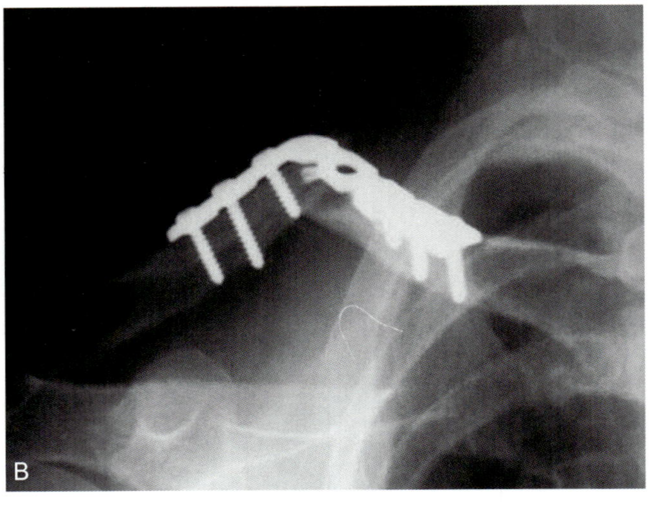

图 9-1 未牢固固定的锁骨中段骨折。（A）钢丝环扎固定对骨折块的固定和控制性较差。（B）应避免采用骨盆重建钢板固定以提供足够的强度，因其不足以满足对活动要求较高的人的要求

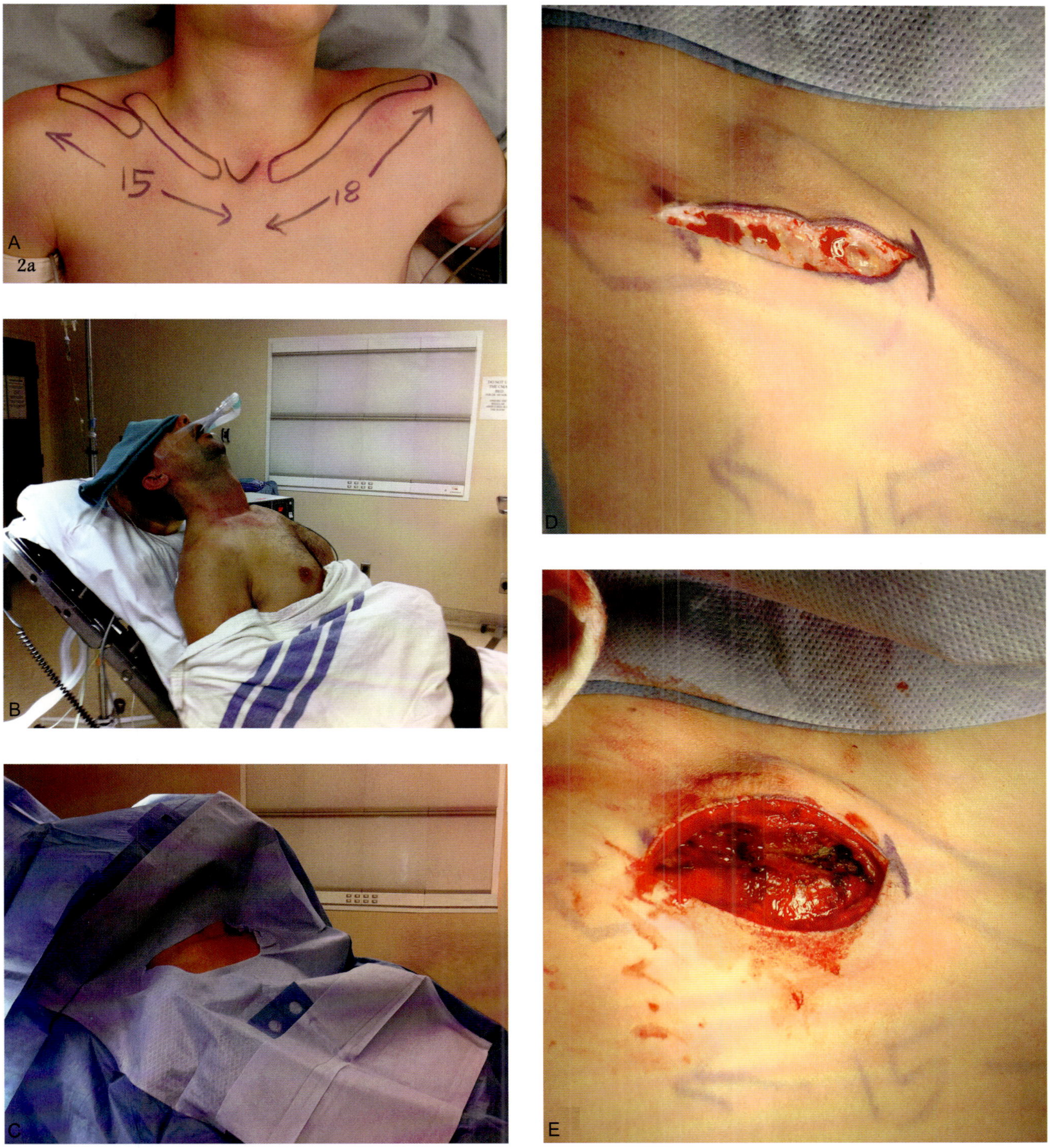

图 9-2 一个 17 岁的健康男孩，在锁骨中段骨折受伤后 1 个月对其进行手术治疗。(A) 术前测量双侧锁骨（从肩锁关节至胸骨上切迹），显示在骨折侧有 3cm 的短缩。(B) 使患者处于沙滩椅位，将患肩露出，头部安置于硅胶支撑中，并转向对侧。(C) 手术铺巾后，留出自肩锁关节至胸锁关节的整个锁骨全长。(D) 跨过骨折线做水平切口。(E) 切开肌筋膜层直至骨头。(F) 暴露骨折断端并清创。(G) 骨折复位。(H) 在锁骨上表面放置钢板。(I) 采用加压螺钉锁定钢板对骨折端加压。(J) 切除骨折端的骨痂，以促进骨折端的愈合。(K、L) 关闭钢板上的肌筋膜层。(M) 采用水平式缝合的方式关闭皮肤。(N) 术前的影像学检查，(O) 术后的影像学检查

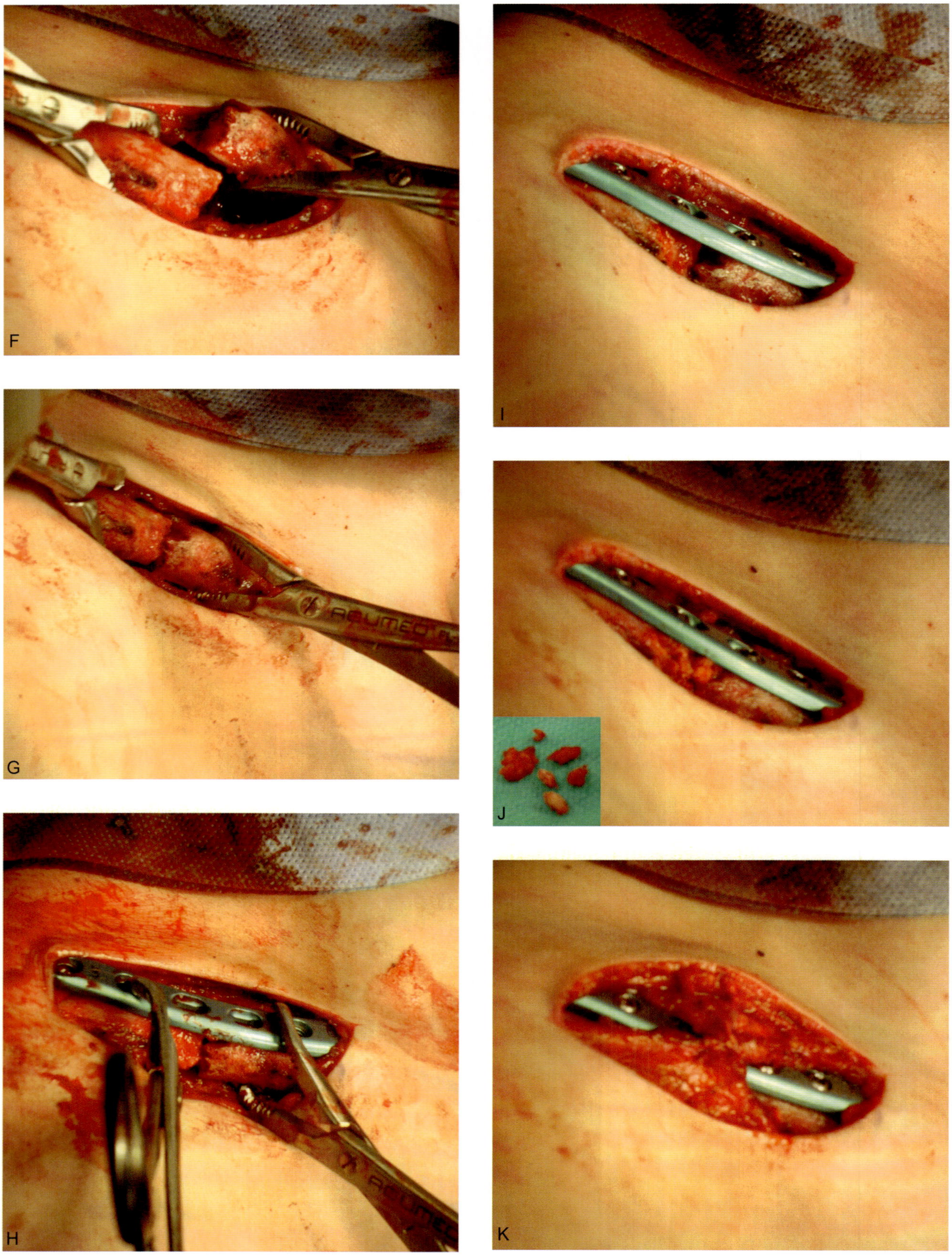

图 9-2 （续）

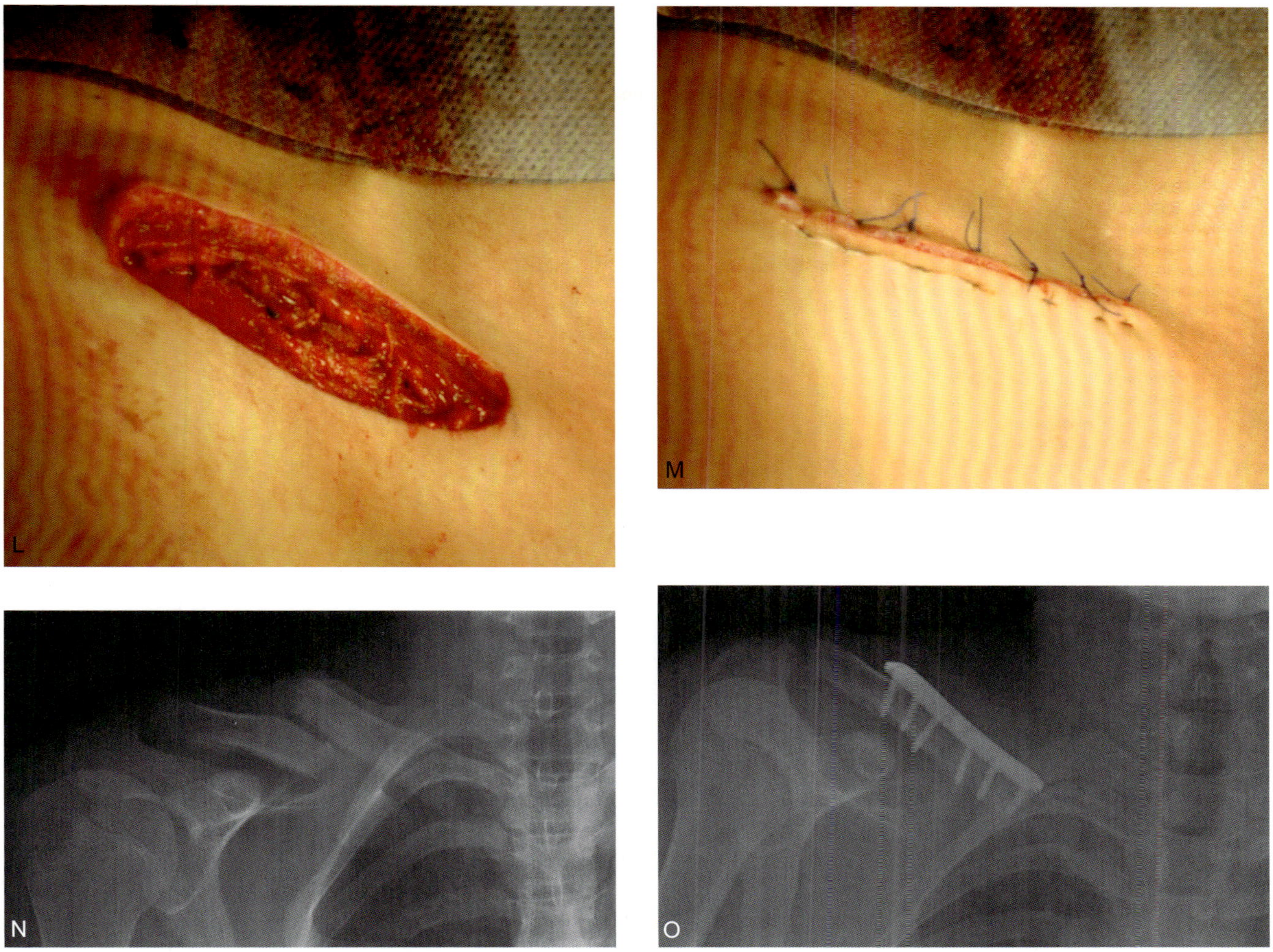

图 9-2 （续）

前上方入路的主要缺点是固定时螺钉穿过的轨道[45]。钻孔或放置螺钉时，如从上方向下方钻入，则容易损伤锁骨下方的神经和血管。钻孔过程中如果损伤壁胸膜，可导致肺塌陷。也可能损伤锁骨下动、静脉以及臂丛神经。虽然这些结构位于锁骨近端，但这些灾难性损伤的发生率是很低的。关于锁骨的上下厚度，女性一般为 14 ~ 16mm，男性为 16 ~ 18mm。锁骨的上下厚度较前后宽度小[45]，因此，经前上方入路时，螺钉的长度一般比前下方入路螺钉长度短 2 ~ 4mm[45]。另外，选择前上方入路时，将钢板放置于锁骨上方，术后在体表可触及钢板。特别是对于较瘦的患者，可产生局部刺激症状，最终可能需要取出钢板。

前下方入路

前下方入路是将钢板置于锁骨前方，将螺钉自锁骨前方向后方拧入。该手术入路的主要优点是螺钉所走行的路径离重要的组织较远，从而避免损伤锁骨下方重要的神经和血管[10,45]。另外，与上方钢板技术相比，此技术中钢板造成的局部皮肤激惹症状发生率较低[10,12,44,85]。

因锁骨前后方向的宽度比上下方向的厚度大，因此，经前方钢板固定时，螺钉一般要长 2 ~ 4mm[45]。但是从生物力学角度看，锁骨前方钢板较锁骨上方钢板的抗外力能力弱[29]。外科医师对该手术入路并不熟悉，术后拍 X 线片时由于出现骨折块和钢板重叠，因而很难获得无阻挡的复位和固定影像。另外，采用前下方入路时，为了充分显露以放置钢板，术中需要剥离大范围的软组织，特别是常常需要剥离胸大肌锁骨头处的肌肉止点。

手术技术

这种技术通常在门诊进行，采用全身麻醉。患者通常取沙滩椅位，在患者的背部下方垫一个垫子以便于复位和充分显露（图 9-2B 与 C）[45]。将患者的头部面向对侧固定，保证患侧上肢可自由活动或固定。对术区常规消毒铺巾，消毒范围从胸骨到肩峰。术前用消毒的马克笔标记骨折位置和骨折块的近端和远端。

在锁骨的骨折位置做水平皮肤切口。若选择前上方入路，手术切口位于锁骨上方（图 9-2D）。但若选择前下方入路，则切口沿锁骨下方走行[45]。切开皮肤、颈阔肌和皮下组织，将皮肤和皮下组织一同向两侧分开，显露下方的肌肉组织，注意辨认锁骨上神经。手术过程中要尽量保护这些皮神经。但是对于骨折较为严重、手术显露困难的患者，手术中常常会损伤这些神经，导致术后切口下方皮肤麻木。但只要在术前与患者充分沟通，告知相关并发症，绝大多数患者是可以忍受和理解的。另外，术后随着时间的延长，中部和外侧的神经分支可逐渐代偿[1]。

辨认清楚肌肉筋膜层后，使用电刀向下锐性分离达锁骨骨面（图 9-2E），从近端和远端向骨折处分离，并充分显露锁骨。注意辨认和保护好肌肉筋膜瓣，因为最后要将这层肌肉组织重新缝合以覆盖钢板。手术入路不同，手术过程中的剥离平面和组织也不同。对于前下方入路，需要剥离锁骨前面的胸大肌锁骨头止点处。

显露锁骨骨折端后，清理骨折端的血凝块（图 9-2F）。然后使用复位钳或克氏针，将骨折块复位后固定（图 9-2G）。复位时，不仅要注意恢复锁骨的长度，而且要注意防止骨折端旋转。通常情况下，锁骨近端骨折块向上移位，远端骨折块向下方、前方和内侧移位，从而导致锁骨短缩。也可将远端骨折块向前方旋转，手术过程中一定要注意纠正这些旋转移位[45]。

复位后，如果可能的话，尽量使用 3.5mm 拉力螺钉固定两个重要的骨折块。通常情况下，在垂直方向会有一个小的蝶形骨折块。在这种情况下，建议先将这个小的蝶形骨折块使用 3.5mm 或 2.7mm 拉力螺钉固定在其中一个主要的骨折块上（图 9-3），这样就将复杂骨折转变为简单骨折，然后再采用标准方法复位固定。但是术中一定要注意保护与蝶形骨折块相连的软组织。但在一些情况下如无法使用拉力螺钉固定，如横行骨折，可考虑直接用钢板固定。

根据不同的手术入路，将锁骨解剖加压钢板放

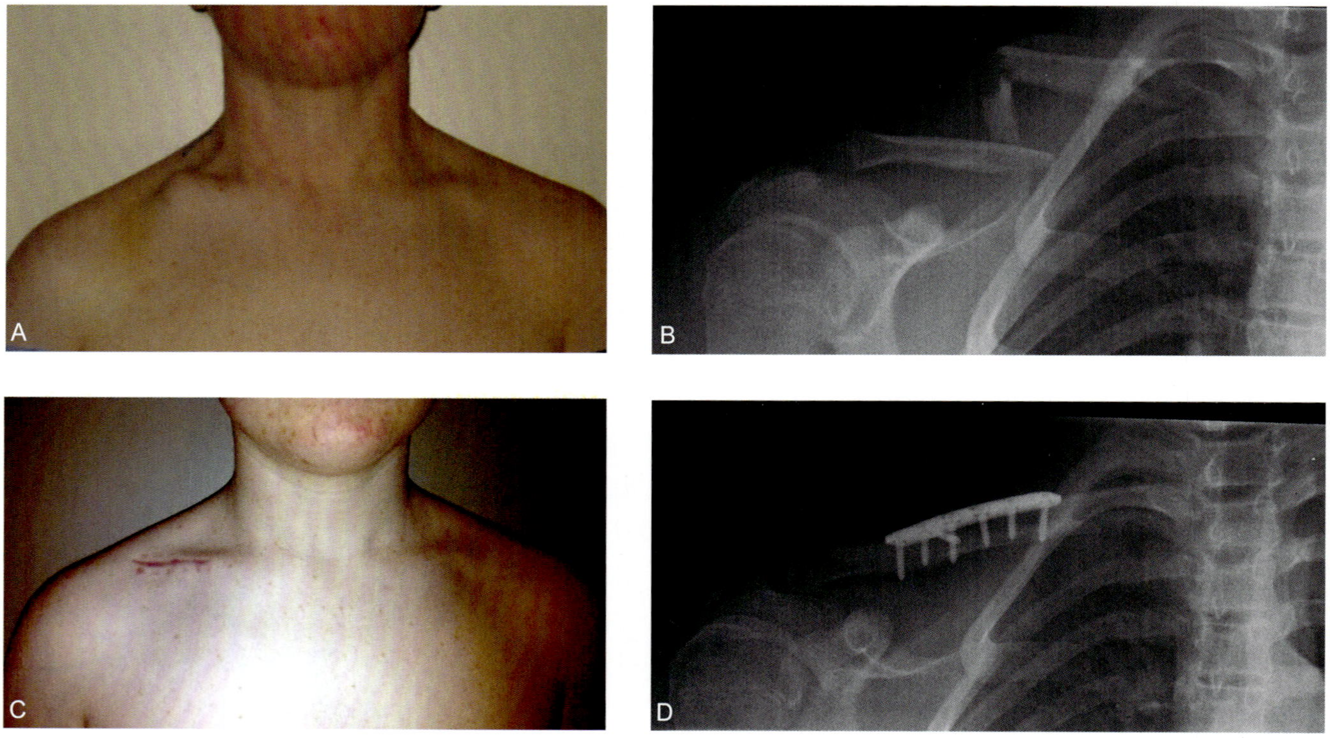

图 9-3 一位健康男性 18 岁患者，锁骨干中段骨折伴有蝶形骨片，其术前和术后的临床照片和 X 线片。(A) 术前的临床照片显示骨折端短缩畸形。(B) 术前的影像学检查显示骨折移位以及前方的蝶形骨块。(C) 术后的临床照片显示通过一个较短的前上方切口矫正了畸形。(D) 术后的 X 线片。注意在前方采用 3.5mm 的拉力钉把蝶形骨折块固定到远端骨折块，并且把钢板放置在锁骨上方

在锁骨前方或上方（图 9-2H）。但有时因个体间差异，钢板可能不服帖，需要进一步折弯。但无论如何，解剖型钢板要比直钢板更服帖。放置 1 枚拉力螺钉可显著改善骨折的稳定性。在有拉力螺钉固定骨折块的情况下，建议对骨折的近端和远端至少使用 3 枚螺钉固定[47]。但是如果没有拉力螺钉固定，我们建议在骨折线的两端至少使用 4 枚螺钉固定。如果骨折端是粉碎性的，应当采用中和钢板，而不是加压钢板。

手术过程中钻孔或拧螺钉时要注意防止损伤锁骨下方重要的神经和血管，特别是采取前上方入路时。如果损伤了壁胸膜，有导致下方肺发生损伤的危险，建议留置胸腔闭式引流[45]。术后复查 X 线胸片，评估病情，并请胸外科医师会诊和处理。

将骨折固定后，对肌层、皮肤及皮下组织逐层关闭，这对于预防感染和内固定激惹症是很重要的。在钢板上用间断可吸收 1 号缝线缝合肌筋膜层（图 9-2K、L）。通常我们采用 3-0 号不可吸收缝线缝合皮下组织，并对皮肤采取水平褥式缝合（图 9-2M）。我们发现这种方式可以降低术后发生于表皮下的伤口感染率。将切口用 0.5% 丁哌卡因浸润，并对上肢采用用标准包扎和悬吊。

术后护理

术后上肢使用吊带固定，术后可开始钟摆样活动。术后 2 周门诊复查，去除伤口敷料和上肢吊带，并且开始无限制地恢复肩关节活动度能锻炼。一般在术后 6 ~ 8 周，临床和影像学检查提示骨折愈合，即可开始力量锻炼和抗阻力锻炼。术后 3 ~ 4 个月，根据情况可进行体育活动[1,45]。

髓内固定

与切开复位钢板螺钉内固定术相比，采用髓内固定的优点是手术切口小，不影响美观，软组织剥离少，内固定突出少，术后取出内固定更容易[20,36,45]。然而，该手术也有几个缺点。

克氏针、前端带螺纹针或螺丝钉和空心钉等都可以用来固定锁骨骨折[45]。关于髓内固定存在一些争议（图 9-4）[24,31,45,85]，因此，在锁骨骨折中并不常用[34]。髓内固定的禁忌证是严重粉碎性骨折、髓腔直径非常小以及锁骨外侧 1/3 段骨折[20]。

髓内针的自身设计不理想是锁骨骨折髓内固定存在的主要问题，它无法提供良好的旋转和轴向稳

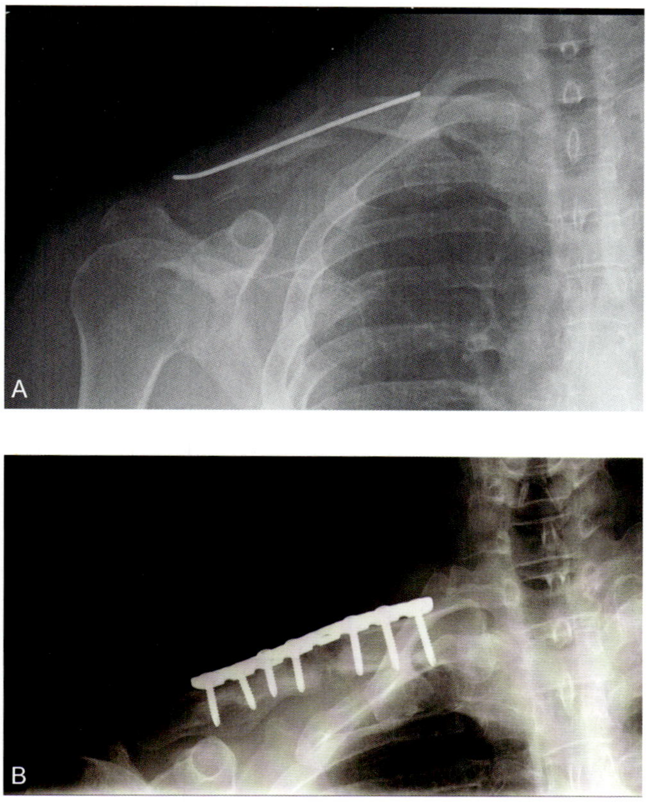

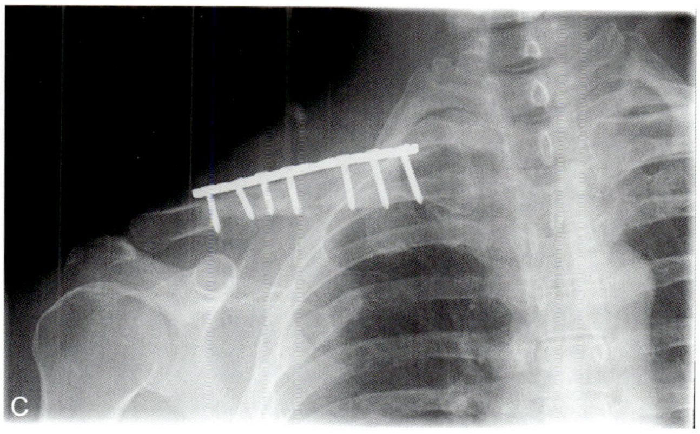

图 9-4 一位 46 岁锁骨中段骨不愈合的男性患者，起初在其他国家使用克氏针固定。（A）手术 18 个月后 X 线片显示骨不愈合。（B）X 线片显示克氏针移位，采用加压钢板固定并植骨。（C）术后 3 个月 X 线片示不愈合处有骨性连接［Case courtesy of Christian Veillette，MD，FRCS（C）］

定性。由于锁骨是S形的，因此，无法用硬质的髓内针进行固定。这就导致一些外科医师选用一些更小的髓内针，以便固定S形的锁骨。更小的弹性髓内针在固定锁骨骨折中取得了一定的成功，但是这种髓内针致命的缺点是没有轴向抗旋转锁定机制。目前市场上大部分锁骨髓内针没有锁定功能。由于缺乏对近端和远端骨折块的锁定机制，导致内固定物抗旋转和位移的能力较差[36]。生物力学研究发现，在最大载荷及周期性应力试验下，髓内针固定的抗移位能力不如钢板[23]。髓内针还可能发生断裂，或进针点处突起而导致局部刺激症状。在这些情况下，可能需要考虑取出髓内针。但是在取出髓内针后，又可能发生骨折再断裂[24,30,74]。另外，髓内针还可能发生髓腔内移位，特别是采用光滑的克氏针固定时[40,52,56]。还有一些髓内针可能需要在骨折愈合后常规取出，这样一来，患者就要行二次手术，并通常需要全麻[20]。

手术技术

在手术过程中，可在骨折处行一小切口，以帮助置入髓内针。当然，也可在闭合复位下插入。另外，置入髓内针时可选择顺行或逆行方式。

顺行髓内针技术（切开或闭合）

患者取半坐位，手术台是最好透X线的，以便术中用C臂机透视。术中将C臂机置于术区。在锁骨后外侧角处，即肩锁关节后外侧2 ~ 3cm处做一切口[45]（图9-5B）。术中找到进针点后，向髓腔内插入导针，选用合适尺寸的钻头进行扩髓（图9-5C）。术中可使用复位钳经皮行骨折端复位，也可在骨折处行一小切口，直视下复位。在术中复位时一定要注意恢复锁骨长度与旋转方向移位，但在闭合的情况下是很难进行旋转方向复位的。然后将髓内针经外侧插入内侧骨折块髓腔内[45]（图9-5D），然后缝合皮肤和皮下组织。

另外，也可将髓内针经骨折处插入。首先在骨折处切一小切口，切开皮肤、皮下组织和肌层，分离达骨折端后，清理骨折端血凝块，辨认近端和远端主要的骨折块髓腔后，以顺行方向对近端骨折块扩髓，以逆行方向对远端骨折块扩髓[20]。然后将髓内针逆行经远端骨折块髓腔内植入，到达锁骨后外侧端后，再经皮切开，将髓内针穿出，注意不要完全取出髓内针。在直视下复位骨折端后，顺行将髓内针穿入近端骨折块的髓腔[20]。

术中必须注意防止骨折端分离，特别是在髓内针到达近端骨折块皮质时。如果固定满意，术后康复与钢板固定类似。

逆行髓内针技术（切开或闭合）

该手术是经锁骨内侧隆起处通过一小切口向锁骨内置入直径较小的髓内针。同样，术中需要C臂机透视。在胸锁关节偏外侧、锁骨内侧隆起处做一小切口。切开皮肤和皮下组织，分离达骨面后使用钻头打开锁骨髓腔。使用专用工具进行扩髓，然后在C臂机的引导下经内侧骨折块植入髓内针。术中可对骨折端进行闭合或切开复位。最近发表的文献认为约60%的患者可在闭合下复位。但如果失败，可考虑在骨折处做一个小切口[20,31]。一旦将髓内针放在远端骨折块处，要注意防止髓内针在插入过程中造成骨折端分离。最后，自内侧剪去髓内针，注意末端不要过长，使用打击器将末端打入锁骨内。目前，逆行髓内针技术适用于一些骨折较简单的患者，对于一些骨折块粉碎的患者并不适合[20,31,85]。

外固定

文献中确实有一些对锁骨骨折使用外固定的报道[16,69,76]。但外固定在锁骨骨折中并不是常规选择，除非患者的一般情况差，不允许行切开手术治疗，或骨折处的软组织情况差，如有烫伤或开放性骨折。并发症主要是髓内钉突出和钉道感染。目前外固定在锁骨骨折中并不常用，主要在开放性骨折或骨不愈合时为了维持锁骨长度及X线而使用，作为控制感染前的暂时性固定[45]。

虽然目前对于锁骨中段骨折的手术选择方案很多，但是基于我们的经验，我们推荐经前上方入路切开复位内固定术，钢板选择锁骨解剖型钢板。

疗效

目前一些证据级别较高的前瞻性随机对照研究显示，对于某些类型的锁骨骨折，行手术治疗的术后疗效要比非手术治疗好[8,72,73,78,82]。手术治疗可对骨折进行立即固定，缓解疼痛，早期进行恢复关节活动度的功能锻炼，以及早期恢复日常活动[6,28,32]。另外，有研究发现，锁骨中段骨折伴移位者手术治疗后骨折不愈合率从15%降低至1.4%。骨折畸形愈合伴疼痛

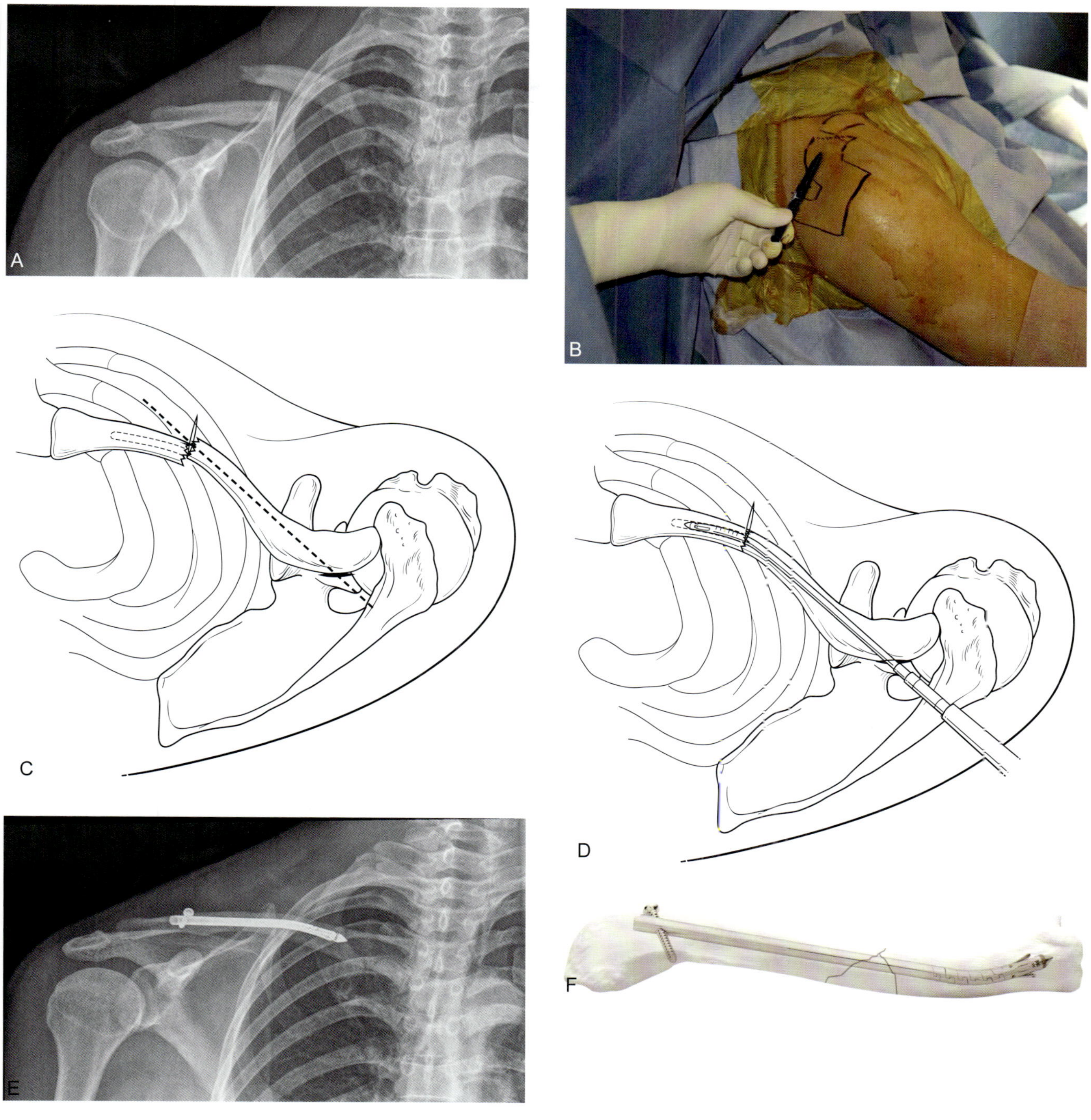

图 9-5 采用锁定髓内钉固定锁骨的外科技术。(A) 术前的 X 线片显示移位的锁骨中段横行骨折。(B) 患者的体位和进钉的方向。(C) 顺行隧道的方向。(D) 从外侧骨折块的后方顺行放入髓内钉。(E) 术后 X 线片显示髓内钉固定的影像。(F) 锁骨锁定髓内钉示意图（Case courtesy of Sonoma Orthopaedics Ltd. Figures B-D redrawn from Sonoma Orthopaedics Ltd.）

率降至 0[8,73,78]，骨折愈合时间减少[8,72]，肩关节功能评分得到改善，DASH 评分与 Constant 评分改善（表 9-3）[8,31,72,78,82]

与其他大多数手术治疗相同，存在与手术相关的并发症，如感染、伤口裂开、内固定局部激惹症状及再发骨折[85]。在不同的手术中（采用钢板或髓内针），这些并发症的发生率从 4% 至 43% 不等[8,24,31,61,72,73,78,82,85]。

另外一个明显且无法避免的术后并发症是伤口瘢痕形成，而影响外观。但加拿大骨科学会[8]开展的一项随机对照研究发现，手术组患者对于外观的总体满意率较非手术治疗组高。术后虽然所有患者

表 9.3 当前比较对锁骨骨折采取手术治疗与非手术治疗的随机对照试验

研究	最终随访人数	流程	不愈合		预后	
			悬吊	ORIF	悬吊	ORIF
Virtanen 等 [78]	51（60）	悬吊，N = 25（32）；ORIF 钢板，N = 26（28）	6/25；23%	0/26；0	35% 有症状的畸形愈合 / 不愈合	DASH 评分显著升高
Smekal 等 [72]	60（68）	悬吊，N = 30（35）；弹性髓内针，N = 30（33）	3/30；10%	0/30；0	延迟愈合 20%（6/30）；平均愈合 17.6 周	DASH 评分和 Constant 评分显著升高；平均愈合时间 12.1 周
Judd 等 [31]	50（57）	悬吊，N = 23（28）；Haigie 针，N = 27（29）	1/23；4%	1/27；4%	并发症 8%	并发症 43%；在 3 周时 SANE 评分明显变好
加拿大创伤骨科学会 [8]	111（132）	悬吊，N = 49（65）；ORIF 小型钢板，N = 62（67）	7/49；14%	2/62；3%	愈合时间为 28.4 周；18% 为有症状的畸形愈合	愈合时间为 16.4 周；DASH 评分和 Constant 评分显著升高
Witzel[82]	68	悬吊，N = 33；弹性髓内针，N = 35	0/33；0	0/35；0	60 天后回到活动状态：55%；3 个月时力量：84%	60 天后回到活动状态：80%；3 个月时力量：93%；疼痛评分明显好转
Smith 等 [73]	65（100）	悬吊，N = 35；钢板，N = 30	12/35；24%	0/30；0	11% 为有症状的不愈合；74% 满意	0 为有症状的畸形；83% 满意
共计	405	悬吊，N = 195；ORIF，N = 210	29/195；15%	3/210；1.4%		

的肩部存在手术瘢痕，但是仅有 5% 的患者对外观不满意。而在非手术治疗组，20% 的患者对伤侧肩部较健侧下降不满意，另有 45% 的患者对伤侧肩关节功能不满意。另外，虽然手术组 18% 的患者出现局部内固定激惹症状，29% 的患者出现伤口周围麻木，但对疗效的总体满意率较非手术组高。手术组疗效的总体满意率为 84%，而非手术治疗组为 53%。

虽然文献报道采用钢板螺钉固定术后的疗效较好，但是关于髓内针固定的效果 [24,30,31,74,75]，Grassi 等 [24] 开展的一项非随机队列研究发现，采用髓内针后发生术后感染、再发骨折和骨不愈合率高达 35%。Judd 等 [31] 开展的一项随机对照试验发现，采用改良 Haigie 针髓内固定术后出现并发症的概率为 43%，而非手术治疗组仅为 8%。另外，生物力学研究也发现，钢板螺钉固定比髓内针固定更可靠，特别是在旋转和轴稳定性方面。但是直接比较钢板螺钉与髓内针固定的研究较少。Ferran 等 [20] 开展的一项随机对照试验包括了 15 例钢板螺钉固定，17 例髓内针固定。发现两组骨愈合率均为 100%，Constant 评分中有关疼痛、关节活动度、力量或日常生活方面两组比较均无统计学差异。但钢板螺钉固定组术后发生浅表感染的概率高，而髓内针固定组软组织激惹及内固定移位的概率高。另外，髓内针固定组术后 100% 的患者需要最终取出髓内针。其他文献中有关髓内针固定术结果的报道差异较大，不像钢板螺钉固定术后疗效比较统一，并且髓内针在临床中的应用也不如钢板螺钉广泛 [34]。对髓内针固定或钢板螺钉固定进行更全面的评价还有待于更大样本量的随机对照试验。

锁骨外侧段骨折

锁骨外侧段骨折在锁骨骨折中的发生率占 10% ~ 15%[13,53]。绝大多数这种类型的锁骨骨折患者经非手术治疗可取得很好的疗效。但是对于一些特殊类型的骨折，如移位的Ⅱ型骨折，采取非手术治疗后发生骨折延迟愈合或不愈合的概率较高，建议采取手术治疗 [15,32,36,60]。

Ⅰ型与Ⅲ型远端锁骨骨折是稳定的，可采取非手术治疗 [60]。Ⅰ型骨折是最常见的类型，位于喙锁韧带外侧。由于喙锁韧带完整，因此，该类型骨折属于稳定性骨折。Ⅲ型骨折累及肩锁关节，也属于稳定性骨折，无须手术治疗 [60]。但是若后期肩锁关节出现创伤后骨关节炎或骨质溶解情况，则最终可能需要手术治疗（如行远端锁骨切除术）[53]。

本部分我们将围绕移位的Ⅱ型锁骨远端骨折展开讨论。Neer 等[55]在早期研究中报道锁骨远端骨折骨不愈合率和畸形愈合率很高。后来他又报道，认为锁骨远端骨折中有一种特殊类型的骨折，经非手术治疗后骨不愈合率超过 40%。后来他将这种类型归为锁骨远端Ⅱ型骨折[54]。Ⅱ型骨折又可分为Ⅱ型 A 骨折与Ⅱ型 B 骨折。Ⅱ型 A 骨折位于喙锁韧带内侧，但无韧带损伤；而Ⅱ型 B 骨折较Ⅱ型 A 骨折更偏外侧，且合并有喙锁韧带损伤。在这两种类型骨折中，骨折内侧端都会因胸锁乳突肌的牵拉而向上方移位。

目前对于锁骨远端骨折手术治疗的适应证尚无Ⅰ级循征医学证据。根据目前的文献与临床经验，对于年轻的完全移位的锁骨远端Ⅱ型骨折患者考虑手术治疗。

手术技术

对于锁骨远端骨折有多种内固定方法，包括喙突 - 锁骨间稳定（喙突 - 锁骨螺钉、缝合、Mersilene 带和锚钉）、骨折块间固定（钢板螺钉和肩峰下锁骨钩钢板固定）、经肩峰螺钉固定、克氏针、张力带固定及髓内针固定等[19,32,42,50,51,60]。由于缺乏随机、前瞻性研究，而回顾性病例系列研究及回顾性病例对照研究的样本量偏少，目前很难给出这类骨折的最佳手术治疗方案。我们推荐的手术治疗方案是切开复位内固定术，内固定时选择锁骨远端解剖型钢板（图 9-6）。如果远端骨折块不够大，而使螺钉无法有效固定，我们建议使用锁骨钩钢板，通过肩峰下钩防止锁骨向上方移位。在使用锁骨钩钢板时一定要注意对钩部进行塑形，以便钩部很好地贴服肩峰部以平均压力，从而防止出现钩部与肩峰出现点接触，导致局部应力升高（图 9-7）。建议待骨折愈合后再取出锁骨钩钢板，以防止骨质溶解、肩峰下撞击症以及改善肩关节活动度[25,33,39,63]。

对于锁骨远端特别小的骨折块，特别是一些后期出现肩锁关节骨关节炎的患者，另一种治疗方案是连同外侧端骨折块行锁骨远端切除术。切除后，术中探查锁骨干是否稳定。如果不稳定，需要进一步行喙突 - 锁骨稳定术。

我们建议经前上方入路显露锁骨远端骨折端，入路同锁骨中段骨折。术中辨认肩锁关节，如有必要，可使用一根细克氏针探查肩锁关节的具体位置。

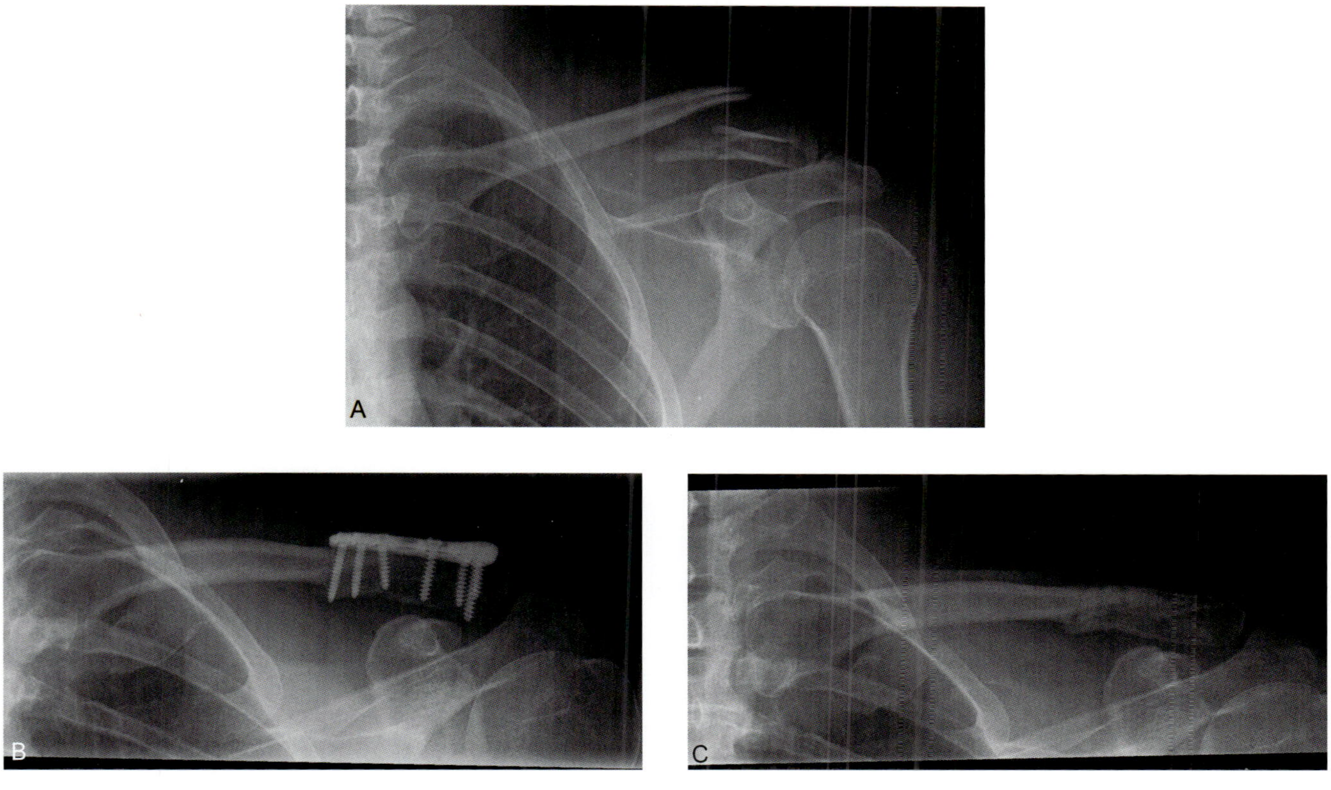

图 9-6 （A）术前的 X 线片示锁骨远端骨折存在 100% 移位。（B）采用加压钢板切开复位内固定。（C）钢板移除后 X 线检查示骨折愈合

与锁骨中段骨折一样进行骨折端复位，然后采用锁骨远端钢板固定。锁骨远端钢板的远端较宽，以便使用多枚螺钉固定远端骨折块。因锁骨远端为松质骨，最好使用锁定螺钉固定，而对锁骨干采用皮质骨螺钉固定。然后术中进行决策：如果固定牢靠，则不需要采用其他方式；如果不牢靠，就需要进一步改为锁骨钩钢板固定，或增加喙突 - 锁骨螺钉（图 9-8），或重建喙锁韧带（缝合、Mersilene 带或肌腱移植重建）。

疗　效

目前关于锁骨远端骨折手术治疗与非手术治疗尚无随机对照研究，也无有关不同内固定方法之间的比较，但是有一些回顾性病例研究。Oh 等[60]系统性研究了 60 例非手术治疗与 365 例手术治疗的术后疗效，发现非手术治疗后骨不愈合率达 33.3%，而手术治疗组仅为 1.6%。但是手术治疗组术后出现并发症的概率高达 22.2%，而非手术组仅为 6.7%[60]。

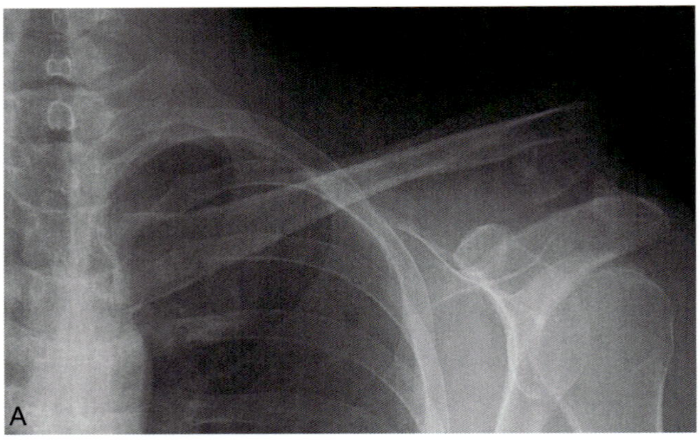

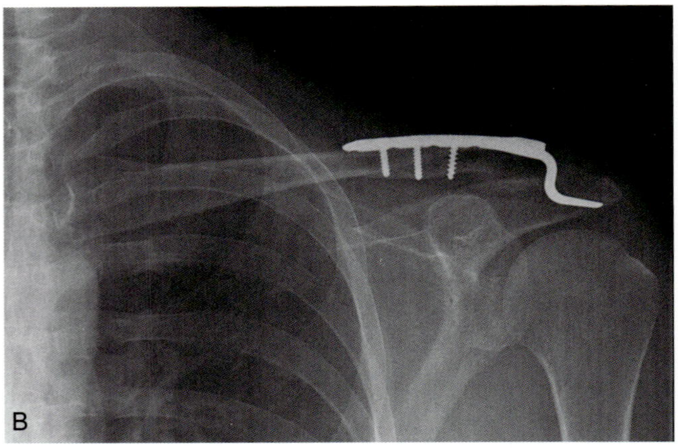

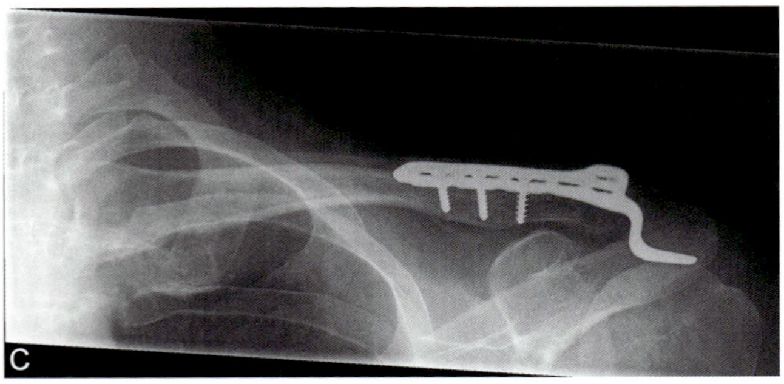

图 9-7 对锁骨远端骨折采用锁骨钩钢板治疗。（A）术前的 X 线片示锁骨远端骨折伴有小的远端骨折块。（B）因远端的骨折块太小而无法单独采用螺钉牢靠地固定，因此，要采用锁骨钩钢板。锁骨钩钢板要求有完整的肩峰来抵抗锁骨干向上的应力，从而维持骨折的复位。（C）术后 6 个月的 X 线片显示骨折在解剖位置愈合。骨折愈合后，要移除这块钢板以恢复肩关节整体的活动度

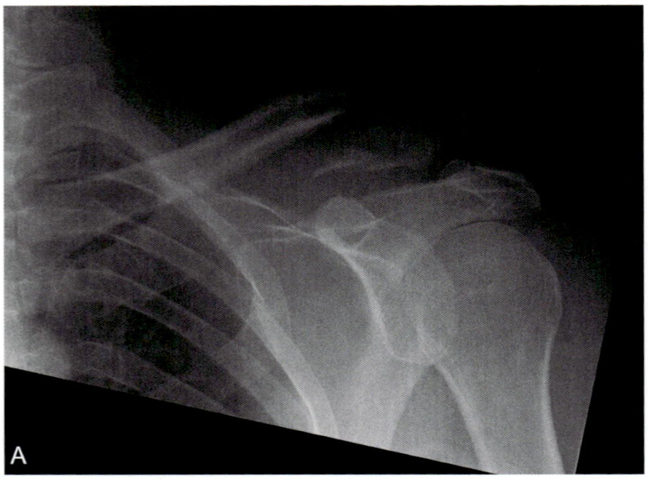

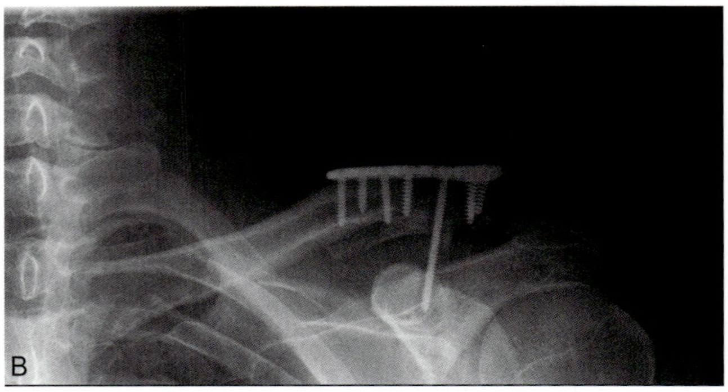

图 9-8 （A）锁骨远端骨折的术前影像学检查。（B）采用加压钢板和喙锁螺钉增加稳定性。喙突螺钉最终会松动（可以在该患者中看见）或断裂，但是在初期其可以提供稳定性而促进愈合

但也有一些文献报道显示，虽然非手术治疗后存在骨不愈合[15,57,67]，但是结果还是满意的，特别是对于一些年龄较大、不适合手术治疗的患者。但有一点是明确的，即锁骨远端骨折伴移位的高龄患者将出现骨延迟愈合或不愈合，并且绝大多数患者的症状较轻，很少需要行重建手术。

Muramatsu 等[51]报道了对 15 例患者采用锁骨钩钢板治疗 Ⅱ 型移位的锁骨远端骨折。骨愈合率达 100%，平均 Constant 评分为 89 分。他们也建议早期取出锁骨钩钢板，因为发现在 15 例患者中有 13 例出现了锁骨钩嵌入肩峰内。Flinkkila 等[21]就 Ⅱ 型骨折手术治疗进行了对比性研究，22 例采用克氏针固定，17 例采用锁骨钩钢板固定。他们发现采用克氏针固定术后并发症的发生率更高，22 例中有 17 例出现克氏针移位，7 例出现复位丢失，3 例出现感染。因此，他们建议使用锁骨钩钢板。Fann 等[19]报道采用经肩峰 Knowles 针固定，32 例患者的骨愈合率达 100%。Levy 等[42]报道 12 例采用可吸收线固定，骨愈合率为 100%。但其他学者并不认为有这么高的骨愈合率。

锁骨内侧段骨折

锁骨内侧 1/3 段骨折罕见，仅占锁骨骨折的 2% ~ 3%[65,66]。绝大多数患者骨折的移位较小[58,66]，经非手术治疗后不会出现较大的并发症。因为锁骨内侧干骺端骨骺闭合较晚，该部位的骨折通常出现干骺端分离[7,21,43,84]。但绝大多数患者经非手术治疗即可愈合，仅 8% 的患者可出现骨不愈合并伴症状[65]。目前对锁骨内侧段骨折尚元公认的具体治疗方案[34]。

适应证

绝大多数锁骨内侧段骨折患者可行非手术治疗，对于一些骨折移位或脱位明显以及累及器官、食管和纵隔内重要神经和血管组织的患者，则考虑手术治疗[22,36,38,43,79,83]。在这些病例中，可通过闭合方式进行复位。如果闭合复位失败，就应考虑切开复位。由于普通 X 线片很难观察这个部位的骨折，因此，我们建议行 CT 检查，特别是对于一些可能需要行手术内固定的患者（图 9-9）。CT 检查不仅可评估骨折的类型和移位程度，还可评估有无撞击症或纵隔内重要组织的损伤情况。在某些情况下（特别是累及血管），需要请胸外科或血管外科医师的帮助。

手术技术和疗效

文献报道了不同的手术治疗方法，包括缝合、克氏针固定或钢板螺钉固定[49,71]。但从历史数据来看，克氏针固定或缝合术后的失败率较高[49]。对这个位置的骨折使用克氏针固定将导致内固定移位和断裂，应当避免[43]。一些文献报道采用不同的钢板固定可取得很好的疗效，如桡骨远端锁定钢板[49]或 T 形锁定钢板[71]。这些学者认为内固定术后患者可早期进行功能康复锻炼[49]。但是这一类型骨折的手术治疗仍然缺少相关循证医学证据。

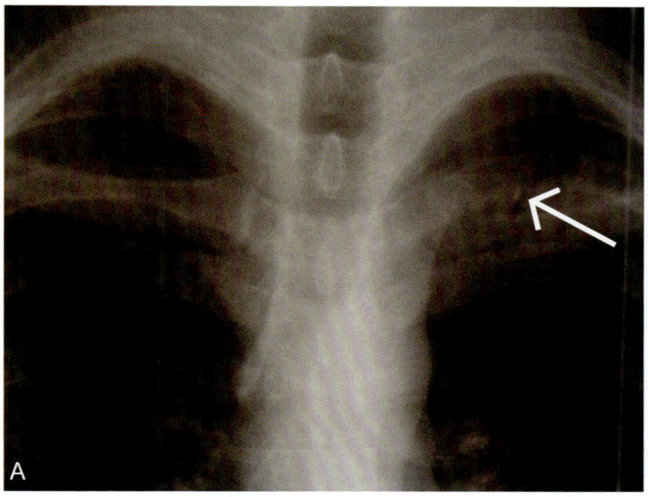

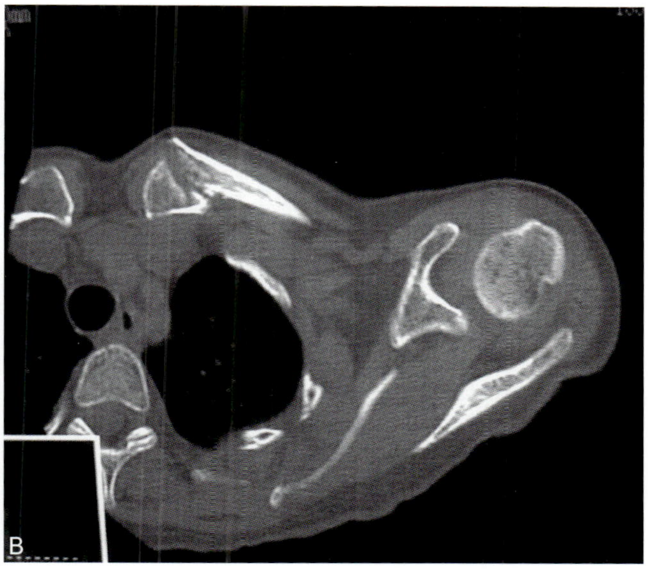

图 9-9　锁骨内侧骨折。(A) 注意，在标准的 X 线片上很难发现和诊断骨折。(B) 要采用 CT 扫描来诊断和评估骨折的移位

特殊病例

浮 肩

浮肩是指同侧锁骨骨折合并肩胛颈骨折，受伤后因骨性（锁骨、肩峰和喙突）与韧带（喙肩韧带和喙锁韧带）稳定结构受损，可导致肩胛盂不稳定和盂肱关节移位。出现浮肩后，因为肩胛盂及肩部悬吊复合体不稳定，建议采取手术治疗 [38]。早期文献报道，单纯固定锁骨或同时固定锁骨与肩胛颈部骨折，术后都可取得很好的疗效 [26,27,41,64]。然而，后来有一些报道认为，绝大多数浮肩损伤后，经非手术治疗同样可取得很好的疗效，特别是对于移位较小的患者 [62,80,81]。Williams 等 [80] 报道肩胛颈骨折向内侧移位＜ 3cm，经非手术治疗可取得较好的功能恢复。近期有一些专门比较浮肩损伤后手术治疗与非手术治疗后最终疗效的文章，发现两者后期在影像学及肩关节功能上的差异较小 [18,77]。但可惜的是，目前尚无随机或前瞻性对照研究报道。

Williams 等 [81] 对尸体标本开展的生物力学研究发现，只有当喙肩韧带与喙锁韧带完全断裂，骨性与韧带结构均受损伤后才会出现肩胛颈骨折向内侧移位。因此，在临床上，不是所有的浮肩损伤后都像想象中的那么不稳定。由于这种类型的骨折在临床上极为罕见，缺少循证医学证据，导致很难确定浮肩损伤后手术治疗的适应证。如果移位不严重，绝大多数患者可行非手术治疗。当肩胛颈骨折向内侧移位＞ 3cm、肩胛盂移位成角 / 后倾 / 前倾＞ 40°、锁骨骨折移位需要手术治疗或多发伤患者需要早期固定时，对浮肩损伤可考虑手术治疗。目前越来越多的证据认为盂极角（glenopolar angle，GPA）是预测最终疗效的一项重要指标。GPA 是指肩胛盂最上端和最下端连线与肩胛体部最上端和最下端连线之间的夹角，正常为 30° ~ 45° [5,35]。对于 GPA 显著减小的患者，非手术治疗的疗效较差。因此，GPA 减小是手术治疗的相对适应证 [5,35]。

如果需要手术治疗，首先应当固定锁骨，然后再进行临床和影像学上的评估。若已对肩胛颈部解剖复位或整体复位满意，则手术到此为止，无须做其他处理 [45]。但如果肩胛骨在锁骨骨折复位固定后仍有畸形，则可能也需要考虑行肩胛颈骨折复位和固定 [38,45,69]。

锁骨中段骨折合并肩锁关节分离 / 锁骨远端骨折

这种类型损伤极为罕见，目前的文献没有公认的治疗方案，因此，具体的治疗方案选择需要综合骨折的严重程度及患者的具体情况而定。对于伴有移位的锁骨中段骨折，手术指征与之前描述的一样。若合并肩锁关节分离或锁骨远端骨折，如果符合相关手术适应证，也应当进行手术治疗。

对于锁骨中段骨折合并肩锁关节分离的患者，可单纯使用一块锁骨钩钢板固定。如果锁骨钩钢板不够长，无法跨越骨折端并且对近端骨折块进行 3 枚皮质骨螺钉固定，那么我们建议采用较短的锁骨钩钢板经锁骨上方固定肩锁关节，然后再使用一块锁骨解剖型钢板经锁骨前下方固定锁骨骨折。但要注意，两块钢板至少重叠两个皮质宽度以上，以防止锁骨处局部应力升高。

对于锁骨中段骨折合并锁骨远端骨折的患者，如果远端骨折块足够大，我们建议使用一块钢板同时固定两处骨折，但注意一定要将远端骨折块固定牢靠。若远端骨折块偏小，无法使用螺钉固定，与上述方法一样，我们建议使用一块锁骨钩钢板或一块锁骨钩钢板外加一块锁骨解剖型钢板固定（图 9-10）。

小 结

锁骨骨折是上肢骨折中较常见的骨折。绝大多数锁骨骨折患者是可以行非手术治疗的，但是对于一些比较特殊类型的锁骨骨折，手术治疗效果要比非手术治疗好。锁骨中段 1/3 骨折是锁骨骨折中最常见的骨折。很多随机对照试验认为，对年轻且锁骨中段骨折短缩患者，尤其是短缩超过 2cm 者，手术治疗可提高骨愈合率，改善肩关节功能。已证明钢板螺钉固定疗效较好，在文献中较统一，但对髓内针固定的疗效的争议较大。手术治疗时患者的选择很重要，应当严格把握手术适应证。

锁骨远端骨折的发生率仅次于中段骨折，并且Ⅱ型锁骨骨折骨不愈合的发生率较高。对这种类型的骨折采取手术治疗比非手术治疗的效果好。手术可采用锁骨解剖型钢板、锁骨钩钢板或喙突 - 锁骨固定。锁骨近端 1/3 骨折、锁骨骨折合并肩胛骨骨折

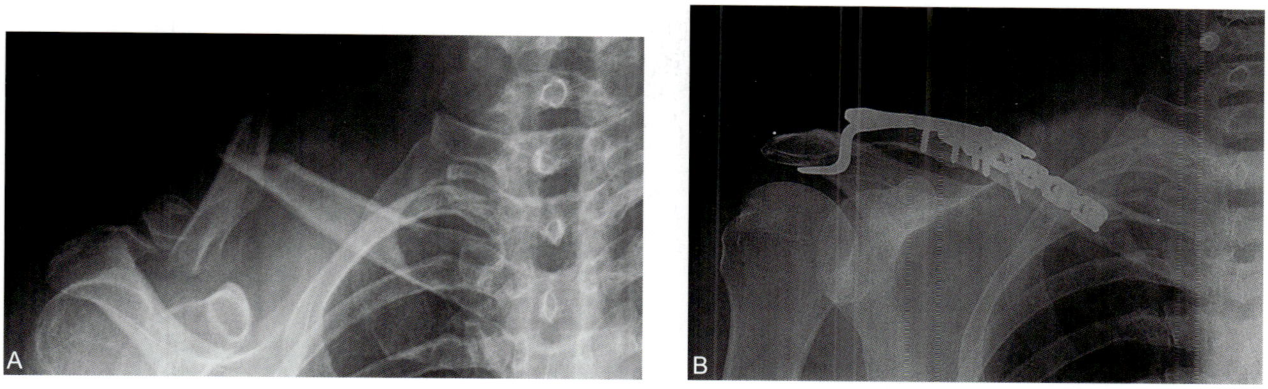

图 9-10 1 例锁骨干中段伴远端骨折的患者。（A）注意术前的 X 线检查。（B）术后的 X 线检查。采用锁骨钩钢板是因为远端骨折块太小而无法用螺钉固定。注意在上方放置锁骨钩钢板，在前方放置锁骨中段的钢板。这两块钢板需要最少重叠两个皮质的直径［Case courtesy of Dr. Bill Ristevski, MD, FRCS（C）.］

或锁骨骨折合并肩锁关节损伤在临床上罕见，临床治疗方案根据具体的骨折稳定性而定。对于这些类型的骨折，目前尚无文献认为某种固定方案要比另一种固定方案好。在以后的研究中，将进一步为这些类型骨折的具体手术治疗方案和内固定选择策略提供循证医学证据。

参考文献

1. Altamimi SA, McKee MD, Canadian Orthopaedic Trauma Society. None operative treatment compared with plate fixation of displaced midshaft clavicle fractures: Surgical Technique. *J Bone Joint Surg* 2008; 90(Suppl 2, Part 1):1–8.
2. Andersen K, Jensen PO, Lauritzen J. The treatment of clavicular fractures: figure-ofeight bandage versus a simple sling. *Acta Orthop Scand* 1987; 58:71–74.
3. Bostman O, Manninen M, Pihlajamaki H. Complications of plate fixation in fresh displaced midclavicular fractures. *J Trauma* 1997;43(5): 778–783.
4. Boyer MI, Axelrod TS. Atrophic nonunion of the clavicle: treatment by compression plate, lag-screw fixation and bone graft. *J Bone Joint Surg Br* 1997;79B:301–303.
5. Bozkurt M, Can F, Kirdemir V, Erden Z, Demirkale I, Başbozkurt M. Conservative treatment of scapular neck fracture: the effect of stability and glenopolar angle on clinical outcome. *Injury* 2005;36(10): 1176–1181.
6. Bradbury N, Hutchinson J, Hahn D, et al. Clavicular nonunion: 31/32 healed after plate fixation and bone grafting. *Acta Orthop Scand* 1996;67:367–370.
7. Brooks AL, Henning GD. Injury to the proximal clavicular epiphysis. *J Bone Joint Surg Am* 1972;54:1347–1348.
8. Canadian Orthopaedic Trauma Society (MD McKee, principal investigator). Plate fixation versus nonoperative care for acute, displaced midshaft fractures of the clavicle. *J Bone Joint Surg* 2007;89A:1–11.
9. Celestre P, Robertson C, Mahar A, et al. Biomechanical evaluation of clavicle fracture plating techniques: does a locking plate provide improved stability? *J Orthop Trauma* 2008;22:241–247.
10. Chen CE, Juhn RJ, Ko JY. Anterior-inferior plating of middle-third fractures of the clavicle. *Arch Orthop Trauma Surg* 2010;130:507–511.
11. Cho CH, Song KS, Min BW, Bae KC, Lee KJ. Operative treatment of clavicle midshaft fractures: comparison between reconstruction plate and reconstruction locking compression plate. *Clin Orthop Surg* 2010;2(3):154–159.
12. Collinge C, Devinney S, Herscovici D, et al. Antero-inferior plate fixation of middle third fractures and nonunions of the clavicle. *J Orthop Trauma* 2006;20:680–686.
13. Craig E. Fractures of the clavicle. In: Rockwood CA Jr, ed. *The Shoulder*. Philadelphia, PA: W.B. Saunders; 1998:428–482.
14. Davids PH, Luitse JS, Strating RP, et al. Operative treatment for delayed union andnonunion of midshaft clavicular fractures: AO reconstruction plate fixation and early mobilization. *J Trauma* 1996;40:985–986.
15. Deafenbaugh MK, Dugdale TW, Staeheli JW, Nielsen R. Nonoperative treatment of Neer type II distal clavicle fractures: a prospective study. *Contemp Orthop* 1990;20(4) 405–413.
16. Demiralp B, Atesalp AS, Sehirlioglu A, et al. Preliminary results of the use of Ilizarov fixation in clavicular non-union. *Arch Orthop Trauma Surg* 2006;126:401–405
17. Edwards SG, Whittle AP, Wood GW. Nonoperative treatment of ipsilateral fractures of the scapula and clavicle. *J Bone Joint Surg Am* 2000;82A:774–780.
18. Egol KA, Connor PM, Karunakar MA, et al. The floating shoulder: clinical and functional results. *J Bone Joint Surg Am* 2001;83(8):1188–1194.
19. Fann CY, Chiu FY, Chuang TY, Chen CM, Chen TH. Transacromial Knowles pin in the treatment of Neer type 2 distal clavicle fractures: a prospective evaluation of 32 cases. *J Trauma* 2004;56(5):1102–1105.
20. Ferran N, Hodgson P, Vannet N, Williams R, Evans R. Locked intramedullary fixation vs plating for displaced and shortened mid-shaft clavicle fractures: a randomized clinical trial. *J Shoulder Elbow Surg* 2010;19:783–789.
21. Flinkkila T, Ristiniemi J, Hyvonen P, Hämäläinen M. Surgical treatment of unstable fractures of the distal clavicle: a comparative study of Kirschner wire and clavicular hook plate fixation. *Acta Orthop Scand* 2002;73(1):50–53.
22. Goldfarb CA, Bassett GS, Sullivan S, et al. Retrosternal displacement after physeal fracture of the medial clavicle in children treatment by open reduction and internal fixation. *J Bone Joint Surg Br* 2001;83(8):1168–1172.
23. Golish SR, Oliviero JA, Francke EI, et al. A biomechanical study of plate versus intramedullary devices for midshaft clavicle fixation. *J Orthop Surg* 2008;3:28.
24. Grassi FA, Tajana MS, D'Angelo F. Management of midclavicular fractures: comparison between nonoperative treatment and open intramedullary fixation in 80 patients. *J Trauma* 2001;50:1096–1100.
25. Haidar SG, Singh Shergill G. Re: clavicular hook plate for lateral end fractures: a prospective study. *Injury* 2007;38(2):252–253.
26. Hashiguchi H, Ito H. Clinical outcome of the treatment of floating shoulder by osteosynthesis for clavicular fracture alone. *J Shoulder Elbow Surg* 2003;12(6):589–591.
27. Herscovici D Jr, Fiennes AG, Allgower M, et al. The floating shoulder: ipsilateral clavicle and scapular neck fractures. *J Bone Joint Surg Br* 1992;74: 362–364.

28. Hill JM, McGuire MH, Crosby LA. Closed treatment of displaced middle-third fractures of the clavicle gives poor results. *J Bone Joint Surg Br* 1997;79:537–539.
29. Iannotti MR, Crosby LA, Stafford P, et al. Effects of plate location and selection on the stability of midshaft clavicle osteotomies: a biomechanical study. *J Shoulder Elbow Surg* 2002;11:457–462.
30. Johnson KA, Arrington ED. Hagie pin fixation of acute displaced middle 1/3 clavicle fracture: early experiences and results. In: *Proceedings from the 71st Annual Meeting of the AAOS*. Rosemont IL: AAOS; 2004.
31. Judd DB, Pallis MP, Smith E, Bottoni CR. Acute operative stabilization versus nonoperative management of clavicle fractures. *Am J Orthop* 2009;38(7):341–345.
32. Jupiter JB, Leffert RD. Non-union of the clavicle. Associated complications and surgical management. *J Bone Joint Surg Am* 1987;69:753–760.
33. Kashii M, Inui H, Yamamoto K. Surgical treatment of distal clavicle fractures using the clavicular hook plate. *Clin Orthop* 2006;447:158–164.
34. Khan LAK, Bradnock TJ, Scott C, Robinson CM. Fractures of the clavicle. *J Bone Joint Surg Am* 2009;91:447–460.
35. Kim KC, Rhee KJ, Shin HD, Yang JY. Can the glenopolar angle be used to predict outcome and treatment of the floating shoulder? *J Trauma* 2008; 64(1):174–178.
36. Kim W, McKee MD. Management of acute clavicle fractures. *Orthop Clin N Am* 2008;39:491–505.
37. Lazarides S, Zafiropoulos G. Conservative treatment of fractures at the middle third of the clavicle: the relevance of shortening and clinical outcome. *J Shoulder Elbow Surg* 2006;15(2):191–194.
38. Lazarus MD. Fractures of the clavicle. In: Bucholz RW, Heckman JD, eds. *Rockwood and Green's Fractures in Adults*. 5th ed. Philadelphia, PA: Lippincott Williams & Wilkins; 2002:1041–1078.
39. Lee YS, Lau MJ, Tseng YC, Chen WC, Kao HY, Wei JD. Comparison of the efficacy of hook plate versus tension band wire in the treatment of unstable fractures of the distal clavicle. *Int Orthop* 2009;33(5):1401–1405.
40. Leppilahti J, Jalovaara P. Migration of Kirschner wires following fixation of the clavicle: report of 2 cases. *Acta Orthop Scand* 1999;70:517–519.
41. Leung KS, Lam TP. Open reduction and internal fixation of ipsilateral fractures of the scapular neck and clavicle. *J Bone Joint Surg Am* 1993; 75:1015–1018.
42. Levy O. Simple, minimally invasive surgical technique for treatment of type II fractures of the distal clavicle. *JSES* 2003;12(1):24–28.
43. Lewonowski K, Bassett GS. Complete posterior sternoclavicular epiphyseal separation. A case report and review of the literature. *Clin Orthop* 1992;281:84–88.
44. Lim M, Kang J, Kim K, et al. Anterior inferior reconstruction plates for the treatment of acute midshaft clavicle fractures. In: *Proceedings from the 20th Annual Meeting of the Orthopaedic Trauma Society* Salt Lake City, Utah. 2003.
45. McKee MD. Fractures of the Clavicle. In: Bucholz RW, Heckman JD, Court-Brown CM, Tornetta P eds. *Rockwood and Green's Fractures in Adults: Seventh Edition*. Philadelphia, PA: Lippincott Williams & Wilkins; 2009:1106–1141.
46. McKee MD, Pedersen EM, Jones C, et al. Deficits following nonoperative treatment of displaced, midshaft clavicle fractures. *J Bone Joint Surg Am* 2006;88A:35–40.
47. McKee MD, Seiler JG, Jupiter JB. The application of the limited contact dynamic compression plate in the upper extremity: an analysis of 114 consecutive cases. *Injury* 1995;26:661–666.
48. McKee MD, Wild LM, Schemitsch EH. Midshaft malunion of the clavicle: Surgical technique. *J Bone Joint Surg Am* 2004;86A:37–44.
49. McKenna M. Plating of a periarticular medial clavicle fracture. *Orthopedics* 2009;32(5):366.
50. Meda PV, Machani B, Sinopidis C, et al. Clavicular hook plate for lateral end fractures: a prospective study. *Injury* 2006;37(3):277–283.
51. Muramatsu K, Shigetomi M, Matsunaga T, Murata Y, Taguchi T. Use of the AO hook-plate for treatment of unstable fractures of the distal clavicle. *Arch Orthop Trauma Surg* 2007;127(3):191–194.
52. Naidoo P. Migration of a Kirschner wire from the clavicle into the abdominal aorta [letter]. *Arch Emerg Med* 1991;8:292–295.
53. Neer C. *Fractures in Adults*. Philadelphia, PA: J.B. Lippincott Company; 1984.
54. Neer CS. Fractures of the distal third of the clavicle. *Clin Orthop* 1968; 58:43–50.
55. Neer CS. Nonunion of the clavicle. *JAMA* 1960;172:1006–1011.
56. Nordback I, Markkula H. Migration of Kirschner pin from clavicle into ascending aorta. *Acta Chir Scand* 1985;151:177–179.
57. Nordqvist A, Petersson C, Redlund-Johnell I. The natural course of lateral clavicle fracture. 15 (11–21) year follow-up of 110 cases. *Acta Orthop Scand* 1993;64(1):87–91.
58. Nordqvist A, Petersson C. The incidence of fractures of the clavicle. *Clin Orthop* 1994;300:127–132.
59. Oh CW, Kyung HS, Kim PT, et al. Failure of internal fixation of the clavicle in the treatment of ipsilateral clavicle and glenoid neck fractures. *J Orthop Sci* 2002;6(6):601–603.
60. Oh JH, Kim SH, Lee JH, Shin SH, Gong HS. Treatment of distal clavicle fracture: a systematic review of treatment modalities in 425 fractures. *Arch Orthop Trauma Surg*. Oct 2011;131(4):525–533.
61. Poigenfurst J, Rappold G, Fischer W. Plating of fresh clavicular fractures: results of 122 operations. *Injury* 1992;23:237–241.
62. Ramos L, Mencia R, Alonso A, et al. Conservative treatment of ipsilateral fractures of the scapula and clavicle. *J Trauma* 1997;42:239–242.
63. Renger RJ, Roukema GR, Reurings JC, Raams PM, Font J, Verleisdonk EJ. The clavicle hook plate for Neer type II lateral clavicle fractures. *J Orthop Trauma* 2009;23(8):570–574.
64. Rikli D, Regazzoni P, Renner N. The unstable shoulder girdle: early functional treatment utilizing open reduction and internal fixation. *J Orthop Trauma* 1995;9:93–97.
65. Robinson CM, Court-Brown CM, McQueen MM, Wakefield AE. Estimating the risk of nonunion following non-operative treatment of a clavicle fracture. *J Bone Joint Surg Am* 2004;86A:1359–1365.
66. Robinson CM. Fractures of the clavicle in the adult. *J Bone Joint Surg Br.* 1998; 80B:476–484.
67. Rokito AS, Zuckerman JD, Shaari JM, Eisenberg DP, Cuomo F, Gallagher MA. A comparison of nonoperative and operative treatment of type II distal clavicle fractures. *Bull Hosp Jt Dis* 2002–2003:61 (1–2):32–39.
68. Rowe CR. An atlas of anatomy and treatment of midclavicular fractures. *Clin Orthop* 1968, 58:29–42.
69. Schuind F, Pay-Pay E, Andrianne Y, et al. External fixation of the clavicle for fracture or non-union in adults. *J Bone Joint Surg Am* 1988;70A: 692–695.
70. Schwarz N, Hocker K. Osteosynthesis of irreducible fractures of the clavicle with 2.7-mm ASIF plates. *J Trauma* 1992;33:179–183.
71. Shui W, Zhang X, Yang Y, Tan M, Lu X. Effectiveness of T-locking plate for internal fixation of medial clavicle fracture. *Zhongguo Xiu Fu Chong Jian Wai Ke Za Zhi* 2010;24(8):897–899.
72. Smekal V, Irenberger A, Struve P, Wambacher M, Krappinger D, Kralinger FS. Elastic stable intramedullary nailing versus nonoperative treatment of displaced midshaft clavicular fractures—a randomized, controlled, clinical trial. *J Orthop Trauma* 2009;23:106–112.
73. Smith CA, Rudd J, Crosby LA. Results of operative versus nonoperative treatment for 100% displaced midshaft clavicle fractures: a prospective randomized clinical trial. Paper 31, *16th Open Meeting of the ASES*. Orlando, FL; March 18, 2000.
74. Strauss EJ, Egol KA, France MA, Koval KJ, Zuckerman JD. Complications of intramedullary Hagie pin fixation for acute midshaft clavicle fractures. *J shoulder Elbow* Surgery 2007;16(3): 280–284.
75. Thyagarajan DS. Treatment of displaced midclavicle fractures with Rockwood pin: a comparative study. In: *Proceedings from 72nd Annual Meeting of the AAOS*. Rosemong IL; 2005.
76. Tomic S, Bumbasirevic M, Lesic A, et al. Modification of the Ilizarov external fixator for aseptic hypertrophic nonunion of the clavicle: an option for treatment. *J Orthop Trauma* 2006;20:122–128.
77. van Noort A, te Sala RL, Marti RK, et al. The floating shoulder: a multicentre study. *J Bone Joint Surg Br* 2001;83-B:795–798.
78. Virtanen KJ, Paavola MP, Remes VM, Pajarinen J, Savolainen V, Bjorkenheim JM. Nonoperative versus operative treatment of midshaft clavicle fractures: a RCT. Paper 331, *Proceedings of the 75th Annual Meeting of the AAOS*. New Orleans, LA; March 10–13, 2010.
79. Waters PM, Bae DS, Kadiyala RK. Short-term outcomes after surgical treatment of traumatic posterior sternoclavicular fracture-dislocations in children and adolescents. *J Ped Orthop* 2003;23(4):464–469.
80. Williams GR Jr, Silverberg DA, Iannotti JP, et al. Non-operative treatment of ipsilateral clavicle and glenoid neck fractures. *American Shoulder and Elbow Surgeons 15th Open Meeting*. Anaheim, CA; 1999.
81. Williams GR, Naranja J, Klimkiewicz J, et al. The floating shoulder: a biomechanical basis for classification and management. *J Bone Joint Surg*

Am 2001;83:1182–1187.
82. Witzel K. Intramedullary osteosynthesis in fractures of the mid-third of the clavicle in sports traumatology. *Z Orthop Unfall* 2007;145(5):639–642.
83. Yang J, al-Etani H, Letts M. Diagnosis and treatment of posterior sternoclavicular joint dislocations in children. *Am J Orthop* 1996;25(8):565–569.
84. Zaslav KR, Ray S, Neer CS 2nd. Conservative management of a displaced medial clavicular physeal injury in an adolescent athlete. A case report and literature review. *Am J Sports Med* 1989;17:833–836.
85. Zlowodzki M, Zelle BA, Cole PA, Jeray K, McKee, MD. Treatment of acute midshaft clavicle fractures: systematic review of 2144 fractures. *J Orthop Trauma* 2005;19:504–507.

（叶庭均 译　东靖明 校）

第 10 章

Kyle J. Jeray，Austin D. Hiu

锁骨骨折的并发症：诊断和处理

引　言

锁骨骨折的手术治疗和非手术治疗都可能会发生相关的并发症。骨折时或者骨折多年以后都可能会发生并发症。为了尽量减少后遗症，必须早期诊断这些并发症并给予恰当的治疗。其中最常见的并发症是骨折不愈合和畸形愈合。其他并发症包括皮肤和软组织损伤、神经和血管损伤以及手术固定引起的并发症。

非手术治疗的并发症

不愈合

尽管关于锁骨骨折不愈合没有确切的定义，但是大多数外科医师认为，锁骨中段 1/3 骨折如果在 4 ~ 6 个月后仍无临床或者影像学愈合征象，即为不愈合 [67,99,129]。以往报道非手术治疗后骨折不愈合的概率很低，为 0 ~ 0.8%[79,108,111]。而手术治疗后，骨折不愈合率升高，为 3.7%[108] 和 4.6%[79]。这些非手术成功治疗锁骨骨折的早期报道（手术治疗后骨折不愈合率升高）巩固了锁骨骨折很少需要手术治疗的理念，手术治疗结果经常不满意。然而，近来也有文献报道非手术治疗锁骨骨折的不愈合率更高，特别是移位明显以及高能量损伤所致的骨折 [15,43,5,61,67,104,128,134]。Zlowodzki 等于 2005 年 [34] 发表了一篇 Meta 分析，报道 1145 例锁骨骨折非手术治疗的总体不愈合率为 5.9%。而对明显移位的锁骨骨折，非手术治疗的不愈合率高达 15.1%[134]。很多研究认为，骨折移位程度是预测不愈合最重要的风险因素 [45,51,67]，其他风险因素包括短缩＞ 2cm[43,128]、女性 [15,103]、高龄 [103]、粉碎程度大 [15,103,110,129]、高能量损伤 [127]、受伤时较为严重 [129] 及再次骨折 [51,129]。很多风险因素都是相关联的，软组织损伤的程度也会影响骨折断端的愈合。软组织嵌顿的问题也经常会出现，然而其作用目前仍不明确 [46,67]。

最近的研究一致证实手术治疗锁骨骨折的不愈合率较低。钢板内固定的不愈合率为 2.5%（Zlowodzki 等发表的 Meta 分析 [134]）至 3.2%（加拿大骨科创伤学会开展的随机试验 [16]）。也有文献报道髓内钉固定的不愈合率为 1.6%[134]。最近的文献报道不愈合主要是由于内固定不牢靠、软组织过度剥离以及骨折断端血运被阻断 [97,113]。

在临床上，骨折不愈合可以有症状，也可以没有症状。应彻底追问病史并进行详细的神经和血管检查。如果患者无症状，则无须治疗。更常见的是，锁骨骨不愈合的患者大多表现为骨折处疼痛、肌力减弱、缺乏耐力、外观畸形（隆起）（图 10-1）、明显短缩及肩胛带内收（肩关节明显下垂），有时会有神经和血管功能障碍（可能比较轻微）[47,72,119]。肩关节功能障碍通常是由于疼痛和畸形所致，有时也与神经和血管损害有关。神经和血管后遗症的发生可早可晚，文献报道发生率为 0 ～ 52%[49,51,129]。在分析骨折术后不愈合或者开放性骨折骨不愈合的原因时要考虑到亚临床感染的情况。由于感染会显著影响治疗，因此，必须行必要的实验室检查予以鉴别，包括 C 反应蛋白、红细胞沉降率以及核医学扫描。

对有症状的锁骨骨折不愈合（手术或非手术治疗引起）治疗时，要分析生物因素、机械因素和症状部位，对患者进行个体化分析。治疗方法包括非手术治疗、手术或重建治疗以及补救治疗。

非手术治疗包括电刺激以及低频脉冲超声刺激骨愈合 [14,26,85]。支持这两种治疗方法的证据有限，一般用于不适合手术治疗的患者。主要缺点为：这两种方法可以治疗骨不愈合，但是对畸形愈合、肩胛带延长或短缩以及神经和血管损伤是无效的。因此，这两种治疗方法不能缓解疼痛、肌力减弱、缺乏耐力或者神经和血管压迫。向不愈合处注射富血小板血浆是一种微创手术，但仍被认为是非手术治疗。有一篇病例报道称向骨折不愈合处注射 3 次富含生长因子的血浆，最后取得成功 [114]。但是使用该方法时仍需谨慎，因为正如电刺激和超声一样，该方法对已存在的畸形以及神经和血管压迫疗效甚微。

手术治疗的目标是恢复锁骨解剖长度和排列，去除肋锁间隙压迫神经和血管引起症状的增生硬化骨，稳定骨折部位，并最终使骨折愈合。当考虑手术治疗时，必须详细追问病史，以充分了解继发于骨折不愈合的症状。基于这些信息，术者可以告诉患者实际的疗效。术前放射学检查应包括检测健侧锁骨标准 X 线片，最好与患侧拍在同一张片子上。这是评估不愈合部位的畸形程度所必需的，同时以健侧完整的锁骨作标准，术者可以制订合适的术前手术计划，以恢复锁骨的长度和旋转（图 10-2）。如果不确定患侧锁骨是否存在不愈合，应当行 CT 检查。彻底的体检，特别是评估轻微的神经和血管损伤非常重要。如果对相关的神经症状有疑问，比如感觉异常、根性疼痛、肌力降低或者肌肉萎缩，那么就需要做进一步的检查，包括臂丛和（或）颈椎 MRI、肌电图，同时也必须考虑行神经传导功能检查。如果存在诸如脉搏变化、畏寒和四肢水肿等血管疾病的体征时，应当考虑行超声或者血管造影检查。

手术治疗主要包括植骨加加压钢板螺钉固定或

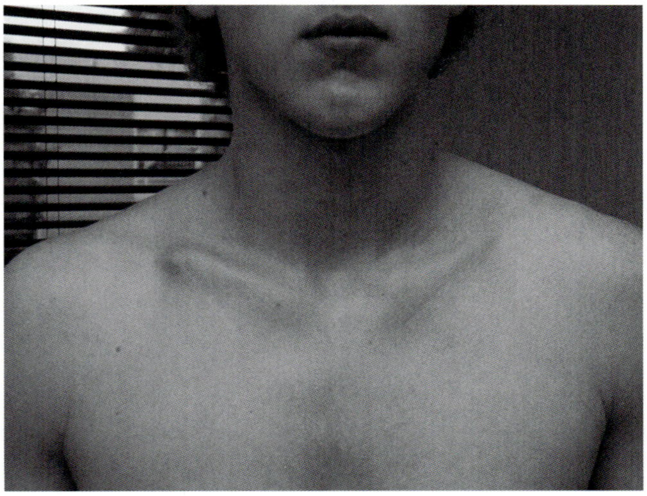

图 10-1 锁骨骨折伴移位，采用非手术治疗后出现骨折部位突出、肩关节变窄和轻度下垂 [Reprinted from Jeray KJ. Acute midshaft clavicular fracture. J Am Acad Orthop Surg，2007，15（4）：239-248]

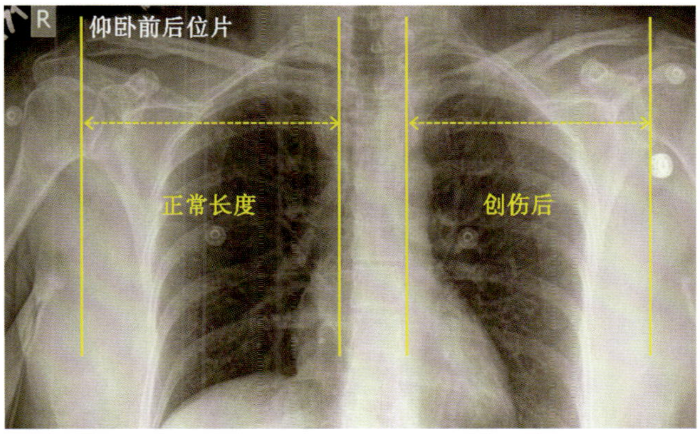

图 10-2 可拍摄完整锁骨的 X 线片作为对照，以确保术中恢复锁骨长度

者植骨加髓内钉固定。不论采取何种固定方式，坚强固定联合自体骨移植既可以治疗不愈合引起的机械性不稳定，又可以解决生物性不稳定。然而，采用髓内钉固定时，恢复锁骨长度比较困难。因此，制订术前计划时必须准备好钢板和螺钉。

我们喜欢采用切开复位和内固定（ORIF）来治疗骨折不愈合（图 10-3）。采用前上或者前下入路显露不愈合部位。小心分离并保护锁骨上神经（图 10-4）。显露不愈合部位，沿着骨折两断端切除硬化骨。即使是长期骨不愈合，当切除反应性硬化骨和（或）纤维瘢痕组织后，还是可以找到原始骨皮质的。通过以上显露，有助于骨折复位。对于一些患者，特别是萎缩性骨不愈合或者粉碎性骨折后大量骨质被吸收者，根据术前 X 线片，可以移植三皮质髂骨来恢复锁骨长度[4,7,39,110,115]（图 10-2）。在这种情况下，取比实际需要长度略长 0.5 ～ 1.0cm 的三皮质髂骨填充于骨质缺损处。修整移植骨，使其两端略带突起，以方便嵌入骨折断端。用电钻打开骨折两断端髓腔后，将移植骨插入置入即可（图 10-5）[115]。或者将移植骨紧紧置于骨折断端后以钢板加压固定。如果恢复长度比较困难，术中可以使用小的撑开器来帮助恢复长度（图 10-8B）。一般来说，将移植骨置于骨质缺损处，使髂骨背侧皮质边缘位于钢板的对侧，根据钢板是放在上面还是前下面，使髂骨背侧边缘位于钢板的下缘或者后缘。必须使螺钉穿透位于对侧的移植骨皮质，以避免加压时骨块被向下挤出。选用 3.5mm 的加压钢板或者具有类似强度的重建钢板置于断端，在移植骨块两边加压，促进骨愈合。尽管在不愈合处两边各放置的螺钉数目没有标准，但是比较好的经验是在两边各放置 3 枚双皮质螺钉或者保证 6 层皮质固定。避免使用半管型和重建钢板，以避免螺钉固定不足，否则失败率会更高（图 10-6）[51,96]。最后，在锁骨 - 移植骨间隙内植入异体松质骨促进愈合。另外，也可以小切口显露骨折部位，打通髓腔。然后插入髓内钉，必要时进行植骨（图 10-7）[1,9,10,49]。可以采用前面章节所述的逆行技术插入髓内钉。在少见的情况下，不愈合处的解剖排列仍然存在，此时可以不显露骨折部位，而是直接插入髓内钉或者弹性钉。这种技术可以稳定骨折断端，保护骨折处的生物学环境以及促进愈合。

手术固定后，抬高、外展肩关节至 90°，维持

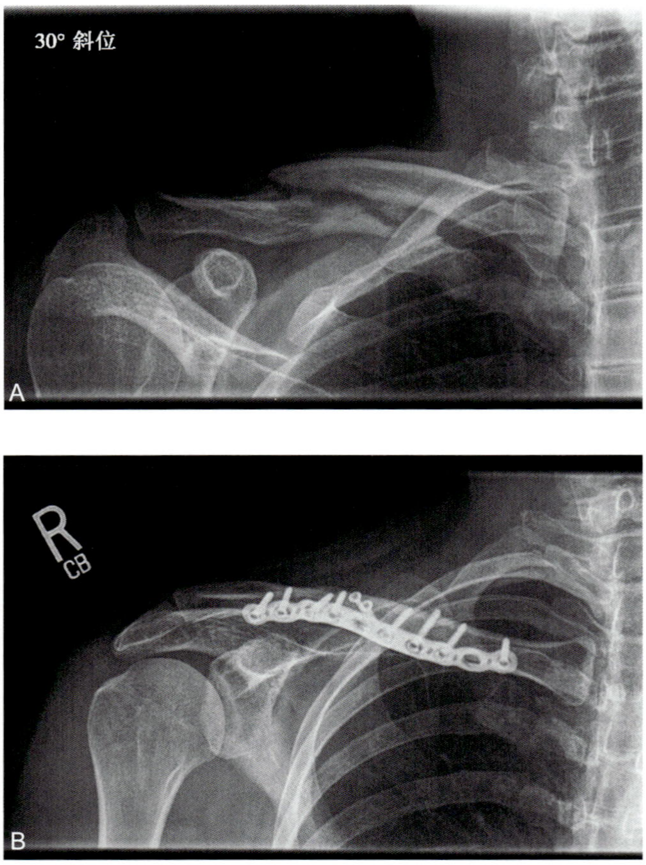

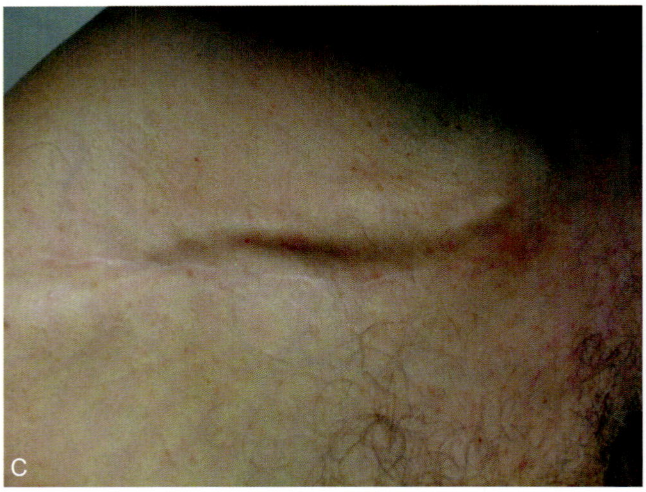

图 10-3 （A）锁骨骨折 7 个月后骨折不愈合患者锁骨的 X 线片，该患者有症状。（B）放置 3.5mm 预弯前方钢板后。（C）放置前方钢板后，患者的肩关节外观示内固定突出（A、B are Reprinted from Jeray KJ，Cole PA. Clavicle and scapula fracture problems：functional assessment and current treatment strategies.In：Egol KA，Tornetta Ⅲ P，eds. Instructional Course Lectures.Vol.60.Rosemont，IL：American Academy of Orthopaedic Surgeons；2011：51-71）

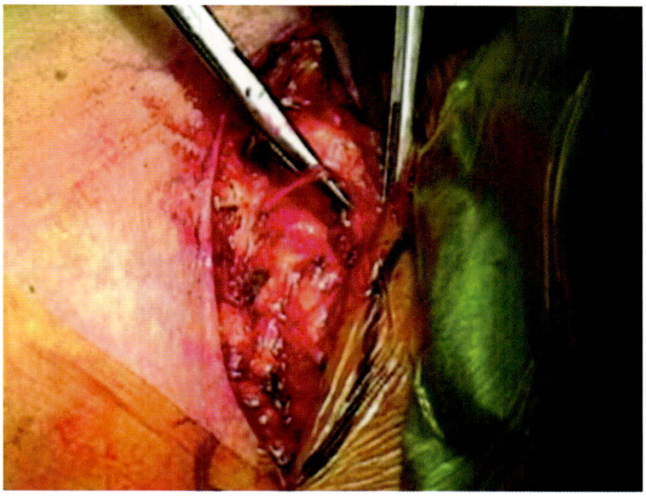

图 10-4 仔细分离并保护锁骨上神经

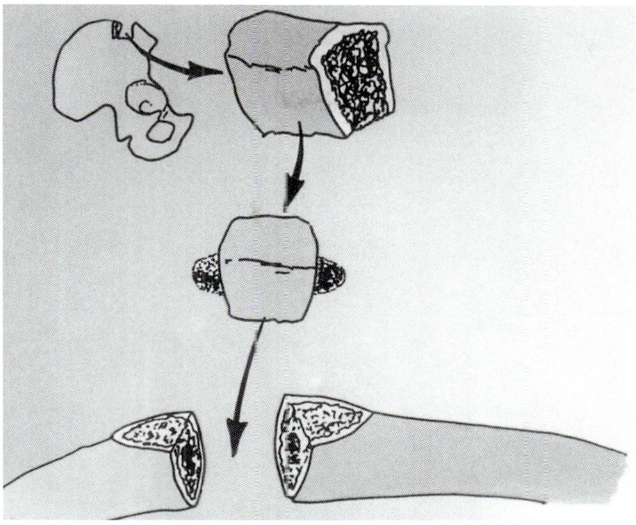

图 10-5 修整三皮质髂骨，使其两端形成适合插入锁骨髓腔的骨柄（Reprinted from Browner BD，Jupiter JB，Levine AM，Trafton PG，eds. Skeletal Trauma：Fracture ，Dislocations，Ligmentous Injuries. 2nd ed. Philadelphia，PA：WB Saunders，1998）

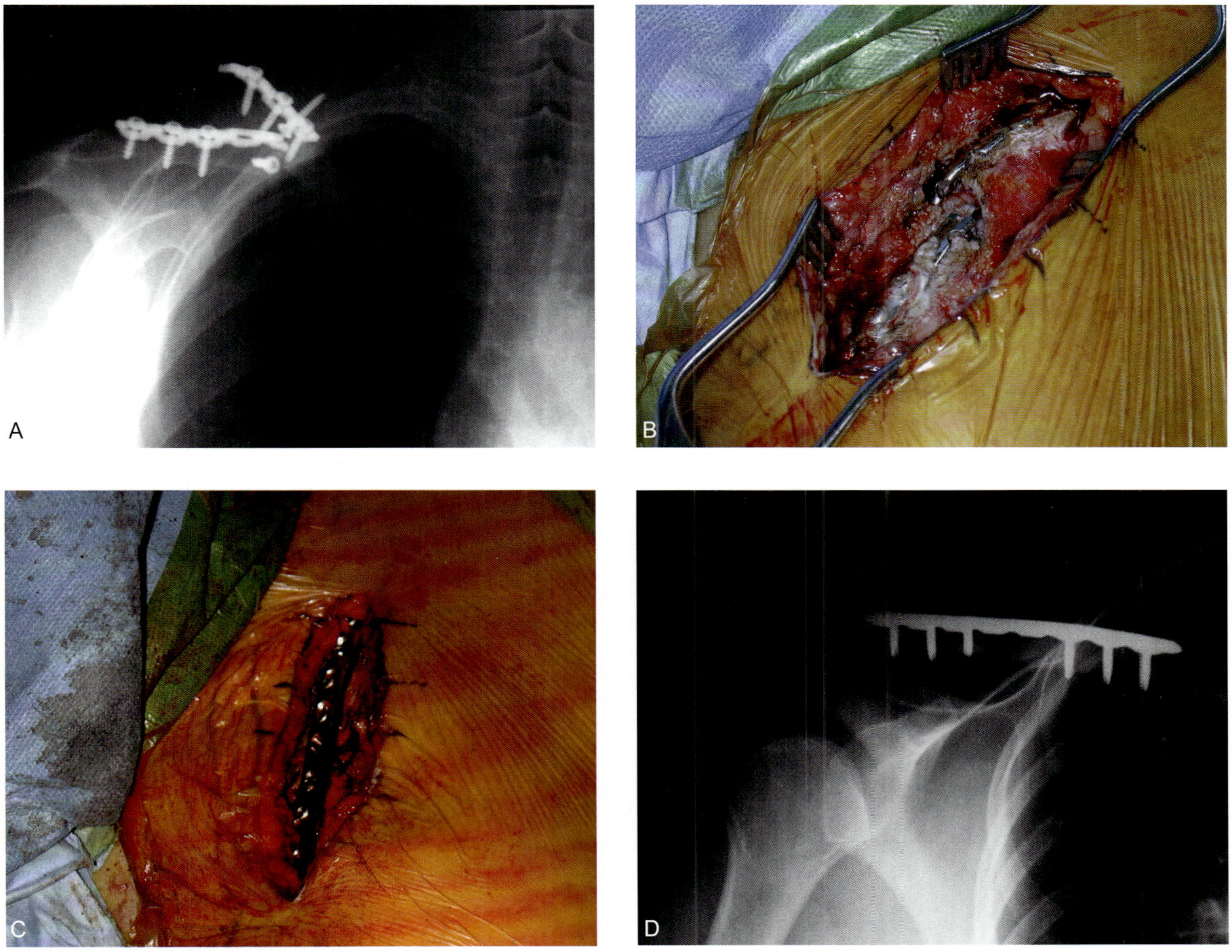

图 10-6 骨折不愈合和内固定断裂的患者。（A）骨折不愈合伴钢板断裂患者的 X 线片。（B）断裂钢板术中照片。（C）使用 3.5 LCDC 钢板固定。（D）钢板再次固定后 X 线片

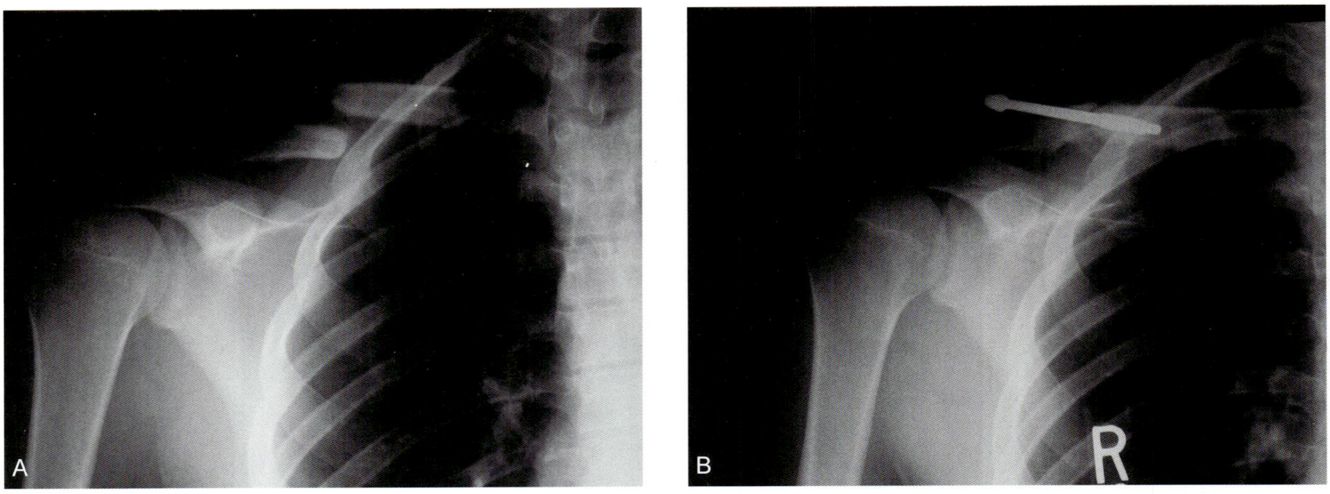

图 10-7 （A）骨折不愈合患者治疗后骨折移位。（B）使用 Rockwood 锁骨钢钉固定（DePuy Orthopaedics，Inc.，Warsaw，IN，USA）

2～4 周，以限制骨折部位发生旋转应力。因为肩关节抬高超过 90° 后，锁骨必然会发生旋转。

当出现骨缺失或者需要恢复锁骨长度时，可用先前提到的三皮质髂骨置于骨折断端间。然而，如果不需要恢复锁骨长度，关于是否需要植骨，目前仍存在争议[3,31]。当出现肥大性骨折不愈合时，清理出的大量硬化骨可用作自体移植骨进行局部移植，避免了从远处取骨移植，因此，消除了移植部位手术潜在并发症的发生率。对萎缩性骨不愈合需要行愈合反应刺激，通常需要处理残端，即切除伪膜、纤维组织以及无血供的骨质。为了提高愈合率，切除骨质时要直至出现可正常生长发育的骨质。在这种情况下，即使没有骨量丢失，也需要植自体骨来刺激愈合。如果患者拒绝自体移植骨，那么可以联合使用 BMP 和异体松质骨或者移植骨替代物来加强 ORIF。

文献报道钢板和髓内钉治疗骨不愈合的疗效均良好。用植骨和钢板固定技术治疗锁骨骨折不愈合，其愈合率一般为 80%～90% 以上[4,12,13,25,30,31,33,83,90,92,120,126]，术后锁骨功能优良[107]，症状消失[57]。采用髓内钉固定技术治疗锁骨骨折不愈合的疗效与前者相似[8-10,17,81,82,117,130]。唯一的相关研究表明，在治疗锁骨骨折不愈合时，钢板固定技术和髓内钉技术之间无显著差异[130]。髓内钉技术的支持者认为该技术具有减少组织分离、伤口小和扩髓的优点，这会减少并发症的发生率，促进骨折愈合[8-10,17,81,82,117]。不论选用哪种固定技术，大部分术者均同意固定不牢靠会导致疗效欠佳，手术失败率也会增加。

尽管钢板和髓内钉固定技术均取得了良好的疗效，但是少数锁骨骨折术后不愈合的患者使用当前的手术技术和植骨治疗后，骨折仍然不愈合。对于存在持续性疼痛及功能障碍的患者，补救手术可能会缓解症状。对于经过多次植骨和内固定术后骨折仍不愈合的患者，可以行游离带蒂腓骨移植术[75]。Momberger 等报道采用这种方法成功治愈了 3 例持续性骨不愈合患者。术后患者骨折愈合，疼痛减轻，肩关节功能得到改善[75]。另一种补救措施为，特别是当患者存在感染时，可行锁骨部分切除或者全切除术（少数患者需要）。对于持续性骨折不愈合患者来说，全锁骨切除是减少疼痛及功能障碍的有效方式。Krishnan 等报道，采用该方法成功治疗了 6 例患者，术后患者满意率高，疼痛明显减轻，肌力改善，肩关节功能改善（基于 ASES 评分）[60]。由于该方法不常用，因此需谨慎使用，对于使用其他方法治疗无效的患者可以使用该方法来治疗。

畸形愈合

对于锁骨畸形愈合目前没有一致的定义。另外，锁骨畸形愈合患者症状的程度和频率也不确定。Robinson 等报道锁骨中断 1/3 骨折愈合后，73% 的患者出现某些程度的移位，但是并不是所有的患者都需要治疗。一些研究将锁骨骨折愈合后锁骨短缩量作为预测患者残余症状的因素。据报道，短缩畸形愈合产生症状的临界值为短缩 ≥ 1.4～2.0cm[32,43,61,71,88,98]。然而，也有研究报道锁骨骨折愈

合尽管短缩 > 1.5cm，但是患者的肩关节功能无显著差异 [94]。Rasmussen 等 2011 年对 136 例锁骨骨折非手术治疗患者进行了一项回顾性研究，评估患侧与健侧的肩关节功能。随访 2 年以上，患侧肩关节 Constant 评分比健侧低 7.3 分，两者具有统计学差异。但是，对于锁骨骨折短缩愈合 > 2cm 与 < 2cm 的患者，其 Constant 评分之间无显著的统计学差异 [100]。目前比较明确的是，造成患者畸形愈合的原因不只是锁骨短缩，而是与多种因素有关。

锁骨畸形愈合的表现也不一致。有症状的锁骨畸形愈合患者可能表现为疼痛，与健侧相比，肩关节功能下降，容易疲劳，强度下降，手臂感觉异常，骨折部位有明显肿块或者肩关节复合体短缩（图 10-1）[43,71,88,89,107,121]。当畸形或者增生的骨质压迫臂丛或者血管时，骨折畸形愈合也会产生神经和血管症状。

至对术后外观不满以及由于骨折处突出或骨赘导致肿块形成而有不适感的患者，可行骨赘切除术。但是，手术瘢痕本身也会形成突起，因此，术前需与患者充分沟通，使其有明确的期望值。

对锁骨畸形愈合伴明显症状的患者可行截骨术，切除增生的骨赘（如果存在），采取 ORIF 恢复解剖，改善功能并缓解症状。手术方法包括截骨术（植骨或不植骨），使用钢板螺钉或者髓内钉固定。如果决定采取手术治疗有症状的锁骨畸形愈合，术前需拍摄健侧锁骨 X 线片作为参考。尽管可做横行或者斜行截骨，但是大多数情况下还是能够找到原始骨折线，即使在伤后 1 年或者更久，也可以在畸形层面截骨。如果患者存在血管疾病，术前需请血管专家对此评估，讨论是否需要行血管造影检查。对有臂丛神经症状的患者，需行其他检查，包括肌电图、神经传导检查或者 MRI 来明确病变部位。手术的目的是恢复锁骨解剖排列和长度以及切除增生骨赘。如果选择横行截骨，为了恢复锁骨长度，通常需要取自体三皮质髂骨来植骨。如果行斜行截骨，可通过良好的骨接触来恢复锁骨长度，从而避免植骨。如果存在神经和血管压迫，需切除所有产生压迫的骨赘，必须确保充分减压，最大程度地减少复发风险。术中可以用钢板螺钉（图 10-8）或者髓内钉固定，我们比较倾向用钢板螺钉固定。

关于锁骨畸形愈合治疗的相关文献比较有限，McKee 等报道了最大的一项病例研究 [72]。其中有 15 位锁骨骨折畸形愈合的患者，锁骨平均短缩 2.9cm。对这些患者行截骨钢板内固定治疗，没有植骨。患者满意率为 93.3%（14/15），所有患者术后 DASH 评分均有改善。但是畸形愈合的治疗效果不如移位骨

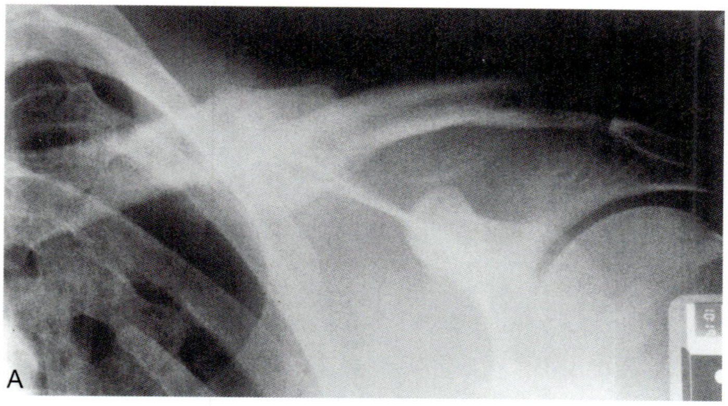
A

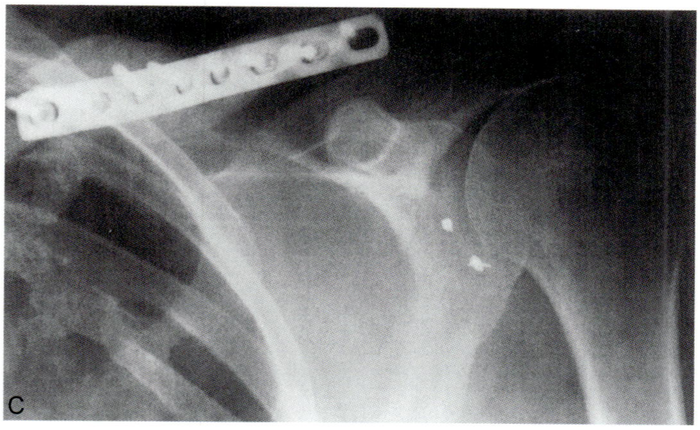
C

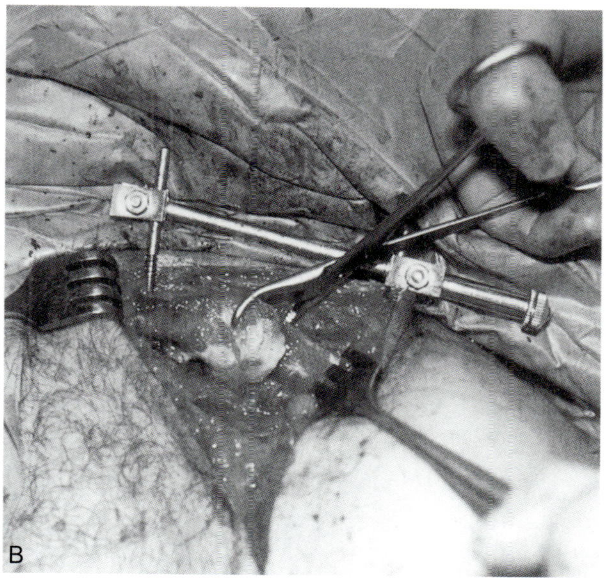
B

图 10-8 骨折畸形愈合，锁骨短缩 2cm，伴随症状。（A）正位 X 线片示锁骨畸形愈合。（B）使用小的撑开器恢复解剖长度和排列。（C）X 线片示钢板固定稳定，长度恢复（Reprinted from Browner BD，Jupiter JB，Levine AM，Trafton PG，eds. Skeletal Trauma：Fracture，Dislocations，Ligmentous Injuries. 2nd ed .Philadelphia，PA：WB Saunders，1998）

折最初的内固定疗效。

皮肤和软组织损伤

锁骨骨折引起的皮肤和软组织损伤很常见，车祸时由于系安全带导致的皮肤擦伤和瘀斑也很常见。锁骨中段骨折时常见皮肤隆起或者无症状性肿块。必须仔细检查和评估皮肤活力。如畸形部位上方的皮肤紧张或者苍白，可能是骨折处皮肤和软组织损伤和坏死的征象，是行 ORIF 的相对适应证，应当行骨折复位或者切除明显突出的骨质来减轻皮肤张力。如果锁骨骨折畸形愈合出现皮肤激惹，可行畸形骨赘切除术。对于此类患者，需确认症状是继发于软组织激惹，而不是继发于骨折畸形愈合。

切开固定后，患者的锁骨前方常出现暂时性或者永久性皮肤感觉异常。一般来讲，在锁骨急性骨折时可以看到锁骨上神经穿过锁骨，但是在不愈合或者畸形愈合时则很难分离出锁骨上神经。术中反复牵拉可能会损伤锁骨上神经，也可能会将该神经直接切断。尽管锁骨上神经损伤后不会造成患者功能障碍，但是锁骨下方的皮肤会出现麻木不适。术前谈话时，需与患者交代清楚。

锁骨开放性骨折很少见，在文献报道的 1740 例锁骨骨折中，开放性骨折仅占 1.4%[121]。这些患者没有因感染出现相关并发症。开放性锁骨骨折的治疗方法应与其他开放性骨折相同，必须清创冲洗伤口、静脉使用抗生素以及用敷料包扎伤口。

神经和血管损伤

非手术治疗或者手术治疗都可能会发生锁骨附近的神经和血管损伤，可能发生于骨折急性期，也可能发生于晚期。必须仔细查体，及时发现神经和血管损伤的体征和症状。急性神经和血管并发症通常与肩胛骨、肋骨、肺的严重损伤以及导致肩胛-胸分离的肩胛带的严重损伤有关 [24,44,78]。上肢出现不对称脉搏时，需用踝臂指数（ABI）进行客观评估，并咨询血管疾病专家。需行无创性血管双扫描以及描记动脉脉搏图检查。文献报道的锁骨下动脉损伤包括血管内膜撕裂以及假性动脉瘤。锁骨下动脉破裂是最严重的损伤，可导致患者死亡 [41,53,68,78]。高能量创伤导致的锁骨骨折可并发臂丛神经牵拉伤 [44,64,109]。移位骨折碎片直接损伤臂丛神经的报道也有很多 [6,27,101]。手术治疗也会引起臂丛神经部分或者完全麻痹。Ring 和 Holovacs[102] 报道了 3 例髓内钉固定后臂丛神经麻痹的患者，其中 2 例为上干损伤，1 例为臂丛完全损伤，可能为术中内固定时牵拉所致。所有的患者术后均表现为身体同侧的感觉和运动障碍，术后 6 个月内 3 位患者均自行康复 [102]。

迟发性神经和血管损伤可发生于骨折后数月或者数年。因此，对于有肩胛带疼痛、畏寒（对寒冷刺激耐受不良）、萎缩、疲劳性疼痛、跛行或者肌力减弱等表现的患者，需仔细检查患者的神经和血管功能。锁骨下动脉（静脉）或者腋动脉（静脉）血栓或者假性动脉瘤可能表现为迟发型寒冷刺激耐受不良、萎缩或者踝臂指数改变。然而，这些症状通常是起初未发现的血管内膜急性损伤引起的 [44,45,118]。假性动脉瘤与钢板内固定安放螺钉时螺钉直接穿透血管内膜有关 [2,18,48,116]。4 位患者在术后 22 个月至 10 年有疼痛、皮肤感觉异常、跛行以及手部皮肤苍白的表现。采用手术治疗血管损伤后，这 4 位患者的症状完全消失 [2]。锁骨骨折后血栓的治疗包括血管旁路移植、血栓切除术和修复或者血管支架植入术 [28,34]。

胸廓出口综合征（thoracic outlet syndrome）是锁骨骨折的一种罕见并发症，可引起血管神经束的压迫。锁骨骨折后 1 周至 3 年都有并发胸廓出口综合征的报道 [21]。纤维组织挛缩、骨赘形成、静脉假瘤、畸形愈合或者不愈合可能会引起肋锁间隙的狭窄。这些患者表现为神经性疼痛、肌力减弱、感觉异常及萎缩、对冷刺激耐受性不良及手足发绀的血管症状 [21]。这些表现可能在某个部位存在，因此，仔细检查肢体的各个部位对于确定诊断非常重要（图 10-9）。治疗目标为解除压迫或者导致畸形的原因。通常需要从锁骨畸形愈合或者不愈合部位切除大量骨质，矫正畸形愈合，去除移位的骨折片，极少数情况下可能要切除第一肋骨。

也有锁骨骨折亚急性期并发深静脉血栓的报道，其中也包括没有移位的锁骨骨折 [58]。患者可能表现为患侧手臂无症状性的肿胀。需行超声检查，特别是当脉搏对称以及踝臂指数正常时。对患者是行抗凝治疗还是行血栓切除术，这需要进行个体化分析，主要取决于风险分级以及患者的症状。栓塞后遗症包括肺栓塞以及很罕见的脑栓塞，必须加以注意 [132]。

迟发型臂丛神经失用症的表现多变，包括感觉运动障碍，但是大多数表现为弥漫性疼痛 [20,101]。文献报道，大部分手术治疗的患者该并发症的发病率为 0，而非手术治疗患者的发病率高达 54%[56]。MRI 检查

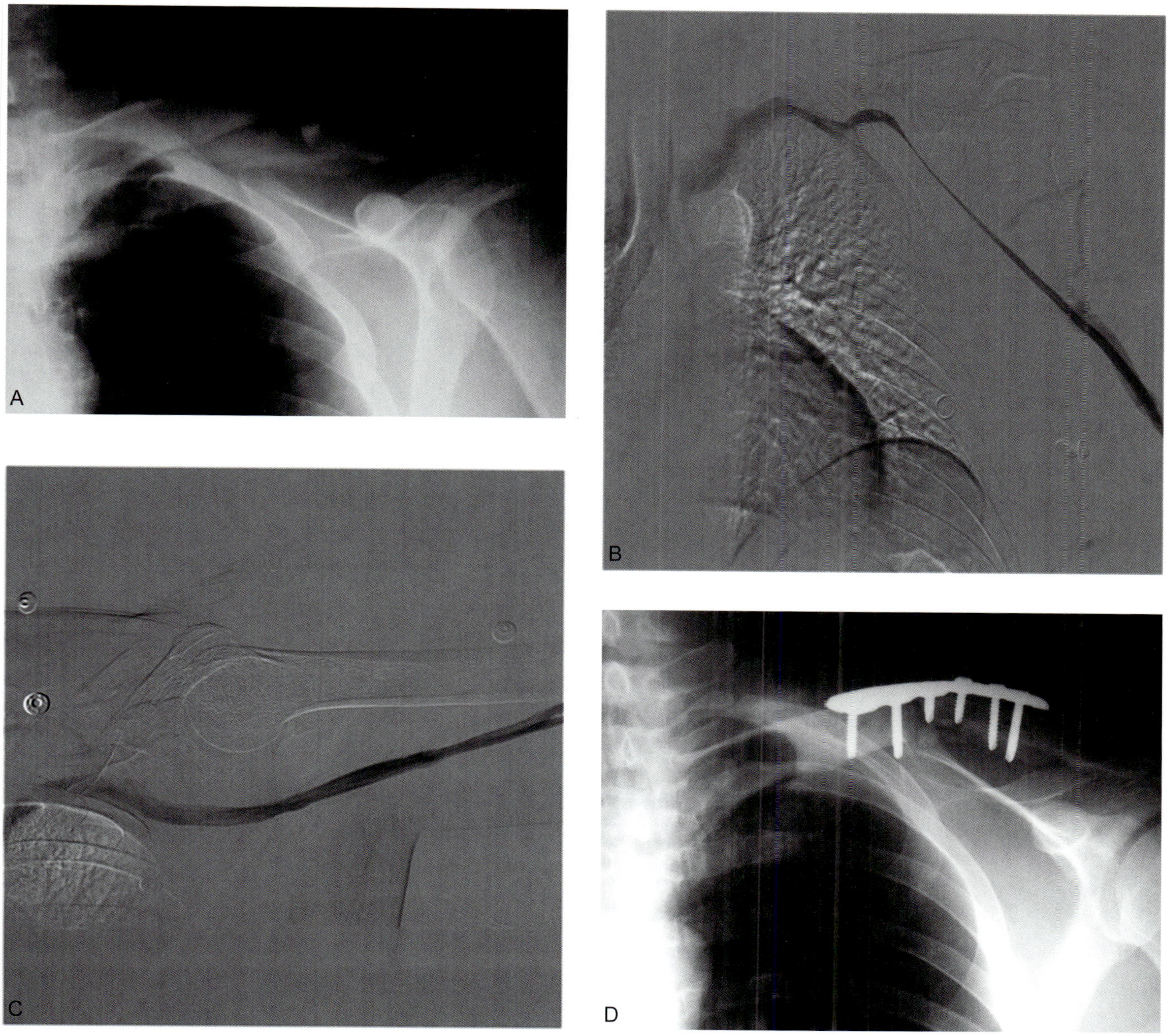

图 10-9 锁骨畸形愈合导致的胸廓出口综合征。(A) 感觉和运动检查正常，但是手臂肿胀，左手某些部位皮肤发绀，血管造影检（B、C）查示锁骨下静脉几乎已闭塞。(D) 对患者行截骨治疗恢复排列后，用 3.5mm 锁定钢板固定

可以发现病因，主要是压迫所致。尽管该并发症通常与部位无关，但是就像胸廓出口综合征的发生机制一样，产生压迫处间隙狭窄主要是由于骨折畸形愈合或者增生性不愈合部位骨赘形成所致。治疗主要是手术矫正畸形愈合和不愈合。文献报道手术治疗的效果良好，尤其可以缓解症状[20,78]。

再次骨折

对锁骨骨折采取手术治疗或非手术治疗后都可发生再次骨折[50,73,97,119]。非手术治疗中的锁骨再次骨折通常继发于二次损伤或者过早地进行接触性运动。文献报道钢板或者髓内钉取出后也会发生锁骨骨折。然而，骨折术后 12 ~ 18 个月取出钢板很少再发骨折[97,119]。治疗锁骨再次骨折时要考虑到术后骨折不愈合的风险很大[51,97,129,133]。一般来说，行再次内固定术的指征取决于患者的主诉以及骨折的不稳定程度。应该按照骨折不愈合的治疗原则来治疗。

手术治疗的并发症

采取手术治疗锁骨骨折术时发生麻醉风险的概率与其他骨折相同，该内容不在本章论述范围之内。

其他独特的手术并发症（不仅限于浅表或深部软组织感染）包括伤口裂开、外观畸形、瘢痕、周围神经和血管损伤、脏器损伤、畸形愈合、不愈合、内固定突出及断裂。

钢板螺钉 ORIF 的术后风险相对较采取少，特别是当骨折邻近重要的神经血管束及肺时。进行钢板螺钉固定时肺部医源性损伤导致的气胸是应该关注的一个问题，但是发生气胸的风险极低。目前还没有锁骨骨折急性手术治疗时发生气胸的报道，但是有治疗锁骨不愈合时发生气胸的报道，主要是由于瘢痕粘连严重导致骨折末端活动所致。该并发症可能是由于瘢痕增生以及复位时骨折末端活动所致。如前所述，手术治疗可发生神经和血管并发症。锁骨上神经损伤是手术治疗常见的一种轻度并发症，可导致胸部和前臂的麻木或疼痛。术中仔细分离可避免损伤该神经。然而，有时为了充分显露视野和充分松解，必须切断该神经。建议术前告知患者术中可能会发生这种并发症。

有些研究报道术后感染率高达 7.8% ~ 20%[11,40,124]，而大部分文献报道的感染率较低，为 0 ~ 4.8%[16,19,29,134]。大部分文献并没有详细说明究竟是浅部感染还是深部感染，但是文献报道浅表感染更为常见。Poigenfurst 等报道了 122 例行钢板螺钉固定治疗的锁骨骨折患者，术后浅表感染的发病率为 7.4%，深部感染的发病率为 1.6%。髓内钉固定也存在术后感染的风险，往往继发于后外侧髓内钉突出部位的刺激。Grassi 等报道了使用 2.5mm 髓内钉固定的 40 例锁骨骨折患者，其中 8 例出现浅表感染[40]。Mudd 等报道，在使用改良 Hagie 钉治疗的 18 例锁骨骨折患者中，3 例患者术后发生感染，感染率为 16.7%[76]。其中 2 例患者需行抗生素治疗，另 1 例深部感染患者需要取出髓内钉，改行钢板螺钉固定。使用髓内钉固定后深部感染的发生率与使用钢板螺钉固定类似。感染后需行抗生素治疗和手术清创，必要时取出内固定。如果需要的话，可能需再次行内固定。

应当将感染作为锁骨骨折内固定术后（钢板螺钉或者髓内钉固定）骨折不愈合的一个病因。当评估锁骨骨折不愈合时，术前我们行红细胞沉降率以及非心肌细胞 C 反应蛋白检查。

对于已知感染或者疑似感染患者，我们一般在手术室行彻底清创和清理，然后取出内固定。术中必须取多处感染病灶组织进行培养。若患者的感染不严重，如果需要，可使用加压钢板进行翻修内固定。如果患者感染较严重，需用第四代抗生素治疗 6 周，然后根据培养结果，选用敏感抗生素治疗。用第四代抗生素治疗 6 周后，行红细胞沉降率和 C 反应蛋白检查，结果正常后，再次清创和清理，使用加压钢板进行翻修固定。如有必要，可进行自体骨植骨。

术后如果锁骨延迟愈合或者术中使用的钢板太短，通常会导致内固定失败或者松动（图 10-6）。钢板固定后，骨折部位活动会导致内固定拔出、松动、畸形、钢板及螺钉断裂。一旦出现内固定失败而骨折还未愈合，必须再次进行内固定，必须稳定骨折断端。对于再次内固定，骨折不愈合的原则同样适用。在骨折线的两端必须至少各用 6 枚皮质骨螺钉进行固定。如果螺钉松动，说明患者存在骨质疏松，此时需用锁定钢板加强固定。如果松动的螺钉在钉孔内破坏骨质，需更换一个更长的钢板，使用更好的螺钉固定。为了避免将螺钉打入原来的钉孔，放置钢板时可垂直于原来的钢板。例如，如果上方钢板固定失败，那么可以改放一块前方钢板。前方钢板有如下几个优点：①可以避开先前的钉孔。②可以利用锁骨更宽的骨面，并且可以使用更长的螺钉。③钻孔时可以避开神经和血管结构。在锁骨前方使用更长钢板的缺点是需要切除更多的软组织，并且钢板需要再次塑形（尽管可以使用术前塑形钢板）。对于由于不愈合导致的内固定断裂或者松动，再次翻修内固定时需考虑先前章节讨论的影响骨折愈合的生物及力学因素。

将钢板用螺钉固定后，钢板激惹锁骨近端皮肤是钢板固定最常见的并发症之一（图 10-10）。一个解决方法是将钢板朝前方一点儿放置。但是，即使将钢板放在前方，患者也经常主诉内固定激惹皮肤（图 10-3C）[23]。最后，骨折愈合后，当存在皮肤激惹、压痛或者患者对钢板突出皮下外观不满时，很多患者选择将钢板取出。

历史上，比较轰动且具有戏剧性的内固定并发症是克氏针固定后克氏针移动。据报道，术后可发现克氏针位于腹部、升主动脉[77,86]、心包（可引起致命性心包压塞）[22]、心脏[95]、肺[69,70]、纵隔膜[65]和椎管[87,123]，有的患者直接将克氏针咳出[59]。由于这些并发症的发病率较高，以及其潜在的危险性，导致髓内钉固定技术及植入物设计也发生变化。研究者开始设计更好的植入物来减少髓内钉断裂和移动。然而，同期髓内钉固定技术导致的并发症的种类和频率好像与钢板固定技术相当[29,35,63]。另外，髓内钉固定时，为了方便取

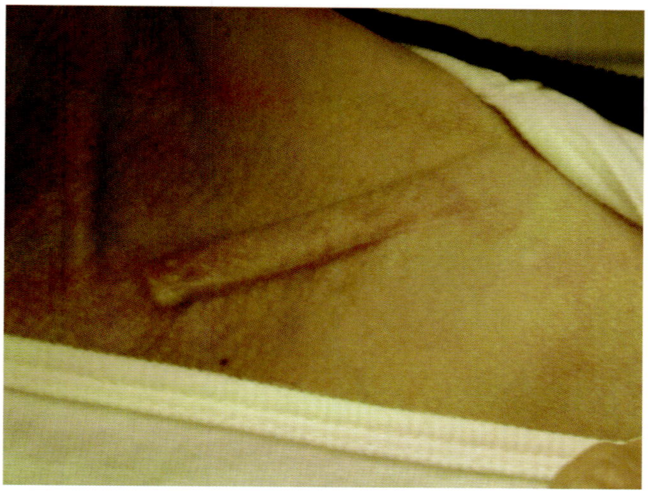

图 10-10　内固定突出是将钢板放在上方的一个常见并发症

出，钉尾必须突出于皮下，然而髓内钉突出仍然是一个容易导致并发症的问题。当出现皮肤激惹或者损伤时（图 10-11）[73,76]，根据骨折愈合程度，需要更换较短的髓内钉或者直接将髓内钉取出。

锁骨内侧段骨折的并发症

锁骨内侧 1/3 骨折并不常见，仅占所有锁骨骨折的 2% ~ 3%，通常与高能量损伤有关，最常见于车祸[122]。大部分内侧锁骨骨折为非移位关节外骨折。一般可使用非手术治疗，用或者不用吊带固定。尽管内侧锁骨骨折可通过非手术成功治疗，但是患者可能会有明显的疼痛、感觉骨折部位移动或者不稳定等表现。在这些特殊情况下，可能需要采用下文描述的手术进行治疗。对内侧锁骨骨折采取非手术治疗的晚期并发症包括胸锁关节创伤后关节炎以及过多骨赘形成而压迫纵隔结构[84]。

内侧锁骨骨折急性后方移位可能发生于胸锁韧带损伤的骺板损伤（主要是 25 岁以下的患者），或者外侧骨折块移位。尽管比较罕见，但是后方移位会损伤上方纵隔的结构功能，导致出现生活或者手臂后遗症。症状包括晕厥、呼吸困难、桡动脉脉搏不对称、上肢发绀以及上肢运动和感觉障碍。可以表现为急性症状，也可以在伤后 2 周至 7 年内发病[42,44,84]。直接损伤，或者压迫气管、无名静脉以及锁骨下动脉或者颈动脉者很少见[84,93]。存在这些症状的患者需行 CT 检查，明确锁骨移位程度以及纵隔结构受影响的移位程度。当怀疑存在血管损伤时，需行彩超或者血管造影检查。迅速将患者带至手术室行 ORIF，术中需请血管外科或者胸外科医师协助治疗受损的纵隔结构。可用缝针缝合损伤的胸骨骺板，或者使用有限的内侧骨块来稳定骨折[42]。对于锁骨内侧 1/3 骨折伴内侧小的骨折块患者，比较有效的治疗方法为使用改良的 Balser（钩）钢板，将钩向后插向胸骨固定[38]。有使用 T 形锁定钢板治疗的研究报道，将钢板内侧固定在胸骨上，外侧固定于锁骨[91]。10 例患者中有 9 例骨折愈合，大部分患者术后功能优良。其中有 1 位未愈合的患者，随后将其锁骨内侧 2/3 切除。在 10 例患者中，8 例患者最终将钢板取出[91]。

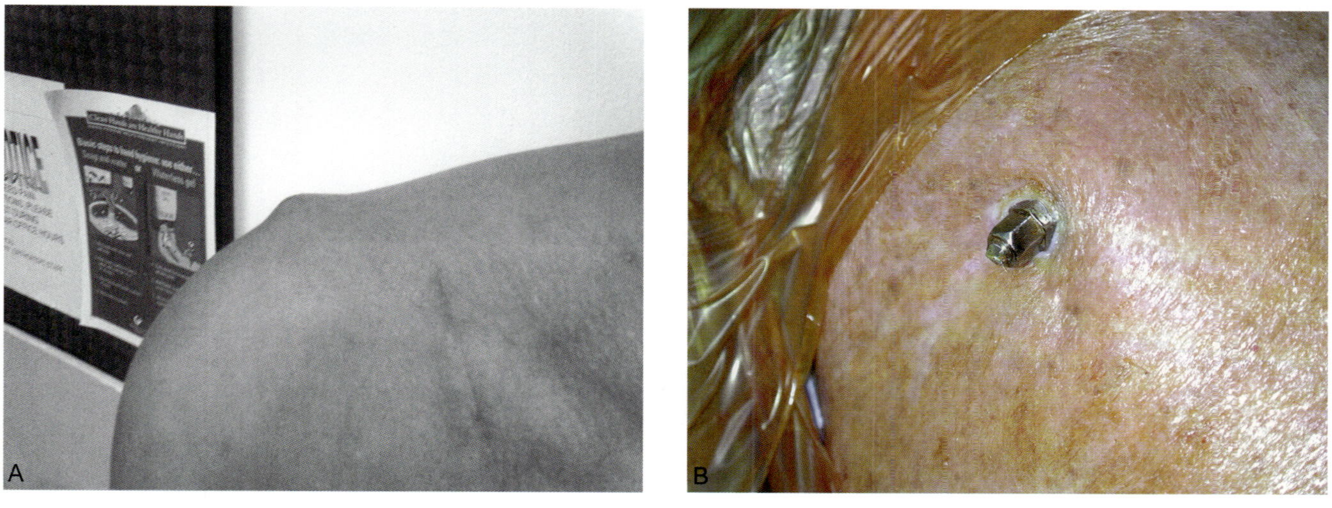

图 10-11　（A）髓内钉突出于锁骨后外侧角［Reprinted from Jeray KJ. Acute mid-shaft clavicular fracture. J Am Acad Orthop Surg，2007，15（4）：239-248］，（B）最后导致皮肤破坏，需要将髓内钉取出

尽管由于数据资料有限，目前不清楚内侧锁骨骨折真正的不愈合率，但是仍有部分文献报道不愈合率高达 8.3%[103]。内侧锁骨骨折不常见，内侧锁骨骨折不愈合更是罕见。目前还没有详细介绍手术治疗锁骨内侧 1/3 骨折不愈合结果的文献资料。锁骨中段及外侧 1/3 骨折的治疗原则——稳定结构及促进愈合也适用于锁骨内侧 1/3 骨折。术前必须仔细评估患者是否有纵隔结构损伤的体征。如果需要，可行 ORIF（可用各种内固定技术）和自体骨植骨治疗。改良的锁骨钩钢板、T 形锁定钢板以及缝线固定技术均可以稳定内侧锁骨骨折。这些方法也可以治疗锁骨骨折不愈合 [38,42,55,91,122]。对于关节内骨折以及内侧小骨折块伴外侧稳定骨折块（即韧带结构完整）的骨折，可行内侧骨折块切除术。如果锁骨的外侧部分不稳定或者移位，可考虑稳定胸骨和第一肋骨（即重建稳定韧带结构）。

手术治疗内侧锁骨骨折的并发症

内侧锁骨骨折手术治疗的并发症包括感染、内固定激惹、内固定失败以及骨折不愈合。但由于报道内侧锁骨手术治疗并发症的文献有限，因而目前还不清楚锁骨内侧骨折手术治疗并发症的发病率 [91,122]。文献报道的最严重的术后并发症是手术治疗后内固定（通常是克氏针）移动到了纵隔内 [66]。不再建议使用克氏针来固定内侧锁骨骨折。这些并发症的治疗方法与锁骨中段骨折并发症相同。

锁骨远端骨折的并发症

锁骨远端骨折的不愈合率要高于锁骨中段 1/3 骨折。不同的研究报道的数据不同，不愈合的发病率为 10% ~ 44%[5]。一般来说，骨折不愈合是没有症状的 [103,106]，因此，对于大部分锁骨远端骨折一般采用非手术治疗。正如锁骨中段 1/3 骨折，X 线片上显示不愈合，但患者的症状不一定与之有关。对表现为持续性疼痛、肩关节功能下降以及有锁骨远端骨折不愈合的影像学证据的患者，应当行手术治疗。年龄及骨折移位程度是远端 1/3 骨折不愈合的独立风险因素，可以预测骨折不愈合 [103]。

锁骨远端 1/3 骨折不愈合的手术治疗方法与锁骨远端 1/3 急性骨折的治疗方法相似。特殊的骨折类型、外侧骨折块的大小、喙锁韧带的功能、骨折线到肩锁关节的距离可以指导术者制订手术方案。手术方法一般可分为骨折固定术和或者喙锁韧带重建术。如果远端骨质充足、连接远端骨折块的喙锁韧带完整，我们倾向于使用锁定钢板固定联合自体骨移植，使用专门设计预弯好的锁骨远端钢板（图 10-12）。预弯的锁定钢板的设计增加了骨折远端所使用的螺钉的数量。当远端骨折块较小时，可增加钢板的稳定性。对于骨量充足、可放 3 枚双皮质螺钉的骨折，可以使用治疗锁骨中断 1/3 骨折的标准钢板。对于骨量不足或者喙锁韧带断裂的患者，我们通常会重建喙锁韧带（详见第 18 章）、使用锁骨钩钢板恢复锁骨排列、稳定骨折以及保护重建的喙锁韧带（图 10-13A、B）。尽管钢板固定后，骨性愈合可以稳定锁骨，但是当喙锁韧带断裂时，特别是当骨折不愈合时，我们认为重建喙锁韧带非常重要，可以最大程度地提高疗效。也可以切除远端骨折块，根据内侧骨折块的稳定性和移位程度决定是否用钢板将锁骨固定在喙突上。

对于远离喙锁韧带的骨折，即 Ⅰ 型和 Ⅲ 型骨折（骨折在喙锁韧带外侧），通常没有移位，采用非手术治疗后，骨折愈合良好。然而，Ⅲ 型骨折为关节内骨折，增加了肩锁关节创伤后发生关节炎的风险 [80]。对于有症状的创伤性肩锁关节炎患者，可行锁骨远端切除术 [105]。此类骨折的不愈合率极低，可行锁骨远端切除来治疗。

锁骨远端骨折手术治疗的并发症

任何留置金属内固定的手术均存在感染、内固定突出、固定失败以及取出内固定后再次骨折的风险。尚不确定感染率，但是文献报道的感染率 < 5%，治疗方法如前所述 [54]。专门用于远端锁骨骨折的预弯钢板成功地治愈了更多的带有外侧小骨折块的骨折。预弯钢板的侧面切迹要比标准的 LCDC 钢板低。然而，由于锁骨的解剖位置以及上方软组织菲薄，即使钢板切迹较低，也会发生内固定突出和激惹，骨折愈合后将内固定取出相对更常见。与锁骨中段骨折类似，过早地将内固定取出会导致再次骨折。但是由于文献报道的此类病例有限，因此不确定发生这种情况的概率。使用锁骨远端钢板时，通常比较难以判断骨折是否已愈合。取出内固定时，如果怀疑骨折还未愈合，可能需要再次钢板固

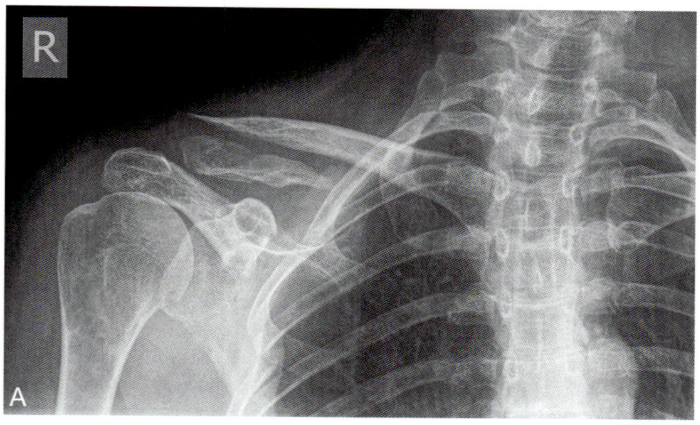

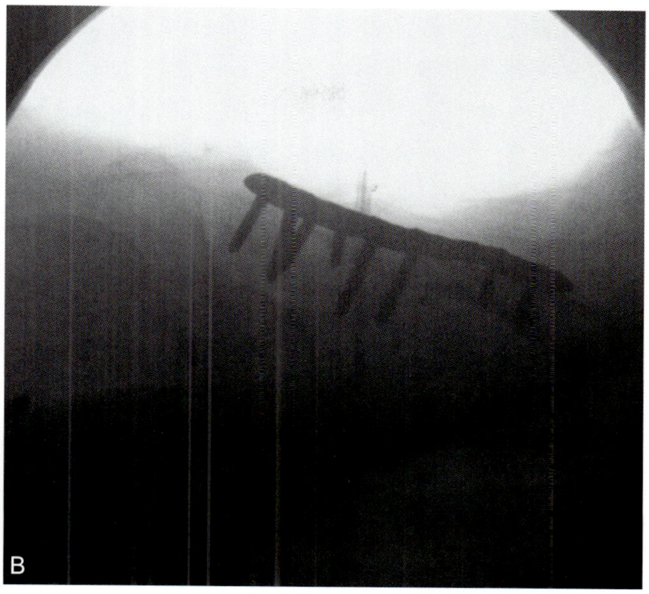

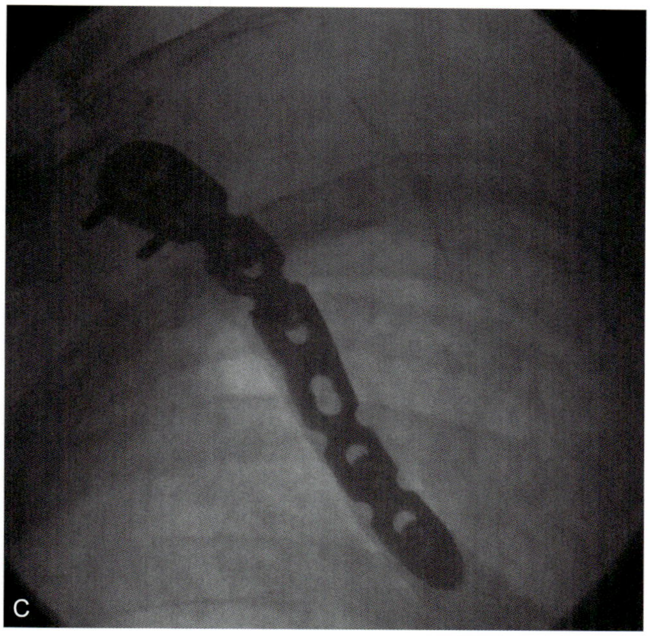

图 10-12 锁骨外侧 1/3 骨折不愈合，喙锁韧带完整。(A)，行 ORIF 治疗，使用预弯的锁骨远端锁定钢板固定（B、C）

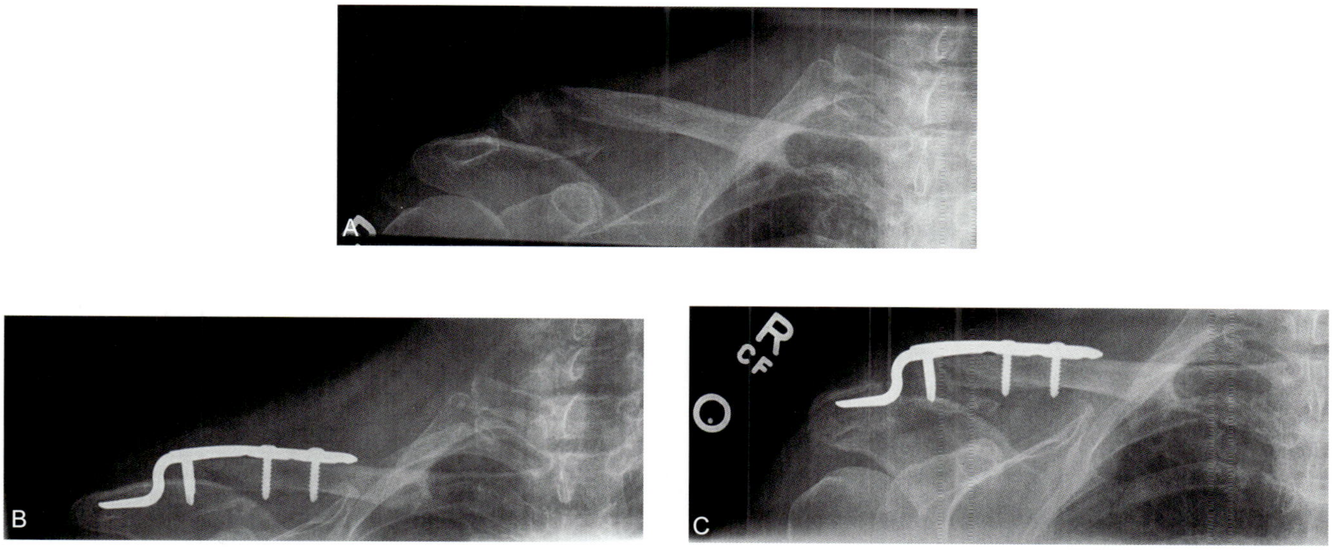

图 10-13 （A）使用锁骨钩钢板治疗锁骨外侧远端 1/3 骨折。(B）术后 4 个月 X 线片示锁骨钩钢板固定后导致肩峰骨折

定。如果使用之前所述的锁骨钩钢板固定肩锁关节，术者要清楚使用这种钢板相关的并发症。将钢板放在体内 3 ~ 4 个月以上会增加肩关节僵硬、肩锁关节骨关节炎[36,54]、骨质溶解、钢板周围骨折[37]、冻肩[36]、钢板移位、肩袖撕裂以及肩峰骨折的发生率（图 10-13C）[52]。由于存在这些并发症，因此，我们推荐，如果骨折已愈合，建议术后 3 个月将钢板取出。如果要将钢板留在体内更长时间以确保骨折愈合，则必须认真随访。为了避免这些并发症，可考虑将内固定取出或者选用治疗骨折不愈合的内固定。

治疗远端小骨块骨折还有很多其他方法，但是每一种方法都有其自身的并发症。一般来说，钢针穿过肩锁关节时要避免复位丢失、内固定断裂和内固定移位，此时肩锁关节关节病很常见。当外侧骨量不足时，可单独使用喙锁螺钉固定。螺钉固定失败是报道的最常见的并发症，通常继发于可用于固定的皮质骨骨量不足。文献报道采用该方法固定的失败率为 8%[54]。该方法也会导致肩关节活动受限。为了恢复肩关节活动度，需要取出螺钉[131]。

当行内固定联合喙锁韧带重建时，根据具体重建的方法，还会发生很多其他并发症。这些重建方法详见第 18 章和第 19 章，同样也包括缝线缝合修复、缝合带悬吊或者移植悬吊、改良的 Weaver-Dunn 术和 endo-button 缝合固定。然而，与骨折治疗有关的一种技术值得一提。当发生骨折或者骨折不愈合时，患者的骨质通常较差，当使用 Dacron 移植术（W.L. Gore & Associates，Inc.，Newark，DE）或者缝合带作为吊索，环扎在锁骨上方以及喙突周围，以此来重建喙锁关节关系时，切除骨质后可能会出问题。文献报道，11 例急性锁骨骨折的患者使用 Dacron 悬吊手术治疗，术后有 3 例 X 线检查发现锁骨存在骨质破坏[125]。因此，对于骨折相关的损伤，要选择合适的方法来治疗。

小　结

锁骨骨折是骨科最常见的损伤之一，如将其认为是简单的损伤，在治疗时经常会掉以轻心。随着更进一步地认识和理解锁骨骨折，我们对锁骨骨折非手术治疗和手术治疗相关并发症的认识和理解也进一步深入。合适的手术适应证以及一丝不苟的手术技术有助于外科医师最大程度地避害趋利，从而为患者提供更有效的治疗选择。

参考文献

1. Andermahr J, Ring DC, Jupiter JB. Fractures of the Clavicle. In: Iannotti JR, Williams GR Jr, eds. *Disorders of the Shoulder: Diagnosis and Management*. 2nd ed. Philadelphia, PA: Lippincott Williams & Wilkins; 2007:943–976.
2. Bain GI, Galley IJ, Keogh AR, Durrant AW. Axillary artery pseudoaneurysm after plate osteosynthesis for a clavicle nonunion: a case report and literature review. *Int J Shoulder Surg* 2010;4(3):79–82.
3. Baker JF, Mullett H. Clavicle non-union: autologous bone graft is not a necessary augment to internal fixation. *Acta Orthop Belg* 2010;76(6): 725–729.
4. Ballmer FT, Lambert SM, Hertel R. Decortication and plate osteosynthesis for nonunion of the clavicle. *J Shoulder Elbow Surg* 1998;7: 581–585.
5. Banerjee R, Waterman B, Padalecki J, Robertson W. Management of distal clavicle fractures. *J Am Acad Orthop Surg* 2011;19(7):392–401.
6. Barbier O, Malghem J, Delaere O, et al. Injury to the brachial plexus by a fragment of bone after fracture of the clavicle. *J Bone Joint Surg Br* 1997; 79:534–536.
7. Basom WC, Breck LW, Herz JR. Dual grafts for non-union of the clavicle. *South Med J* 1947;40:898–899.
8. Beguin JM, Poilvache G. Fractures of the clavicle. Study of 17 cases operated on using intramedullary nailing. Value of Knowles pin. *Acta Orthop Belg* 1984;50:758–768.
9. Boehme D, Curtis RJ Jr, DeHaan JT, et al. Non-union of fractures of the midshaft of the clavicle: treatment with a modified Hagie intramedullary pin and autogenous bone grafting. *J Bone Joint Surg Am* 1991;73: 1219–1226.
10. Boehme D, Curtis RJ Jr, DeHaan JT, et al. The treatment of non-union fractures of the midshaft of the clavicle with an intramedullary Hagie pin and autogenous bone graft. *Instr Course Lect* 1993;42:283–290.
11. Böstman O, Manninen M, Pihlajamäki H. Complications of plate fixation in fresh displaced midclavicular fractures. *J Trauma* 1997;43(5): 778–783.
12. Boyer MI, Axelrod TS. Atrophic nonunion of the clavicle: treatment by compression plate, lag-screw fixation and bone graft. *J Bone Joint Surg Br* 1997;79:301–303.
13. Bradbury N, Hutchinson J, Hahn D, et al. Clavicular nonunion: 31/32 healed after plate fixation and bone grafting. *Acta Orthop Scan* 1996; 67:367–370.
14. Brighton CT, Pollack SR. Treatment of recalcitrant nonunion with a capacitively coupled electrical field: a preliminary report. *J Bone Joint Surg Am* 1985;67:577–585.
15. Brinker MR, Edwards TB, O'Connor DP. Estimating the risk of nonunion following nonoperative treatment of a clavicular fracture. *J Bone Joint Surg Am* 2005;87:676–677.
16. Canadian Orthopedic Trauma Society. Nonoperative treatment compared with plate fixation of displaced midshaft clavicular fractures. *J Bone Joint Surg Am* 2007;89:1–10.
17. Capicotto PN, Heiple KG, Wilbur JH. Mid-shaft clavicle nonunions treated with intramedullary Steinman pin fixation and onlay bone graft. *J Orthop Trauma* 1994;8:88–93.
18. Casselman F, Vanslembroek K, Verougstraete L. An unusual cause of thoracic outlet syndrome. *J Trauma* 1997;43:142–143.
19. Chen CE, Juhn RJ, Ko JY. Anterior-inferior plating of middle-third fractures of the clavicle. *Arch Orthop Trauma Surg* 2010;130(4):507–511.
20. Chen CE, Liu HC. Delayed brachial plexus neurapraxia complicating malunion of the clavicle. *Am J Orthop* 2000;29(4):321–322.
21. Chen DJ, Chuang DC, Wei FC. Unusual thoracic outlet syndrome secondary to fractured clavicle. *J Trauma* 2002;52(2):393–398.
22. Clark RL, Milgram JW, Yawn DH. Fatal aortic perforation and cardiac tamponade due to a Kirschner wire migrating from the right sternoclavicular joint. *South Med J* 1974;67:316–318.

23. Collinge C, Devinney S, Herscovici D, DiPasquale T, Sanders R. Anterior-inferior plate fixation of middle-third fractures and nonunions of the clavicle. *J Orthop Trauma* 2006;20(10):680–686.
24. Costa MC, Robbs JV. Nonpenetrating subclavian artery trauma. *J Vasc Surg* 1988;8:72–75.
25. Davids PH, Luitse JS, Strating RP, et al. Operative treatment for delayed union and nonunion of mid-shaft clavicular fractures: AO reconstruction plate fixation and early mobilization. *J Trauma* 1996;40:985–986.
26. Day L. Electrical stimulation in the treatment of ununited fractures. *Clin Orthop* 1981;161:54–57.
27. Della Santa D, Narakas A, Bonnard C. Late lesions of the brachial plexus after fracture of the clavicle. *Ann Chir Main Memb Super* 1991;10: 531–540.
28. Derom A, Ottenheim S, Raat H, van Kleef J. Endovascular treatment of acute subclavian pseudo-aneurysm after fracture of the clavicle. *Acta Chir Belg* 2008;108(4):441–443.
29. Duan X, Zhong G, Cen S, Huang F, Xiang Z. Plating versus intramedullary pin or conservative treatment for midshaft fracture of clavicle: a meta-analysis of randomized controlled trials. *J Shoulder Elbow Surg* 2011;20(6):1008–1015.
30. Ebraheim NA, Mekhail AO, Darwich M. Open reduction and internal fixation with bone grafting of clavicular nonunion. *J Trauma* 1997;42:701–704.
31. Endrizzi DP, White RR, Babikian GM, Old AB. Nonunion of the clavicle treated with plate fixation: a review of forty-seven consecutive cases. *J Shoulder Elbow Surg* 2008;17(6):951–953.
32. Eskola A, Vaininonpaa S, Myllynen P, et al. Outcome of clavicular fracture in 89 patients. *Arch Orthop Trauma Surg* 1986;105:337–338.
33. Eskola A, Vainionpaa S, Myllynen P, et al. Surgery for ununited clavicular fracture. *Acta Orthop Scan* 1986;57:366–367.
34. Fatimi SH, Anees A, Muzaffar M, Hanif HM. Acute traumatic subclavian artery thrombosis and its successful repair via resection and end-to-end anastomosis. *Chin J Traumatol* 2010;13(4):255–256.
35. Ferran NA, Hodgson P, Vannet N, et al. Locked intramedullary fixation vs plating for displaced and shortened midshaft clavicle fractures: a randomized clinical trial. *J Should Elbow Surg* 2010;19:783–789.
36. Flinkkilä T, Ristiniemi J, Lakovaara M, Hyvönen P, Leppilahti J. Hook-plate fixation of unstable lateral clavicle fractures: a report on 63 patients. *Acta Orthop* 2006;77:644–649.
37. Flinnkila T, Ristiniemi J, Hyvonen P, Hamalainen M. Surgical treatment of unstable fractures of the distal clavicle: a comparative study of Kirschner wire and clavicular hook plate fixation. *Acta Orthop Scand* 2002;73: 50–53.
38. Franck WM, Siassi RM, Hennig FF. Treatment of posterior epiphyseal disruption of the medial clavicle with a modified Balser plate. *J Trauma* 2003;55:966–968.
39. Ghormley RK, Black JR, Sherry JH. Ununited fracture of the clavicle. *Am J Surg* 1941;51:343–349.
40. Grassi FA, Tajana MS, D'Angelo F. Management of midclavicular fractures: comparison between nonoperative treatment and open intramedullary fixation in 80 patients. *J Trauma* 2001;50:1096–1100.
41. Guillemin A. Chirure de la veine sous-claviere par fracture fermee de la clavicule. *Bull et Meme Soc Nat Chir* 1930;56:302–304.
42. Hanby CK, Pasque CB, Sullivan JA. Medial clavicle physis fracture with posterior displacement and vascular compromise: the value of three-dimensional computed tomography and duplex ultrasound. *Orthopedics* 2003;26:81–84.
43. Hill JM, McGuire MH, Crosby LA. Closed treatment of displaced middle-third fractures of the clavicle gives poor results. *J Bone Joint Surg Br* 1997;79(4):537–539.
44. Howard FM, Shafer SJ. Injuries to the clavicle with neurovascular complications. A study of fourteen cases. *J Bone Joint Surg Am* 1965;47(7): 1335–1346.
45. Iqbal O. Axillary artery thrombosis associated with fracture of the clavicle. *Med J Malaya* 1971;26:68–70.
46. Jablon M, Sutker A, Post M. Irreducible fracture of the middle third of the clavicle: report of a case. *J Bone Joint Surg Am* 1979;61:296–298.
47. Jeray KJ. Acute midshaft clavicular fracture. *J Am Acad Orthop Surg* 2007;15(4):239–248.
48. Johnson B, Thursby P. Subclavian artery injury caused by a screw in a clavicular compression plate. *Cardiovasc Surg* 1996;4:414–415.
49. Johnson EW, Collins HR. Nonunion of the clavicle. *Arch Surg* 1963;87: 963–966.
50. Judd DB, Pallis MP, Smith E, Bottoni CR. Acute operative versus non-operative management of clavicle fractures. *Am J Orthop* 2009;38(7): 341–345.
51. Jupiter JB, Leffert RD. Non-union of the clavicle: associated complications and surgical management. *J Bone Joint Surg Am* 1987;69:753–760.
52. Kashii M, Inui H, Yamamoto K. Surgical treatment of distal clavicle fractures using the clavicular hook plate. *Clin Orthop Relat Res* 2006; 447:158–164.
53. Kendall KM, Burton JH, Cushing B. Fatal subclavian artery transection from isolated clavicle fracture. *J Trauma* 2000;48(2):316–318.
54. Khan LA, Bradnock TJ, Scott C, Robinson CM. Fractures of the Clavicle. *J Bone Joint Surg Am A* 2009;91(2);447–460.
55. Kim KC, Shin HD, Cha SM. Surgical treatment of displaced medial clavicle fractures using a small T-shaped plate and tension band sutures. *Arch Orthop Trauma Surg* 2011;131(12):1673–1676.
56. Kitsis CK, Marino AJ, Krikler SJ, Birch R. Late complications following clavicular fractures and their operative management. *Injury* 2003;34(1): 69–74.
57. Kloen P, Werner CM, Stufkens SA, Helfet DL. Anteroinferior plating of midshaft clavicle nonunions and fractures. *Oper Orthop Traumatol* 2009;21(2):170–179.
58. Kochhar T, Jayadev C, Smith J, Griffiths E, Seehra K. Delayed presentation of subclavian venous thrombosis following undisplaced clavicle fracture. *World J Emerg Surg* 2008;3:25.
59. Kremens V, Glauser R. Unusual sequel following pinning of medial clavicular fracture. *Am J Roentgenol* 1956;76:1066–1069.
60. Krishnan SG, Schiffern SC, Pennington SD, et al. Functional outcomes after total claviculectomy as a salvage procedure. A series of six cases. *J Bone Joint Surg Am* 2007;89(6):1215–1219.
61. Lazarides S, Zafiropoulos G. Conservative treatment of fractures at the middle third of the clavicle: the relevance of shortening and clinical outcome. *J Shoulder Elbow Surg* 2006;15(2):191–194.
62. Ledger M, Leeks N, Ackland T, Wang A. Short malunions of the clavicle: an anatomic and functional study. *J Shoulder Elbow Surg* 2005;14:349–354.
63. Lee Y, Lin C, Huang C, et al. Operative treatment of midclavicular fractures in 62 elderly patients: Knowles pin versus plate. *Orthopedics* 2007;30: 959–964.
64. Leffert RD, Seddon HJ. Infraclavicular brachial plexus injuries. *J Bone Joint Surg Br* 1965;47:9–22.
65. Leppilahti J, Jalovaara P. Migration of Kirschner wires following fixation of the clavicle: a report of 2 cases. *Acta Orthop Scand* 1999;70 517–519.
66. Lyons FA, Rockwood CA Jr. Migration of pins used in operations on the shoulder. *J Bone Joint Surg Am* 1990;72:1262–1267.
67. Manske DJ, Szabo RM. The operative treatment of mid-shaft clavicular non-unions. *J Bone Joint Surg Am* 1985;67:1367–1371.
68. Matry C. Fracture de la clavicule gauch au tiers interne. Blessure de la veine sous claviere. Osteosynthese. *Bull et Meme Soc Nat Chir* 1932;58:75–78.
69. Mazet R Jr. Migration of a Kirschner wire from the shoulder region into the lung: report of two cases. *J Bone Joint Surg Am* 1943;25:477–483.
70. McCaughan JS, Miller PR. Migration of Steinmann pin from shoulder to lung. *JAMA* 1969;207:1917.
71. McKee MD, Pedersen EM, Jones C, et al. Deficits following nonoperative treatment of displaced mid-shaft clavicular fractures. *J Bone Joint Surg Am* 2006;88:35–40.
72. Mckee MD, Wild LM, Schemitsch EH. Midshaft malunions of the clavicle. *J Bone Joint Surg Am* 2003;85(5):790–797.
73. Millett PJ, Hurst JM, Horan MP, Hawkins RJ. Complications of clavicle fractures treated with intramedullary fixation. *J Shoulder Elbow Surg* 2011;20(1):86–91.
74. Mizue F, Shirai Y, Ito H. Surgical treatment of comminuted fractures of the distal clavicle using Wolter clavicular plates. *J Nippon Med Sch* 2000;67:32–34.
75. Momberger NG, Smith J, Coleman DA. Vascularized fibular grafts for salvage reconstruction of clavicle nonunion. *J Shoulder Elbow Surg* 2000;9(5):389–394.

76. Mudd CD, Quigley KJ, Gross LB. Excessive complications of open intramedullary nailing of midshaft clavicle fracture with the Rockwood Clavicle Pin. *Clin Orthop Relat Res* Mar 22, 2011:EPub ahead of print, http://www.springerlink.com/content/1237780334114186/
77. Naidoo P. Migration of a Kirschner wire from the clavicle into the abdominal aorta. *Arch Emerg Med* 1991;8:292–295.
78. Natali J, Maraval M, Kieffer E, Petrovic P. Fractures of the clavicle and injuries of the subclavian artery: report of 10 cases. *J Cardiovasc Surg* 1975;16:541–547.
79. Neer CS. Nonunion of the clavicle. *JAMA* 1960;172:1006–1011.
80. Neer CS II. Fractures of the distal third of the clavicle. *Clin Orthop Relat Res* 1968;58:43–50.
81. Neimeier U, Zimmermann HG. Kuntscher's open intramedullary nailing of the clavicle. An alternative in the treatment of an old clavicular fracture. *Chirurg* 1990;61:464–466.
82. Neviaser RJ. Injuries to the clavicle and acromioclavicular joint. *Orthop Clin North Am* 1987;18:433–438.
83. Nikiforidis P, Babis GC, Vayanos ED. Treatment of pseudarthrosis of the clavicle by bone plate with screw fixation and autologous spongiosa graft. *Rev Chir Orthop Reparatrice Appar Mot* 1996;82:125–129.
84. Noda M, Shiraishi H, Mizuno K. Chronic posterior sternoclavicular dislocation causing compression of a subclavian artery. *J Shoulder Elbow Surg* 1997;6:564–569.
85. Nolte PA, van der Krans A, Patka P, et al. Low-intensity pulsed ultrasound in the treatment of nonunions. *J Trauma* 2001;51(4):693–703.
86. Nordback I, Markkula H. Migration of Kirschner pin from clavicle into ascending aorta. *Acta Chir Scand* 1985;151(2):177–179.
87. Norrell H Jr, Llewellyn RC. Migration of a threaded Steinmann pin from an acromioclavicular joint into the spinal canal. *J Bone Joint Surg Am* 1965;47:1024–1026.
88. Nowak J, Holgersson M, Larsson S. Can we predict long-term sequelae after fractures of the clavicle based on initial findings? A prospective study with nine to ten years of follow-up. *J Shoulder Elbow Surg* 2004;13:479–486.
89. Nowak J, Holgersson M, Larsson S. Sequelae from clavicular fractures are common: a prospective study of 222 patients. *Acta Orthop* 2005;76: 486–502.
90. O'Connor D, Kutty S, McCabe JP. Long-term functional outcome assessment of plate fixation and autogenous bone grafting for clavicular non-union. *Injury* 2004;35(6):575–579.
91. Oe K, Gaul L, Hierholzer C, Woltmann A, Miwa M, Kurosaka M, Buehren V. Operative management of periarticular medial clavicle fractures-report of 10 cases. *J Trauma* 2011;20:1–7.
92. Olsen BS, Vaesel MT, Sojbjerg JO. Treatment of mid-shaft clavicular nonunion with plate fixation and autologous bone grafting. *J Shoulder Elbow Surg* 1995;4:337–344.
93. Ono K, Inagawa H, Kiyota K, Terada T, Suzuki S, Maekawa K. Posterior dislocation of the sternoclavicular joint with obstruction of the innominate vein: case report. *J Trauma* 1998;44:381–383.
94. Oroko PK, Buchan M, Winkler A, et al. Does shortening matter after clavicular fractures? *Bull Hosp Joint Dis* 1999;58(1):6–8.
95. Pate JW, Whilhite JL. Migration of a foreign body from the sternoclavicular joint to the heart: a case report. *Am Surg* 1969;35:448–449.
96. Pedersen M, Poulsen KA, Thomsen F, et al. Operative treatment of clavicular nonunion. *Acta Orthop Belg* 1994;60:303–306.
97. Poigenfürst J, Rappold G, Fischer W. Plating of fresh clavicular fractures: results of 122 operations. *Injury* 1992;23:237–241.
98. Postacchini R, Gumina S, Farsetti P, Postacchini F. Long-term results of conservative management of midshaft clavicle fracture. *Int Orthop* 2010;34(5):731–736.
99. Pyper JB. Non-union of fractures of the clavicle. *Injury* 1972;9:268–270.
100. Rasmussen JV, Jensen SL, Peteresen JB, et al. A retrospective study of the association between shortening of the clavicle after fracture and the clinical outcome in 136 patients. *Injury* 2011;42(4):441–447.
101. Reichenbacher D, Siebler G. Early secondary lesions of the brachial plexus--a rare complication following clavicular fracture. *Unfallchirurgie* 1987;13(2):91–92.
102. Ring D, Holovacs T. Brachial plexus palsy after intramedullary fixation of a clavicular fracture. A report of three cases. *J Bone Joint Surg Am* 2005;87(8):1834–1837.
103. Robinson CM, Court-Brown CM, McQueen MM, Wakefield AE. Estimating the risk of nonunion following nonoperative treatment of a clavicular fracture. *J Bone Joint Surg Am* 2004;86:1359–1365.
104. Robinson CM. Fractures of the clavicle in the adult. Epidemiology and classification. *J Bone Joint Surg Br* 1998;80:476–484.
105. Robinson CM, Cairns DA, Primary nonoperative treatment of displaced lateral fractures of the clavicle. *J Bone Joint Surg Am* 2004;86(4): 778–782.
106. Rokito AS, Zuckerman JD, Shaari JM, Eisenberg DP, Cuomo F, Gallagher MA. A comparison of nonoperative and operative treatment of type II distal clavicle fractures. *Bull Hosp Jt Dis* 2002–2003;61 (1–2):32–39.
107. Rosenberg N, Neumann L, Wallace AW. Functional outcome of surgical treatment of symptomatic nonunion and malunion of midshaft clavicle fractures. *J Shoulder Elbow Surg* 2007;16(5):510–513.
108. Rowe CR. An atlas of anatomy and treatment of midclavicular fractures. *Clin Orthop* 1968;58:29–42.
109. Rumball KM, Da Silva VF, Preston DN, Carruthers CC. Brachial-plexus injury after clavicular fracture: case report and literature review. *Can J Surg* 1991;34(3):264–266.
110. Sakellarides H. Pseudarthrosis of the clavicle: a report of twenty cases. *J Bone Joint Surg Am* 1961;43:130–138.
111. Sankarankutty M, Turner BW. Fractures of the clavicle. *Injury* 1975;7: 101–106.
112. Scarpa FJ, Levy RM. Pulmonary embolism complicating clavicle fracture. *Conn Med* 1979;43:771–773.
113. Schwarz N, Hocker K. Osteosynthesis of irreducible fractures of the clavicle with 2.7 millimeter ASIF plates. *J Trauma* 1992;33:179–183.
114. Seijas R, Santana-Suarez RY, Garcia-Balletbo M, et al. Delayed union of the clavicle treated with plasma rich in growth factors. *Acta Orthop Belg* 2010;76(5):689–693.
115. Seiler JG III, Jupiter JB. Intercalary tricortical iliac crest bone grafts for the treatment of chronic clavicular nonunion with bony defect. *J Orthop Techniques* 1993;1(1):19–22.
116. Shackford SR, Connolly JF. Taming of the screw: a case report and literature review of limb-threatening complications after plate osteosynthesis of a clavicular nonunion. *J Trauma* 2003;55:840–843.
117. Siebenmann RP, Spieler, U, Arquint A. Rush pin osteosynthesis of the clavicles as an alternative to conservative treatment. *Unfallchirurgie* 1987; 13:303–307.
118. Siffre A. Thrombose post-truamtatique de l'arere sous-claviere gauche. *Lyon Chir* 1956;51:479–481.
119. Simpson NS, Jupiter JB. Clavicular nonunion and malunion: evaluation and surgical management. *J Am Acad Orthop Surg* 1996;41:1–8.
120. Solheim, K, Vaage S. Delayed union and nonunion of fractures: clinical experience with the asif method. *J Trauma* 1973;13:121–128.
121. Taitsman LA, Nork SE, Coles CP, Barei DP, Agel J. Open clavicle fractures and associated injuries. *J Orthop Trauma* 2006;20(6):396–399.
122. Throckmorton T, Kuhn JE. Fractures of the medial end of the clavicle. *J Shoulder Elbow Surg* 2007;16(1):49–54.
123. Tsai CH, Hsu HC, Huan CY, Chen HT, Fong YC. Late migration of threaded wire (Schanz screw) from right distal clavicle to the cervical spine. *J Chin Med Assoc* 2009;72(1):48–51.
124. Verborgt O, Pittoors K, Van Glabbeek F, Declercq G, Nuyts R, Somville J. Plate fixation of middle-third clavicle fractures in the semi-professional athlete. *Acta Orthop Belg* 2005;71:17–21.
125. Webber MC, Haines JF. The treatment of lateral clavicle fractures. *Injury* 2000;31:175–179.
126. Wentz S, Eberhardt C, Leonhard T. Reconstruction plate fixation with bone graft for mid-shaft clavicular non-union in semi-professional athletes. *J Orthop Sci* 1999;4(4):269–272.
127. White RR, Anson PS, Kristiansen T. Adult clavicle fractures: relationship between mechanism of injury and healing. *Orthop Trans* 1989;13: 514–515.
128. Wick M, Muller EJ, Kollig E, Muhr G. Midshaft fractures of the clavicle with a shortening of more than 2 cm predispose to nonunion. *Arch Orthop Trauma Surg* 2001;121(4):207–211.
129. Wilkins RM, Johnston RM. Ununited fractures of the clavicle. *J Bone Joint Surg Am* 1983;65:774–778.

130. Wu CC, Shih CH, Chen WJ, Tai CL. Treatment of clavicular aseptic nonunion: comparison of plating and intramedullary nailing techniques. *J Trauma* 1998;45:512–516.
131. Yamaguchi H, Arakawa H, Kobayashi M. Results of the Bosworth method for unstable fractures of the distal clavicle. *Int Orthop* 1998;22:366–368.
132. Yates AG, Guest D. Cerebral embolism due to an ununited fracture of the clavicle and subclavian thrombosis. *Lancet* 1928;2:225.
133. Zenni EJ Jr, Krieg JK, Rosen MJ. Open reduction and internal fixation of clavicular fractures. *J Bone Joint Surg Am* 1981;63:147–151.
134. Zlowodzki M, Zelle BA, Cole PA, Jeray K, McKee MD. Evidence-based orthopaedic trauma working group: treatment of acute midshaft clavicle fractures: systematic review of 2144 fractures. On behalf of the evidence- based orthopaedic trauma working group. *J Orthop Trauma* 2005;19:504–507.

（叶庭均 译　东靖明 校）

第三部分

肩胛骨骨折

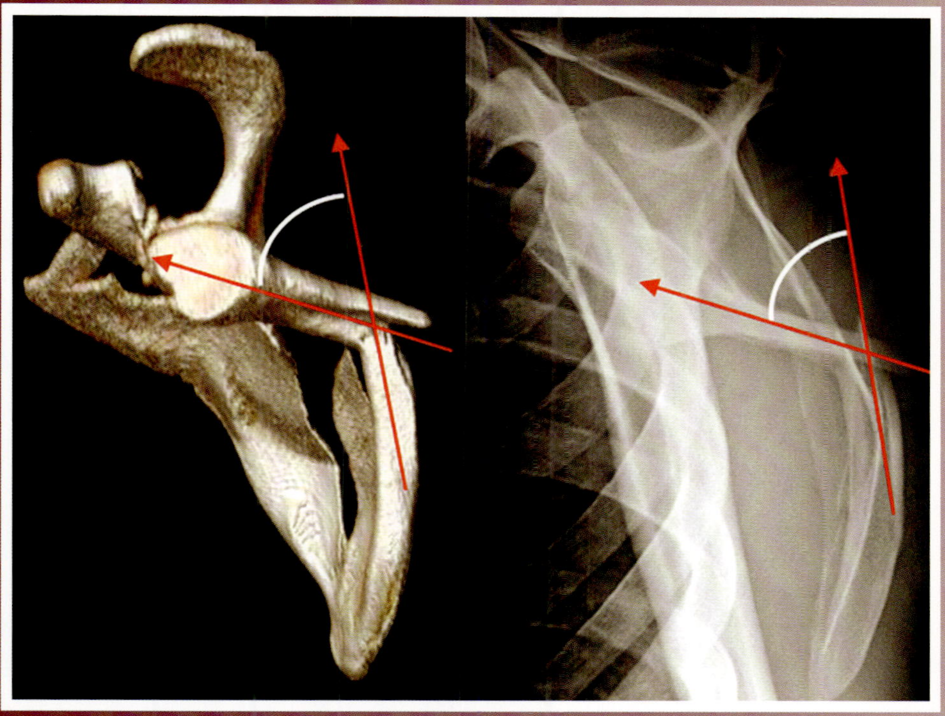

第 11 章

Thomas J. Christensen，Erik N. Kubiak

肩胛骨骨折的流行病学、临床评估、影像学检查和分型

引　　言

肩胛骨是位于胸壁后上方的复杂骨性结构，其功能是连接锁骨与上肢。肩胛骨的功能不仅是将上肢稳定于胸壁上肌肉的止点，也是支配盂肱关节活动的诸多肌肉的起点。肩胛骨骨折并不常见，通常对其采用非手术治疗。在过去的 10 年中，肩胛骨骨折的手术治疗理念得到了更新。

本章将讨论肩胛骨骨折的流行病学和临床评估，以及为了方便描述和指导治疗的分型系统。

肩胛骨骨折通常是由后胸壁的钝性创伤所致。肩胛骨的骨性突起部分，如肩峰、喙突和肩胛盂的骨折通常是因为摔倒后撞击伸展的上臂所致，与肱骨近端骨折和锁骨骨折的损伤机制类似。

流行病学

肩胛骨骨折相对少见，约占全身骨折的 1%，占肩关节骨折的 5%，占肩胛带损伤的 3%。肩胛骨骨折的发生率较低，主要是因为它是一块较薄、有弹性、可移动的扁骨，位于胸壁的后外侧，并被多层肌肉所覆盖。被包裹在肌肉中的肩胛骨活动时阻力很小，可以沿胸壁回缩而避开撞击力。Rowe 将其称为“回缩机制”。约 90% 的肩胛骨骨折的移位不明显，可选择非手术治疗。剩余的小部分肩胛骨骨折往往移位很明显和（或）累及肩胛盂，选择非手术治疗会导致病变加重。

合 并 伤

据报道，80% ～ 98% 的肩胛骨骨折存在合并伤。合并伤的高发生率与肩胛骨的解剖位置和损伤暴力有关。合并伤累及部位包括颈椎（12%）、颅脑（20% ～ 30%）及胸壁。胸部损伤（图 11-1）包括软组织、骨组织和肺组织的损伤：肺挫伤、气胸（12% ～ 53%）[5,8,19]、皮下气肿、肋骨骨折及连枷胸（43% ～ 50%）[5,12]、臂丛神经损伤（13%）[35]、肱动脉及主动脉弓损伤（11%）。

鉴于合并伤的高发性，有些学者将肩胛骨骨折称为“前哨损伤”，从而提醒医师注意合并伤的发生[6]。有的学者通过对多个大型数据库进行分析，以评判肩胛骨骨折是否与高死亡率有关。Weening 等[37]在 2005 年分析了一组含有 2538 例摩托车车祸导致多发伤患

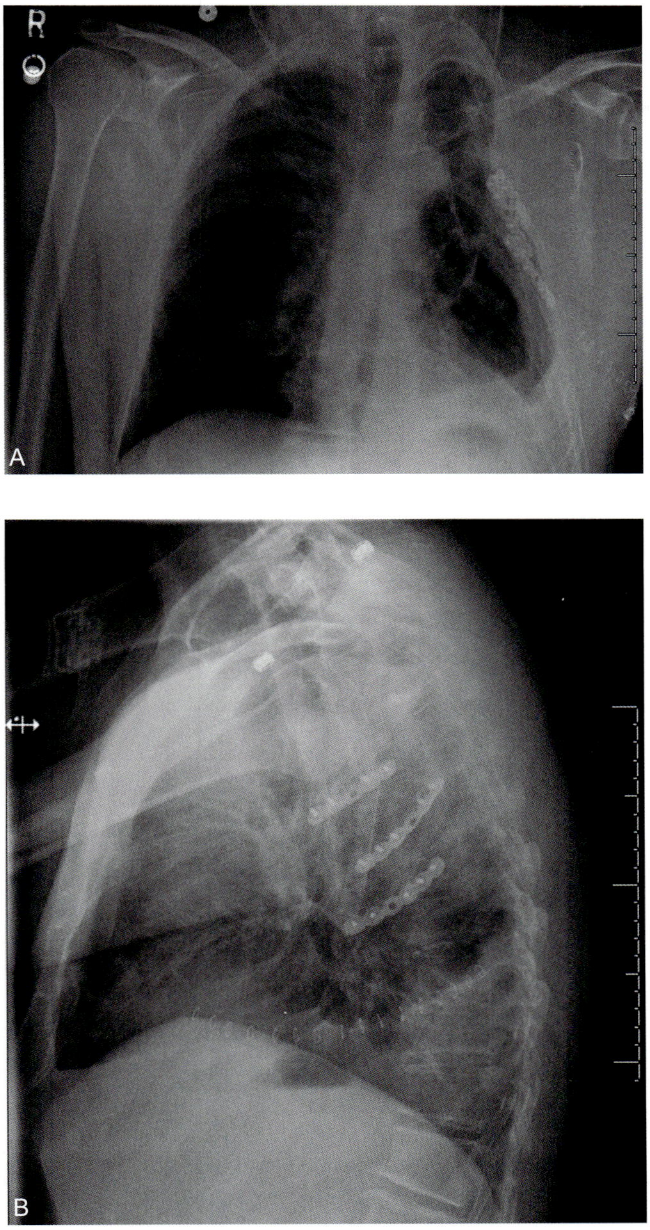

图 11-1 一位 36 岁男性双侧肩胛骨骨折前后位（A）和侧位（B）片。在摩托车事故后，出现ⅢB 型开放性胫骨骨折，对该患者采用髓内钉固定。该患者同时有连枷胸，采用肋骨钢板固定（Reproduced with permission from Hardegger FH，Simpson LA，Weber BG. The operative treatment of scapular fractures. J Bone Joint Surg Br 1984，66：725-731）

者的资料后，发现肩胛骨骨折的发生率为 3.7%。存在肩胛骨骨折可以作为其他损伤的标志，并且与低死亡率有关。Stephens 等在 1995 年从 11 500 例多发伤患者的资料中，对 92 例肩胛骨骨折与 81 例无肩胛骨骨折患者进行了对比分析。与对照组相比，发生肩胛骨骨折组胸部损伤的发生率较高，但死亡率以及神经和血管损伤的发生率没有明显增加。肩胛骨骨折的总发生率为 1%，49% 的肩胛骨骨折患者合并胸部损伤。在无肩胛骨骨折的患者，其胸部损伤的发生率为 6%。这组研究数据表明，肩胛骨骨折的死亡率以及血管和神经损伤的发生率并不比其他损伤高[32]。此结果与 Brown 和 Rhee 研究的结果类似。Brown 和 Rhee 的数据纠正了传统观点认为的钝性胸主动脉损伤往往合并肩胛骨骨折的观点。他们对创伤登记数据进行了分析，发现钝性胸主动脉损伤很少见。在 392 例肩胛骨骨折患者中仅有 4 例发生胸主动脉损伤，发生率为 1%[8]。但是，肩胛骨骨折患者其他重要结构合并伤的发生率很高，这就要求主治医师必须保持足够的警惕，并遵循美国创伤生命支持（Trauma Life Support）指南。肩胛骨骨折患者的总死亡率为 0 ~ 14.3%[5,35,36]。

损伤机制

大多数情况下，肩胛骨骨折的发生有两种不同的损伤机制：①上胸壁的钝性创伤。②摔倒时所致肩关节的撞击伤。这些损伤产生向后外侧和外侧相对较高能量的撞击力。后外侧撞击通常直接损伤肩胛体，而外侧撞击则将肱骨头压向肩胛盂关节窝，从而导致肩胛颈和肩胛盂骨折。这些撞击主要发生在交通事故中，约占肩胛骨骨折的 50%[9]。与其他创伤相同，步行跌倒、摩托车车祸及高处坠落是导致肩胛骨骨折发生的其他原因。

解 剖 学

骨　　学

可将肩胛骨分为 5 个区域：肩胛体和肩胛冈、肩胛颈、肩胛盂、肩峰和喙突（图 11-2）。尽管肩胛骨骨折常累及多个区域，简便起见，我们将对每个区域的骨折治疗展开讨论。

大部分的肩胛骨骨折累及肩胛体和肩胛冈，占 43% ~ 73%[25]。肩胛颈是第二高发部位，占 15% ~ 33%。肩胛盂窝及盂缘的骨折约占 10%，肩峰和喙突的骨折较少见，分别占 8% 和 7%（图 11-3）。每个区域的骨折均有各自的分型，我们将在以后的章节加以讨论[4,5,25,26,38]。

肩胛骨是将肩关节固定于胸壁的支持结构，因

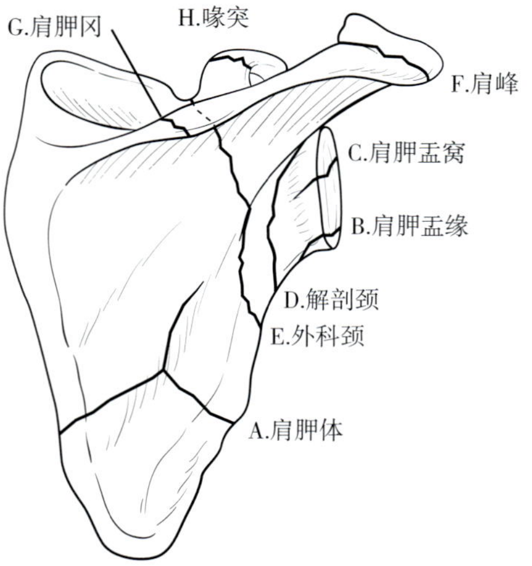

图 11-2 骨折类型。A. 肩部体；B. 肩胛盂缘；C. 肩胛盂窝；D. 解剖颈；E. 外科颈；F. 肩峰；G. 肩胛冈；H. 喙突

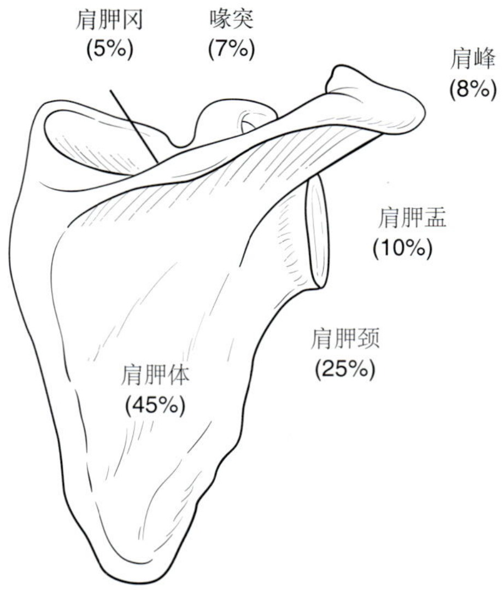

图 11-3 肩胛骨的后表面以及相应部位骨折的发生概率

此，肩胛骨是维持并稳定肩关节结构的许多肌肉的起止点。其中肩胛体是肩袖肌肉部分的起点，而肩袖则是稳定盂肱关节的重要结构。

可将从肩胛骨起止的肌肉分为肩胛骨稳定肌群、盂肱关节稳定肌群和肱骨动力肌群。肩胛骨稳定肌群包括斜方肌、肩胛舌骨肌、肩胛提肌、小菱形肌、大菱形肌、背阔肌、前锯肌和胸小肌。盂肱关节稳定肌群包括肩胛下肌、冈上肌、冈下肌和小圆肌。肱骨动力肌群包括肱三头肌长头、大圆肌、三角肌、肱二头肌短头和喙肱肌。

特殊解剖

1993 年 Gross 最先提出了肩上方悬吊复合体（SSSC）的概念。肩上方悬吊复合体是由上下骨性支架所支持的骨性结构和韧带所形成的环，其功能是悬吊上肢。该结构包括肩胛骨、盂肱关节、肩锁关节、胸锁关节以及相关的韧带（图 11-4）。

Goss 还提出了肩上方悬吊复合体的单处损伤和双处损伤的概念[13]。总体而言，单处损伤仅破坏此环的一个结构，可选择非手术治疗；而双处损伤破坏此环两处以上的骨性结构或韧带结构，为不稳定损伤，通常需要手术治疗。

“浮肩”（floating shoulder）损伤是肩上方悬吊复合体的双处损伤，特征为锁骨骨折或肩锁关节脱位合并肩胛颈骨折。上肢的重量牵拉盂肱关节向前下移位。此损伤为潜在的不稳定损伤，可导致延迟愈合、不愈合、畸形愈合、撞击症、肌力下降、肌肉疲劳、神经和血管损伤以及远期关节退行性变。

Williams 等[39]提出，“浮肩”是肩胛颈骨折合并同侧锁骨骨折或肩锁关节分离，导致盂肱关节丧失了对肩胛骨和锁骨的骨性连接和韧带连接。据此描述，并非所有的同侧肩胛颈骨折合并锁骨骨折都是真正的“浮肩”，还需合并喙肩韧带损伤、肩锁韧带损伤或喙肩韧带和喙锁韧带联合损伤。肩上方悬吊复合体的微小移位或单处损伤通常较为轻微，采取非手术治疗的效果也很好。

骨性和软组织环包括肩峰、锁骨远端、喙突、肩胛盂、肩锁韧带、喙肩韧带和喙锁韧带。两个支架结构为上方的锁骨中段以及下方的肩胛冈和肩胛体。骨性和韧带结构两处以上受到损伤可导致“浮肩”。

肩上方悬吊复合体的双处损伤可导致不稳定的“浮肩”。因此，肩胛体骨折的骨折线应通过肩胛体外侧缘，并向上延伸至肩胛冈或肩峰。此类肩胛骨骨折合并锁骨骨折才是肩上方悬吊复合体的双处损伤。

临床评估

对肩胛骨骨折评估和诊断的基础是病史和体格检查。从多发伤患者处获得准确的外伤史较为困难，无论其是否合并脑外伤、是否插管以及是否失语。肩胛骨骨折往往通过 X 线胸片或详细的肩胛带触诊而偶然发现。通常创伤急救室里所拍摄的单纯胸片并不足以诊断肩胛骨骨折，即使是标准胸片，肩胛

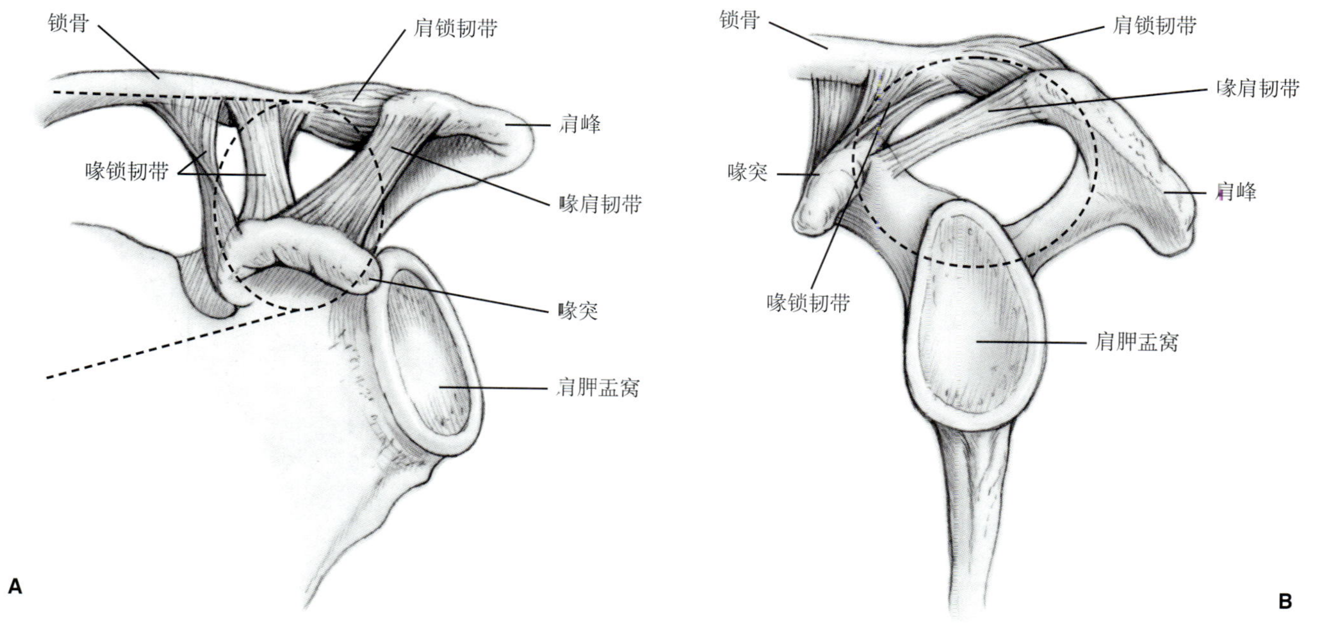

图 11-4 图示肩上方悬吊复合体及其中的韧带：喙肱韧带、喙肩韧带和盂肱韧带。（A）左侧肩胛骨的前后观。（B）左侧肩胛骨的侧面观

骨骨折的漏诊率可高达 40%（图 11-5）。

肩胛骨骨折患者常常主诉胸壁后方及肩胛带疼痛。进行体格检查时应包括仔细地触诊肩胛冈、肩峰和锁骨。进行胸后壁的视诊可排除开放性损伤，视诊最好在创伤急救室内与肩胛骨的触诊同时完成。如条件许可，应进行全面的神经检查并记录，包括腋神经和肩胛上神经的功能。当患者存在移位的肩胛颈骨折、喙突基底骨折和肩胛体骨折累及肩胛上切迹时应考虑存在肩胛上神经损伤的可能[3,7,11,13]。需要注意的是，在创伤急性期，很难评估肩胛上神经的功能，因此时的功能是不稳定的。因此，有必要反复检查，直到获得准确的诊断。应记录桡动脉

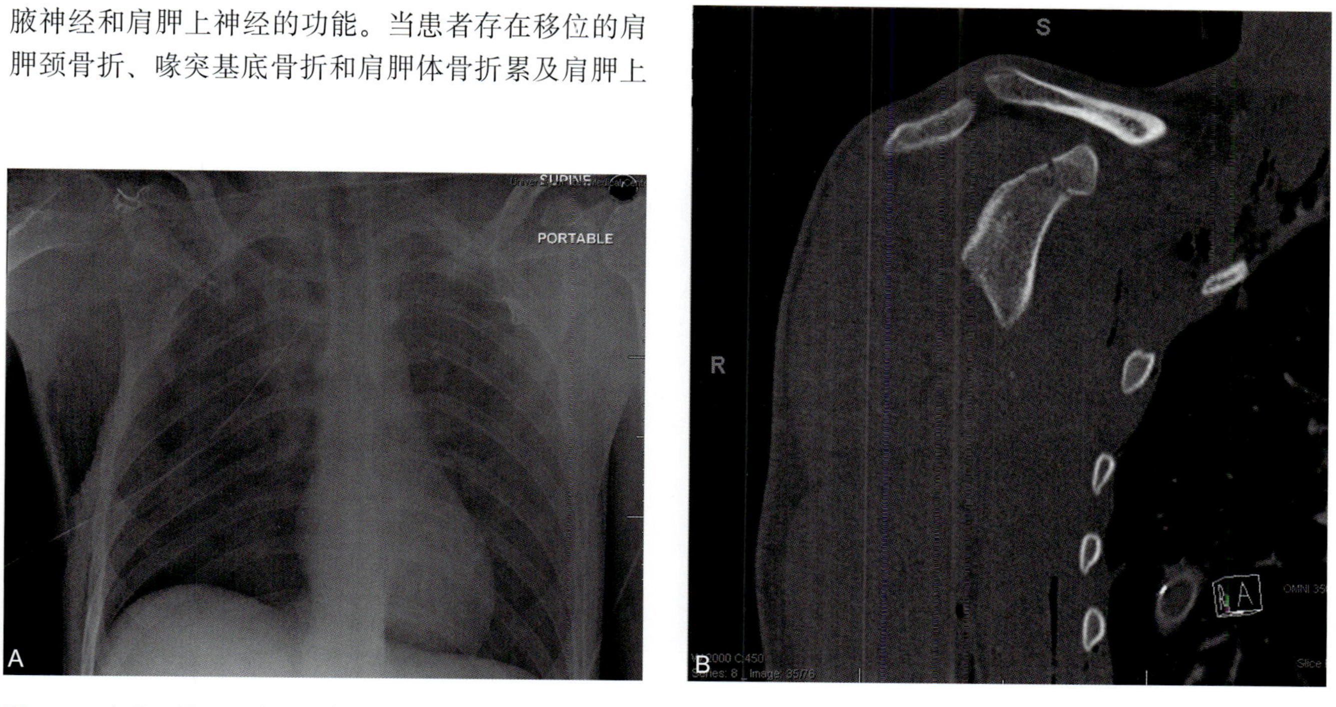

图 11-5 患者，男，28 岁，由高速的机动车车祸导致损伤，（A）为前后位片。注意气胸、胶下气肿和多发肋骨骨折。CT 扫描矢状位重建（B）显示存在喙突骨折

的搏动，并与对侧比较。当桡动脉搏动消失时，应进行臂臂指数（arm-to-arm index，AAX）的评估。当怀疑存在锁骨下动脉或腋动脉损伤时，应请血管外科会诊 [10,20]。

影像学检查可证实某些特殊的诊断。通过前后位的 X 线胸片和胸部 CT 检查并不足以完成对肩胛骨骨折的评估。Harris 于 1988 年回顾性分析了 100 例诊断为肩胛骨骨折的胸部钝击伤患者的记录，发现仅有 57 例肩胛骨骨折是在最初的 X 线胸片上发现的，剩余的 43 例中有 31 例在胸片上漏诊，8 例在体格检查时漏诊，4 例因其他损伤而影响了诊断。88% 的患者存在同侧肢体的其他损伤，仅 2 例为孤立的肩胛骨骨折 [16]。

一套完整的肩胛骨系列 X 线片是完成肩胛骨骨折影像学评估所必需的。应拍摄肩胛骨创伤系列片，包括以肩胛骨为中心球管由内向外成角 15° 的真正前后位 X 线片、肩胛骨侧位片（肩胛骨 Y 位片）和腋位片（图 11-6）[1,5,17]。所有怀疑肩胛骨骨折的患

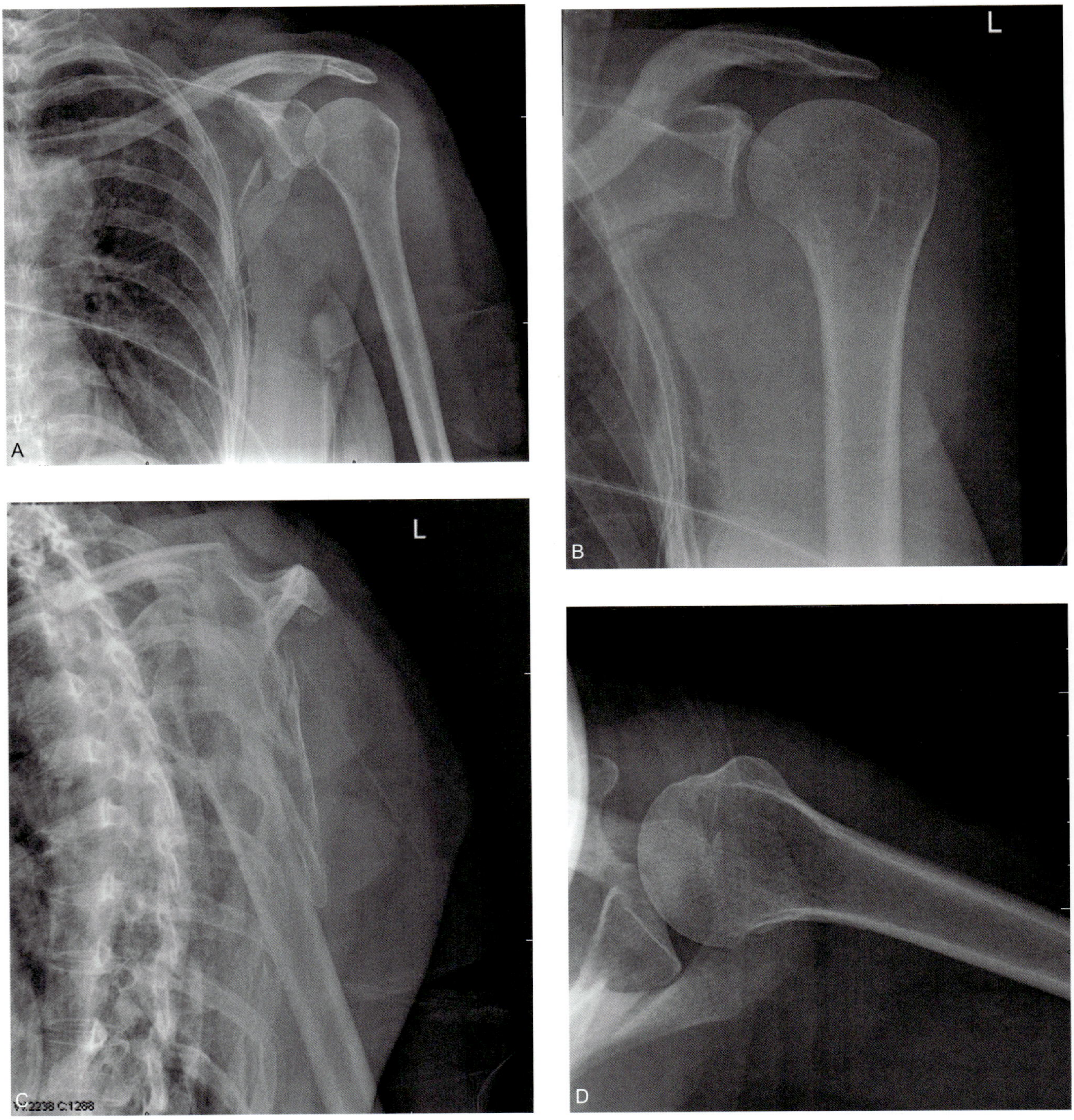

图 11-6 肩胛骨骨折四个位置的系列位片：前后位（A）、内侧 15°（B）、侧位片（C）和轴位片（D）

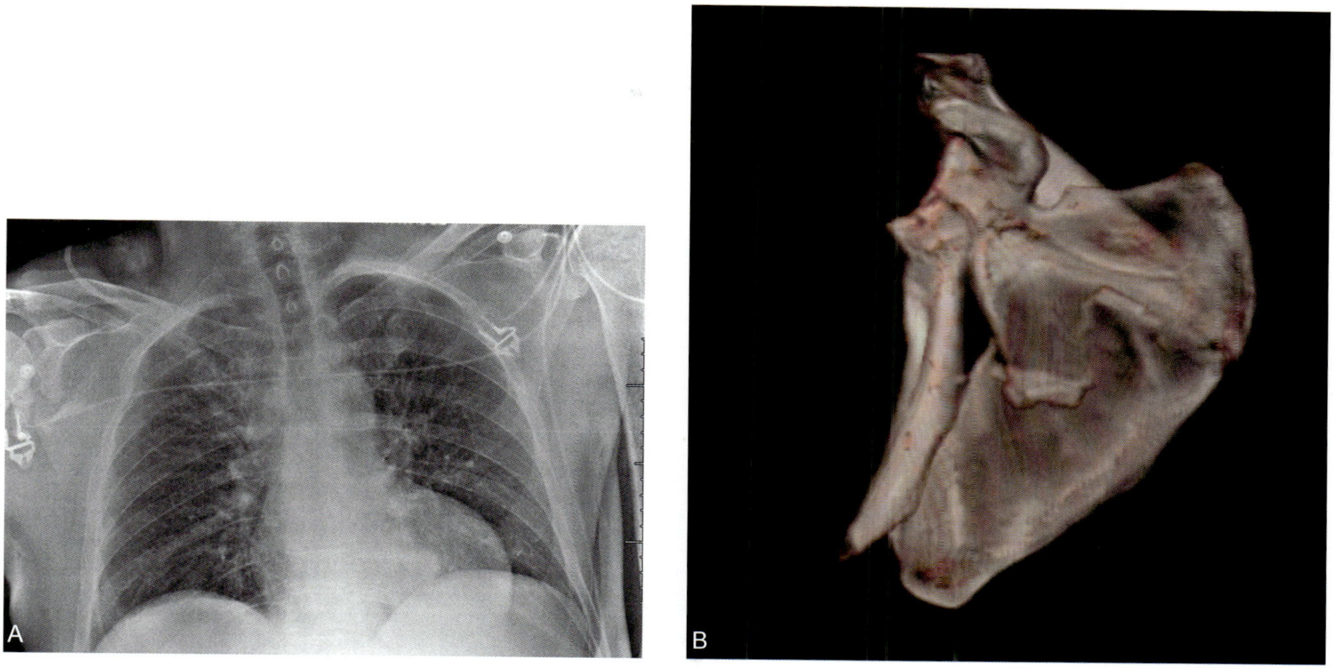

图 11-7 一位 54 岁男性患者的 X 线胸片（A），伴有右侧 AO/OTA 14-C3 型肩胛骨骨折。CT 三维重建（B）显示骨折累及肩胛体，并且存在肩胛盂骨折和移位

者均需拍摄齐全的肩胛骨创伤系列片。

腋位片对于评估肩胛盂关节面尤其重要，并可确定肱骨头是否位于肩胛盂盂窝内的正确位置，以及排除肱骨头骨折。应仔细评估 X 线片，以排除喙突、肩峰及肩胛带的其他损伤。这些损伤通常累及胸锁关节、肩锁关节和盂肱关节。

通常很难对多发伤患者完成肩胛骨骨折的标准影像学评估，胸部 CT 是对其进行创伤评估的重要组成部分，是非常有价值的影像学检查（图 11-7）。

一旦确诊肩胛骨骨折，需要重新做肩胛骨 CT 及重建检查，以评估肩胛骨及肩关节的损伤程度。CT 扫描对于确定关节面、肩胛颈和肩胛体的移位程度具有非常重要的意义，并且应该采用 1.5 ~ 2.0mm 层厚的薄层扫描。

对于需要手术治疗的肩胛骨骨折患者，我们采用一种特殊的肩关节 CT 扫描——表面三维重建（不存在胸壁和肱骨头的衰减）。CT 三维重建可更好地显示肩胛骨骨折移位，指导手术计划的制订（图 11-7B）。CT 三维重建比 X 线片能更准确地显示肩胛骨关节外骨折的移位程度[2]。

CT 扫描对于肩胛骨骨折和肩上方悬吊复合体损伤都具有很好的诊断价值。尽管 MRI 已经被应用于肩胛骨骨折的诊断和评估，但其应用价值尚待进一步观察。

肩胛骨骨折的分型

肩胛骨骨折有很多种分型方法。目前，AO/OTA 综合分型法是唯一涵盖所有肩胛骨骨折的综合分型法[23,33,34]，这一分型是目前对其有效性和临床疗效相关性进行评估的方法（图 11-8）。

肩胛盂和肩胛颈区域的骨折具有各自单独的分型方法（图 11-9）。肩胛盂骨折的分型是由 Ideberg 等[18]首先提出的，Goss[14]加以改进后形成了目前的版本。

当肩关节受到直接撞击或摔倒后压在伸展的上肢上时，肱骨头向肩胛盂移位，导致肩胛盂骨折的骨折线通常是带有一定倾斜的水平走向。理论上认为，其发生的原因是肩胛盂的凹面将撞击力集中于中央，软骨下骨的塌陷导致水平骨折。而且，肩胛盂是由上、下两个骨化中心连接形成的，其连接的薄弱区域可导致骨折线为水平走向。肩胛盂本身的结构是下极较宽，前缘具有增加应力的功能。一旦发生肩胛盂骨折，在肱骨头的撞击下，可产生各个走向的骨折线。以上这些损伤合并血管和神经损伤的概率较高，包括臂丛神经损伤和腋血管损伤。

最早的一组肩胛盂骨折是由 Ideberg 等报道的。Ideberg 通过对 338 例肩胛盂骨折的分析，提出了最早的分型[18]。之后 Goss 拓展和优化了这个分型系统（图 11-8）。Ⅰa 型和Ⅰb 型分别是肩胛盂前缘和后缘的骨折。Ⅱ型为肩胛盂下缘大块骨折，由肱骨头向下撞击产生。此型骨折可导致盂肱关节下方不稳定，以及远期创伤性退变性肩关节炎。Ⅲ型骨折是由上方直接暴力导致，水平的骨折线向上延伸，通常从肩胛上切迹引出。通常，上方的骨折块会累及同样来源于上方骨化中心的喙突基底部。骨折块通常位于其起始部位的内侧，移位很少。肱骨头向内侧移位而导致Ⅳ型骨折，水平骨折线贯穿整个肩胛骨的体部。Ⅴa/b/c 型骨折是Ⅱ型、Ⅲ型和Ⅳ型骨折的组合。Ⅵ型骨折是肩胛盂的严重粉碎性骨折，不累及或很少累及肩胛骨体部。以往此型骨折是手术治疗的禁忌证，原因是为了避免进一步损伤骨折块的血供。然而，Ⅲ型和Ⅳ型骨折存在以下情况时，需要采取手术治疗：关节面严重移位＞5mm，合并血管和神经损伤，肩胛上神经缺陷，或导致“浮肩”的肩上方悬吊复合体损伤。

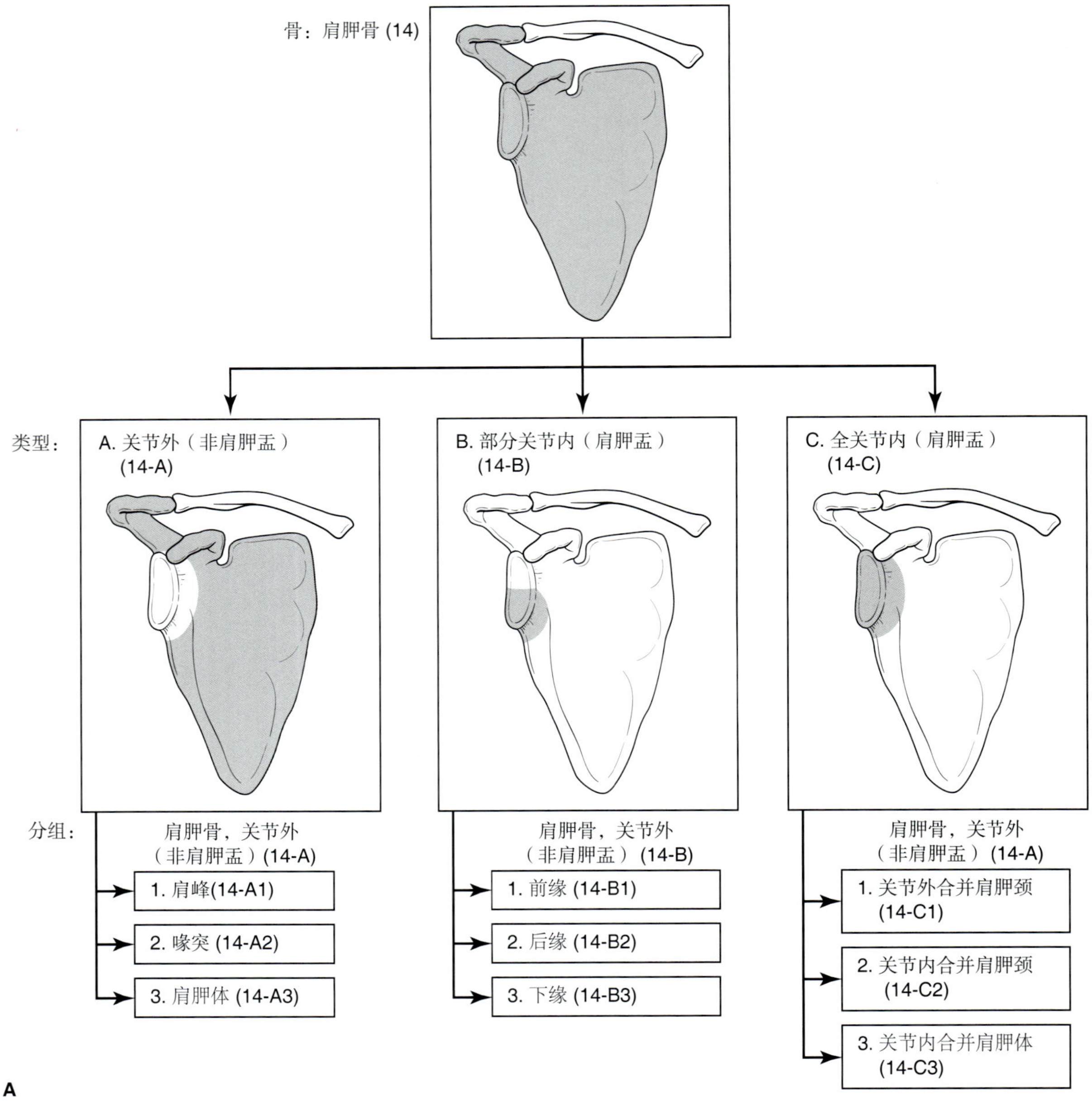

图 11-8 AO/OTA 肩胛骨骨折分型

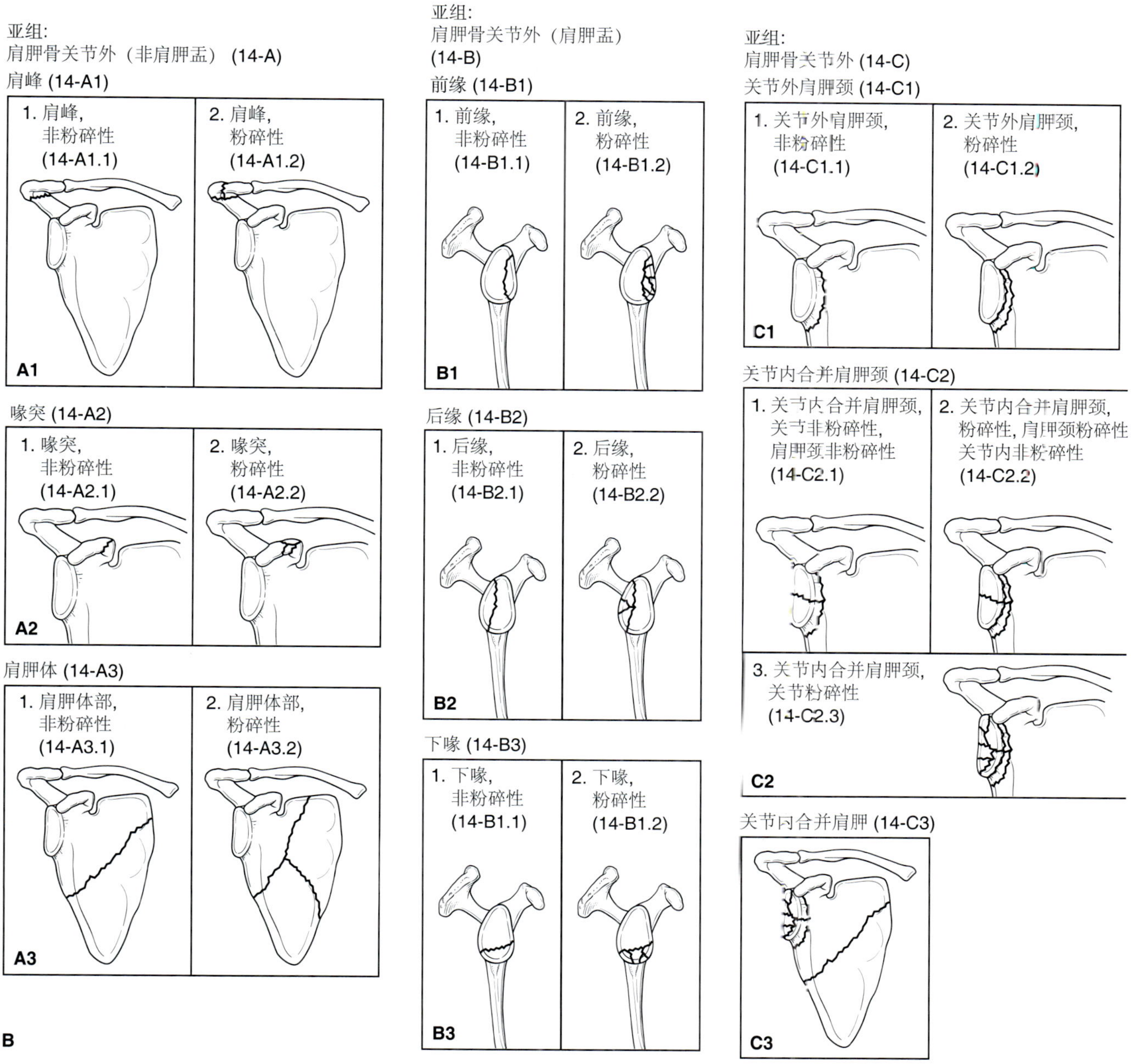

图 11-8 （续）

肩胛颈

肩胛颈位于肩胛骨体部和肩胛盂之间，喙突从肩胛颈的前上方突出。此区域的稳定性主要是骨性结构的稳定。相比之下，肩胛骨体部的稳定性主要是由肌肉覆盖包裹维持，肩胛盂的稳定性则要是由肩关节囊包绕维持。肩胛颈的稳定结构还来自其上方的锁骨、连接于肩峰的肩锁韧带和连接于喙突的喙锁韧带。肩胛颈的第三级稳定结构来源于肩袖。由于肩胛颈不稳定，其骨折线必定沿肩胛骨体的外侧下缘延伸，上方的骨折线从喙突的内侧或外侧延伸。存在上述骨折线时可出现肩胛颈移位，可合并喙突基底骨折或喙锁韧带断裂，也可伴有喙肩韧带损伤、锁骨骨折、肩锁韧带损伤及肩峰骨折。严重移位常常伴随肩上方悬吊复合体的严重损伤。

最常见的损伤机制是对肩关节前方或后方的直接撞击，上肢前屈时摔倒，以及对肩关节上方的撞击。

肩胛颈骨折可分为Ⅰ型和Ⅱ型骨折。Ⅰ型骨折为轻微移位，即移位＜ 10mm，Ⅱ型骨折可分为侧方移位型和成角移位型（图 11-10）。如侧方移位＞

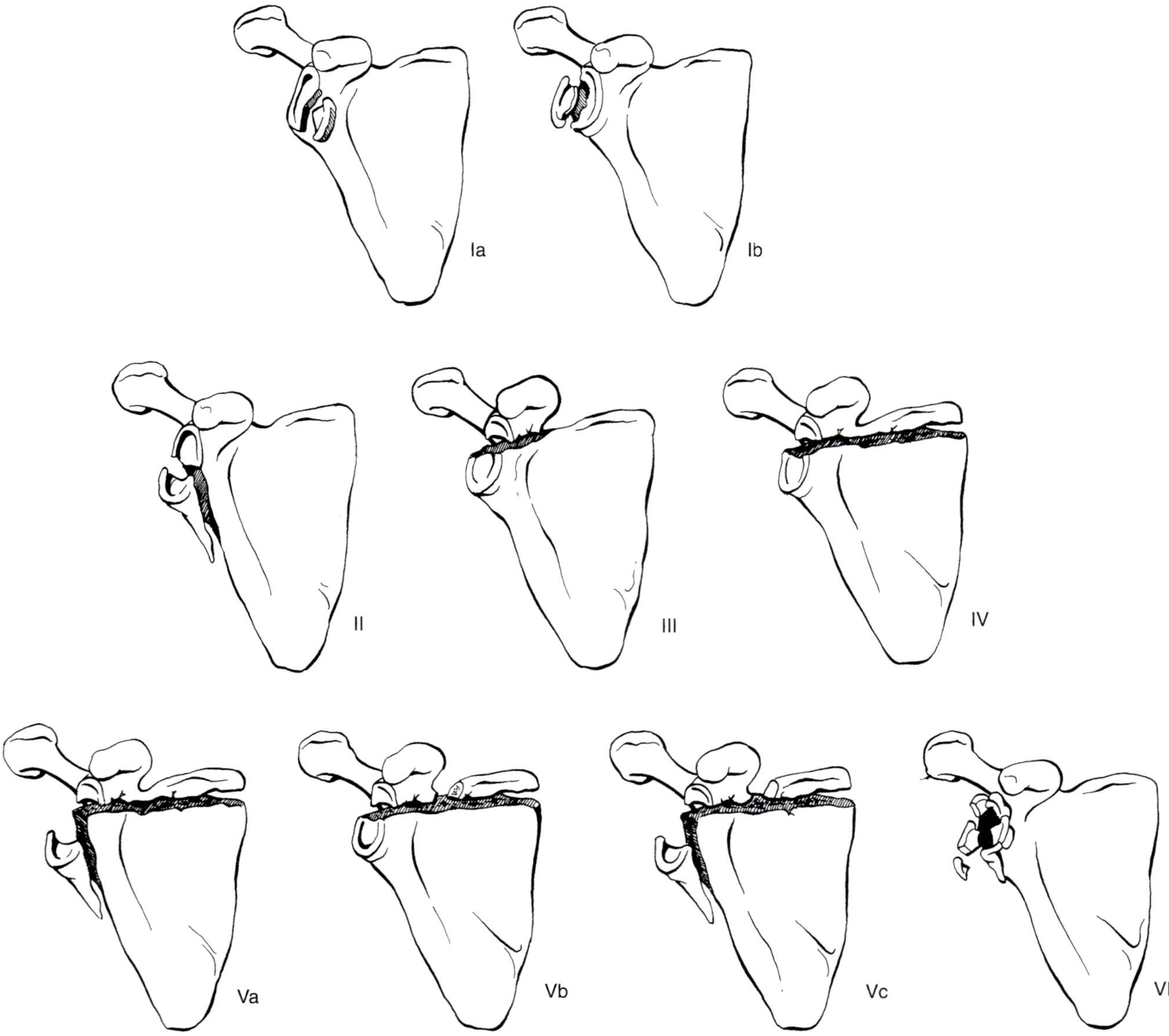

图 11-9 由 Ideherg 提出 Goss 改良的肩胛盂骨折分型

10mm，可影响肩关节外展。Hardegger 认为侧方移位改变了正常的盂肱关节与锁骨下表面、肩锁关节和肩峰的关系。这可导致肩关节复合体的功能失去平衡，以及“喙肩弓解体”。Miller 和 Ada 支持这种因肩胛颈骨折移位导致肩关节功能障碍的观点，主要表现为肩关节外展无力和肩关节活动范围减小。这些学者认为导致肩关节活动性疼痛的原因是肩袖功能障碍。Ⅱ型肩胛颈骨折矢状面和冠状面的成角移位均＞ 40°。

许多学者提出了一种准确判断肩胛颈骨折成角移位的方法 [2,21,29]。Romero 最先提出了“盂极角”（GPA）的概念，即肩胛盂顶点和肩胛盂下极最外侧的连线与肩胛盂顶点和肩胛下角最低点的连线之间的夹角。通过盂极角可尝试在标准的肩胛骨前后位 X 线片上描述肩胛颈在垂直于肩胛骨平面的旋转移位。GPA ＜ 30° 是存在肩上方悬吊复合体损伤和潜在“浮肩”的间接征象 [29]。Kim 等试图寻找 GPA 与肩关节功能的关系，尽管他们发现 GPA ＜ 30° 时具有肩关节功能下降的趋势，但是并未发现肩关节功能评分下降具有统计学意义 [21]。

肩峰和喙突

通过肩胛骨创伤系列片可发现大部分肩峰骨折和喙突骨折（图 11-12）。对肩峰骨折可采用 Kuhn 分型（图 11-13），或者根据骨折线的位置进行分

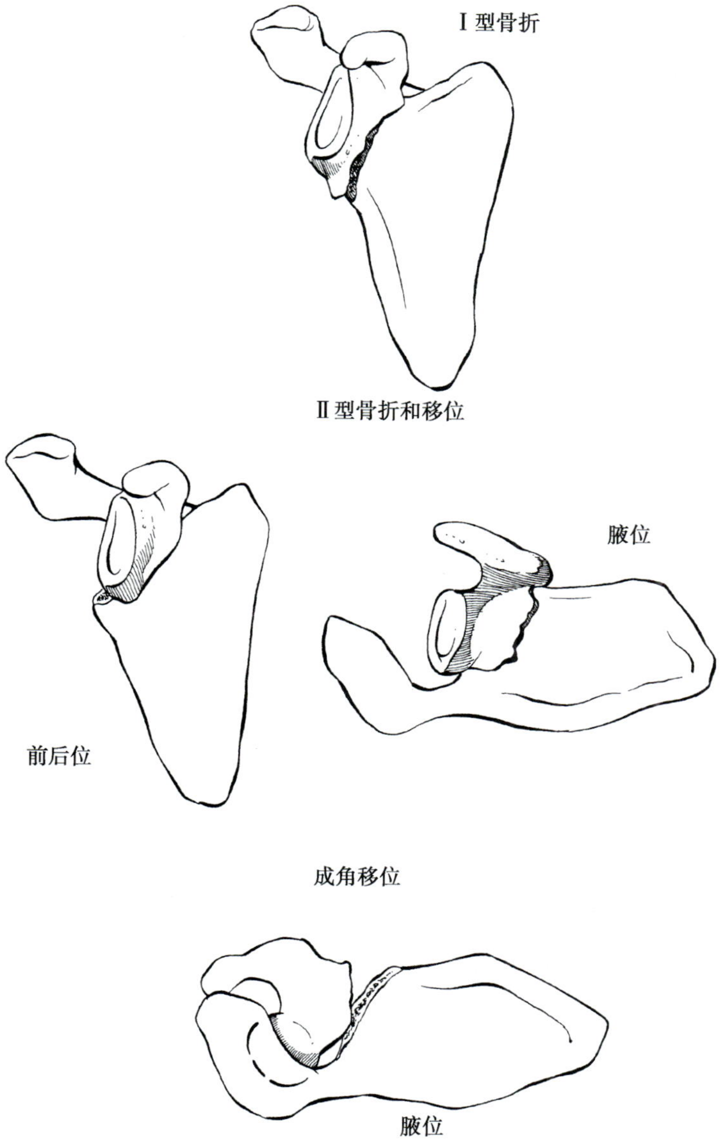

图 11-10 肩胛颈骨折分型。Ⅰ型骨折是无移位和移位很小（< 10mm）

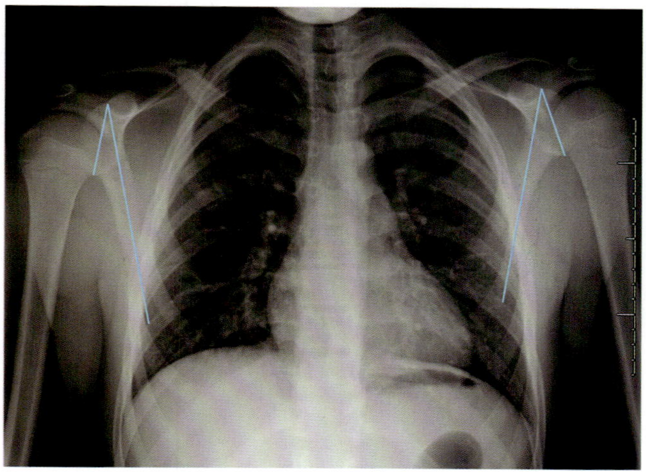

图 11-11 要在囊括双侧锁骨的前后位片上测量双侧盂极角。患者取仰卧位，并将双侧上肢置于体侧

型（图 11-14）。应当注意的是，存在肩峰小骨时会增加诊断肩峰骨折的难度。大多数肩峰骨折和喙突骨折都是无移位的骨折，非手术治疗的效果很好。Martin-Herrero 等于 1990 年首先报道了一组数量不多的喙突骨折病例[24]。

喙突骨折可发生于其基底部，也可发生于喙锁韧带和喙肩韧带之间的区域，以及喙突尖部（图 11-15 和图 11-16）。喙突尖部骨折通常伴有韧带撕裂。在标准的 X 线片上难以诊断喙突骨折，通常 CT 扫描对准确确定骨折类型非常必要。

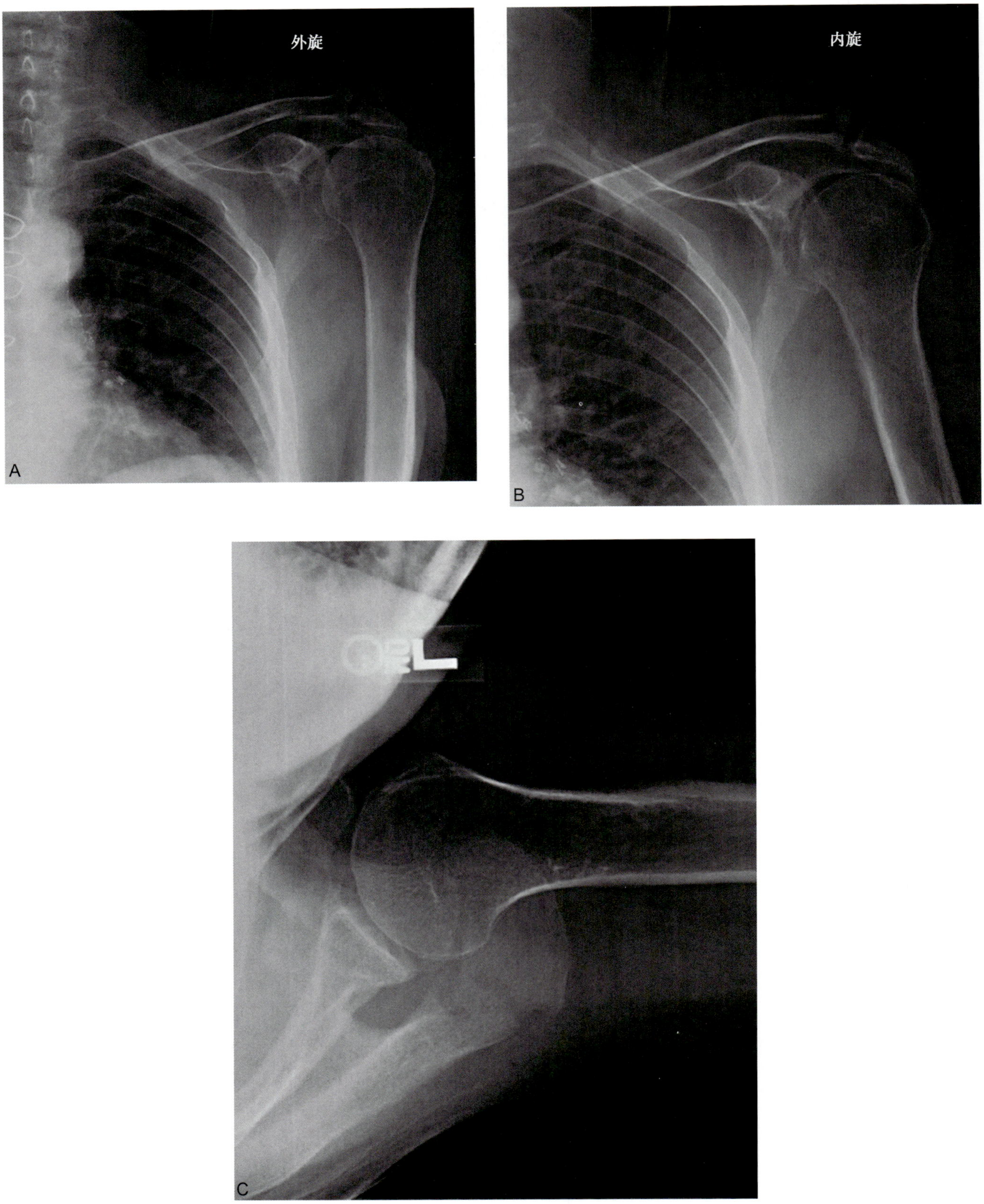

图 11-12 一位 62 岁老年男性，在摩托车事故中主诉左侧肩关节疼痛。注意在正位片中，肱骨内旋（A）或外旋（B）时，肩峰骨折并不明显，但是在腋位片时（C）可以发现骨折。大多数肩峰骨折在腋位片上显现得最好

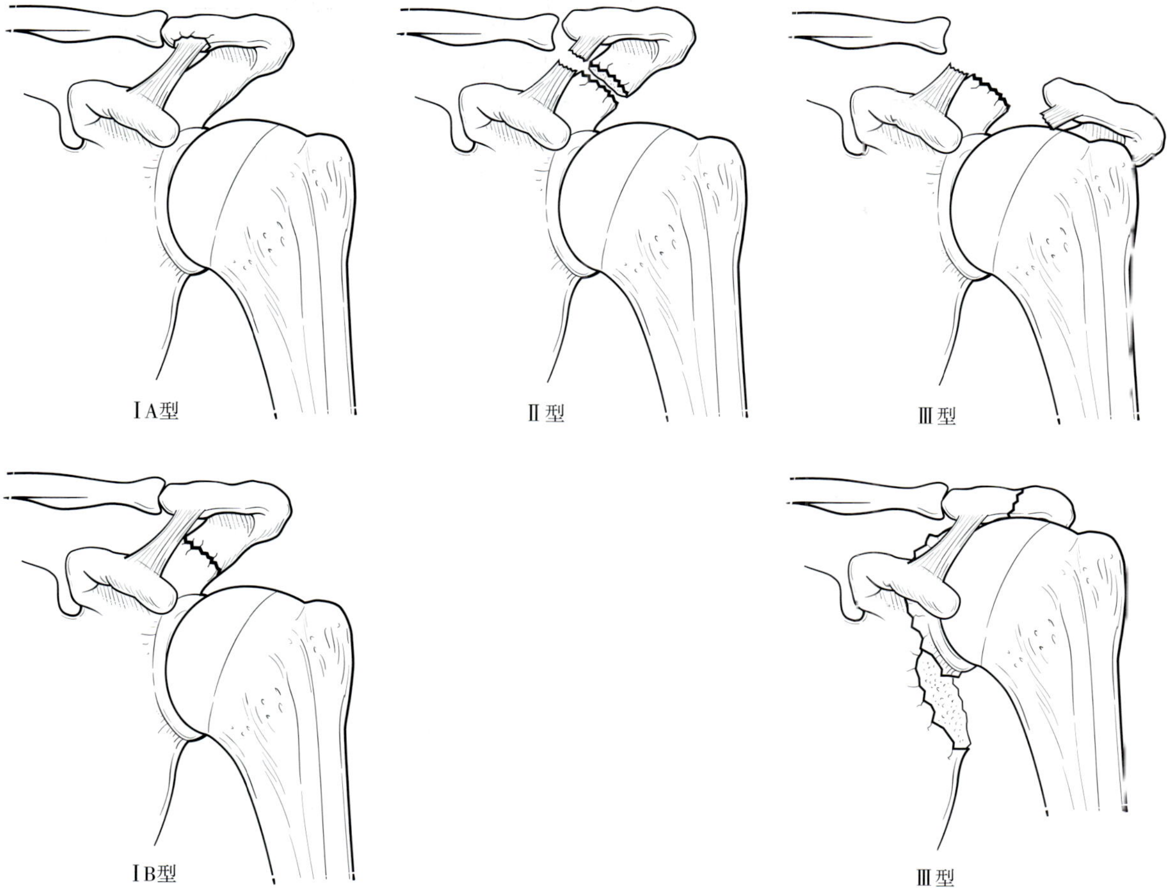

图 11-13 Kuhn 等[22]的肩峰骨折分型系统。Ⅰ型包括所有非移位的骨折。ⅠA 型包括撕脱骨折，ⅠB 型包括真正的骨折。Ⅲ型包括肩峰向下移位导致的肩峰下间隙变小或伴有同侧肩胛颈骨折的向上移位

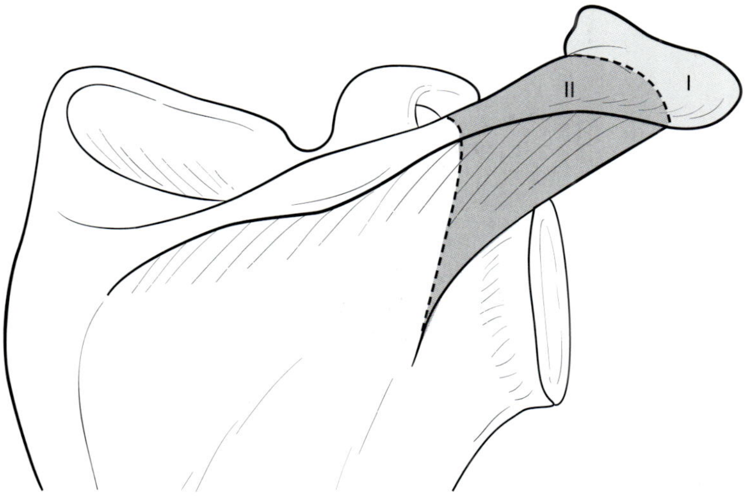

图 11-14 Ogawa 和 Naniwa[27]基于骨折线的解剖位置提出的肩峰和外侧肩胛冈骨折分型

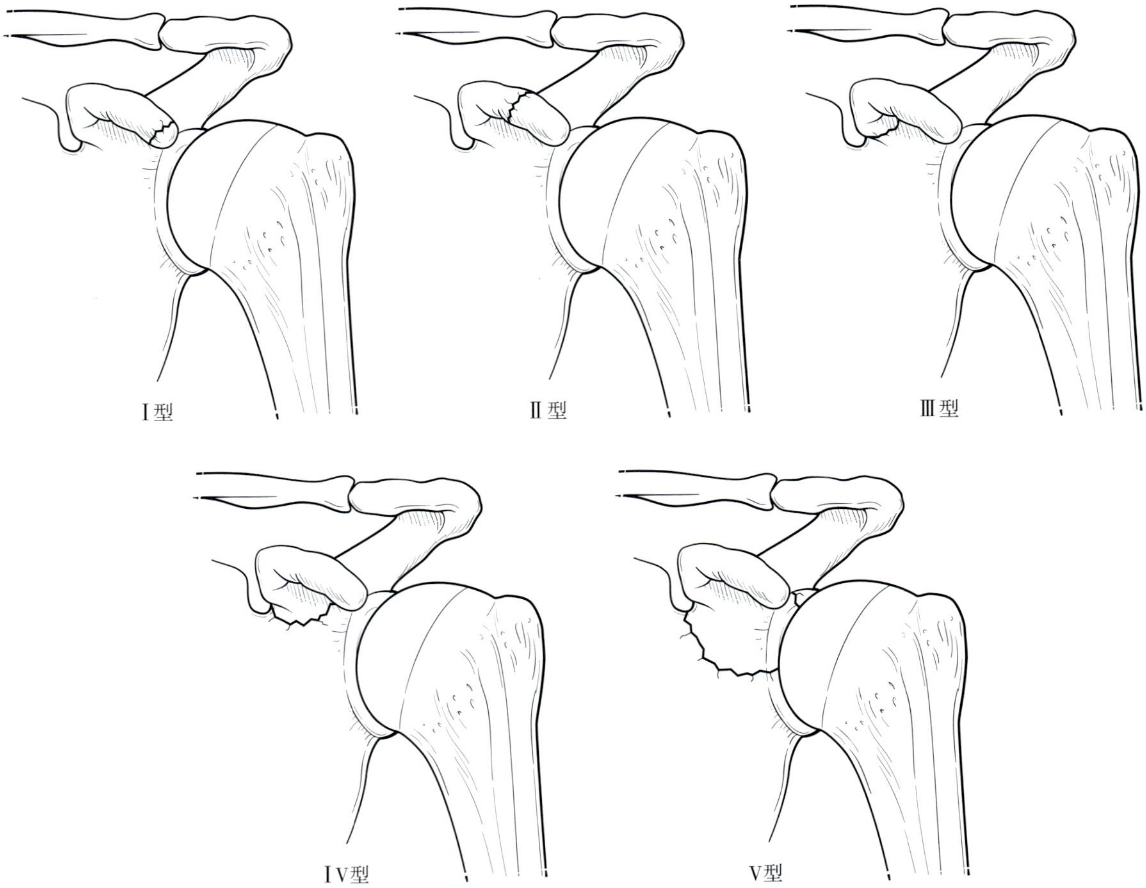

图 11-15 基于解剖部位的喙突骨折分型。Ⅰ型骨折，喙突尖端骨折；Ⅱ型骨折，喙突中部骨折；Ⅲ型骨折，喙突基底部骨折；Ⅳ型骨折，骨折累及肩胛体上部；Ⅴ型骨折，骨折延伸到肩胛盂窝。后标 A 或 B 代表损伤是否累及肩锁关节囊

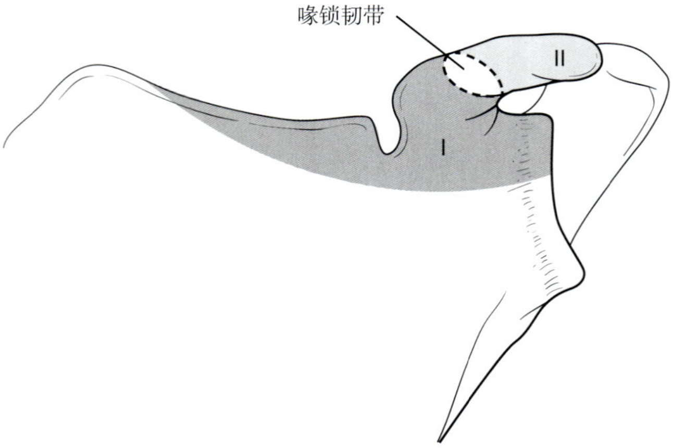

图 11-16 Ogawa 等[28]提出的喙突骨折分型：Ⅰ型骨折为在喙锁韧带止点内侧，Ⅱ型骨折为在喙锁韧带止点远端

参考文献

1. Ada JR, Miller ME. Scapular fractures: analysis of 113 cases. *Curr Orthop Relat Res* 1991;269.
2. Anavian J, Conflitti JM, Khanna, Guthrie ST, Cole PA. A reliable radiographic measurement technique for extra-articular scapular fractures. *Curr Orthop Relat Res*, 2011;469(12):3371–3378.
3. Antoniadis G, Richter HP, Rath S, Braun V, Moese G. Suprascapular nerve entrapment: experience with 28 cases. *J Neurosurg* 1996;85(6):1020–1025.
4. Armitage BM, Wijdicks Ca, Tarkin IS, Schroder LK, Marek DJ, Zlowodzki M, Cole PA. Mapping of scapular fractures with three-dimensional computed tomography. *J Bone Joint Surg Am* 2009;91(9):2222–2228.
5. Armstrong CP, Van der Spuy J, The fractured scapula: importance and management based on a series of 62 patients. *Injury* 1984;15(5):324–329.
6. Baldwin KD, Ohlman-Strickland P, Mehta S, Hume E. Scapula fractures: a marker for concomitant injury? A retrospective review of data in the National Trauma Database. *J Trauma* 2008;65(2):430–435.
7. Boerger TO, Limb D. Suprascapular nerve injury at the spinoglenoid notch after glenoid neck fracture. *J Shoulder Elbow Surg* 2000;9(3):236–237.

8. Brown CV, Velmahos G, Wang D, Kennedy S, Demetriades D, Rhee P. Association of scapular fractures and blunt thoracic aortic injury: fact or fiction? *Am Surg* 2005;71(1):54–57.
9. Cole PA. Scapula fractures. *Orthop Clin North Am* 2002;33(1):1–18, vii.
10. Cvjetko I, Straresinic M, Hlevnjak D, Bakota B, Dovzak I. Axillary artery dissection after scapular fracture. *Ann Vasc Surg* 2011;25(6):837 e5–e7.
11. Edeland HG, Zachrisson BE. Fracture of the scapular notch associated with lesion of the suprascapular nerve. *Acta Orthop Scand* 1975;46(5): 758–763.
12. Eyres KS, Brooks A, Stanley A. Fractures of the coracoid process. *J Bone Joint Surg Br* 1995;77:425–428.
13. Goss TP. Double disruptions of the superior shoulder suspensory complex. *J Orthop Trauma* 1993;7(2):99–106.
14. Goss TP. Scapular fractures and dislocations: diagnosis and treatment. *J Am Acad Orthop Surg* 1995;3(1):22–33.
15. Goss TP. The scapula: coracoid, acromial, and avulsion fractures. *Am J Orthop* 1996;25(2):106–115.
16. Harris RD, Harris JH Jr. The prevalence and significance of missed scapular fractures in blunt chest trauma. *AJR Am J Roentgenol* 1988;151(4): 747–750.
17. Heyse-Moore GH, Stoker DJ. Avulsion fractures of the scapula. *Skeletal Radiol* 1982;9(1):27–32.
18. Ideberg R, Grevsten S, Larsson S. Epidemiology of scapular fractures. Incidence and classification of 338 fractures. *Acta Orthop Scand* 1995; 66(5):395–397.
19. Imatani RJ. Fractures of the scapula: a review of 53 fractures. *J Trauma* 1975;15(6):473–478.
20. Katras T, Baltazar U, Rush DS, et al. Subclavian arterial injury associated with blunt trauma. *Vasc Surg* 2001;35(1):43–50.
21. Kim KC, Rhee KJ, Shin HD, Yang JY. Can the glenopolar angle be used to predict outcome and treatment of the floating shoulder? *J Trauma* 2008;64(1):174–178.
22. Kuhn JE, Blasier RB, Carpenter JE. Fracture of the acromion process: a proposed classification system. *J Orthop Trauma* 1994;8:6–13
23. Marsh JL, Slongo TF, Agel J, et al. Fracture and dislocation classification compendium—2007: Orthopaedic Trauma Association classification, database and outcomes committee. *J Orthop Trauma* 2007;21(10 Suppl): S1–S133.
24. Martin-Herrero T, Rodriguez-Merchan C, Munuera-Martinez L. Fractures of the coracoid process: presentation of seven cases and review of the literature. *J Trauma* 1990;30(12):1597–1599.
25. McGahan JP, Rab GT, Dublin A. Fractures of the scapula. *J Trauma* 1980;20(10):880–883.
26. Nordqvist A, Petersson C. Fracture of the body, neck, or spine of the scapula. A long-term follow-up study. *Curr Orthop Relat Res* 1992(283): 139–144.
27. Ogawa K, Naniwa T. Fractures of the acromion and the lateral spine. *J Shoulder Elbow Surg* 1997;6:544–548.
28. Ogawa K, Yoshida A, Takahashi M, Ui M. Fractures of the coracoid process. *J Bone Joint Surg Br* 1996;78:17–19.
29. Romero J, Schai P, Imhoff AB. Scapular neck fracture—the influence of permanent malalignment of the glenoid neck on clinical outcome. *Arch Orthop Trauma Surg* 2001;121(6):313–316.
30. Rowe CR. Fractures of the Scapula. *Surg Clin North Am* 1963;43: 1565–1571.
31. Solheim LF, Roaas A. Compression of the suprascapular nerve after fracture of the scapular notch. *Acta Orthop Scand* 1978;49(4):333–340.
32. Stephens NG, Morgan AS, Corvo P, Bernstein BA. Significance of scapular fracture in the blunt-trauma patient. *Ann Emerg Med* 1995;26(4): 439–442.
33. Swiontkowski MF, Sands AK, Agel J, Diab M, Schwappach JR, Kreder HJ. Interobserver variation in the AO/OTA fracture classification system for pilon fractures: is there a problem? *J Orthop Trauma* 1997;11(7):467–470.
34. Swiontkowski MF, Agel J, McAndrew MP, Burgess AR, MacKenzie EJ. Outcome validation of the AO/OTA fracture classification system. *J Orthop Trauma* 2000;14(8) 534–541.
35. Thompson DA, Flynn TC, Miller PW, Fischer RP. The significance of scapular fractures. *J Trauma* 1985;25(10):974–977.
36. Veysi VT, Mittal R, Agarwal S, Dosani A, Giannoudis PV. Multiple trauma and scapula fractures: so what? *J Trauma* 2003;55(6):1145–1147.
37. Weening B, Walton C, Cole PA, Alanezi K, Hanson BP, Bhandari M. Lower mortality in patients with scapular fractures. *J Trauma* 2005;59(6): 1477–1481.
38. Wilber MC, Evans EB. Fractures of the scapula. An analysis of forty cases and a review of the literature. *J Bone Joint Surg Am* 1977;59(3): 358–362.
39. Williams GR Jr, Naraja J, Klimkiewicz J, Karduna A, Iannotti JP, Ramsey M. The floating shoulder: a biomechanical basis for classification and management. *J Bone Joint Surg Am* 2001;83-A(8):1182–1187.

（罗　涛 译　付中国 校）

第 12 章

Thomas J. Christensen，Erik N. Kubiak

肩胛骨骨折的非手术治疗：适应证、技术和疗效

引　　言

尽管没有循证医学的证据支持，对肩胛体、肩胛颈、肩胛盂、喙突和肩峰等部位的肩胛骨骨折，传统的治疗方法是非手术治疗。因为超过 90% 的肩胛骨骨折是无移位或微小移位的骨折，非手术治疗可取得很好的临床疗效，理应采用[9,26,34,47,50]。然而，过去 10 年发表的文章除了报道非手术治疗取得的良好效果外，有关手术治疗肩胛骨骨折的文章数量也大大增加[6,9,40]。最近发表的文章均聚焦于某个特殊类型的骨折，而不是将肩胛骨骨折当成一个整体，这有助于更好地制订特殊骨折类型对应的治疗方法。

本章将集中讨论根据肩胛骨骨折分型和（或）特殊类型的肩胛骨骨折采取非手术治疗的指征、方法和疗效。后续章节将详细讨论肩胛骨骨折的损伤机制、诊断和分型。本章将按以下分组：肩胛体、肩胛颈、肩胛盂、肩峰、喙突和肩上方悬吊复合体损伤，详细讨论非手术治疗的指征和疗效。医师应该认识到肩胛骨骨折通常合并更严重的损伤，如同侧肢体损伤、脑外伤及臂丛神经损伤。这些损伤往往影响临床治疗的效果，这一点是非常重要的[7,9,18]。本章还将讨论非手术治疗的原则和方法。与手术治疗不同，非手术治疗的方法并非针对某一特定类型的骨折，而是针对大多数骨折。本章还将展示一些不符合非手术治疗的标准而选择手术治疗的病例。后续章节将讨论治疗肩胛骨骨折的手术技术和疗效。

非手术治疗的适应证和疗效

很遗憾，目前尚无随机对照研究的 I 级证据指导针对各种类型肩胛骨骨折的治疗。目前的研究多是小样本回顾性研究，在骨折类型、诊断方法和疗效评价上缺乏统一性。我们将依据目前等级最高的证据，根据骨折类型，尝试整理肩胛骨骨折的非手术治疗的适应征和疗效。

肩胛体骨折

肩胛体骨折和肩胛冈骨折是最常见的骨折类型，约占肩胛骨骨折的 50%（图 12-1）[1,21,22]，也是最易合并其他损伤的骨折类型，包括同侧上肢损伤、肋骨骨折、臂丛神经损伤和脑外伤[9,44]。尽管这些合并伤可影响上肢功能的恢复结果，但它们并不是肩胛体骨折的手术适应证。

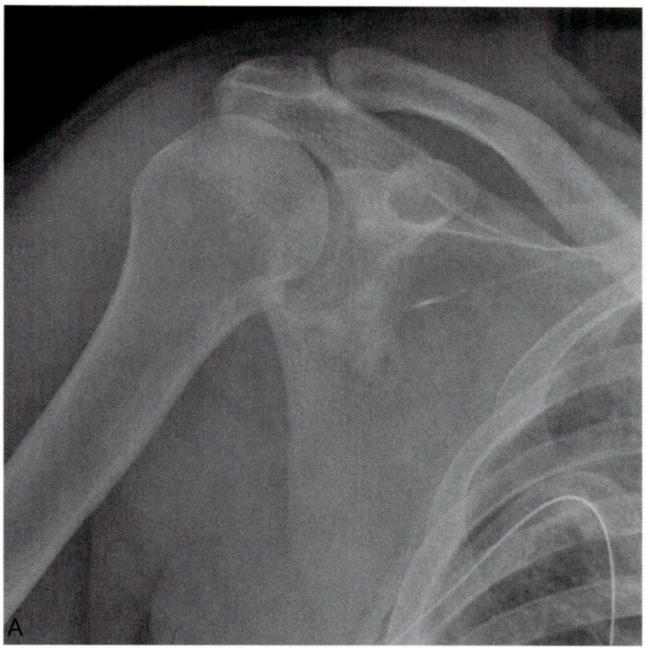

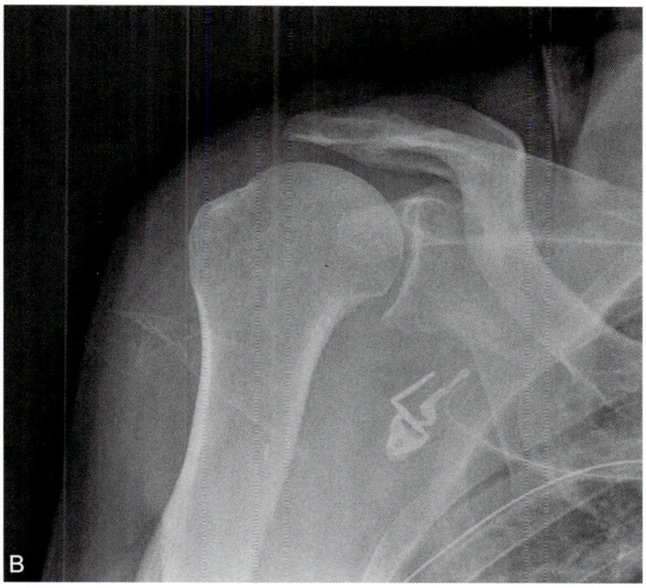

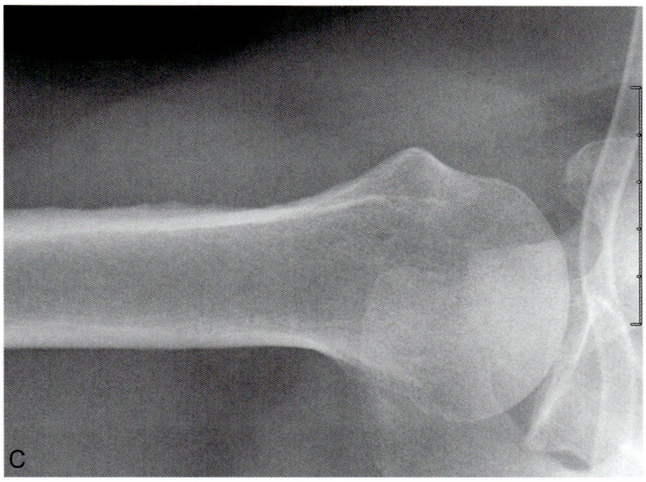

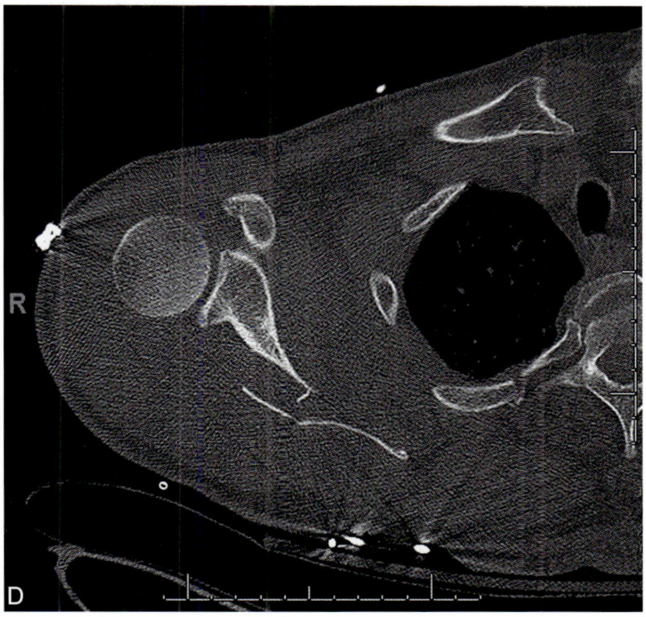

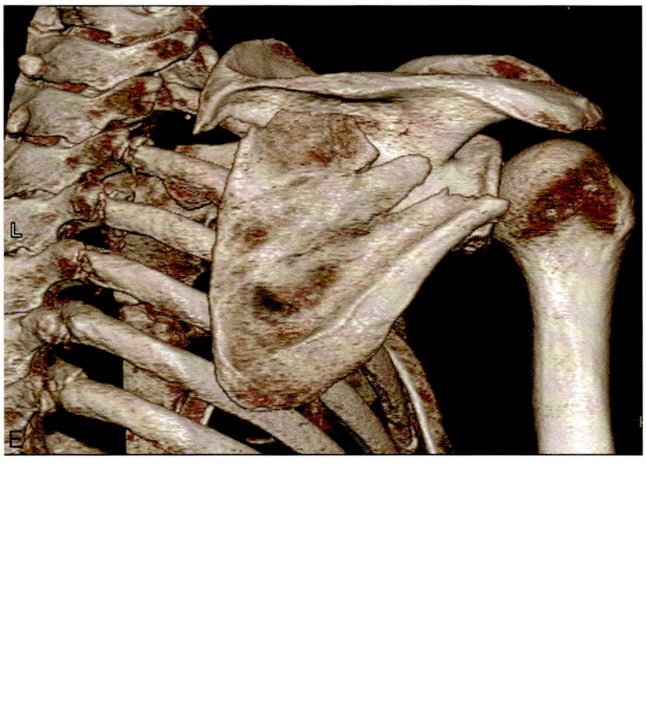

图 12-1 一位 54 岁男性，摩托车事故受害者。主诉右侧上半部严重的疼痛。诊断为多发肋骨骨折和血气胸，需要放胸腔引流管。右侧肩关节前后位片（A）显示肩胛颈骨折。肩胛骨前后位片（B）和腋位片（C）没有发现骨折线延伸至关节面。肩关节 CT（D）的三维重建（E）没有确诊肩胛颈骨折，而显示为肩胛体骨折（AO/OTA-14 A3.1），并且肩上方悬吊复合体无破裂。该患者未经外科治疗骨折即愈合，患肩活动度与对侧相同。1 年后的摄片（F ~ H）显示骨折愈合

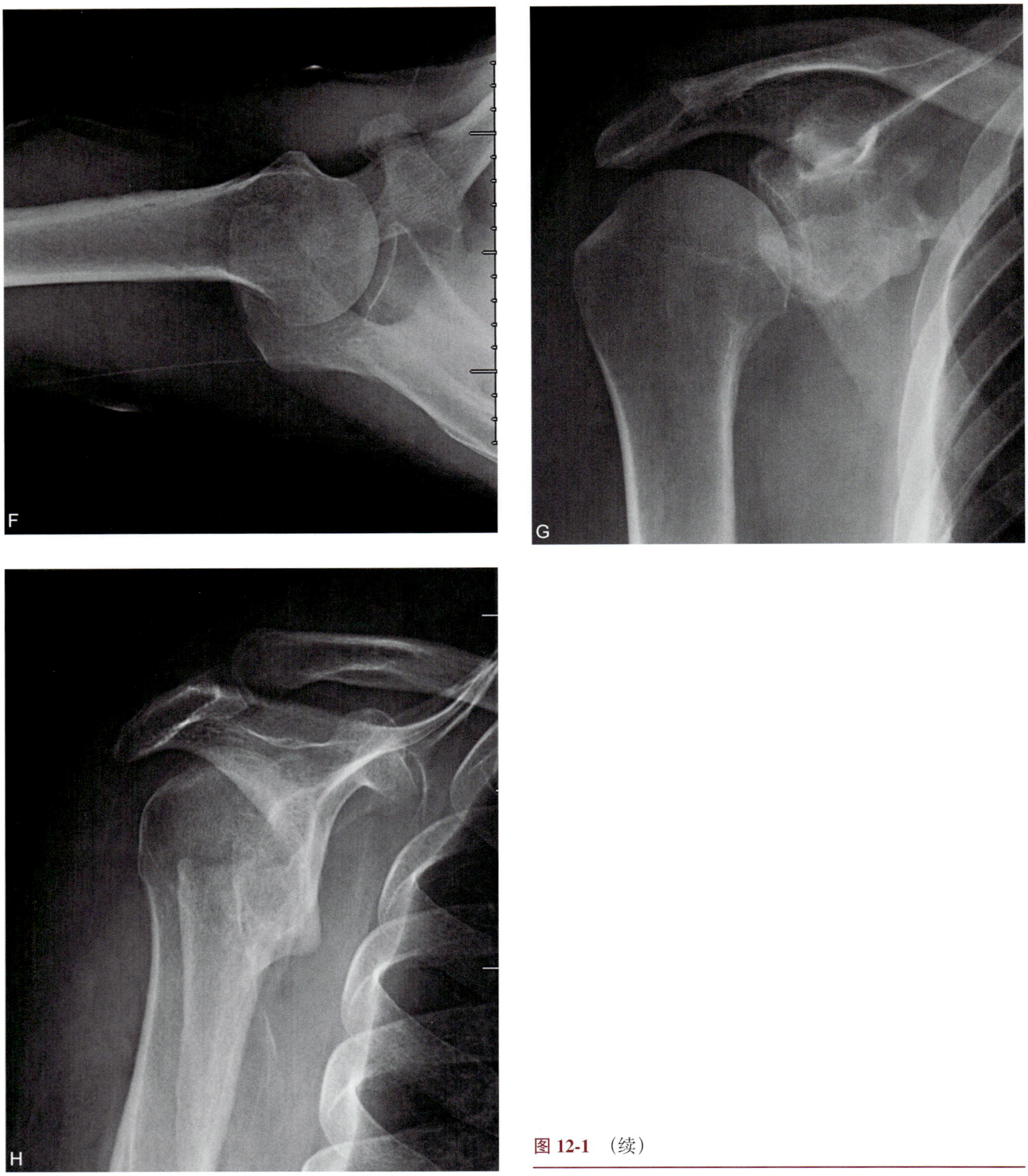

图 12-1 （续）

目前还没有此类骨折绝对手术适应证的文献报道。肩胛体位于由肌肉包绕所形成的套状结构内，有利于骨折愈合，很少有不良症状或后遗症。尽管没有将手术治疗和非手术治疗对比分析的文献，但关于骨折愈合和疗效良好的报道有很多[3,26,32,34,35]。在一项大样本回顾性研究中，有 22 组病例研究，共有 520 例肩胛体骨折，99% 的病例选择非手术治疗，其中 88% 的骨折愈合及功能均良好[50]。然而，很多病例研究包括了一些无移位和微小移位的骨折。直到最近才有关于肩胛体移位骨折临床疗效的相关报道。2011 年，Dimitroulias 等报道了前瞻性队列研究中对肩胛体移位骨折采取非手术治疗的效果。他们将肩胛体骨折块移位 100% 和（或）移位＞ 1cm 定为移位骨折 [9]，平均随访 15 个月，证实即使将无移位的骨折病例剔除，非手术治疗仍然获得了满意的治疗效果，临床 DASH 评分显著改善，增加了 10.2 分。而且最终 DASH 评分与患者年龄、优势手、肩胛骨粉碎程度、同侧锁骨或上肢骨折及盂极角的改变（平均 90°）无显著性相关。他们还特别提到，创伤严重程度评分（injury severity score，ISS）越高或者合并有肋骨骨折，DASH 评分也会越高。

虽然肩胛体骨折的愈合潜力非常好，但也有骨不愈合导致疼痛的报道，可通过切开复位内固定加植骨术而治愈 [14,23]。也有肩胛体骨折畸形愈合导致骨性突起和肩胛胸壁摩擦痛的报道。如果患者有此类主诉，手术切除突起的骨质即可明显缓解症状。

肩胛颈骨折

肩胛颈骨折是发生率占第二位的肩胛骨骨折，约占全部肩胛骨骨折的 25%[1,21,35]。值得注意的是，肩胛颈骨折与肩胛体骨折累及肩胛颈区域在本质上是完全不同的。肩胛颈骨折被认为是关节外骨折，一直被认为是稳定的骨折，行非手术治疗可取得良好的疗效（图 12-2）[26,32,34,35]。最近的报道多集中于非手术治疗移位的肩胛颈骨折，试图优化其手术适应证。骨折移位包括侧方移位和成角移位，明显移位的定义为侧方移位≥ 1cm 或成角≥ 40°（或者盂极角＜ 20°）[19,21]。骨折在此移位程度上愈合，很可能导致盂肱关节半脱位及外展功能异常，因此，已有不少学者对不佳的临床结果进行了报道 [1,31,37,40,42]。

Romero 等报道了对 19 例患者行非手术治疗的肩胛颈骨折病例，平均随访时间为 8 年 [42]。6 例存在明显成角移位（盂极角＜ 20°）。在末次随访时，其中 5 例有中度到重度的疼痛。与之相反，85% 的病例没有明显成角移位的患者表现为轻微疼痛或无痛。Ada 等报道了对 24 例肩胛颈移位骨折患者最少随访 15 个月的结果。其中 16 例选择非手术治疗。该组的主要不适是疼痛（50%）、外展无力（40%）、关节弹出（25%）以及活动度差（20%）。肩关节无力主要表现为外展无力，其原因是上肢的动力机制

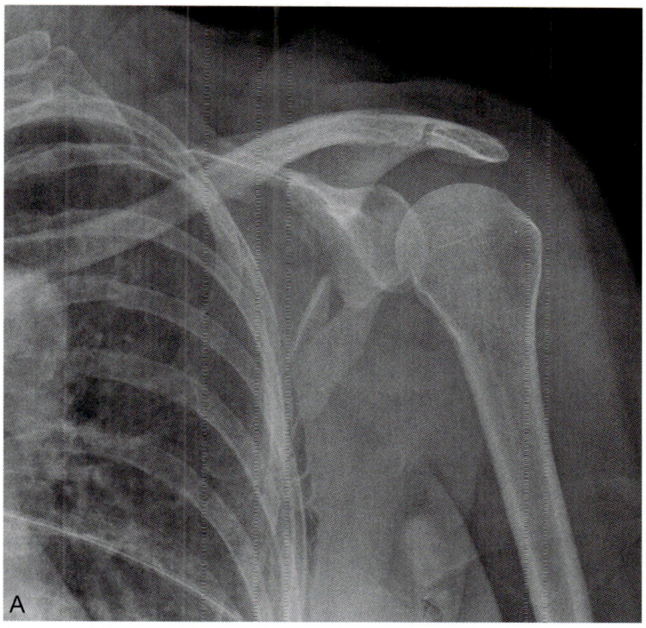

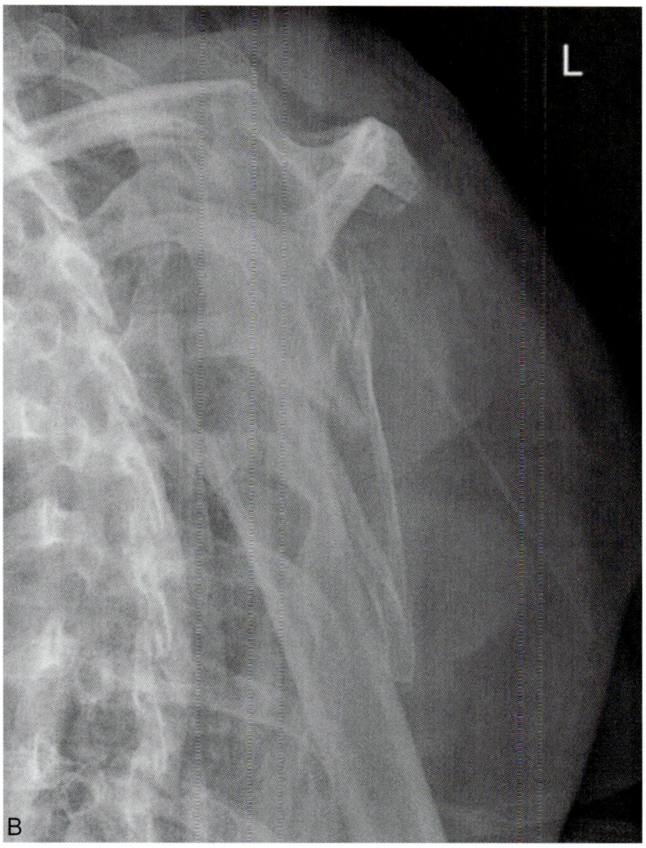

图 12-2 一位 26 岁女性患者在车祸中受伤，主诉左侧肩部疼痛。左肩的前后位片（A）示肩胛颈骨折（AO/OTA-14C1.1），伴外侧肩胛缘粉碎性骨折。在肩胛骨侧位片（B）和腋位片（C）上发现肩胛颈有前后方向的轻度移位。6 周后（D ~ F）再复查肩胛颈，显示没有进一步的移位

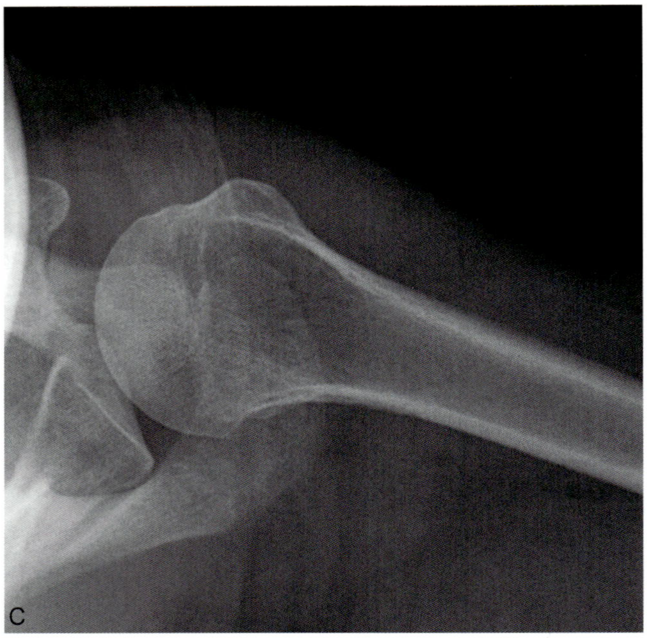

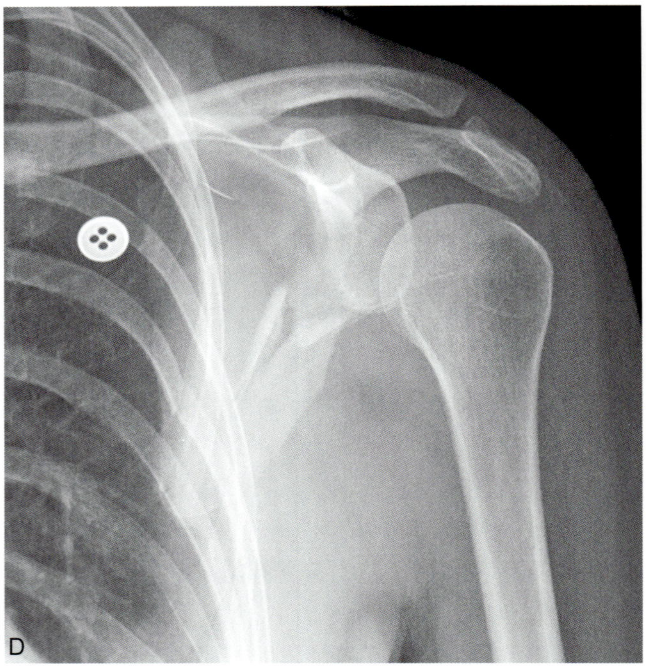

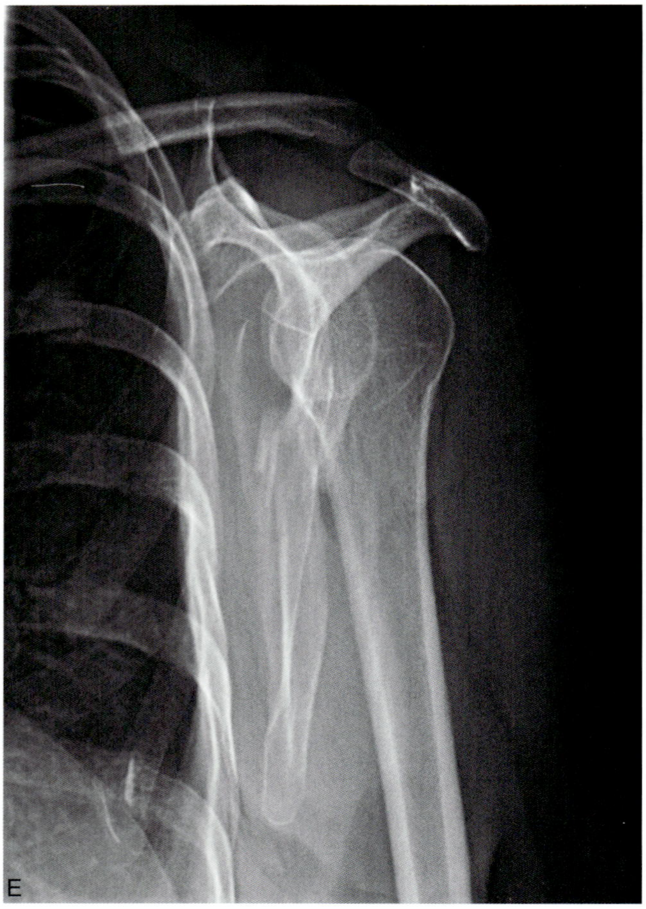

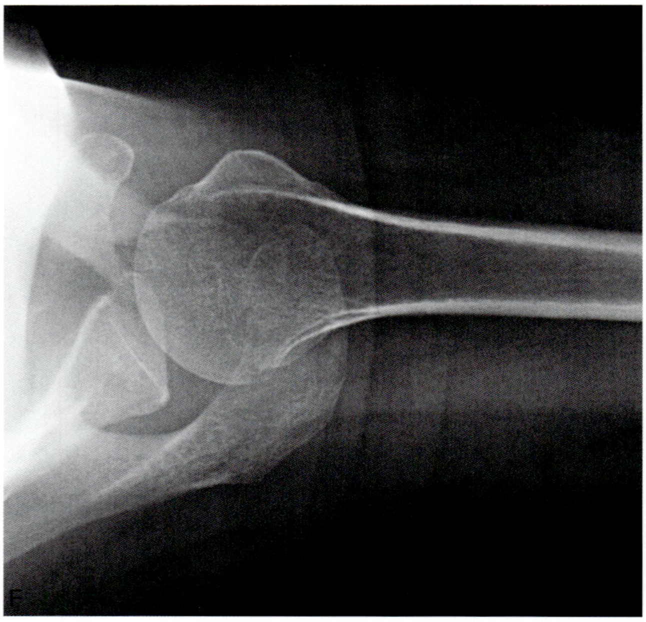

图 12-2 （续）

改变导致肩袖功能异常。Nordqvist 和 Petersson 报道了一组对 43 例患者行非手术治疗的肩胛颈骨折（6 例移位 ≥ 1cm）病例，平均随访时间 14 年，显示 32% 的患者治疗效果较差[37]。然而，目前尚无明确的可指导肩胛颈骨折治疗的试验。近期的一项 Meta 分析汇总了 22 项研究，结果显示在非手术治疗的患者中有 77% 的人获得了优良的结果，手术治疗的患者获得优良结果的比例是 88%[50]。

肩胛盂骨折

肩胛盂骨折约占所有肩胛骨骨折的 10%，其中 90% 是无移位或轻度移位的骨折 [1,21]。本节不讨论盂唇骨折（Ideberg Ⅰ型），在盂肱关节不稳定的章节中会对其专门讨论。本节集中讨论对其他类型的肩胛盂骨折（Ideberg Ⅱ～Ⅵ型）行非手术治疗的适应证和疗效。

对于 Ideberg Ⅱ～Ⅴ型肩胛盂骨折，Gross 和其他学者认为非手术治疗仅仅适用于骨折块移位≤ 4mm 并且肱骨头没有或仅仅轻微脱位的情况下 [19,20,21]。当骨折块移位≥ 5mm 或存在盂肱关节半脱位时，如果选择非手术治疗，则存在发生创伤性关节炎的风险 [20]。这类观点与解剖学研究一致。解剖学研究发现肩胛盂关节面软骨的最大厚度为 5mm，关节面移位超过 5mm 则意味着肱骨头在肩胛盂软骨下骨上滑动，形成关节运动 [2]。此外，Ideberg Ⅲ型骨折累及肩胛盂上 1/3 及喙突，常常合并肩胛上神经和血管损伤 [19]。如果存在神经和血管损伤，则骨折移位往往≥ 5mm。如果行手术治疗，可考虑对肩胛切迹进行减压。

对于完全粉碎性肩胛盂骨折（Ideberg Ⅵ型），传统的治疗方法是非手术治疗。其依据是手术固定将进一步破坏维持盂肱关节稳定的残留软组织 [19,21]。曾经认为，应将肩关节用绷带或过头顶的尺骨鹰嘴骨牵引使盂肱关节维持在最大匹配的位置。然而，这些患者的治疗效果很差，其原因是可继发盂肱关节不稳定、创伤性关节炎和创伤性肩关节粘连 [21,24]。然而，最近对此治疗方式产生了争议。一些学者报道，应用改进的技术对此型骨折行切开复位内固定治疗可取得良好的效果 [5,28,31]。但是，目前还没有大样本的队列研究对手术治疗和非手术治疗 Ideberg Ⅱ～Ⅵ型骨折进行比较，从而进一步证实手术治疗的优势。

肩峰骨折

约 10% 的肩胛骨骨折累及肩峰 [1,3]。造成肩峰骨折的损伤机制有很多，但不论原因如何，大多数骨折为无移位骨折，非手术治疗可获得良好的肩关节功能（图 12-3）[19,22]。如果肩峰下间隙未被累及，即使肩峰骨折存在移位，也可采取非手术治疗 [29]。然而，此研究缺乏长期主观疗效的数据，更关注于讨论骨折的分型。此类骨折也可因骨不愈合性造成的疼痛而疗效不佳，骨不愈合导致的疼痛也是手术适应证之一 [10,29,36]。来源于三角肌的力量向下牵拉，导致骨折移位，使肩峰下间隙减小而发生肩峰撞击。对于此类型骨折，大多数学者认为适合采取切开复位内固定，除非骨折块太小而无法内固定，此时将骨折块清除并将三角肌缝回止点是更好的选择 [19,29,39]。

喙突骨折

喙突骨折约占肩胛骨骨折的 5%[1]，可分为喙突尖部骨折（Ogawa Ⅱ型）和喙突基底部骨折（Ogawa Ⅰ型）。Ogawa Ⅱ型喙突骨折为撕脱骨折，移位可能比较明显。即使如此，非手术治疗的效果也令人满意 [8,13,17,33,38,49]。然而，这些报道多是小样本研究，包括 Ogawa Ⅰ型和Ⅱ型骨折。疗效良好的标准主要是无痛和肩关节活动度良好，而不是基于标准的疗效评价方法。也有报道 Ogawa Ⅱ型喙突骨折可影响盂肱关节脱位的复位，造成疼痛性骨不愈合，这些都是手术治疗的适应证。

喙突基底部骨折，即 Ogawa Ⅰ型骨折，是最常见的喙突骨折，可为肩上方悬吊复合体双重损伤的一部分，也可为孤立性损伤。当其为孤立性损伤时，移位往往很轻微，因为其邻近的喙锁韧带具有稳定作用，使其可通过非手术治疗获得良好的疗效 [17,49]。

肩上方悬吊复合体骨折

肩上方悬吊复合体是由 Goss[21] 最先提出的。此概念提供了评估和治疗累及解剖环形结构损伤的基础。此环形结构包括喙突、肩峰、锁骨远端、喙锁韧带、肩锁韧带及肩胛盂上部。与身体其他部位的解剖环形结构（如上臂和骨盆）相似，出现两处以上的损伤将导致不稳定。通常认为双重损伤中的一处或两处出现显著的移位时，需要切开复位内固定，即使其中的某处损伤可考虑非手术治疗。复位一处的骨折移位时往往可间接复位另一处的骨折移位。最常见也是最好的例子就是“浮肩”，即同侧锁骨骨折合并肩胛颈骨折。尽管有关浮肩的文章有限，但大家公认因锁骨骨折和肩胛骨骨折引起的肩胛颈向内侧方移位将导致肩袖上举力臂短缩，进而力偶及外展肌力下降 [24,43]。对这些损伤的传统治疗方法也

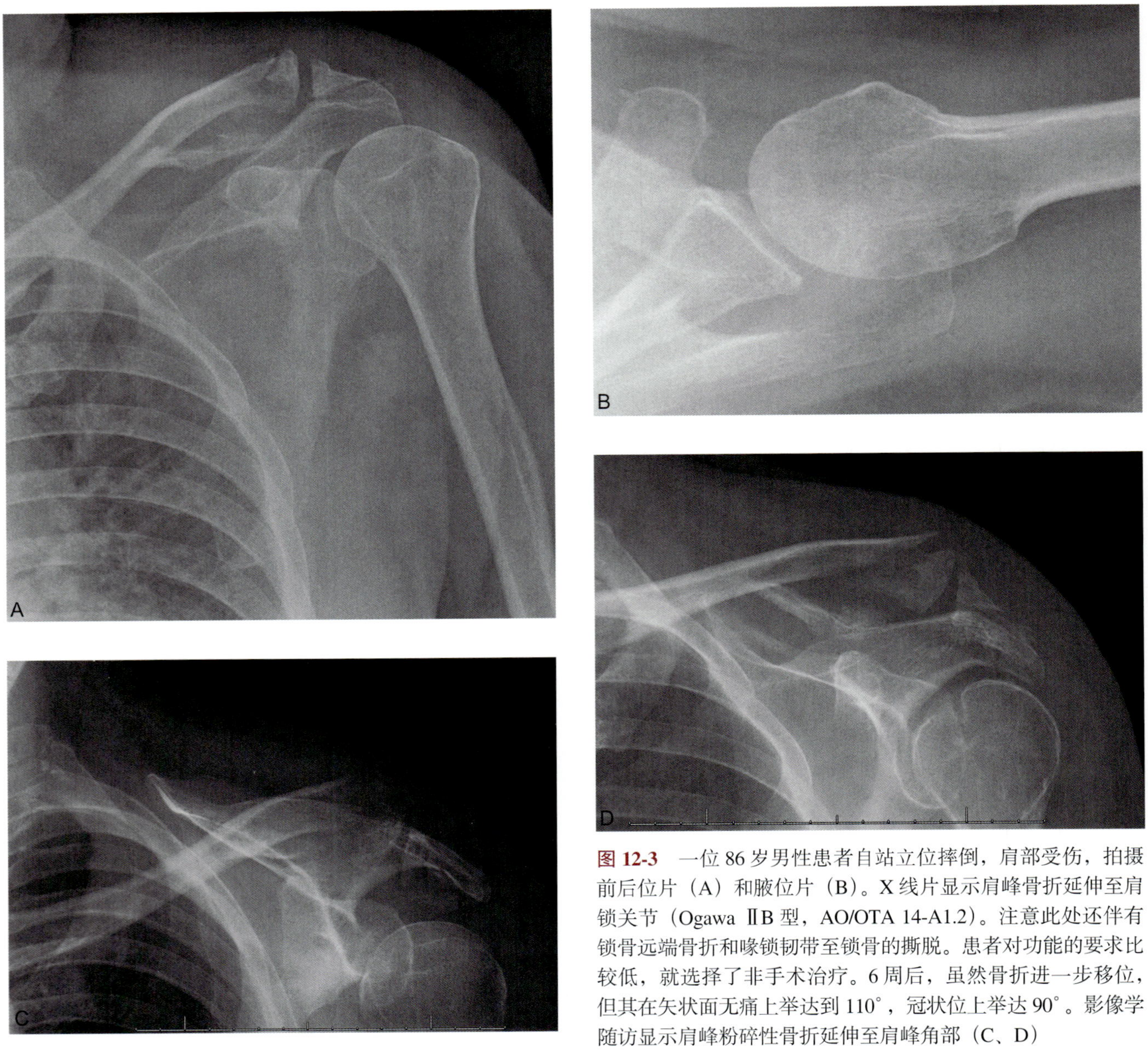

图 12-3 一位 86 岁男性患者自站立位摔倒，肩部受伤，拍摄前后位片（A）和腋位片（B）。X 线片显示肩峰骨折延伸至肩锁关节（Ogawa ⅡB 型，AO/OTA 14-A1.2）。注意此处还伴有锁骨远端骨折和喙锁韧带至锁骨的撕脱。患者对功能的要求比较低，就选择了非手术治疗。6 周后，虽然骨折进一步移位，但其在矢状面无痛上举达到 110°，冠状位上举达 90°。影像学随访显示肩峰粉碎性骨折延伸至肩峰角部（C、D）

是非手术治疗。但是，最近 10 ~ 20 年来手术治疗越来越普遍，即使对无移位的肩上方悬吊复合体双重损伤也采取手术治疗[4],12,25,30]。

常规手术治疗肩上方悬吊复合体双重损伤时不考虑骨折的移位程度，对此目前已产生争议。很明显，对这些损伤，非手术治疗也可能起到一定的作用。Edwards 等报道了最大样本的队列研究，显示对浮肩行非手术治疗也可取得肯定的疗效[11]。此研究报告了对 20 例患者行非手术治疗的结果，治疗方式为悬吊固定，早期（伤后 3 天至 2 周）行同侧锁骨骨折和肩胛骨骨折的物理治疗，平均随访 28 个月。在此队列研究中，11 例锁骨骨折移位≥ 1.0cm，5 例肩胛骨骨折移位≥ 5mm。20 例中的 19 例（95%）没有同时愈合，1 例锁骨骨折因枪击导致节段性骨缺损而发生了骨不愈合。他们的结果包括：① Herscovici 评分量表[4]，结果均为优（85%）或良（15%）。②活动度，90% 的患者获得了对称的无痛肩关节活动度[11]。③ Constant 评分，平均为 96 分。另一些学者也报道了对这类损伤行非手术治疗可取得良好的疗效：Van Noort 等[45]报道 28 例患者的平均 Constant 评分为 76 分，Ramos 等[41]报道对 13 例患者平均随访 7.5 年，84.6% 的患者 Herscovici 评分为优秀，7.7% 为良好。手术治疗这些损伤的数据将在后续章节中讨论，关于浮肩和肩上方悬吊复合体的双重损伤最佳的治疗方法仍然存在争议。

非手术治疗的原则和方法

相对而言，肩胛骨骨折的非手术治疗方法没有特异性，以下方法可适用于大多数患者。一旦选择非手术治疗，简单的悬吊固定或紧身带是此类骨折最主要的治疗方法（图 12-4）[50]。目前尚无前瞻性随机对照研究支持某种肩关节固定方法优于其他固定方法。我们的经验是，最初患者通常以半坐的姿势睡觉会感觉比较舒适。很多患者发现穿一件舒适的 T 恤衫并使其罩住悬吊的上肢，可产生绷带固定的效果。患者的疼痛减轻，舒适感会进一步增加。伤后最初几周，需要应用抗炎性镇痛药或麻醉性镇痛药缓解疼痛，逐渐耐受疼痛后可减少剂量。我们的经验是，局部神经阻滞在缓解肩胛体骨折所致的疼痛方面并没有特别好的效果，而肌间沟封闭可有效地缓解肩峰、肩锁关节及肩胛盂骨折导致的急性期疼痛。

伤后 1 ～ 2 周，需持续性采用悬吊固定。在此阶段，大多数患者在去除悬吊带后可感到舒适，并开始轻柔的肩关节活动度功能锻炼。为了防止肩关节强直，此时可行物理治疗配合钟摆运动和肩关节活动度锻炼，即使是肩胛颈骨折或粉碎性的 Ideberg Ⅵ型肩胛盂骨折也可如此，以减轻不适。在物理治疗期间，患者需要持续佩戴悬吊带，以固定肩关节。伤后 6 周，通常骨折基本稳定，可以行肩关节主动活动度功能锻炼，应注重肩胛骨平面的肩关节进行完全外旋、前屈及外展功能的锻炼[2]。伤后 10 ～ 12 周，骨折已基本愈合，患者可开始力量训练。如果患者能够耐受，可回归日常生活活动。如果采取的非手术治疗适当，患者伤后 3 ～ 6 个月可完全恢复肩关节的活动度和功能。

闭合复位加过头顶的尺骨鹰嘴骨牵引仍然是一种治疗肩胛骨骨折，尤其是粉碎性的 Ideberg Ⅵ型肩胛盂骨折和肩胛颈骨折的方法[21,46]。但目前大多数学者认为这种治疗方法太过陈旧而很少应用。

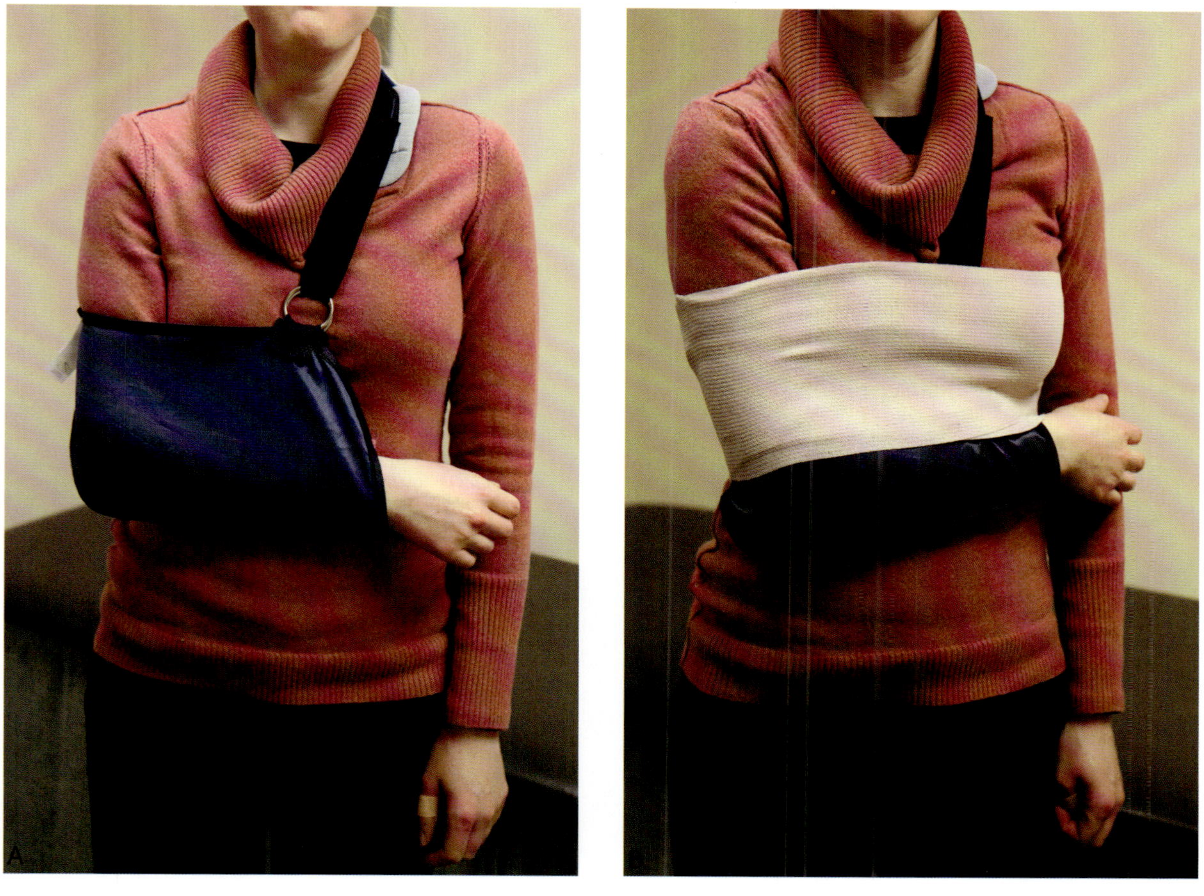

图 12-4 采用简单的悬吊固定治疗大部分肩胛骨骨折（A）。可采用紧身带（B）或将 T 恤衫罩住悬吊的上肢以提高舒适性，特别是在夜晚

结　　论

肩胛骨骨折的类型多样，而且常常可见到多种损伤类型。仔细分析每一个骨折的解剖位置，可更好地确定非手术治疗的适应证，从而获得良好的疗效。目前的文献通常是小样本回顾性研究，缺乏对照组，而没有比较手术治疗和非手术治疗的随机对照研究或队列研究。选择治疗方法时，应综合考虑以上因素，对每个患者根据具体情况，选择个体化治疗。在此背景下，对不同类型的肩胛骨骨折行非手术治疗仍然是肩胛骨骨折的重要治疗措施。

参考文献

1. Ada JR, Miller ME. Scapular fractures: analysis of 113 cases. *Curr Orthop Relat Res* 1991;269.
2. Albersdorfer H. Management of dislocated glenoid fossa fracture with acromioclavicular joint rupture. *Aktuelle Traumatol* 1993;23(7):337–338.
3. Armstrong CP, Van der Spuy J. The fractured scapula: importance and management based on a series of 62 patients. *Injury* 1984;15(5):324–329.
4. Banerjee S, Weiser L, Cornell D, Wallace AL. Glenoid rim fracture in contact athletes with absorbable suture anchor reconstruction. Arthroscopy 2009;25(5):560–562.
5. Bauer G, Fleischmann W, Dussler E. Displaced scapular fractures: indication and long-term results of open reduction and internal fixation. *Arch Orthop Trauma Surg* 1995;114(4):215–219.
6. Bauer T, Abadie O, Hardy P. Arthroscopic treatment of glenoid fractures. *Arthroscopy* 2006;22(5):569 e1–e6.
7. Bozkurt M, Can F, Kirdemir V, Erden Z, Demirkale I, Basbozkurt M. Conservative treatment of scapular neck fracture: the effect of stability and glenopolar angle on clinical outcome. *Injury* 2005;36(10):1176–1181.
8. Carr AJ, Broughton NS. Acromioclavicular dislocation associated with fracture of the coracoid process. *J Trauma* 1989;29(1):125–126.
9. Dimitrouslias A, Molinero KG, Krenk DE, Muffly MT, Altman DT, Altman GT. Outcomes of nonoperatively treated displaced scapular body fractures. *Clin Orthop Relat Res* 2011;469(5):1459–1465.
10. Dounchis J, Pedowitz RA, Garfin SR. Symptomatic pseudoarthrosis fo the acromion: report of a case and review of the literature. *J Orthop Trauma* 1999;13:63–66.
11. Edwards SG, Whittle AP, Wood GW 2nd. Nonoperative treatment of ipsilateral fractures of the scapula and clavicle. *J Bone Joint Surg Am* 2000;82(6):774–780.
12. Egol KA, Connor PM, Karunakar MA, Sims SH, Bosse MJ, Kellam JF. The floating shoulder: clinical and functional results. *J Bone Joint Surg Am* 2001;83-A(8):1188–1194.
13. Eyres KS, Brooks A, Stanley D. Fractures of the coracoid process. *J Bone Joint Surg Br* 1995;77(3):425–428.
14. Ferraz IC, Papadimitriou NG, Sotereanos DG. Scapular body nonunion: a case report. *J Shoulder Elbow Surg* 2002;11(1):98–100.
15. Findlay RT. Fractures of the scapula and ribs. *Am J Surg* 1937;38:489–494.
16. Garcia-Elias M, Salo JM. Non-union of a fractured coracoid process after dislocation of the shoulder. A case report. *J Bone Joint Surg Br* 1985;67(5):722–723.
17. Gil JF, Haydar A. Isolated injury of the coracoid process: a case report. *J Trauma* 1991;31:1696–1697.
18. Gosens T, Speigner B, Minekus J. Fracture of the scapular body: functional outcome after conservative treatment. *J Shoulder Elbow Surg* 2009;18(3):443–448.
19. Goss T, Owens, BD. Fractures of the scapula. In: Rockwood C, Matsen III, FA, Wirth MA, Lippitt SB, eds. *The Shoulder*, 4th ed. Philadelphia, PA: Saunders; 2009:333–376.
20. Goss T. Fractures of the glenoid cavity. *J Bone Joint Surg Am* 1992;74:299–305.
21. Goss TP. Scapular fractures and dislocations: diagnosis and treatment. *J Am Acad Orthop Surg* 1995;3(1):22–33.
22. Goss TP. The scapula: coracoid, acromial, and avulsion fractures. *Am J Orthop* 1996;25(2):106–115.
23. Gupta R, Sher J, Williams GR jr, Iannotti JP. Non-union of the scapular body. A case report. *J Bone Joint Surg Am* 1998;80(3):428–430.
24. Hardegger F, Simpson LA, Weber BG. The operative treatment of scapular fractures. *J Bone and Joint Surg Br* 1984;66:725–731.
25. Hashiguchi H, Ito H. Clinical outcome of the treatment of floating shoulder by osteosynthesis for clavicular fracture alone. *J Shoulder Elbow Surg* 2003;12(6):589–591.
26. Imatani RJ. Fractures of the scapula: a review of 53 fractures. *J Trauma* 1975;15(6):473–478.
27. Kalicke T, Andereya S, Gekle J, Muller EJ, Muhr G. Coracoid pseudarthrosis caused by anterior shoulder dislocation with concomitant coracoid fracture. *Unfallchirurg* 2002;105(9):843–844.
28. Kavanagh BF, Bradway JK, Cofield RH. Open reduction and internal fixation of displaced intra-articular fractures of the glenoid fossa. *J Bone Joint Surg Am* 1993;75(4):479–484.
29. Kuhn J, Blasier RB, Carpenter JE. Fractures of the acromion process: a proposed classification system. *J Orthop Trauma* 1994;8:6–13.
30. Labler L, Platz A, Weishaupt D, Trentz O. Clinical and functional results after floating shoulder injuries. *J Trauma* 2004;57(3):595–602.
31. Leung KS, Lam TP, Poon KM. Operative treatment of displaced intra-articular glenoid fractures. *Injury* 1993;24(5):324–328.
32. Lindholm A, Leven H. Prognosis in fractures of the body and neck of the scapula. A follow-up study. *Acta chirurgica Scandinavica* 1974;140(1):33–36.
33. Martin-Herrero T, Rodriguez-Merchan C, Munuera-Martinez L. Fractures of the coracoid process: presentation of seven cases and review of the literature. *J Trauma* 1990;30(12):1597–1599.
34. McGahan JP, Rab GT, Dublin A. Fractures of the scapula. *J Trauma* 1980;20(10):880–883.
35. McGinnis M, Denton JR. Fractures of the scapula: a retrospective study of 40 fractured scapulae. *J Trauma* 1989;29(11):1488–1493.
36. Mick CA, Weiland AJ. Pseudoarthrosis of a fracture of the acromion. *J Trauma* 1983;23(3):248–249.
37. Nordqvist A, Petersson C. Fracture of the body, neck, or spine of the scapula. A long-term follow-up study. *Clin Orthop Relat Res* 1992(283):139–144.
38. Ogawa K, Yoshida A, Takahashi M, Ui M. Fractures of the coracoid process. *J Bone Joint Surg Br* 1997;79(1):17–19.
39. Ogawa K, Naniwa T. Fractures of the acromion and the lateral scapular spine. *J Shoulder Elbow Surg* 1997;6:544–548.
40. Pace AM, Stuart R, Brownlow H. Outcome of glenoid neck fractures. *J Shoulder Elbow Surg* 2005;14(6):585–90.
41. Ramos L, Mencia R, Alonso A, Ferrandez L. Conservative treatment of ipsilateral fractures of the scapula and clavicle. *J Trauma* 1997;42(2):239–242.
42. Romero J, Schai P, Imhoff AB. Scapular neck fracture—the influence of permanent malalignment of the glenoid neck on clinical outcome. *Arch Orthop Trauma Surg* 2001;121(6):313–316.
43. Simpson NS, Jupiter JB. Complex fracture patterns of the upper extremity. *Clin Orthop Relat Res* 1995(318):43–53.
44. Thompson DA, Flynn TC, Miller PW, Fischer RP. The significance of scapular fractures. *J Trauma* 1985;25(10):974–977.
45. van Noort A, te Slaa Rl, Marti RK, van der Werken C. The floating shoulder. A multicentre study. *J Bone Joint Surg Br* 2001;83(6):795–798.
46. Van Wellen PA, Casteleyn PP, Opdecam P. Traction-suspension therapy for unstable glenoid neck fracture. *Injury* 1992;23(1):57–58.
47. Wilber MC, Evans EB. Fractures of the scapula. An analysis of forty cases and a review of the literature. *J Bone Joint Surg Am* 1977;59(3):358–362.
48. Wong-Chung J, Quinlan W. Fractured coracoid process preventing closed reduction of anterior dislocation of the shoulder. *Injury* 1989;20(5):296–297.
49. Zilberman Z, Rejovitzky R. Fracture of the coracoid process of the scapula. *Injury* 1981;13(3):203–206.
50. Zlowodzki M, Bhandari M, Zelle BA, Kregor PJ, Cole PA. Treatment of scapula fractures: systematic review of 520 fractures in 22 case series. *J Orthop Trauma* 2006;20(3):230–233.

（罗　涛　译　付中国　校）

第 13 章

Peter A. Cole，Clifford B. Jones

肩胛骨骨折的手术治疗：适应证、手术技术和疗效

引　言

手术治疗肩胛骨骨折并非始于当今。实际上，早在 20 世纪初即有多位学者报道了对肩胛骨骨折采取外科治疗的个案及系列研究。比利时医师 Albin Lambotte 于 1913 年首次报道了采用外科手术固定肩胛骨骨折[31]。Longabaugh 医师于 1924 年在美国首次报道了手术治疗肩胛骨骨折。Reggio[40] 和 Fischer[15] 分别于 1938 年和 1939 年报道了关节内骨折的手术治疗。这是肩胛骨骨折手术治疗历史上的里程碑。

在这些报道之后的半个世纪，很少有关于手术治疗肩胛骨骨折的文章。但 Dupont 和 Evrard 在 1932 年[13] 取得了重要的成就。他们的研究包括了对肩胛骨骨折进行生物力学和解剖学方面的研究。这两位学者首先提出了“柱”的概念，以描述发育良好的肩胛骨外侧边界。也可将此区域看成是肩胛骨的稳定柱区域，在此处可以放置外侧钢板。在此时期，有影响的报告还包括 Decoulx（26 例）[12] 和 Tondeur（38 例）[44] 有关肩胛骨手术治疗的病例报道。1964 年，Robert Judet 描述了著名的肩胛骨扩大后侧入路。这是为肩胛颈骨折内固定手术设计的（10 例患者）。

1984 年，随着 Hardegger 分型系统的提出，使大家对手术治疗肩胛骨骨折产生了新的兴趣[18]。此分型系统对肩胛骨损伤的治疗具有实际指导意义。Hardegger 提出对肩胛骨骨折应及时恢复稳定性并进行早期功能锻炼，其报道的病例中有 79% 的患者获得了优良的结果。同期，另一项系列报道表明非手术治疗肩胛骨骨折的临床疗效很差，引发了对肩胛骨骨折采取手术治疗还是非手术治疗的争议[1,36,42]。因为这一段历史，最近几十年来，对肩胛骨骨折，主流治疗方法的特点是非手术治疗。这与骨折治疗的基本原则并不一致，如恢复骨折的对线、旋转和邻近关节骨折的长度，其目的是获得足够的稳定以利于早期功能锻炼。

近些年肩胛骨骨折的少见性可能被过度解读了。最新的文献统计显示肩胛骨骨折的发生率大约与距骨骨折及股骨远端骨折的发生率相当[11]。而且，对肩胛骨骨折的详细解剖、手术入路、损伤机制和固

定方式的理念均发生了巨大改进，所以对移位的肩胛骨骨折，更多的是考虑手术内固定治疗。在这种外科干预方式逐渐建立的同时，有关肩胛骨骨折畸形愈合导致患者肩关节功能障碍的报道越来越多。最近，手术治疗与非手术治疗争论的原因开始升级，即大量关于手术治疗的系列病例研究缺乏相应的特定骨折移位与功能疗效的对比性研究。总之，目前尚不清楚何种程度的畸形与何种水平的功能障碍有关。

另一个令人疑惑的问题是缺乏对肩胛骨畸形愈合的标准定义和测量方法。最近，Anavian 等 [3] 发表了一篇文章，提出通过 CT 三维重建来测量肩胛骨骨折的移位和成角，使临床医师和研究者可以标准化测量和定义肩胛骨畸形愈合，从而考虑凡采用手术治疗的中度以上移位的肩胛骨骨折均应行 CT 三维重建检查。

还有一些学者提出了肩关节代偿能力的概念，认为肩关节可耐受肩胛骨畸形，从而排除了手术的必要性。尽管对此观点一直都有反对意见，最近的文章主要集中于手术技术 [10,22,37]，包括广泛应用于治疗各种肩胛骨骨折的微创治疗理念 [16]。此外，有关手术适应证的报道越来越多，著名学者之间的一致性也不断提高。尽管有这些进展，但是只有证据级别更高的前瞻性研究显示获得长期疗效时方能取得共识。

关节外肩胛骨肩胛骨骨折

关节外骨折的手术适应证

当代学者已将肩胛骨骨折进一步分为关节外骨折和关节内骨折，单发骨折及多发损伤（即肩上方悬吊复合体损伤，由 Goss 等提出）[17]。这些不同的损伤需要不同的外科治疗方法，并进一步划分亚型以比较临床效果。

文献中经常报道的手术适应证含糊地表达为肩胛颈骨折“明显移位”和“对线不良”，然而这个解剖名词本身尚定义不明确，也未获得公认。手术医师的经验和专家的意见对手术适应证给出了略显笼统的基础共识。学界仍然在使用一些没有明确定义的术语来描述决定外科治疗方法的影像学表现，如内移、移位、短缩、水平移位和成角移位。

最早试图提出关节外肩胛骨骨折明确手术适应证的医师包括 Hardegger[18]、Ada 和 Miller、Nordqvist 和 Peterson 以及 Romero 等 [42]。这些学者认为，肩关节影像学上的畸形与肩关节功能障碍具有相关性，并通过观察确定了畸形的最低标准。1991 年，Ada 和 Miller[1] 首次明确地提出了关节外肩胛骨骨折的手术适应证。他们分析了 113 例肩胛骨骨折病例，完成了对 24 例非手术治疗患者的随访和评估，发现其中 40% 存在外展无力，46% 存在肩关节痛。作者认为肩胛颈骨折移位改变了肩袖的上举力臂，减少了这些肌肉的力学优势，导致长期疼痛和功能障碍。在此发现的基础上，作者进一步分析了疗效不佳的肩胛骨移位骨折病例，并提出在骨折成角＞ 40° 或向内侧移位＞ 1cm 时应采用手术治疗，并报道了 8 例经手术治疗获得良好肩关节功能的病例。此研究并没有应用特殊的影像学方法、测量方法和临床评价方法。

在提出这些标志性的手术适应证后十余年，一些小样本手术治疗肩胛骨骨折的研究对肩胛骨骨折的特殊适应证既没有明显反对，也没有明显赞同。直到最近，前瞻性研究才明确了手术适应证，同时，手术适应证也受到了最广泛的质疑，大家希望循证医学能给出答案。Khallaf 等 [26] 于 2006 年报道了一组手术后治疗的关节外肩胛骨骨折，其手术适应证是由 Ada 与 Miller 提出的。Herrera 等 [22] 报道手术治疗肩胛骨骨折的手术适应证为肩胛骨内移＞ 15mm、成角＞ 25°，以及肩上方悬吊复合体 2 处以上损伤，手术时间为伤后 21 ～ 57 天。而 Jones 等报道了 37 例手术病例，其手术适应证为内移＞ 25mm、短缩＞ 25mm、成角移位＞ 45° 以及肩上方悬吊复合体 2 处以上损伤。

尚需要进一步研究，以明确可测量的影像学畸形与客观的运动学异常之间的关系。我们试图建立测量技术和方法的可靠性 [3]（图 13-1）。通过这些数据之间的相关性，可建立功能疗效和动力学评估与骨折特定移位和畸形之间的联系。

对于微小移位，如达不到手术适应证，可行非手术治疗，将肩关节悬吊制动 2 ～ 3 周，以减少骨折进一步移位的风险。在此阶段，每周对患者摄片随访是非常重要的。有些骨折移位加重的患者需转为手术治疗 [5]。骨折进一步移位是骨折类型、肌肉牵拉以及上肢运动的共同影响。发生骨折移位风险最大的患者可能是肩上方悬吊复合体 2 处以上受损或合并多发性肋骨骨折的患者。

关节外肩胛骨骨折的手术技术

典型的肩胛颈骨折和肩胛体骨折的最佳手术

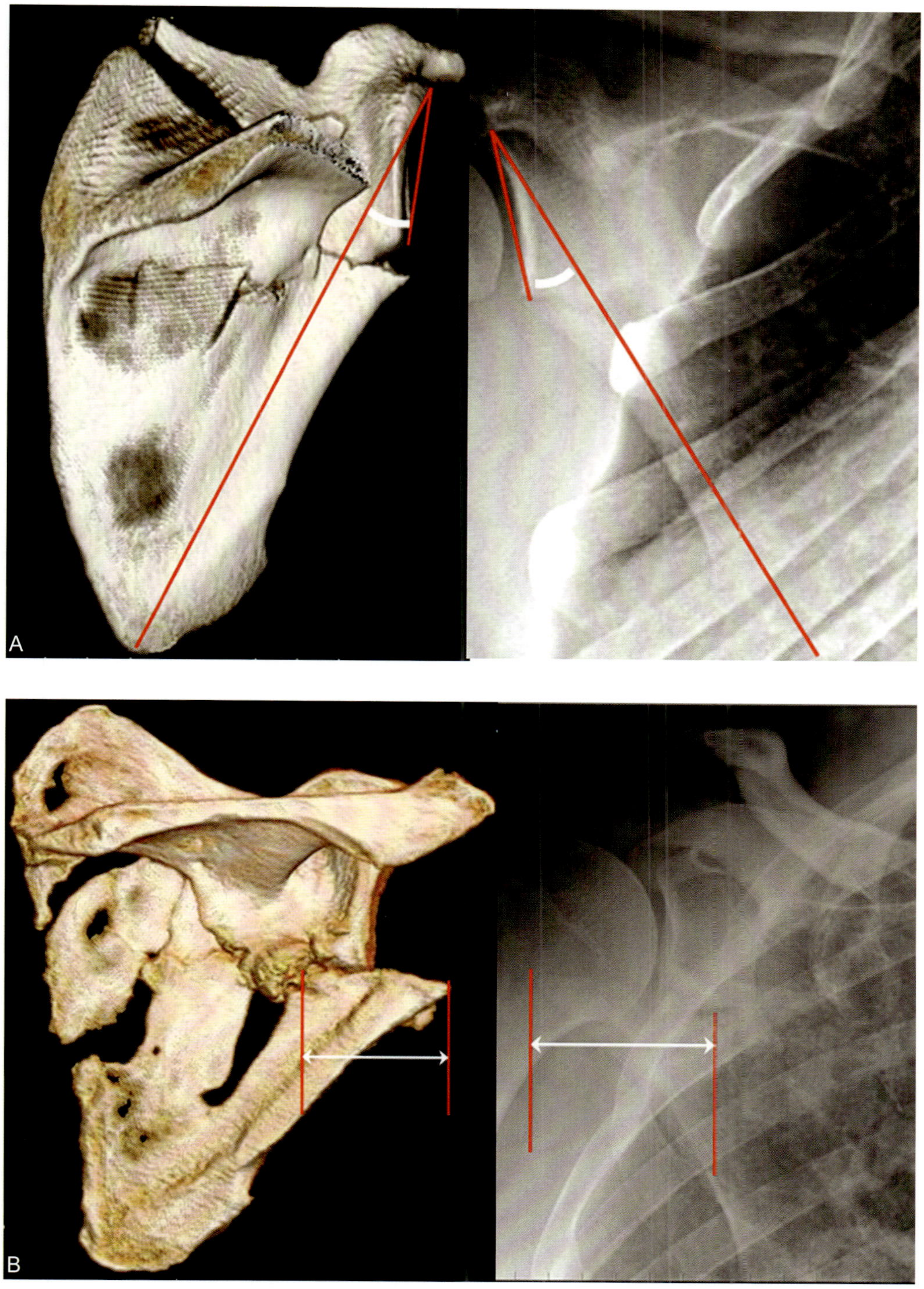

图 13-1 （A）显示了在 X 线和 CT 三维重建上测量盂极角的方法。盂极角是从肩胛盂的下缘和上缘的连线与肩胛骨下角的最尾端至肩胛盂上缘的夹角。在 X 线上要在 Grashey 位（正位）片上测量。在 CT 三维重建上，需要旋转肩胛骨，使其内外侧的直径最大，即通过真正的后前位才能测量盂极角。（B）显示在 X 线和 CT 三维重建上测量外侧边缘的偏移。外侧缘的偏移与盂极角测量的要求相同。一条垂线起自近（上）端骨折块的最外侧缘，另一条垂线起自远（下）端骨折块的最外侧缘。（C）测量成角时需要在肩胛骨的“Y”位和 CT 三维重建上进行。第一条线位于骨折近端，通过近端骨折块并且平行于近端骨皮质。另一条线位于骨折远端，通过远端骨折块并且平行于远端骨皮质。这两条线的夹角就代表成角。与标准 X 线检查相比，CT 三维重建上测量的结果有更高的观察者内 / 间的可靠性（From Anavian J，Conflitti JM, Khanna G，Guthrie ST，Cole PA . A reliable radiographic measurement technique for extra-articular scapular fractures. Clin Orthop Relat Res，2011，Mar 1 with permission）

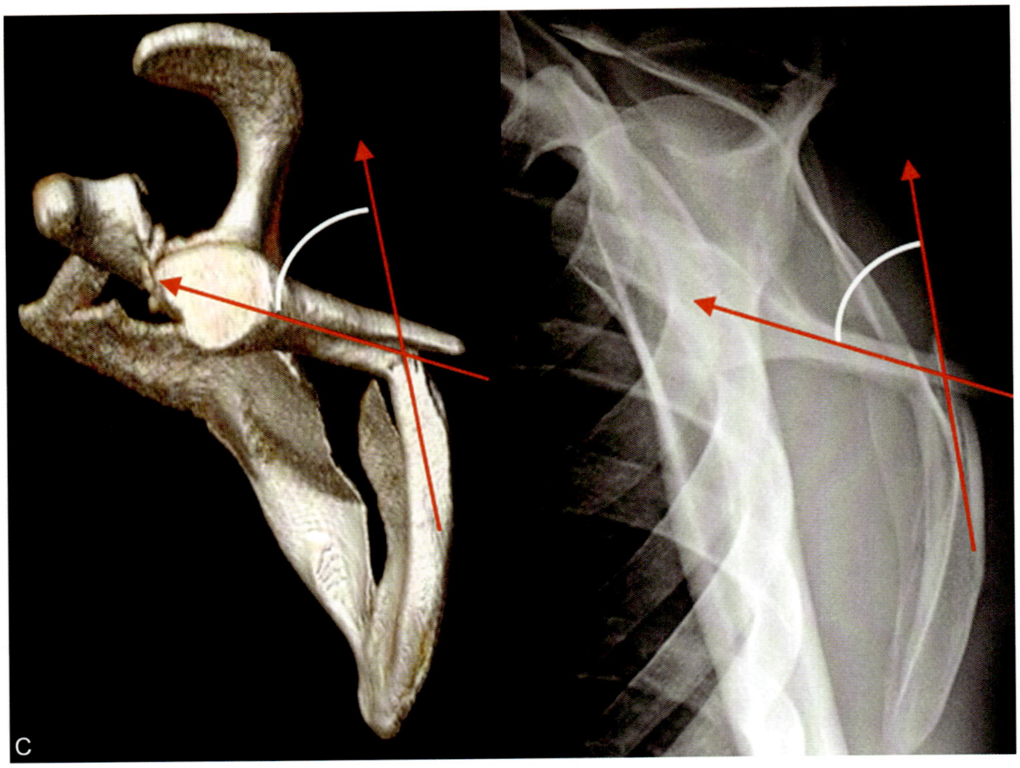

图 13-1 （续）

入路是后方入路。患者的手术体位为侧俯卧位，稍向头侧倾斜，整个身体的前半部分垂下，上肢外展 90° 并尽量前屈，并用手术枕固定（图 13-2）。

Judet 入路是后方入路手术的主要入路，根据骨折类型可显露整个肩胛骨后壁。此切口起自肩峰，沿肩胛冈后缘向椎体边缘延伸，然后转向肩胛下角，长度根据需要决定。皮肤切口下的入路选择有很多，可根据骨折的复杂程度和伤后时间长短决定。

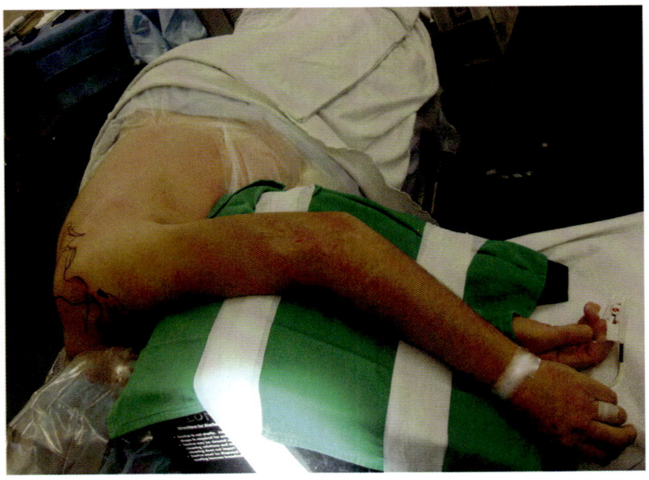

图 13-2 术前描绘出重要的骨性标志，将患者放置于后侧入路体位。使用楔形的软垫（Bone Foam，Excel Medical Solutions，Inc.，Minneaplis，MN，USA）提供支撑以保护下方的手臂。整个手臂需要完全自由，以便在术中关节可活动

可将三角肌从肩胛冈上剥离后向外侧牵拉，显露肩袖，也可将其置于原位，将肩袖向头侧和后方牵拉。显露肩胛颈和肩胛体时可以保持三角肌完整，从而不需要术后 6 周保护三角肌以促进其愈合。

对于在肩胛冈或肩胛骨外侧边界 2 ~ 3 个突起部位的骨折，治疗相对较为简单。可切除覆盖在肩袖上的筋膜，通过肌间隙显示固定部位。这些间隙包括冈下肌和小圆肌间隙，可显露肩胛骨外侧边界和肩胛颈；三角肌和斜方肌间隙，可显示肩胛冈；菱形肌和冈下肌间隙，可显示肩胛上角和脊柱边缘（图 13-3）。

对于迟发性骨折（伤后 10 ~ 14 天以上）或非常复杂的骨折（肩胛骨缘有 3 处以上骨折线），由内向外从骨膜下剥离冈下肌就可完全显露肩胛骨后壁[10,24]。通过此入路可清理干扰骨折愈合的无效骨痂，也可置入多个复位钳或复位棒。此入路的损伤较大，但通过该入路可更好地复位。整个肩胛骨的前方是肩胛下肌的起点，冈下肌也是由冈上肌动脉环供血。通过此入路可保护这些结构，因此，再血管化和骨

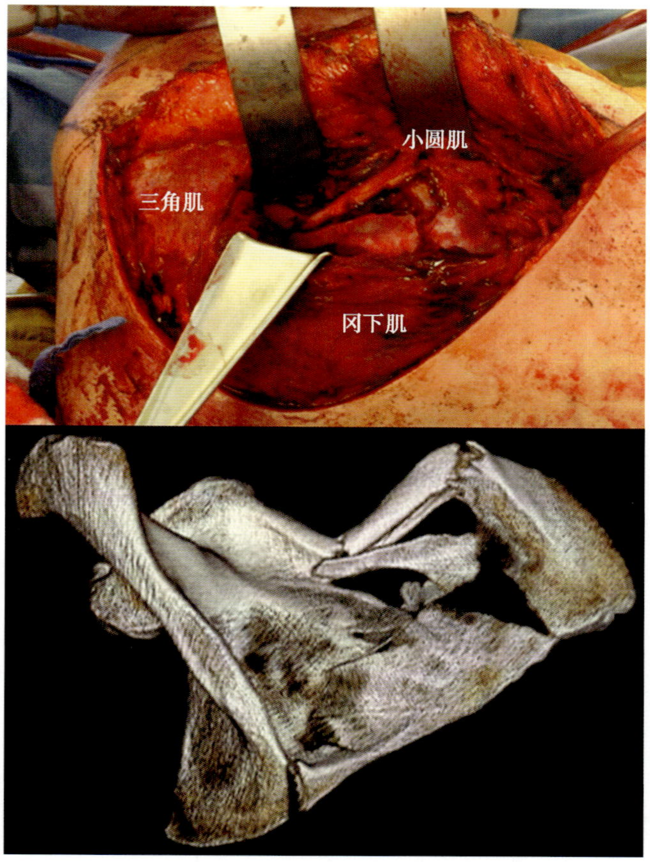

图 13-3 Judet 切口是治疗肩胛骨骨折主要的后侧手术入路。它沿着解剖标记做切口，在肩胛冈尾侧 1cm，椎体边缘外侧 1cm。图示为将皮肤 - 皮下组织瓣掀起后的情况，通过肌肉间隙可以到达骨组织，通过冈下肌和小圆肌间隙到达肩胛前外侧缘。白线位于间隙的延伸处。在复位前后和固定时，保留三角肌并将其牵向头侧，反折起冈下肌和小圆肌以暴露外侧缘。这是一个保留肌肉的入路。作为参照，对骨折进行 CT 三维重建检查可以反映出术中肩胛骨的位置

折愈合并不是这类骨折的主要问题。当将肌肉从最初的位置分离后，需要通过骨孔将其缝合到骨上，从而使肌肉在最初的解剖位置愈合。

如果骨折并未累及肩胛盂、肩胛颈及外侧缘，可选择盂肱关节后方表面的直切口。最近提出了肩胛颈和肩胛体的微创入路[116]，即在相应骨折的表面做小切口，并通过此窗口评估肩胛骨边缘的骨折移位程度。通过有限的皮肤切口显露肌间隙。通过外侧切口窗牵拉冈下肌时，应特别注意不要损伤肩胛上神经。此神经从肩胛骨盂切迹的肩峰基底部穿过[48]。

对于肩胛骨骨折的手术治疗，应尽量减少能引起患者疼痛和影响术后恢复过程的外科操作。死记硬背骨折对应的切口并不完全有用，具有丰富的外科经验可让我们通过小切口完成更多的操作。

应该强调，无论是微小皮肤切口还是分离肌间隙，都不应违反手术治疗的核心目的，即通过坚强固定恢复稳定性以利于早期康复。手术应恢复肩胛骨的长度、对线和旋转。采取更大、更合理的切口是可以接受的，因为肩关节很少发生切口裂开、肿胀和感染（图 13-4）。

当手术入路完成，并将骨折端清理后，可应用一种有效的复位方法，即在肩胛颈采用带有“T”形

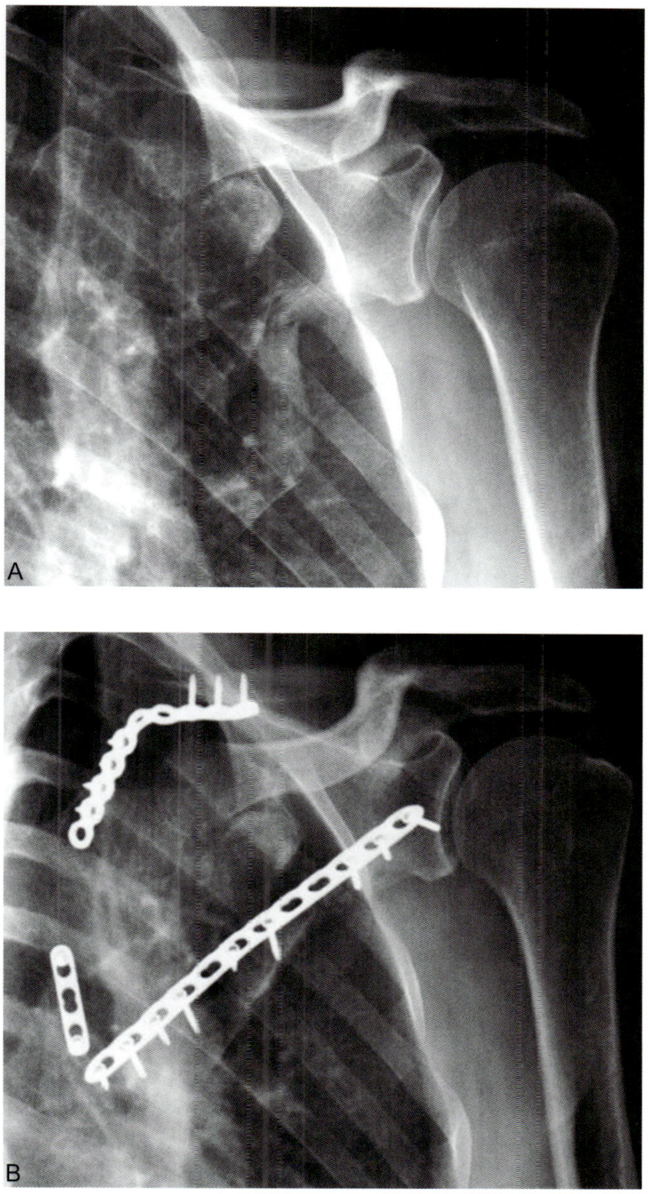

图 13-4 明显移位的肩胛骨骨折伴有多处开放伤术前（A）和术后（B）的摄片。采用传统的 Judet 切口，行切开复位内固定。图示典型的切口瘢痕（C）。图 D 和 E 显示的是 1 例肩胛骨骨折伴有 3cm 移位和 2 个开放伤口的术前（D）和术后（E）的摄片。进行切开复位内固定时的 2 个切口正位于骨折上方。图 F 为入路的典型瘢痕

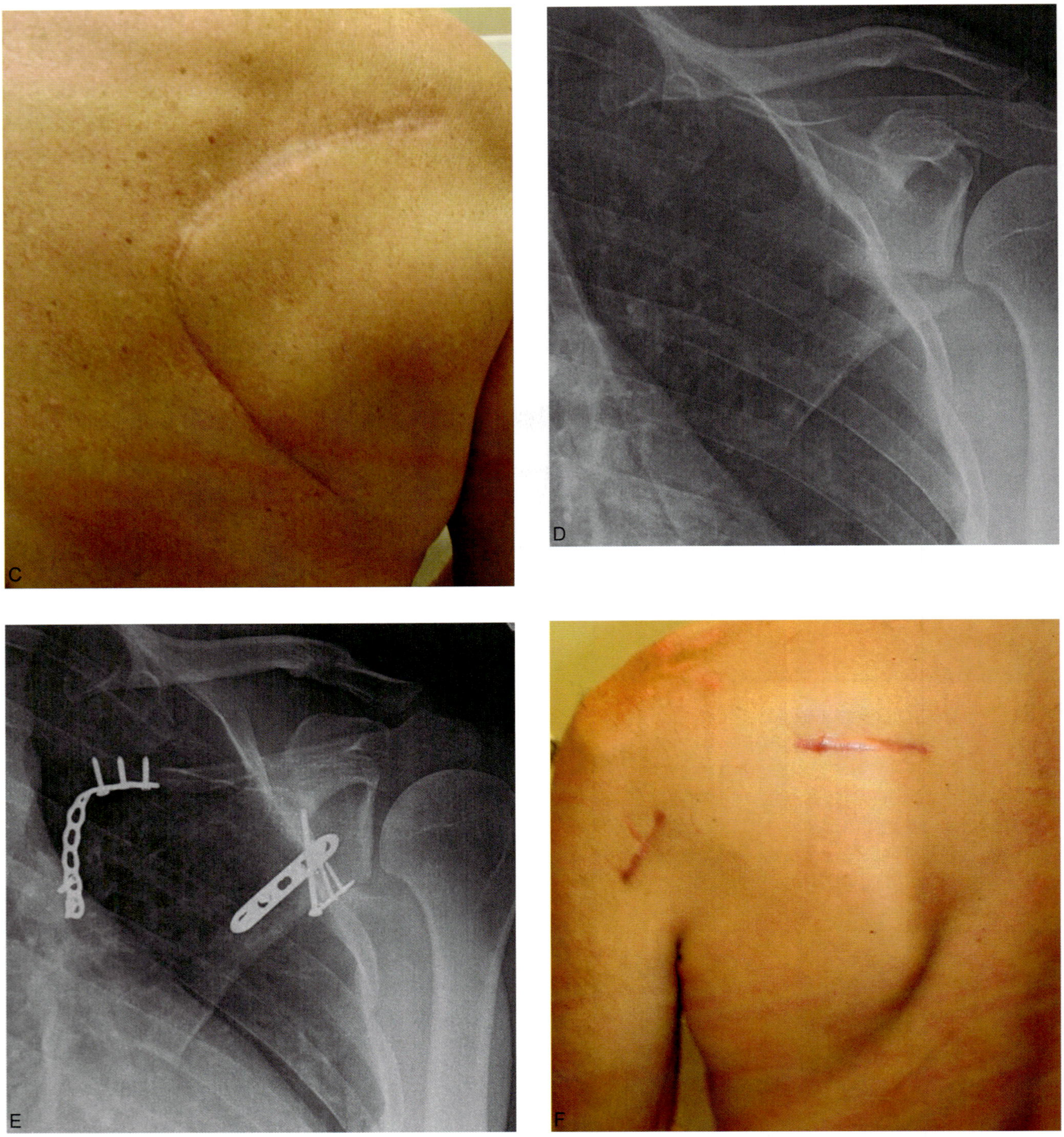

图 13-4 （续）

手柄的 Schanz 钉进行复位。应用诸如肩关节钩之类的牵拉装置，可将头侧的骨折块拉向外侧，将尾端的骨折块拉向内侧。这样有利于外侧边界对线，也便于使用复位钳。在骨折远端增加 Schanz 钉用于复位也是有益的。在椎体边缘，在骨折线两边打孔，用尖的复位骨针进行复位后可行钢板固定。有时骨骼变形的力量很强大，比如陈旧性骨折，可应用外固定支架进行牵引，以恢复肩胛体的对位和对线，并用钢板固定。

就固定技术而言，其趋势是采用的钢板更小型化，比如 3.5mm 钢板逐渐发展为 2.7mm 钢板。我们倾向于选择将 2.7mm 动力加压钢板置于肩胛骨外侧或将 1/3 管形钢板置于肩胛骨外侧缘，使螺钉方向朝向内侧进行固定。2.7mm 重建钢板可适用于大多数肩胛体内侧骨折和肩胛冈骨折。锁定钢板对肩胛骨骨折的治疗是很有价值的，因为通过小切口无法植入长钢板，而且锁定螺钉的长度是 8 ~ 16mm，适用于较薄的肩胛骨 [46]。最终应获得足够的稳定性，术后即可活动肩关节。

用 0 号可吸收缝线修复肩胛骨内外侧的筋膜，用 2-0 号可吸收缝线缝合皮下组织，用 3-0 号可吸收缝线缝合皮肤。如果是开放手术，我们建议在切口下放置引流。

所有患者在术后需行吊带固定以缓解不适感，并且即刻开始康复治疗。康复治疗的原则是早期开始主动和被动的关节活动度训练，1 个月后开始力量训练，启始重量是 2 ~ 5 磅。随着临床病例和经验的积累，相对于过去几年，此特殊区域骨折的功能康复和骨折的愈合速度越来越快。术后 2 个月内禁止负重功能锻炼。术后 3 个月，取消所有的肩关节活动限制，可根据自身情况开始恢复工作和自理日常生活，逐步恢复到受伤前的功能。

关节外肩胛骨骨折的手术疗效

尽管最常见的肩胛骨骨折是关节外的肩胛颈骨折和肩胛体骨折 [33,34]，但它们也曾经是最不会被采取手术治疗的骨折，不论其骨折移位程度和畸形如何 [49]。此类高能量损伤往往合并其他严重损伤，从而很难单独评价肩胛骨骨折的临床疗效。例如，肩胛骨骨折合并伤的总发生率为 15%，合并同侧肢体损伤者占 50%，合并臂丛神经及其他周围神经损伤者占 20%。

1991 年，Ada 和 Miller 首先报道了肩胛骨关节外骨折手术治疗的效果，并且明确提出了手术适应证 [1]。有 8 例患者肩胛颈骨折成角 > 40°，向内侧移位 > 1cm。对他们进行了手术治疗，随访时间超过 15 个月。所有患者均获得了 85° 以上的肩关节外展 [1]。

此后，仅仅发表了少量手术治疗肩胛骨关节外骨折的文章。2007 年，Lantry 等在一项系统综述中分析了 243 例肩胛骨关节外骨折（肩胛颈骨折及肩胛体骨折），其中手术治疗 63 例（占 26%），大多数病例合并关节内骨折或肩上方悬吊复合体的复合损伤 [28]。报道手术治疗肩胛骨关节外骨折的学者还包括：Khallaf（14 例）[26]、Herrera（22 例）[20]、Jones（37 例）[22] 和 Bartonicek（22 例）[7]。术后平均随访 1 年，随访率为 73% ~ 100%，肩胛骨骨折的总愈合率为 100%。

截至目前，仅 Jones 和 Sietsema[23] 进行了病例对照研究。他们比较了手术治疗和非手术治疗病例各 31 例，尽管 2 组病例的骨折严重程度和骨折移位有统计学差异，但最终的治疗结果没有差异。因此，他们提出关节外肩胛骨骨折手术治疗的适应证应当是骨折移位 > 20mm。

最近，Cole 最先发表文章，证明可以手术重建肩胛骨畸形愈合。这篇文章报道了 5 例肩胛颈 / 体骨折畸形愈合导致肩关节功能障碍 [9]，显示有明确的证据通过矫正畸形患者几乎完全恢复了肩关节功能。所有患者行非手术治疗后均存在疼痛和无力，无法重返工作岗位。重建手术后，平均随访 39 个月，所有病例影像学检查均显示骨折愈合，患者对功能满意，肩关节活动度达到正常水平，肩关节肌力也接近正常。其中 4 人回到了原工作岗位，活动水平也恢复正常。

Herrera 等对关节外肩胛骨骨折术后的肩关节功能进行了最严格的评价。在他们的研究中，术后随访 26 个月，平均 DASH 评分为 14 分，双肩活动度对称，患肩肌力几乎完全恢复。需要注意的是，这组病例是伤后 21 ~ 60 天出现晚期症状后才进行手术治疗的 [20]。其他有关手术治疗结果的报道也都很好，包括 Jones 等报道了一组病例，对骨折内移 > 25mm 及成角 > 45° 的患者采取手术治疗后，其肩关节前屈活动度可恢复到平均 158° [22]。

总之，考虑到肩胛带对畸形的代偿能力，对肩胛骨关节外骨折采取手术治疗时应选择术前肩关节功能良好且能安全耐受手术的患者。我们认为讨论其手术适应证时应在考虑手术的风险性、骨折的愈合率和术后肩关节功能恢复正常或接近正常的可能性的基础上，再充分考虑患者的个体化需求和骨折的特殊性。

孤立突起部骨折

突起部骨折的手术适应证

文献很少讨论肩峰骨折和喙突骨折。与大多数关节外肩胛骨骨折一样，以往对突起部骨折都是采用非手术治疗。只有移位严重或合并其他骨折时才会采取手术治疗。根据经验，我们提出了自己的肩胛骨突起部手术适应证：疼痛性骨不愈合，合并同侧需要手术治疗的其他肩胛骨骨折，影像学评估骨折移位≥ 1cm 以及肩上方悬吊复合体多处损伤。很少有文献报道能提供很好的手术适应证和术后效果的资料。Anavian 等报道了一组手术治疗突起部骨折的疗效，其手术适应证即为我们所应用的适应证，包括症状性骨不愈合、合并肩胛骨其他部位骨折移位＞ 1cm 及肩上方悬吊复合体多处损伤 [6]。到目前为止，这是有关突起部骨折最大样本量的报道，而且是唯一记录了手术技术和术后疗效的报道。在此之前，仅有 2 篇有关突起部手术治疗的报道 [38,39]。

突起部骨折的手术技术

对大多数喙突骨折行内固定术时，都选择沿 Langer 线的直切口。此切口可由三角肌 - 胸大肌切口向近端延伸而来。如果合并肩胛盂前缘或上缘骨折，可同时处理。实际上，最常见的损伤类型是改良 Ideberg Ⅱ型，即肩胛盂冠状面上缘骨折，骨折块与喙突相连。对于此类型骨折，Ogama 在喙突骨折的分型中进行了同样的描述 [39]，我们在自己的研究系列中也将其单独列出 [39]。显露喙突尖部后，手术者需要沿着喙突向其基底部分离周围的软组织，直到显露骨折端并可解剖复位。如果视野显示不清，可将肥厚的喙锁韧带牵开以利于显露。

对喙突骨折，可用 2.7mm 或 3.5mm 螺钉固定（图 13-5）。当骨折通过基底部累及肩胛盂时，应用 2 枚螺钉控制旋转。最好用 1 枚拉力螺钉加 1 枚中和螺钉。有时需要一块 1/4 管形钢板沿着跨越骨折的斜坡放置，具体位置取决于骨折线的走向及其与基底部的关系。在喙突基底部骨折累及肩胛盂上部的病例（Eyres Ⅴ型 [14]），可通过后路间接固定喙突，同时间接复位连着喙突的上盂唇。在此方案中，通常后路用 2.7mm 重建钢板，将皮质骨拉力螺钉通过肩峰固定肩胛盂上方的骨折块。此骨折块与肩胛骨盂切迹和喙突相连。剥离喙突内侧时应特别小心，注意邻近的神经和血管，尤其是肩胛上神经。

通常对肩峰骨折选择后方入路，除了极远端的骨折，此时选择上方的直切口。在肩峰表面做切口，并在三角肌筋膜和斜方肌间隙进行剥离，显露骨折端。为了更好地显露肩峰颈部、基底部及整个肩峰脊，将三角肌从肩峰脊的后方剥离并与肩胛下肌一起反折过去。对于水平骨折，可用点式复位钳垂直于骨折线，进行加压复位。也可在骨折线两侧分别选择性钻孔，然后用持骨钳通过这些孔对骨折进行适度的加压。可用 1 ～ 2 枚 2.7mm 或 3.5mm 拉力螺钉垂直于骨折线进行加压。应在骨表面对所有的拉力螺钉进行埋头处理，以避免螺钉突出而引起不适。

如果骨折累及肩峰颈部及基底部，则应用 2.4mm 或 2.7mm 重建钢板行中立位固定，以很好地分散应力。如果骨折累及肩胛冈，恰好位于肩峰基底部近侧，可用一枚 3.5mm 拉力螺钉直接固定肩胛颈。对于肩峰远端骨折，可考虑应用张力带技术控制骨折块旋转，并对骨折端加压，但我们通常会选择一块 2mm 钢板在较薄的肩峰边缘进行固定。不论将钢板放置在肩峰的前方还是后方，都必须注意并确保螺钉位于较薄的肩峰内，而不是进入肩峰下间隙（图 13-6）。也应同时修复三角肌。Ogawa 和 Naniwa[38] 也描述了肩峰骨折的各种类型，我们也在自己的病例中对其进行了分类 [6]。

突起部骨折的手术疗效

很少有文献报道手术治疗肩胛骨突起部的疗效。Zlowodzki 等做了系统回顾性研究，发现对 52%（16/31）突起部骨折采取了手术治疗，但仅仅 10 例报道了结果，其中 7 例获得了良好的疗效 [49]。Anavian 等 [6] 最近报道了一组病例，其中肩峰骨折 13 例，喙突骨折 14 例，均行切开复位，并予以 2.7mm 或 3.5mm 拉力螺钉固定，必要时加微型钢板固定。这篇报道还包括通过 CT 三维重建对骨折定位的形态学分析。我们认为可应用 CT 三维重建来评估骨折的类型，判断其是否具有手术适应证，尤其是合并肩胛体、肩胛颈或肩胛盂骨折时。对这些病例术后平均随访 11 个月，显示所有的骨折均愈合，恢复了肩关节完全的活动度并且肩关节无痛。3 例患者因为植入物反应和突起不适而行内固定取出术。在 2 项独立的回顾性研究中，Ogawa 报告了应用骨螺钉治疗喙突骨折 35 例，应用克氏针或张力带固定肩峰骨折 8 例，所有骨折均获得愈合。Lantry 等对手术治疗肩胛骨骨折进行了系统性研究，发现在 243 例肩胛骨骨折中，符合作者标准的骨突部骨折占 8.2%[28]。在这些骨折中，单独螺钉固定治疗占 38.5%，钢板加螺钉固定占 30.8%，张力带固定占 15.4%，克氏针固定占 15.4%。显示这些骨折患者均发生了疼痛性骨不愈合，肩峰骨折患者发生了肩峰撞击症，喙突骨折患者发生了神经压迫症状，因此，作者建议对于移位的骨折应采取手术治疗。

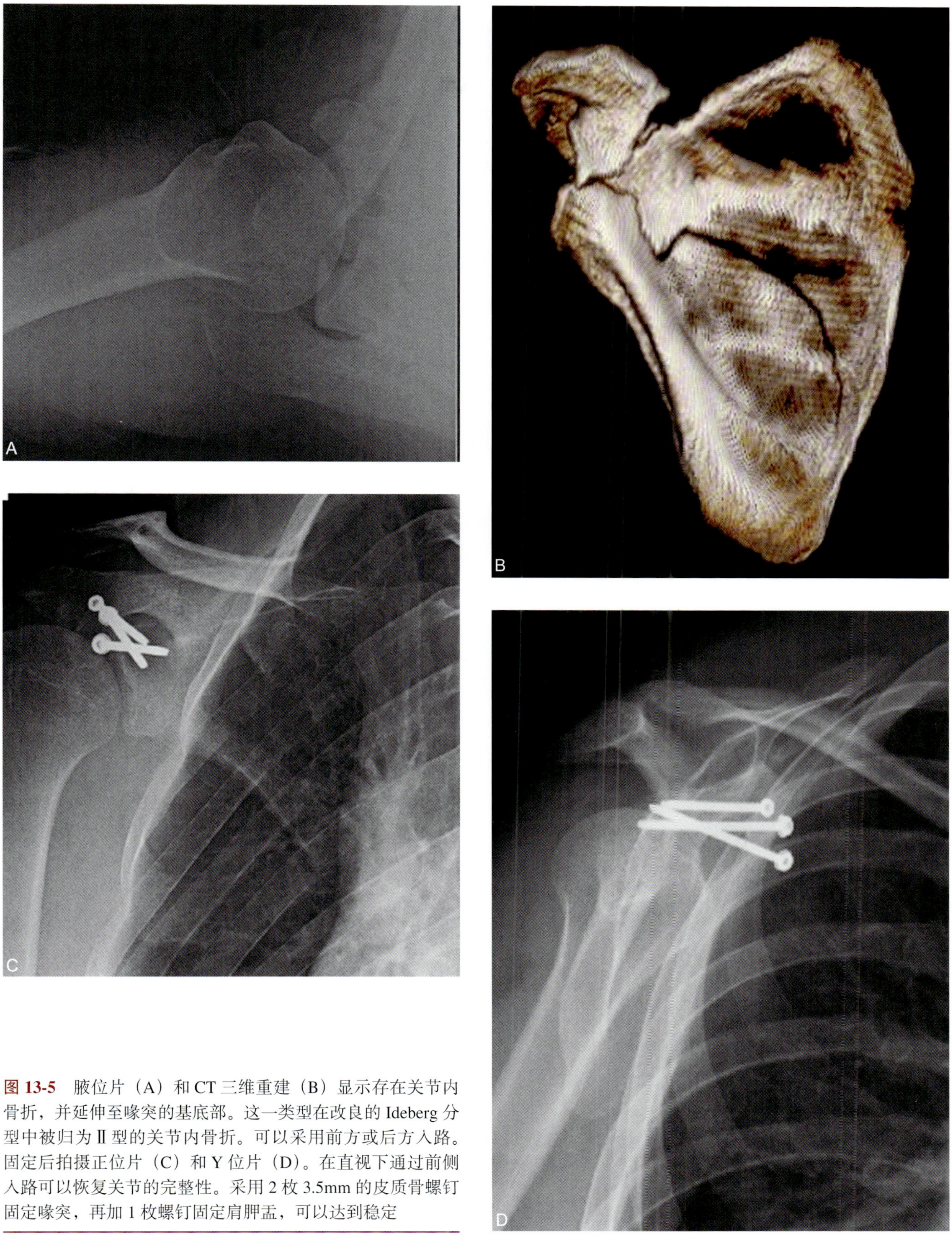

图 13-5 腋位片（A）和 CT 三维重建（B）显示存在关节内骨折，并延伸至喙突的基底部。这一类型在改良的 Ideberg 分型中被归为Ⅱ型的关节内骨折。可以采用前方或后方入路。固定后拍摄正位片（C）和 Y 位片（D）。在直视下通过前侧入路可以恢复关节的完整性。采用 2 枚 3.5mm 的皮质骨螺钉固定喙突，再加 1 枚螺钉固定肩胛盂，可以达到稳定

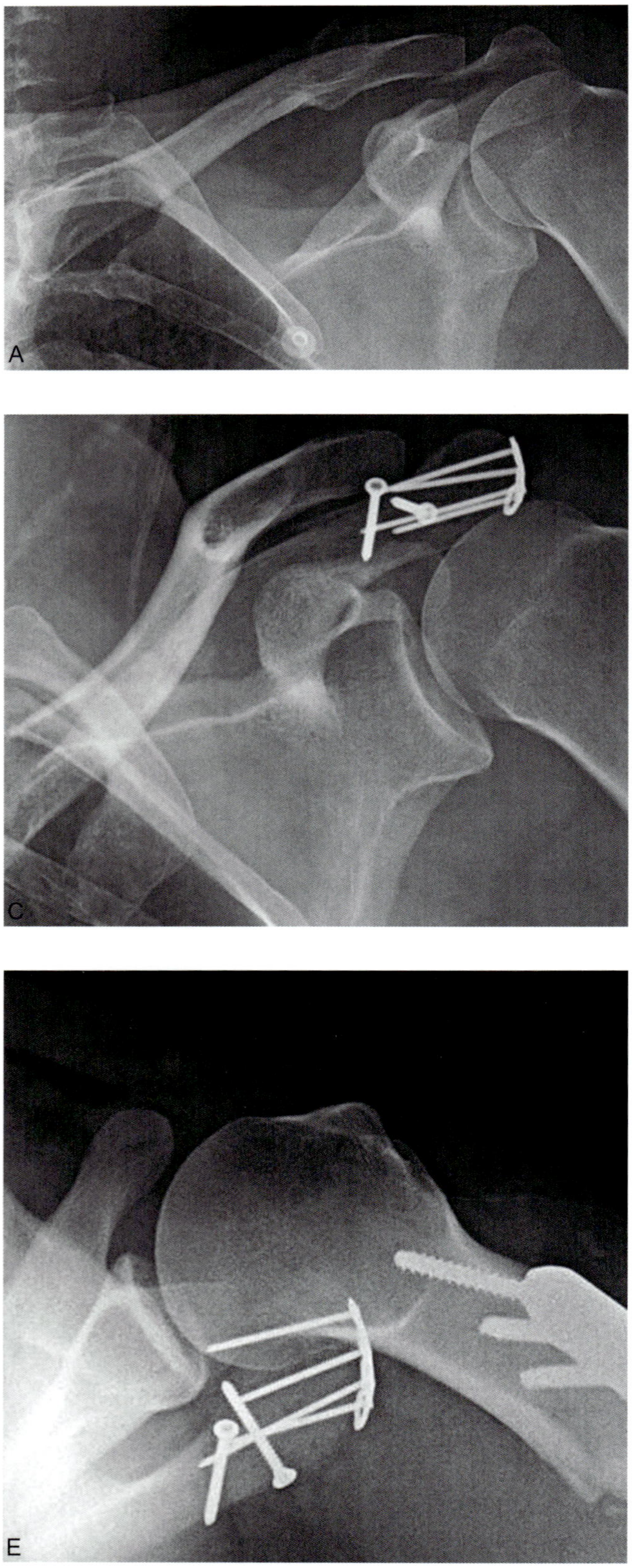

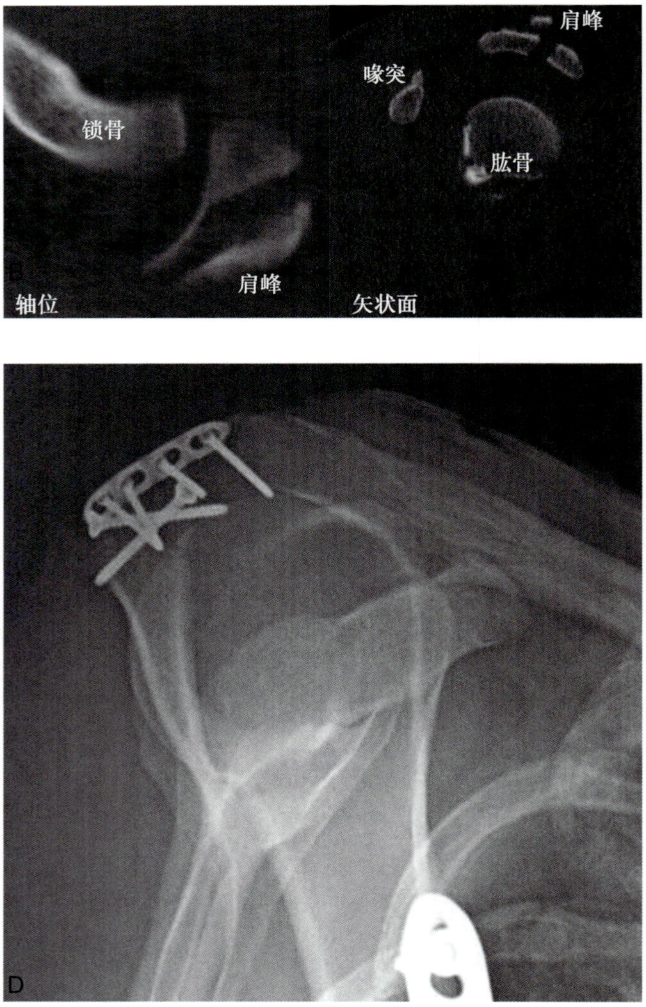

图 13-6 前后位（A）X 线片显示骨折位于肩峰的尖端，并沿着肩峰基底部横向延伸。矢状位和冠状位的 CT 扫描（B）有助于制订术前计划。前后位片（C）、肩胛骨 Y 位片（D）和腋位片（E）显示，采用螺钉和 2mm 板后骨折块达到解剖复位。在肩峰的基底部采用 2.7mm 拉力螺钉

肩上方悬吊复合体多处损伤

肩上方悬吊复合体多处损伤的手术适应证

肩上方悬吊复合体双重损伤最先是由 Goss[17] 定义的，指的是此骨韧带复合体同时存在 2 处损伤。骨韧带复合体是由肩胛颈、喙突、喙锁韧带、锁骨、肩锁关节和肩峰组成的。“浮肩”的概念也是由此结构损伤而产生的，意味着盂肱关节不再处于悬吊状态，而是表现为没有支持的漂浮状态。

此结构最常见的双重损伤是锁骨骨折合并肩胛颈骨折。同侧肩锁关节脱位和喙突骨折也是肩上方悬吊复合体的双重损伤，尽管比较少见。有关肩上方悬吊复合体手术治疗和非手术治疗的报道有很多，大多数治疗效果都很好。但是我们发现，截至目前，还没有明确的手术适应证。公认的手术适应证依然是肩关节双重损伤，或称“不稳定肩胛带”。

肩上方悬吊复合体多处损伤的手术技术

此类损伤的手术技术取决于损伤的复合方式。需要对每处损伤进行单独处理，如本章前面部分所讨论的肩胛颈、肩峰和喙突骨折，以及其他章节所讨论的锁骨及肩锁关节损伤。手术治疗时需要注意的要点如下。

第一，没有证据表明对锁骨或肩锁关节行单独切开复位内固定可间接复位作为第二处损伤的肩胛颈骨折。我们独立评估了我们自己的手术操作，对于大多尚未发表的肩胛颈合并锁骨骨折的病例，在单独固定锁骨后，进行影像学检查时并未显示肩胛颈骨折有明显的间接复位表现。我们可以假设要么是导致畸形的力量太大而不能纠正，要么是仅仅固定锁骨尚不能改变导致畸形的合力。所以，分别考虑两处损伤各自的手术适应证并进行综合分析是合理的选择。

第二，最常见的肩上方悬吊复合体双重损伤是锁骨中段骨折合并肩胛颈骨折，可在同一手术区域内完成，从而使术前准备和手术铺巾变得简单。如前所述，患者的体位为侧卧位，以治疗关节外骨折。应对整个上肢消毒铺巾。对于锁骨骨折，可采取两种手术方法：①从患者后方，利用锁骨头端的边界进行复位和固定；②从患者前方，选择锁骨的前方入路或上方入路。

肩上方悬吊复合体多处损伤的手术疗效

有关肩上方悬吊复合体损伤的手术治疗和非手术治疗的报道很多，但据我们所知，尚没有一项研究提出了手术适应证的客观依据。大多数作者仅仅提出了肩上方悬吊复合体双重损伤是一种手术适应证，因为这导致肩胛带不稳定。1993 年，Leung 和 Lam[30] 报道了一组 15 例采用手术治疗肩上方悬吊复合体损伤的病例研究。目前，这仍然是手术治疗的最大一组病例，平均随访 25 个月（14 ~ 47 个月）。其中 14 例同时进行了锁骨骨折和肩胛颈骨折切开复位内固定。根据 Rowe 评分系统，这些病例均获得了优良的疗效。此后，不断有学者报道采用不同的手术方式治疗肩上方悬吊复合体双重损伤，有的同时固定锁骨和肩胛骨，有的仅仅固定锁骨或肩胛骨。修复锁骨的作者包括 Rikli 等 [41]、Herscovici[21]、Van Noort 等 [45]、Hashiguchi 和 Ito[19]。有意思的是，这 4 篇报道中有 3 篇的作者发现肩关节解剖结构的下垂及肩胛骨畸形愈合。其他作者将仅仅切开复位内固定锁骨的病例与同时切开复位内固定锁骨和肩胛骨的病例混在一起，故无法评价治疗结果的差异性。

我们认为对微小移位的肩上方悬吊复合体双重损伤可以采取非手术治疗，可获得良好的疗效。这些损伤都是不稳定的，必须严密观察，可能需要每周拍摄 X 线片，共 2 ~ 3 周，以确定没有进展性移位。我们目前的手术适应证是 2 处骨折移位均＞1cm 而导致肩关节不稳定。建议同时固定锁骨和肩胛骨，可重建肩关节的稳定性，促进损伤前臂的最快恢复，从而降低因畸形愈合而导致发生肩关节功能障碍的风险。

关节内肩胛骨（肩胛盂）骨折

关节内骨折的手术适应证

关节内骨折是肩胛骨骨折中最常见的高能量损伤，似乎是最明确的手术适应证，尤其是有骨折移位时。1993 年，Kavanagh 等在 1 篇包含了 10 例手术治疗的病例报道中最先明确提出移位的关节内骨折是指关节面移位＞ 2mm 的骨折 [25]。作者指出，切开复位内固定已成为关节内骨折的治疗原则并广为接受，这同样适用于肩胛盂骨折。其他有关关节内骨折手术治疗并提出明确手术适应证的还包括：Mayo 等 [32] 提出的骨折移位＞ 5mm 或骨折移位并半脱位，Jones 等 [22] 提出的骨折移位 4mm，Anavian 等 [4] 提出的骨折移位＞ 4mm。

Mayo 等[32] 报道了 1 组病例，共有 27 例患者，手术治疗的适应证是关节内骨折移位≥ 5mm。其他报道仅仅用简单的“移位肩胛骨骨折”进行描述，没有关于移位程度、骨折块数量及骨折粉碎程度的具体描述。最近的文献开始用“关节面台阶”或“关节面间隙”等可测量指标来描述关节内骨折的特性。这些指标可通过 CT 进行定量分析。用这些名词描述关节内骨折时，作者们指出了将骨折移位≥ 3mm 或≥ 4mm 作为手术适应证的局限性[20,22]。很难对骨折移位的某个毫米数进行修订，因此，更好的适应证是防止肩关节不稳定和肩关节炎，而不同的医师有各自不同的手术适应证起点。

关节内骨折的手术技术

与关节外骨折的手术治疗相同，关节内骨折的手术计划也需要详细评估骨折部位和需要手术治疗的伴随损伤。应将伴随肩关节脱位的低能量关节盂边缘损伤与高能量的关节内骨折分开。最近，采用关节镜技术治疗孤立关节盂边缘损伤的报道在文献中逐渐增加。对于累及关节盂前缘及下缘的肩胛盂骨折，应选择前方的三角肌 - 胸大肌入路进行手术。对于下方的肩胛盂骨折，Wiedemann 描述了一个有用的外侧入路，即经上胸部中轴区到腋窝的尾部[4]。其他常见的骨折类型是肩胛盂上部骨折延伸至或穿过喙突基底部（Ideberg Ⅱ型）[4]。在此方案中，采用三角肌 - 胸大肌入路时应向近端扩大至锁骨，以显露喙突进行骨折复位及内固定。

对于大多数小骨折块，可用 2.0mm 螺钉或钢板进行固定；而对大多数移位的关节内骨折，可用支撑的方式进行固定。2.4mm 或 2.7mm 拉力螺钉可用于固定更大的肩胛盂骨折块（图 13-7）。

对于绝大多数延伸到肩胛颈或肩胛体的关节内骨折，选择后方入路治疗关节外肩胛颈和肩胛体骨折是合理的。大多数情况下，通过复位肩胛颈可间接地复位肩胛盂骨折。当关节内骨折有 2 个较大的骨折块时，不经过关节内探查就可间接复位。然而，当关节表面骨折块达 3 块以上时，就需要用关节镜观察关节表面。

通过后侧入路，经小圆肌及肩胛下肌间隙可清楚地显示肱骨头和肩胛盂缘之间的盂肱关节囊。可以用一个 18G 的针头刺探盂唇的边缘，然后行关节切开术。在此连接点，可将牵开器置入关节并跨过肩胛盂前方。牵开肱骨头，以显露和复位关节内骨折块。

关节内骨折的手术疗效

有关肩胛盂关节内骨折采取手术治疗和非手术治疗长期疗效的报道均是小样本报道，最高的证据等级为Ⅳ级，大多数仅仅有医师的主观疗效评价[49]。Zlowodazki 等[25] 在他们的系统性、回顾性研究中发现，80% 的孤立性肩胛盂骨折选择了手术治疗，其中 82% 取得了优良的效果。Kavanagh 等报道了一组 10 例患者，术后平均随访 4 年（2 ~ 10 年），其中 9 例行手术治疗，手术适应证为关节面移位＞ 2mm。所有患者均获得了良好疗效，没有患者在活动上肢时有疼痛。其中 7 例恢复了正常肌力，1 例发生了异位骨化，但不需要进一步手术治疗。Mayo 等报道了最大一组病例（31 例），平均随访 43 个月（25 ~ 75 个月），随访率为 87%（27/31）。应用主观医师评分系统来分析疼痛、力量及活动度，手术治疗的 27 例患者中有 22 例获得了良好的疗效。并发症包括内固定取出 3 例，明显的冈下肌无力 2 例，切口裂开 1 例。作者注意到肩关节功能恢复欠佳与伴随的臂丛神经损伤有关[25,32]。

过去 10 年中，仅仅 Adam[2] 和 Schandelmaier 等[43] 报道了关节内肩胛盂骨折的疗效。这 2 位作者均未提出明确、可测量的手术适应证，分别报道了 10 例和 22 例手术治疗病例，都认为手术治疗可获得良好效果。后一组病例的随访时间长达 10 年，其平均肩关节 Constant 评分为 79 分。

Anavian 等[4] 最近报道了一组 33 例手术治疗移位的关节内肩胛盂骨折病例。明确的手术适应证为≥ 4mm 的关节面台阶或间隙，30 例（91%）患者的平均随访时间为 27 个月（12 ~ 73 个月）。最终随访结果显示，所有患者均获得了与对侧未损伤肩关节同样的活动度，30 人中有 27 人恢复了伤前活动水平和工作。

我们的经验是，严重的合并伤，尤其是合并臂丛神经损伤将严重影响患者的预后，尽管骨折复位固定良好，但是很难通过术前检查确定预后如何。我们的经验是，如果患者没有完全恢复，也可明显地恢复肩关节功能，尤其是年轻的患者。

结　论

总之，人们对肩胛骨骨折的理解更为透彻，并在治疗方法上取得了明确的进展。这种损伤不再自地动被归类到良性疾病而受到忽视。现在已经明确切开复位内固定治疗对于移位的肩胛骨骨折是最佳的治疗选择，手术风险也相对较低。但是，尚未完全理解的是何种程度的移位和畸形需要手术治疗，这是今后需要进一步研究的方向。目前的手术适应证均是基于骨折畸形程度、关节内骨折移位程度、外侧边界的偏心距（肩胛骨内移）、冠状面成角、盂极角和肩上方悬吊复合体多发损伤。手术风险并不大，骨折愈合率较高，至少在很多有经验的医师的报告中是如此。骨折稳定后，即可快速开始康复训练以获得良好的疗效，而如果合并同侧其他骨损伤及臂丛神经损伤，则往往预示预后欠佳。

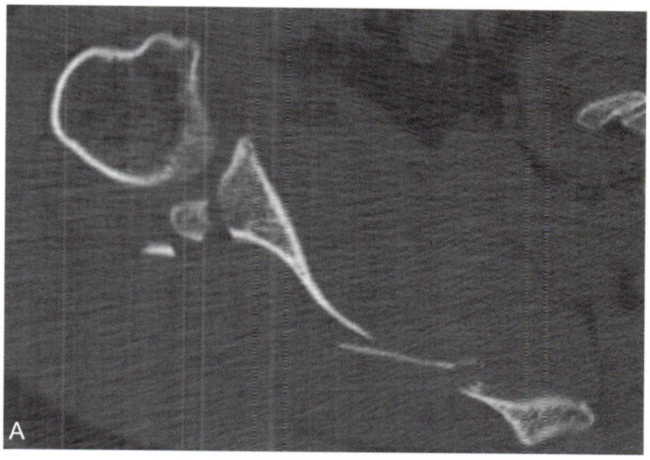

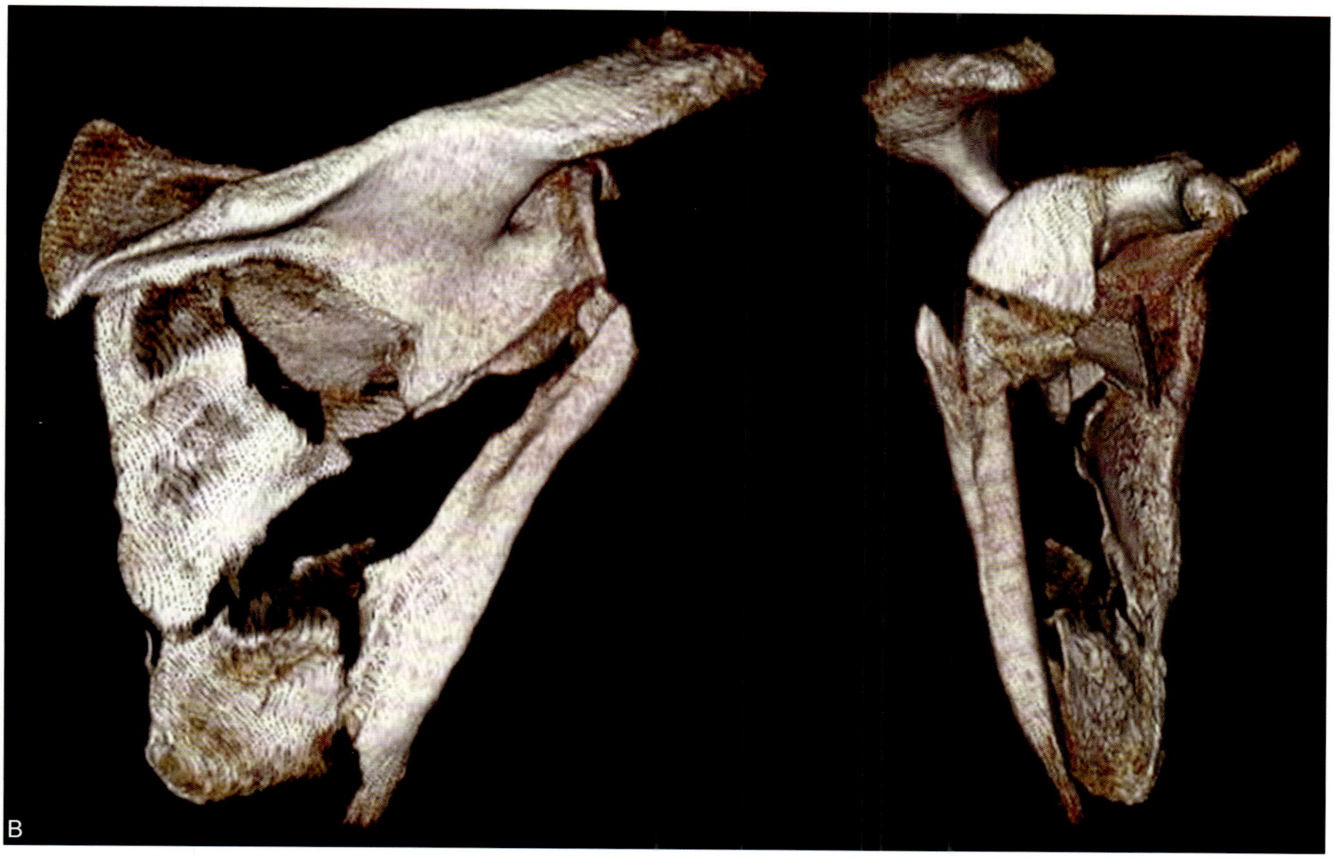

图 13-7 采用轴位 CT（A）来观察和测量关节内移位的角度。采用三维重建（B）的方式显示严重的关节内肩胛骨骨折。术后的 Grashey 位片（C）、肩胛骨 Y 位片（D）和腋位片（E）显示肩胛骨的周缘得到了解剖复位。由于粉碎严重，这一骨折需要更多的钢板和螺钉

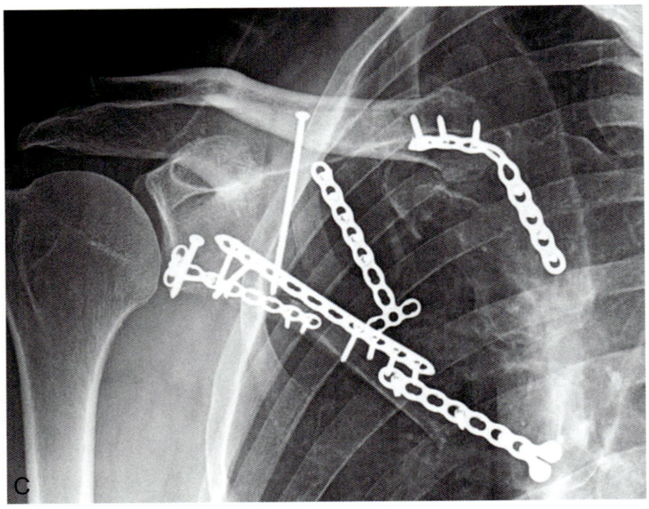

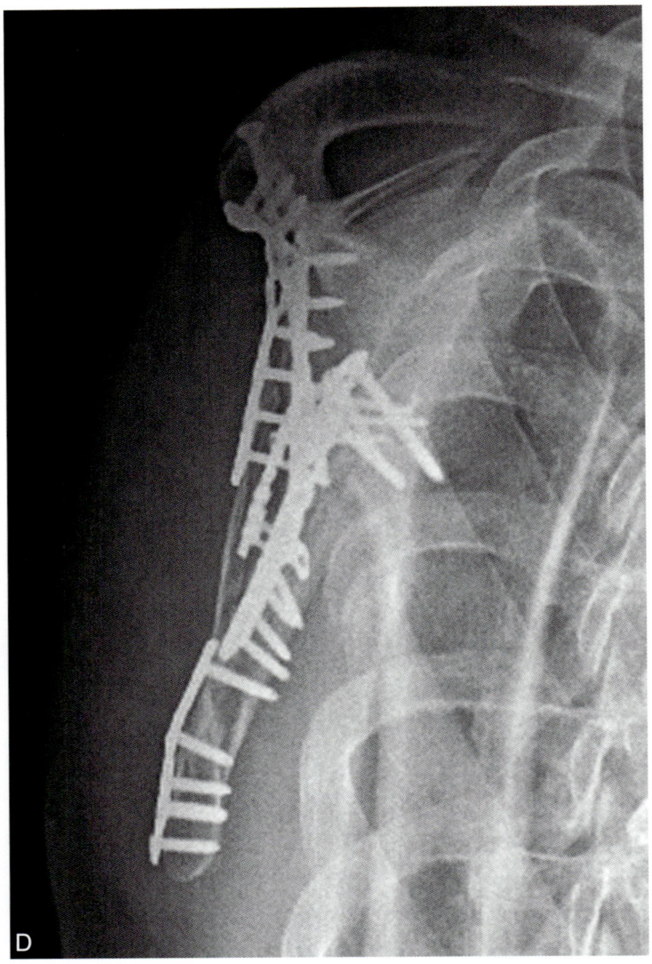

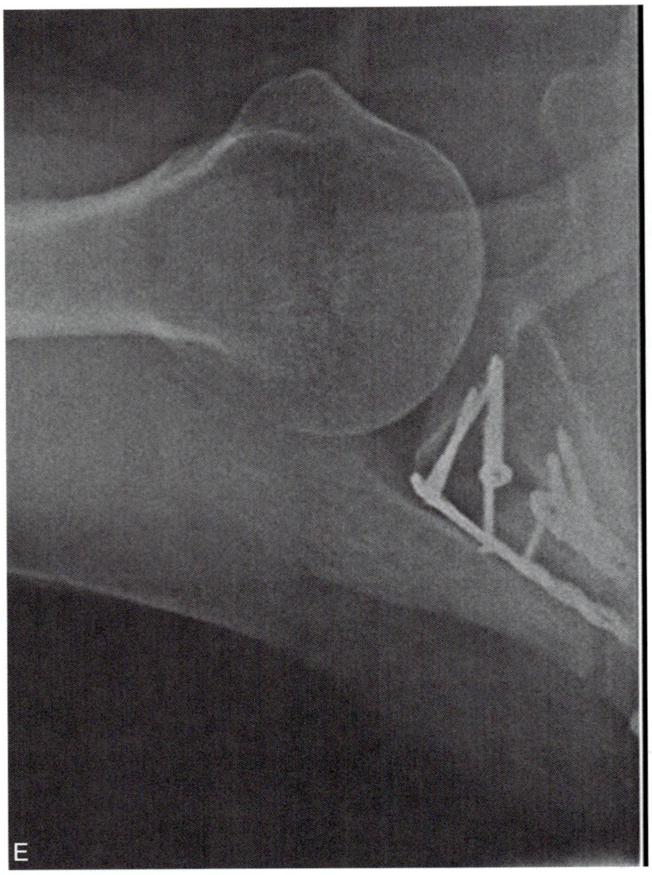

图 13-7 （续）

参考文献

1. Ada JR, Miller ME. Scapular fractures. Analysis of 113 cases. *Clin Orthop Relat Res* 1991;269:174–180.
2. Adam FF. Surgical treatment of displaced fractures of the glenoid cavity. *Int Orthop* 2002;26(3):150–153.
3. Anavian J, Conflitti JM, Khanna G, Guthrie ST, Cole PA. A reliable radiographic measurement technique for extra-articular scapular fractures. *Clin Orthop Relat Res* 2011;469:3371–3378.
4. Anavian J, Gauger EM, Schroder LK, Wijdicks CA, Cole PA. Surgical and functional outcomes after operative management of complex and displaced intraarticular glenoid fractures. *J Bone Joint Surg Am* 2012;94: 645–653.
5. Anavian J, Khanna G, Plocher EK, Wijdicks CA, Cole PA. Progressive displacement of scapula fractures. *J Trauma* 2010;69:156–161.
6. Anavian J, Wijdicks CA, Schroder LK, Vang S, Cole PA. Surgery for scapula process fractures. *Acta Orthop* 2009;80(3):344–350.
7. Bartonicek J, Fric V, Tucek M. Intraoperative reduction of the scapular body—a technical trick. *J Orthop Trauma* 2009;23(4):294–298.
8. Cameron SE. Arthroscopic reduction and internal fixation of an anterior glenoid fracture. *Arthroscopy* 1998;14(7):743–746.
9. Cole PA, Talbot M, Schroder LK, Anavian J. Extra-articular malunions of the scapula: a comparison of functional outcome before and after reconstruction. *J Orthop Trauma* 2011;25:649–656.
10. Cole PA. Scapula fractures: open reduction internal fixation. In: Wiss DA, ed. *Fractures*. 2nd ed. Philadelphia, PA: Lippincott Williams & Wilkins; 2006:15–36.
11. Court-Brown CM, Aitken SA, Forward DR, O'Toole RV. The epidemiology of fractures. In: Bucholz RW, ed. *Fractures in Adults*. 7th ed. Philadelphia, PA: Lippincott Williams & Wilkins; 2009:53–84.
12. Decoulx P, Lemerle, Minet P. Fractures of the scapula. *Lille Chir* 1956;11(4):215–227.
13. Dupont R, Evrard H. Sur une voie d'accès postérieure de l'omoplate. *J Chir (Paris)* 1932;39:528–534.
14. Eyres KS, Brooks A, Stanley D. Fractures of the coracoid process. *J Bone Joint Surg Br* 1995;77(3):425–428.
15. Fischer WR. Fracture of the scapula requiring open reduction. *J Bone Joint Surg Am* 1939;21:459–461.
16. Gauger EM, Cole PA. Surgical technique: a minimally invasive approach to scapula neck and body fractures. *Clin Orthop Relat Res* 2011;469: 3390–3399.
17. Goss TP. Double disruptions of the superior shoulder suspensory complex. *J Orthop Trauma* 1993;7(2):99–106.
18. Hardegger FH, Simpson LA, Weber BG. The operative treatment of scapular fractures. *J Bone Joint Surg Br* 1984;66(5):725–731.
19. Hashiguchi H, Ito H. Clinical outcome of the treatment of floating shoulder by osteosynthesis for clavicular fracture alone. *J Shoulder Elbow Surg* 2003;12(6):589–591.
20. Herrera DA, Anavian J, Tarkin IS, Armitage BA, Schroder LK, Cole PA. Delayed operative management of fractures of the scapula. *J Bone Joint Surg Br* 2009;91(5):619–626.
21. Herscovici D Jr. Open reduction and internal fixation of ipsilateral fractures of the scapular neck and clavicle. *J Bone Joint Surg Am* 1994;76(7):1112–1113.
22. Jones CB, Cornelius JP, Sietsema DL, Ringler JR, Endres TJ. Modified Judet approach and minifragment fixation of scapular body and glenoid neck fractures. *J Orthop Trauma* 2009;23(8):558–564.
23. Jones CB, Sietsema DL. Analysis of operative versus nonoperative treatment of displaced scapular fractures. *Clin Orthop Relat Res* 2011;469: 3379–3389.
24. Judet R. Surgical treatment of scapular fractures. *Acta Orthop Belg* 1964;30:673–678.
25. Kavanagh BF, Bradway JK, Cofield RH. Open reduction and internal fixation of displaced intra-articular fractures of the glenoid fossa. *J Bone Joint Surg Am* 1993;75(4):479–484.
26. Khallaf F, Mikami A, Al-Akkad M. The use of surgery in displaced scapular neck fractures. *Med Princ Pract* 2006;15(6):443–448.
27. Lambotte A. *Chirurgie Opératoire Des Fractures*. Paris: Masson; 1913.
28. Lantry JM, Roberts CS, Giannoudis PV. Operative treatment of scapular fractures: A systematic review. *Injury* 2008;39:271–283.
29. Leung KS, Lam TP, Poon KM. Operative treatment of displaced intra-articular glenoid fractures. *Injury* 1993;24(5):324–328.
30. Leung KS, Lam TP. Open reduction and internal fixation of ipsilateral fractures of the scapular neck and clavicle. *J Bone Joint Surg Am* 1993;75(7):1015–1018.
31. Longabaugh RI. Fracture simple of right scapula. *U S Naval Med Bull* 1924;21:341.
32. Mayo KA, Benirschke SK, Mast JW. Displaced fractures of the glenoid fossa. Results of open reduction and internal fixation. *Clin Orthop Relat Res* 1998;347:122–130.
33. McGahan JP, Rab GT, Dublin A. Fractures of the scapula. *J Trauma* 1980;20(10):880–883.
34. McGinnis M, Denton JR. Fractures of the scapula: a retrospective study of 40 fractured scapulae. *J Trauma* 1989;29(11):1488–1493.
35. Millett PJ, Braun S. The "bony Bankart bridge" procedure: a new arthroscopic technique for reduction and internal fixation of a bony Bankart lesion. *Arthroscopy* 2009;25(1):102–105.
36. Nordqvist A, Petersson C. Fracture of the body, neck, or spine of the scapula. A long-term follow-up study. *Clin Orthop Relat Res* 1992;283: 139–144.
37. Obremskey WT, Lyman JR. A modified judet approach to the scapula. *J Orthop Trauma* 2004;18(10):696–699.
38. Ogawa K, Naniwa T. Fractures of the acromion and the lateral scapular spine. *J Shoulder Elbow Surg* 1997;6(6):544–548.
39. Ogawa K, Yoshida A, Takahashi M, Ui M. Fractures of the coracoid process. *J Bone Joint Surg Br* 1997;79(1):17–19.
40. Reggio AW. Fracture of the shoulder girdle. In: Wilson PD, ed. *Experience in the Management of Fractures and Dislocations, Based on an Analysis of 4,390 Cases* Philadelphia, PA: Lippincott; 1933:370–374.
41. Rikli D, Regazzoni P, Renner N. The unstable shoulder girdle: early functional treatment utilizing open reduction and internal fixation. *J Orthop Trauma* 1995;9(2):93–97.
42. Romero J, Schai P, Imhoff AB. Scapular neck fracture—the influence of permanent malalignment of the glenoid neck on clinical outcome. *Arch Orthop Trauma Surg* 2001;121(6):313–316.
43. Schandelmaier P, Blauth M, Schneider C, Krettek C. Fractures of the glenoid treated by operation. A 5- to 23-year follow-up of 22 cases. *J Bone Joint Surg Br* 2002;84(2):173–177.
44. Tondeur G. Recent shoulder fractures. *Acta Orthop Belg* 1964;30: 1–144.
45. van Noort A, te Slaa RL, Marti RK, van der Werken C. The floating shoulder. A multicentre study. *J Bone Joint Surg Br* 2001;83(6):795–798.
46. von Schroeder HP, Kuiper SD, Botte MJ. Osseous anatomy of the scapula. *Clin Orthop Relat Res* 2001;383:131–139.
47. Wiedemann E. Fractures of the scapula. *Unfallchirurg* 2004;107(12): 1124–1133.
48. Wijdicks CA, Armitage BM, Anavian J, Schroder LK, Cole PA. Vulnerable neurovasculature with a posterior approach to the scapula. *Clin Orthop Relat Res* 2009;467(8):2011–2017.
49. Zlowodzki M, Bhandari M, Zelle BA, Kregor PJ, Cole PA. Treatment of scapula fractures: systematic review of 520 fractures in 22 case series. *J Orthop Trauma* 2006;20(3):230–233.

（罗 涛 译 付中国 校）

第 14 章

Clifford B. Jones，Peter A. Cole

肩胛骨骨折的并发症：诊断和处理

引　言

肩胛骨骨折通常被认为是不常见的骨折，但实际上肩胛骨骨折并不少见。肩胛骨骨折，尤其是累及肩胛颈和肩胛体的骨折，通常是高能量损伤所致，往往伴随着同侧肢体的其他损伤，因此，经常对肩胛骨骨折患者在创伤中心进行伤情评估。以往对大多数肩胛骨骨折行非手术治疗。最新的肩关节功能评估显示，对某些类型的肩胛骨骨折行手术治疗已经越来越普遍，并被患者所接受[10]。由于尚无得到广泛共识的手术适应证，肩胛骨骨折的治疗方式和治疗效果仍存在不确定性。

病因学

肩胛骨骨折通常是肩关节受到直接撞击所致，肩关节的牵拉也可导致肌肉和韧带附着部位的撕脱骨折。尽管在老年人肩胛骨骨折少见，但因为存在骨质疏松，低能量损伤也可导致类似的骨折。

诊　断

由于对解剖不熟悉，合并其他损伤，以及邻近骨性结构的损伤，使对肩胛骨骨折的诊断存在困难，造成诊断延迟或漏诊[6-11,18,23,30,43]。最初的诊断是通过肩胛骨创伤系列 X 线片进行的，包括肩胛骨前后位片、腋位片和肩胛骨侧位片（Y 位）。通过真正的肩胛骨前后位片，可评估肩胛骨内 - 外移位，测量盂极角，同时可评估合并的锁骨骨折、肩锁关节损伤和肋骨骨折。通过腋位片可评估盂肱关节（肩胛盂的形态、关节面的完整性及盂肱关节脱位）、喙突及肩峰损伤。通过肩胛骨侧位片（Y 位）可评估骨折的水平移位和成角移位。应用更先进的检查手段，如 CT 三维重建，可更深入地评估和诊断肩胛骨骨折并了解其特征。

非手术治疗的并发症

漏诊或延迟诊断

当医师对肩胛骨的解剖不够熟悉时可发生肩胛骨骨折的漏诊及延迟诊断 [43]。而且，由于肩胛骨的解剖结构因邻近组织重叠而显示不清，肩胛骨本身形态复杂，故确定其病变时需要一定的经验和技巧。此外，肩胛骨在冠状面与胸壁有 30° 的夹角，从而增加了诊断的复杂性。90% 的肩胛骨骨折存在合并伤，患者可因其他部位的损伤产生干扰性疼痛 [20]。约 15% 的肩胛骨骨折患者因合并脑外伤而不能配合检查。

合并神经损伤

因肩胛骨骨折多为高能量损伤所致，因此，其邻近的神经组织也可能受到损伤 [36,42]。累及肩胛冈关节盂切迹和肩胛体外侧壁的肩胛骨骨折可合并肩胛上神经损伤。腋神经紧贴肩胛颈和肩胛体外侧壁并由前向后穿过肩胛骨，臂丛神经从锁骨和肩胛骨的间隙进入上肢，在肩胛颈水平向前穿出。肩胛骨骨折常常合并肋骨骨折和锁骨骨折，因此，在这些高能量损伤中常发生臂丛神经的一过性 / 永久性损伤和部分性 / 完全性损伤。大多数神经损伤没有得到充分的评估，原因是医师对这些损伤不够熟悉，患者缺乏配合，以及缺乏后续治疗的方法和意愿。一项有关摩托车事故的研究已经开始关注肩胛骨骨折和椎体骨折导致的麻痹。

畸形愈合和骨不愈合

肩胛骨骨折的畸形愈合很常见。因为缺少肩胛骨骨折畸形愈合的文献报道，目前还不能对其进行分类。尽管创伤骨科公认骨的形态与功能具有相关性，但肩胛骨畸形愈合与肩关节功能的联系尚不清楚 [40]。大多数学者认为对移位的肩胛骨骨折行非手术治疗会发生畸形愈合。

肩胛骨骨折合并锁骨骨折被称为“浮肩”或“肩上方悬吊复合体双重损伤” [16]。有的学者认为仅需固定锁骨 [19,39]，有的学者认为仅需固定肩胛骨 [1]，有的学者认为两考均需固定 [14,26]，还有一部分学者认为两者均不需要固定 [13,38]。损伤类型、移位程度以及合并伤将指导医师选择合理的治疗方案。

为了避免残留畸形或畸形愈合，治疗方法的选择均依赖于对骨折移位和成角的测量。有一篇报道讨论了对肩胛骨骨折移位 > 1.0cm 和成角 > 40° 进行内固定治疗 [1]。另一篇报道建议，借助 CT 三维重建，对肩胛颈内移 > 1.5cm、成角 > 30° 及关节面台阶 > 4mm 的骨折进行手术 [10]。目前尚无讨论肩胛骨水平移位和冠状面移位的报道，也没有确定合并同侧肋骨骨折、肱骨骨折、脊柱骨折及神经损伤时的相对手术适应证的报道。

运动障碍和无力

如果没有客观证据，很难描述和报道运动障碍和无力 [12,15,33]。因为最初的移位、肌肉对骨折块的牵拉以及重力的作用，肩胛骨骨折后畸形愈合很常见。如果骨折线位于肱三头肌止点的头侧，肩胛骨外侧壁通常会向外侧移位，头侧的骨折块在大多数情况下会被拉向肩胛盂（除了位于“真正颈部”的骨折，延伸入肩胛冈肩胛盂切迹），向下倾斜，并被肩胛提肌向内牵拉。由于肩胛盂与胸壁的相对位置和肩关节的动力方向，肩胛盂骨折常常会前倾。

因此，这些移位将导致肩胛骨按相应比例出现畸形。例如，肩胛盂向下倾斜 25° 时将导致肩关节丧失大约相同角度的前屈功能；如果盂肱关节前倾 20°，肩关节将相应地丧失相同角度的外旋功能。类似的方法可用于推断其他畸形的影响。现在还不清楚患者对这些畸形的代偿能力。目前尚没有随机对照研究证实患者所诉的肩关节无力与肩胛骨畸形愈合有关。现有的报道多是患者主诉肩关节上举过头时无力。大家已熟知锁骨的畸形愈合，同理，肩胛骨内移和短缩对肩关节的影响与锁骨中段骨折导致锁骨短缩产生的影响是类似的 [2,32,45]。

疼 痛

回顾有关疼痛的文章，大多数是肩胛骨骨折愈合后的病例。考虑到相关程度的移位，在非手术治疗的患者，发生疼痛的概率比手术治疗的患者高。疼痛可由畸形愈合、肩袖功能异常和瘢痕形成导致。

异位骨化

一项报道称，对肩胛体骨折合并同侧肱骨近端骨折行上肢绷带固定非手术治疗时，产生了中等量的异位骨化，并导致肩关节活动受限及肩关节功能欠佳[31]。总体而言，对肩胛骨骨折采取非手术治疗后发生异位骨化非常少见。

骨 擦 音

如果肩胛骨畸形合并肋骨骨折，当上臂上举时，畸形的肩胛骨在畸形的肋骨表面滑动时会产生捻发音样的异响[4]。在一些病例，肩峰下滑囊炎也会导致疼痛并影响上肢的活动。

骨不愈合

对肩胛体骨折行非手术治疗时很少发生骨不愈合[22,34]。因为有足够的肌肉附着和血管吻合，肩胛骨骨折一般都可愈合。如果有骨不愈合的症状，可行手术治疗。手术通常选择改良 Judet 入路，确定骨不愈合的内、外侧边界，清除纤维组织，并采用传统的加压钢板固定（图 14-1）。因为内、外侧柱是肩胛骨最厚的部位，通常不需要植骨。如果喙突和肩峰的骨不愈合持续存在，植骨、加强固定并延迟活动可增加愈合的概率（图 14-2）。

手术并发症

感 染

据报道手术患者切口感染的发生率为 4.2%[25]。大多数切口感染不需要手术治疗，仅仅应用抗生素即可，少数患者需要表面清创。因为感染并不常见，尽管我们主张切开并冲洗切口，还是应遵循骨折固定后感染的处理原则。

血 肿

已报道对血肿形需要采取手术减压。完全的皮瓣分离（Judet 入路）或皮下组织与肌肉间分离（改良 Judet 入路）比肌肉间的分离可减少出血风险[21]。在肌肉和筋膜之间放置引流管可减少血肿形成的风险。在关闭切口前应彻底止血，尤其应注意肩胛上血管分出的冈下肌分支。

神经损伤

神经组织非常靠近骨折部位、深部切口和钢板[7,9]。术前的神经功能评估最为重要。因为疼痛会影响对肌肉功能和运动功能的检查。对三角肌外侧（如三角肌和腋神经）和肩胛骨后内侧（臂丛神经上干）进行感觉检查是非常重要的。而且，采取后侧入路手术时应在肩峰的基底部探查肩胛上神经。因为当骨折延伸到肩胛上切迹时，肩胛上神经往往存在撕裂、挫伤或挤压伤。

肩袖功能障碍

肩袖功能障碍可由多种原因导致，如肩胛颈短缩畸形愈合、术后瘢痕形成、制动时间过长、康复不当及肩胛上神经损伤。伴发的肩袖损伤往往在肩关节损伤中被忽视，而在瘢痕形成时才被发现。早期可在麻醉下行关节镜松解，向关节腔注射糖皮质激素可改善肩关节的运动、力量和功能[21]。针对恢复肩袖力量的功能锻炼是术后功能锻炼的重要内容。

异位骨化

已有文献报道 1 例患者因术后异位骨化导致腋神经卡压和腋神经失用而需要手术松解[41]。初始损伤、手术时间延迟和暴力牵拉均可导致异位骨化的发生。虽然不能改变初始损伤的撞击能量，但早期采取手术治疗和仔细、轻柔地牵拉肌肉可能避免此并发症的发生。

美 观

对于肩胛骨骨折，大多数选择后侧入路[21,37]。后侧切口并不像前侧切口那么明显。从外观上而言，不能被患者接受的后侧切口很少。应用 Allgower-

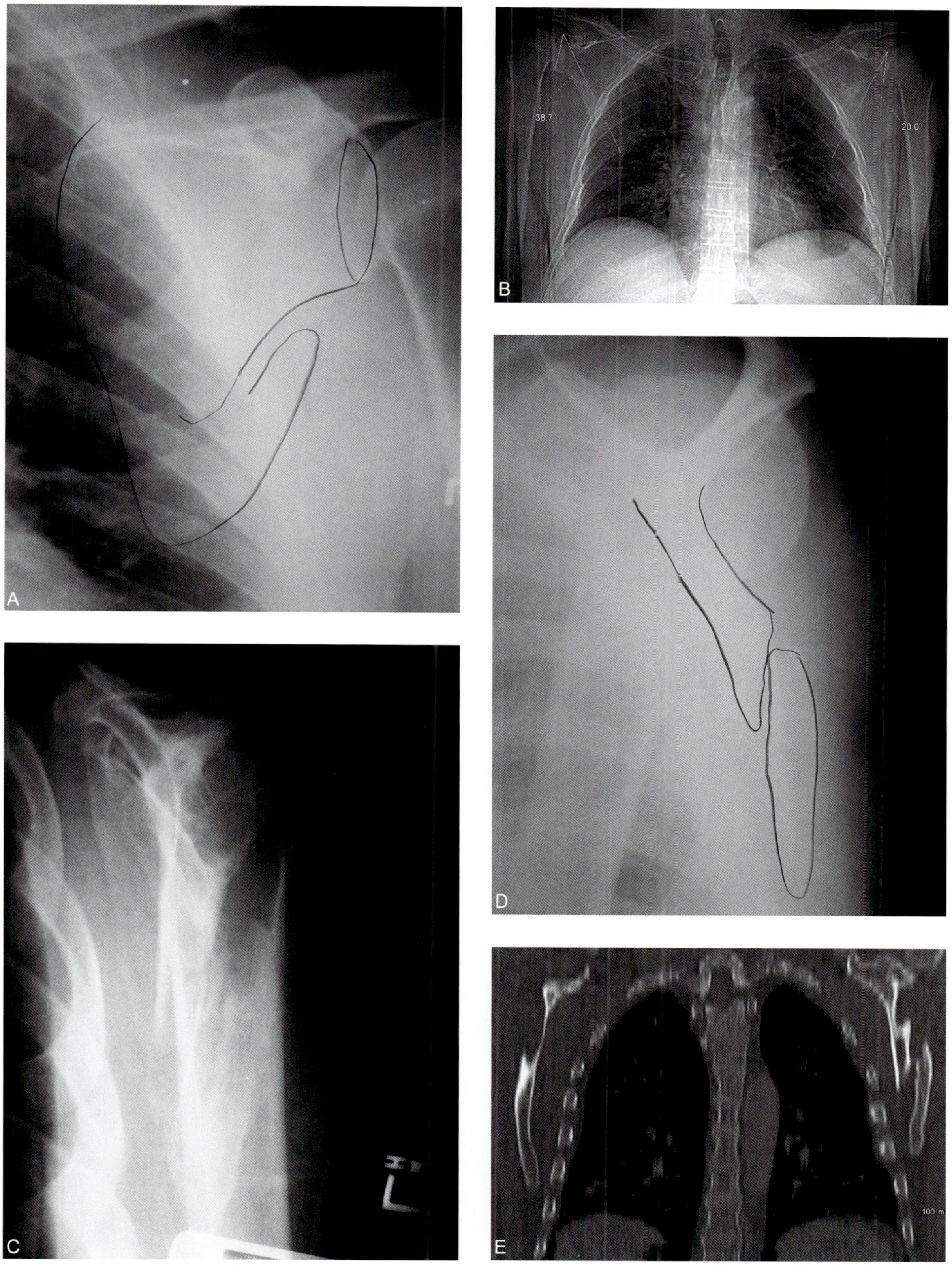

图 14-1 采用非手术治疗导致的骨不愈合。患者 63 岁，每天吸烟 1 包，从楼梯上跌下，左侧非优势肩关节受累。对其采用非手术治疗并早期开始活动，进行了 2 次理疗。18 个月后患者仍然有疼痛和无力，手臂无法举过头顶。前后位摄片显示盂极角消失（A、B）。肩胛骨 Y 位片显示有移位和成角（C、D），CT 检查（E、F）显示不愈合、移位、成角和盂极角消失（18° vs 38°）。通过改良的后侧 Judet 切口暴露足够的手术野，并处理骨折端，复位骨不愈合，并用 2.7mm 的动力加压钢板（G ~ I）在骨折端加压固定。术后 4 周，疼痛症状消除。术后 3 个月，患者恢复到受伤前的状态，无痛，力量和活动度与健侧对称

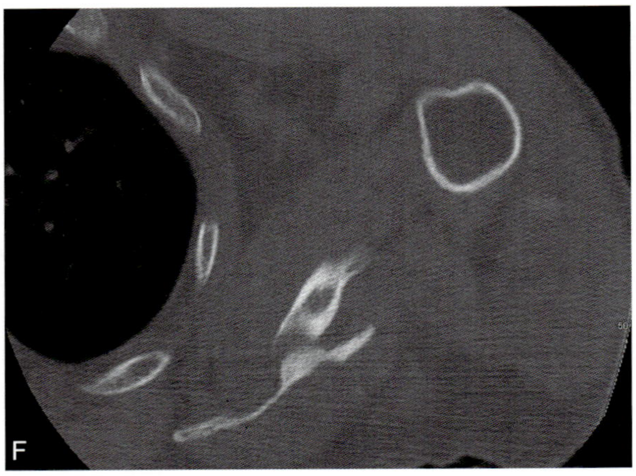

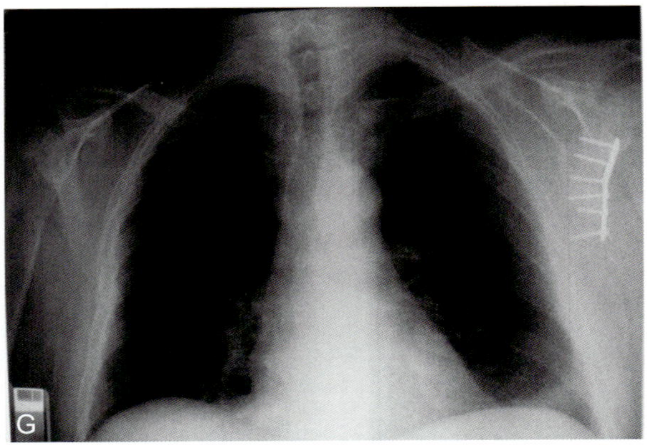

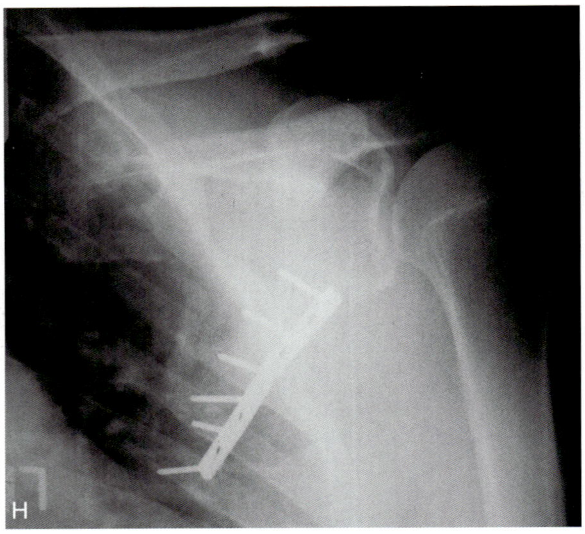

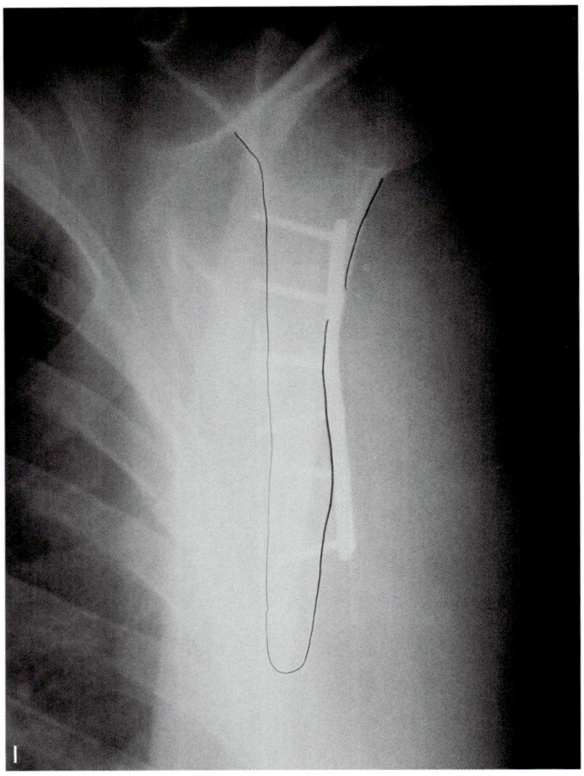

图 14-1 （续）

Donati 缝合法和免缝胶带可减轻切口张力，减轻切口缝线反应和随后的瘢痕增厚。

肩胛骨骨折畸形愈合、肩胛骨短缩及向前成角畸形将导致肩关节外观变形。女性患者可能会发生不能将胸罩维持在正常位置的情况，肩关节瘢痕、书包或电脑包带会继发引起肩胛带变平。为了代偿上述畸形，部分患者可加大肩关节的外展程度，从而导致继发症状。

骨筋膜室综合征

在有关肩胛骨骨折外科治疗的文献中，骨筋膜室综合征被报道了 2 次，可能都是因为冈下肌皮瓣下的术后血肿压迫了供应相关肌肉的血管所致。彻底止血和放置引流是防止骨筋膜室综合征的重要方法。

内固定失败

由于肩胛骨外侧缘骨质相对较厚（10 ~ 22mm），内侧缘骨质相对较薄（6 ~ 8mm），因此，可能发生内固定失败[8]。采用合理的固定方式可降低内固定失败的风险。沿肩胛骨内侧缘，需要将钢板二次转角，以进行从后向前内侧的固定（8 ~ 12mm）以及从外向内（14 ~ 26mm）下方的肩胛冈固定。在肩胛骨外侧，可将钢板沿着肩胛骨外侧缘的后方

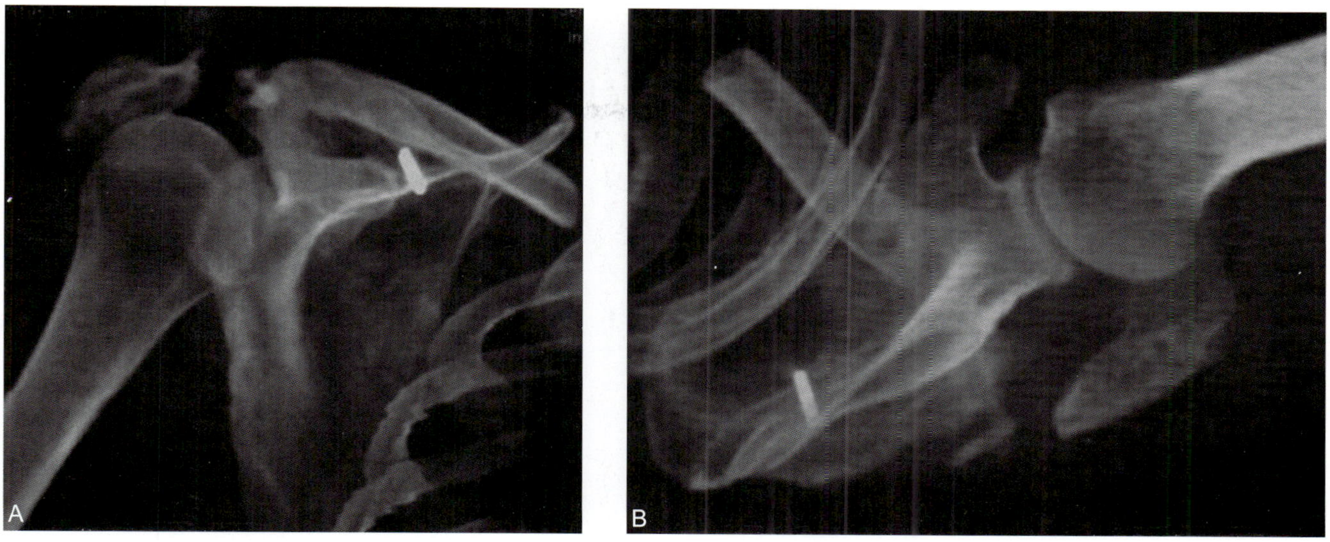

图 14-2 肩胛冈骨折不愈合。患者男性，50 岁，1 天吸烟 2 包，从树屋上摔落，造成肩胛冈骨折移位。对其采用非手术治疗。由于存在持续的疼痛和功能障碍，他去另一家机构进行治疗，并用张力带进行固定，结果也失败了。后来进行翻修手术，再次失败，然后移除了内植物（A、B）。他继续抽烟，同时症状也无改善。他再次接受了锁定钢板和植骨手术，但是拒绝了第四次手术，而且拒绝戒烟。他最终的功能受限主要表现为肩胛胸壁处的活动受限、肩袖功能障碍以及与活动有关的疼痛

或外侧放置。双钢板（后侧和外侧）固定对于需要多平面固定的骨折类型来说是有益的。可将钢板放置在肩胛骨外侧缘的后方，螺钉的长度通常为 10 ~ 14mm。如果将钢板放置在肩胛骨外侧缘的真正外侧而不是后侧，则螺钉的长度可加倍，远端可达 24mm，从肩胛盂下方到喙突基底部可达 55mm。固定微小骨折块（2.0 ~ 2.7mm）比固定小骨折块（3.5mm）更能提供充分的稳定性，并改善骨折两边固定点的数量。如果是对粉碎性骨折或较短的骨折块进行固定，可以应用锁定钢板。锁定钢板限定了螺钉的方向和类型，从而可影响固定强度。另一方面，锁定固定可使用较短的钢板获得充分固定。

畸形愈合

如果手术医师经验丰富，肩胛骨内固定术后畸形愈合的发生率极低（图 14-3）。对于同侧锁骨和肩胛骨骨折，如果仅仅稳定锁骨，则肩胛骨仍然是畸形的[26]。因此，复位并固定两处骨折才能恢复肩胛骨正常的解剖关系，从而获得稳定的内固定，并开始早期功能锻炼。如果肩胛骨骨折术后出现了畸形愈合，应尽早请对肩胛骨骨折处理有丰富经验的专家进行治疗，以避免出现肩袖功能障碍、肩关节无力及肩关节短缩。

骨不愈合

因为肩胛骨由肌肉包绕附着，血供很丰富，故肩胛骨骨折骨不愈合很少见[29]。如果出现螺钉松动、畸形和（或）疼痛，应进行 CT 扫描以评估骨折愈合情况。有关比较对肩胛骨骨不愈合采取非手术治疗与再次手术治疗的文章非常少。如果有症状的肩胛骨骨不愈合持续存在，治疗应包括选择标准的改良 Judet 入路、拆除内固定物、深部细菌培养、清理骨折残端、恢复肩胛骨的解剖结构及采用坚强的加压钢板固定，应用此方法可期待具有良好的治疗效果（图 14-4）。

内固定物突出

与肩胛骨骨折相关的钢板突出很少见，因为通常内固定物被埋得很深，外侧被小圆肌和冈下肌覆盖，内侧被三角肌和冈下肌覆盖。如果将肩胛骨外侧缘的钢板放置得太靠近端，将发生肩关节撞击而影响肩关节功能。与锁骨及肩锁关节相关的钢板突出更常见，因为它们位于皮下。与将钢板置于锁骨上方相比，将其置于锁骨的前下方可减少与钢板相关的刺激。

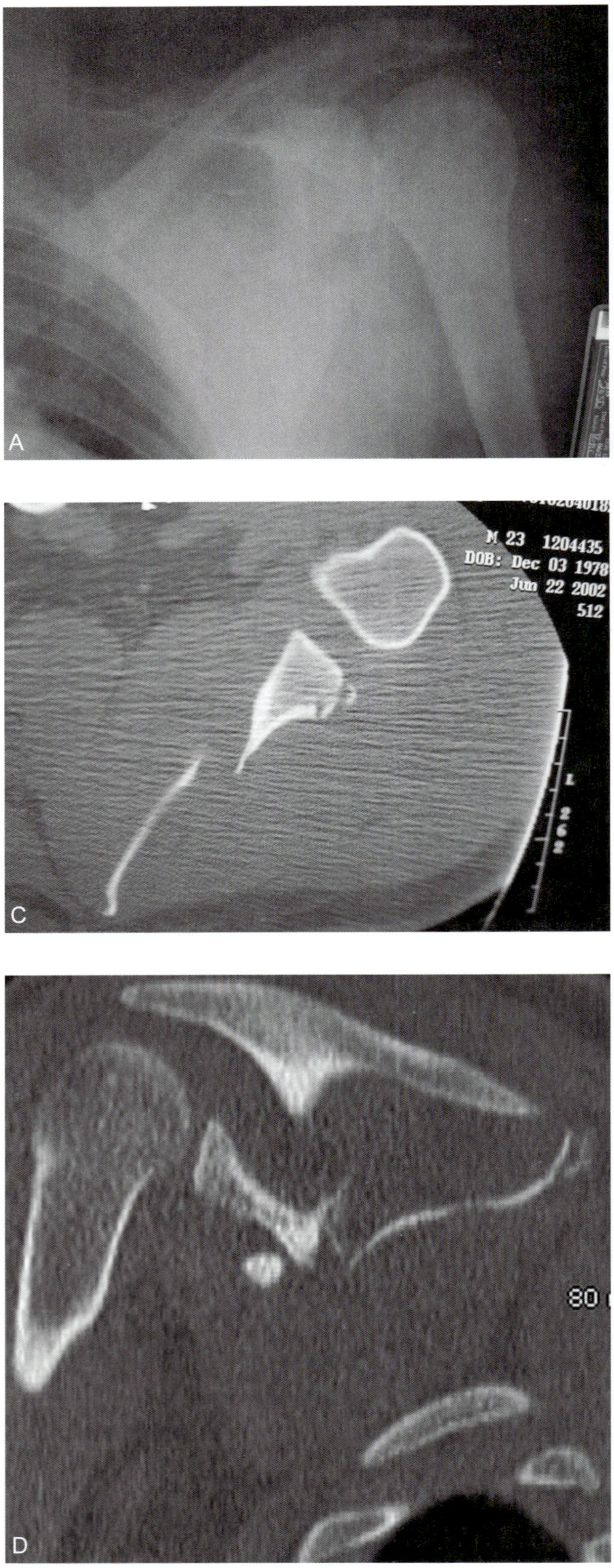

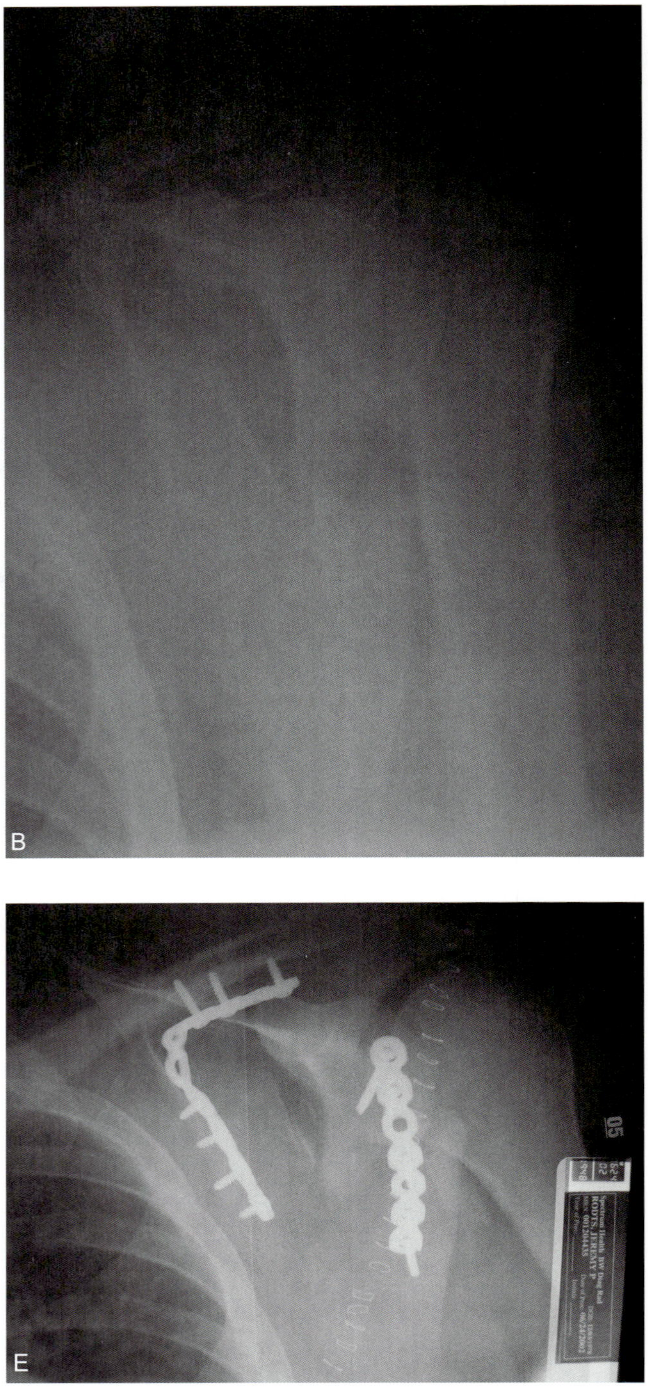

图 14-3 对原先不成功的切开复位内固定病例进行翻修。患者男性，23 岁，在交通事故中受伤，被诊断为肩胛骨体部骨折。影像学检查发现肩胛体骨折向内移位 25mm，但没有成角。真正的前后位片（A）、肩胛骨 Y 位片（B）、轴位 CT（C）和冠状位 CT（D）显示骨不愈合。起初采用后方的 Judet 入路复位和固定上角，而对外侧缘畸形复位（E、F）。采取解剖复位并用 3.5mm 的重建钢板固定。真正的肩胛骨前后位片（G）和肩胛骨 Y 位片（H）显示骨折复位和固定。该患者可以恢复正常的日常活动而且无疼痛

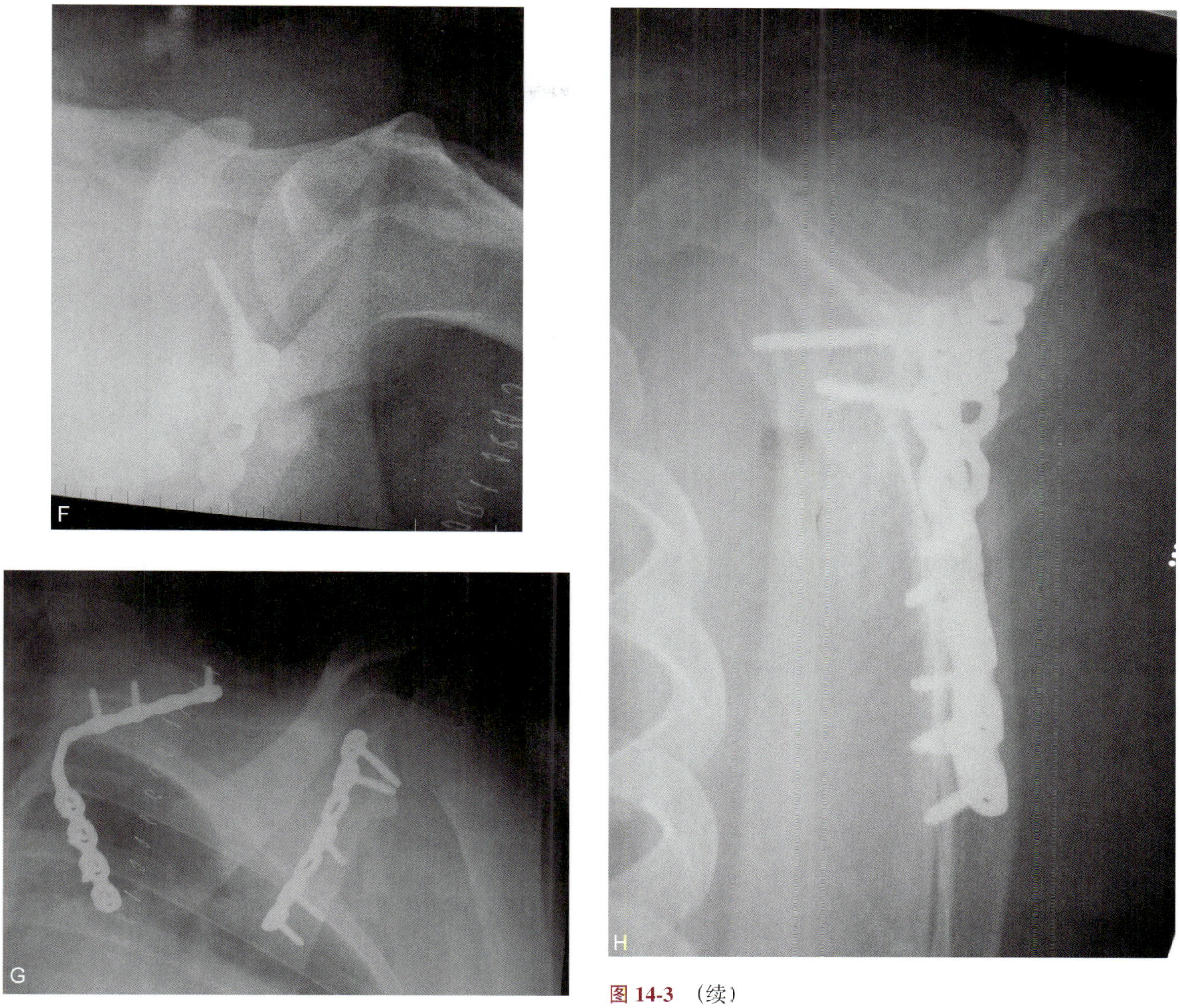

图 14-3 （续）

再次手术

如果骨折没有累及肩胛盂关节面，则很少会需要再次手术，再次手术通常为行肩关节融合术或治疗肩关节置换术的创伤后关节炎。也有因内固定物突出需要取出以及因肩关节粘连需要在麻醉下行松解术的报道，但临床上并不常见[21,26]。通过术中对肩关节活动范围的评估，以及术中真正的前后位 X 线片确定钢板的安全位置，可防止内固定物突出。术后即开始肩关节被动活动的物理治疗可降低发生肩关节粘连的风险。

结　　论

肩胛骨骨折在高能量损伤及复合伤中很常见。尽管对微小移位及稳定性骨折行非手术治疗可获得良好效果，然而对移位明显及不稳定骨折行非手术治疗可能会导致肩关节疼痛。肩胛骨畸形可导致肩关节动力障碍及继发功能障碍。对不稳定骨折行手术治疗可以恢复解剖结构并获得稳定。伴随的软组织损伤及神经损伤将直接影响临床疗效，医师必须充分重视这些潜在的合并伤。对于有经验的外科医师来说，应用先进的现代外科技术，并同时避免并发症，就可取得良好的疗效，并恢复肩关节的功能。

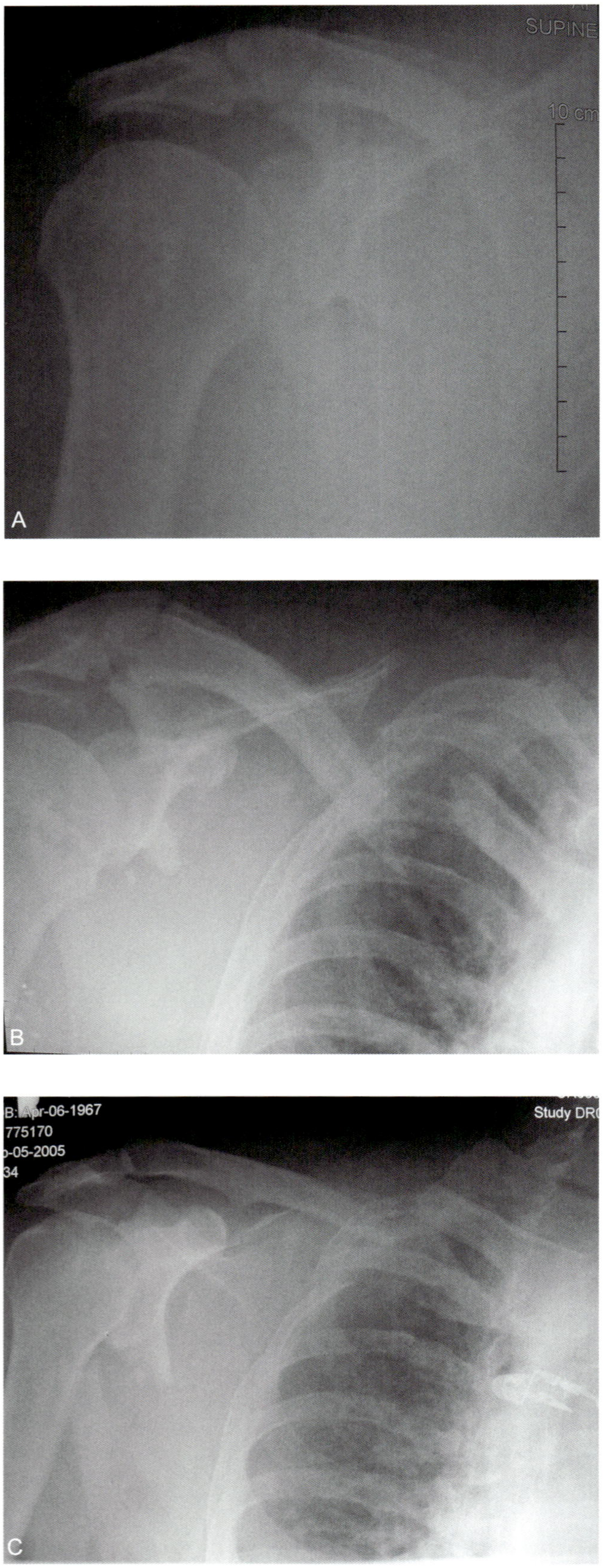

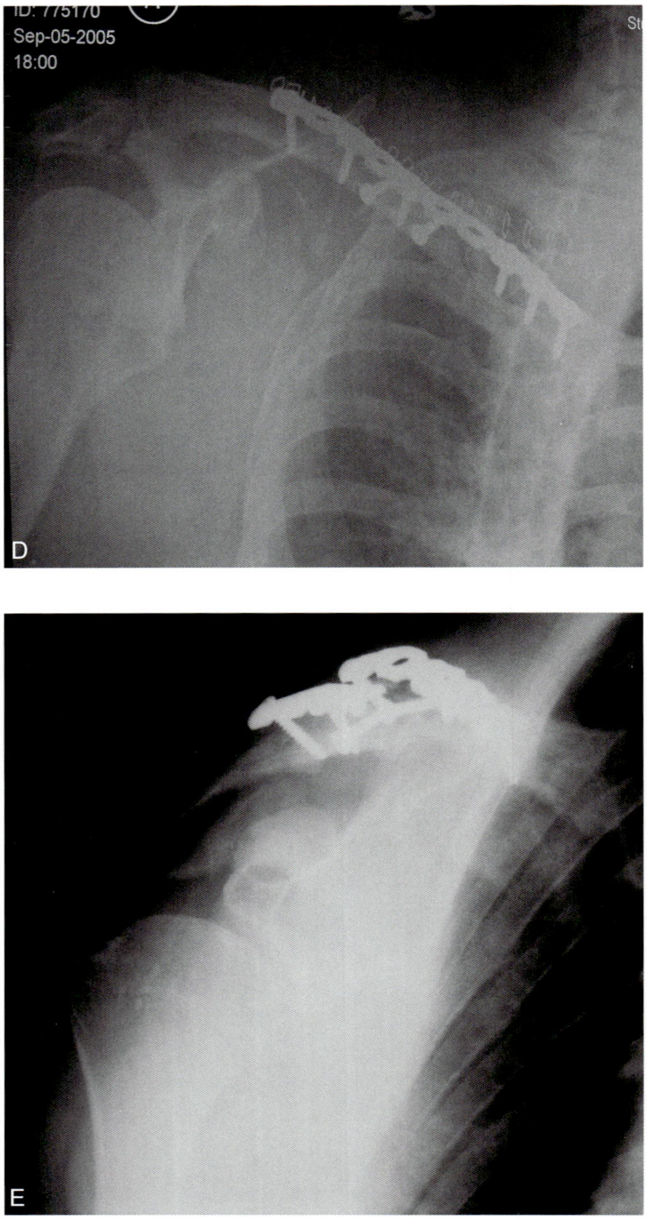

图 14-4 对锁骨骨折采取切开固定以及对肩胛骨骨折采取非手术治疗后出现骨不愈合。患者男性，73 岁，在交通事故中受伤，患有中度脑部创伤、多发性肋骨骨折，以及肩胛体和肩胛颈的骨折移位（A ~ C）。起初对肋骨骨折和肩胛骨骨折采用了非手术治疗，而对锁骨骨折采用 3.5mm 重建板固定（D）。患者逐渐出现肩胛骨和锁骨的疼痛性骨不愈合，并且在手术 6 个月后，经 X 线和 CT（E ~ H）检查确认。临床表现为疼痛和活动受限，并且肩部无力（I ~ N）。采用后方改良的 Judet 入路，分离骨折端并复位，并在外侧缘、肩胛颈和肩胛冈（O、P）采用 2.7mm 钢板进行固定。采用 2.7mm 重建钢板对不愈合的锁骨进行翻修。术后 3 个月，患者的肩关节活动度、力量和功能得以恢复，可以进行所有的日常活动（Q ~ S）

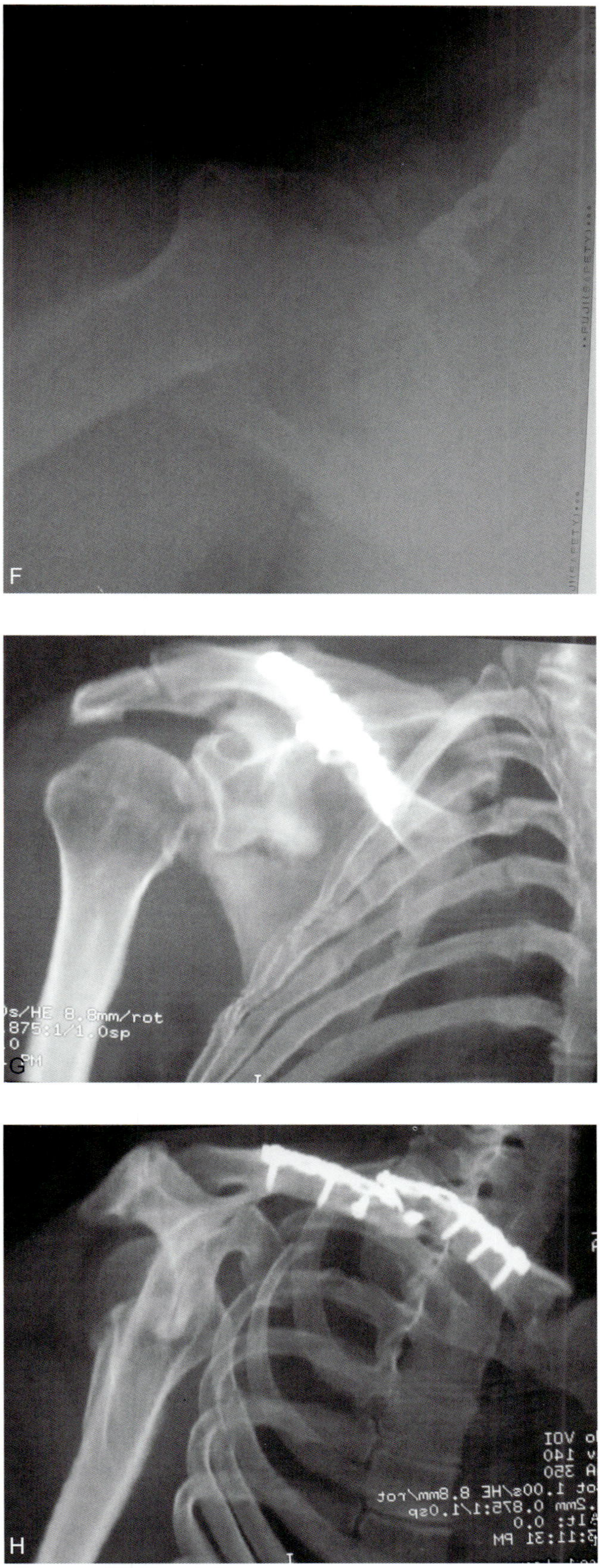

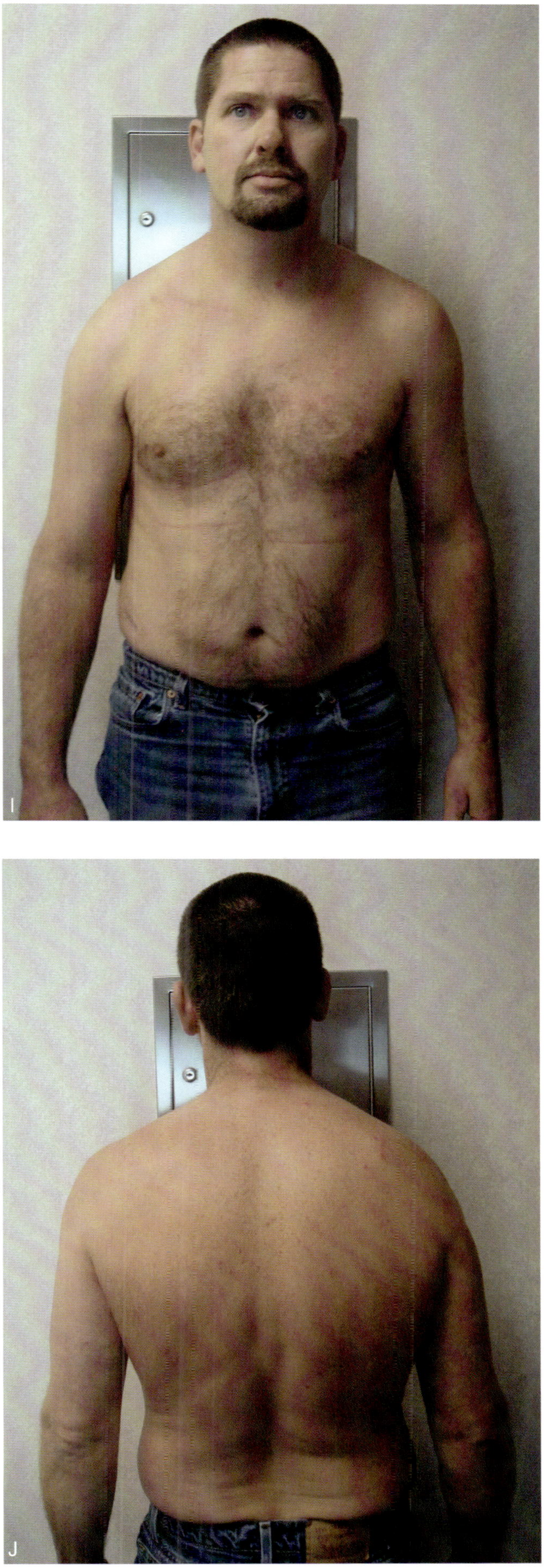

图 14-4 （续）

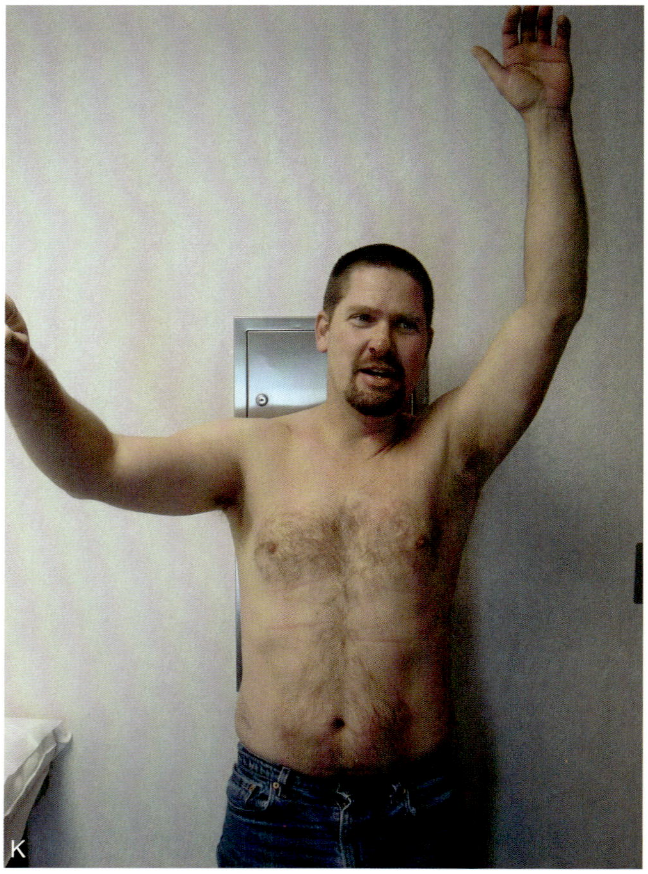

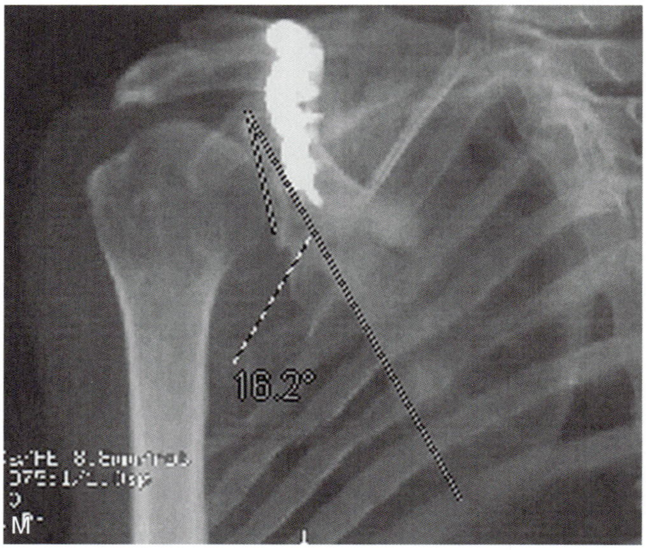

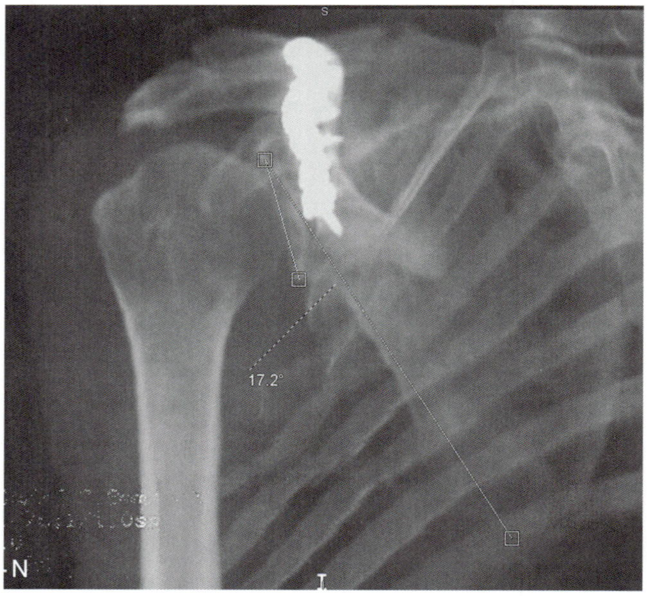

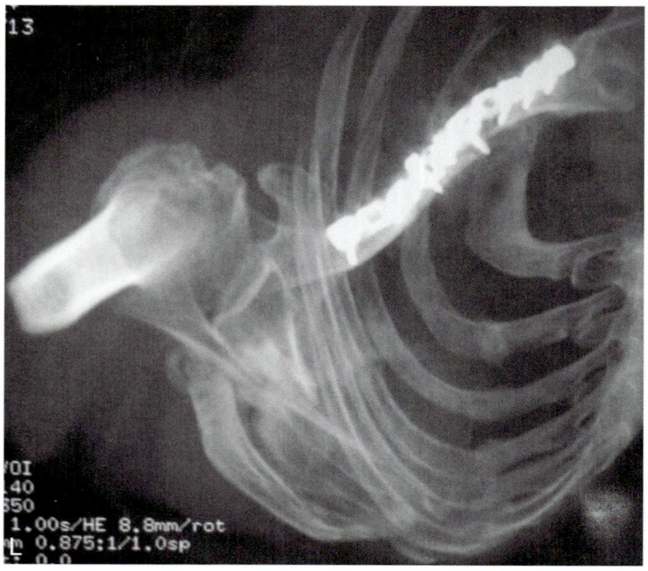

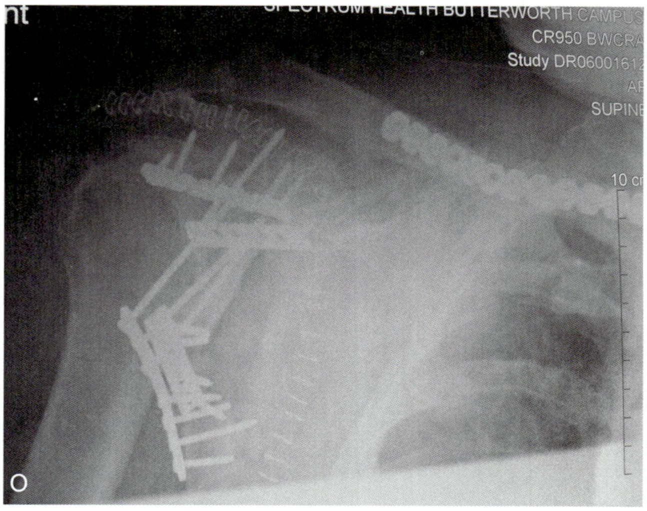

图 14-4 （续）

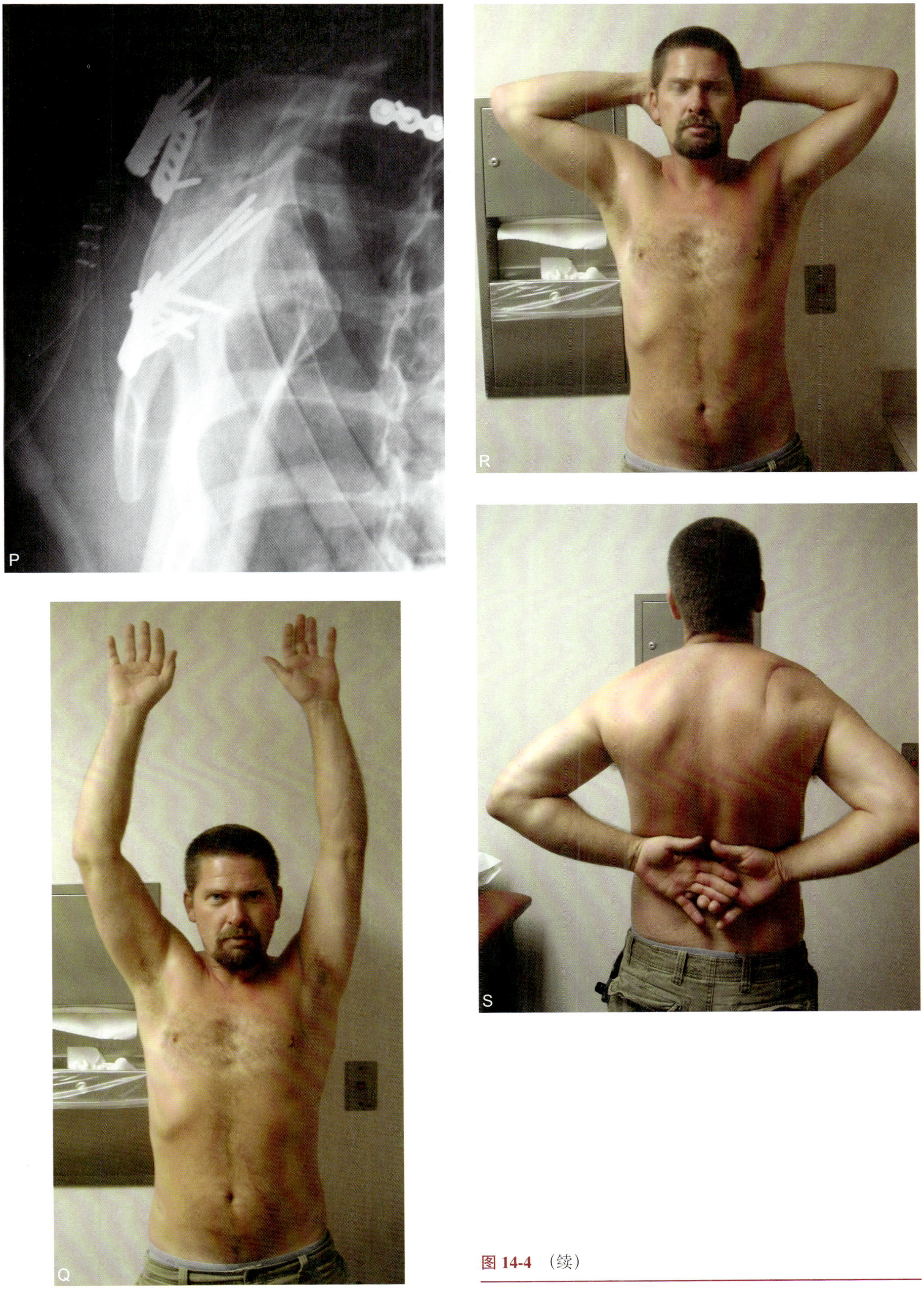

图 14-4 （续）

参考文献

1. Ada JR, Miller ME. Scapular fractures. Analysis of 113 cases. *Clin Orthop Relat Res* 1991(269):174–180.
2. Altamimi SA, McKee MD. Nonoperative treatment compared with plate fixation of displaced midshaft clavicular fractures. Surgical technique. *J Bone Joint Surg Am* 2008;90(Suppl 2 Pt 1):1–8.
3. Anavian J, Conflitti JM, Khanna G, Guthrie ST, Cole PA. A reliable radiographic measurement technique for extra-articular scapular fractures. *Clin Orthop Relat Res.* 2011;469(12):3371–8. doi: 10.1007/s11999-011-1820-3.
4. Anavian J, Guthrie ST, Cole PA. Surgical management of multiple painful rib nonunions in patient with a history of severe shoulder girdle trauma: a case report and literature review. *J Orthop Trauma* 2009;23(8):600–604.
5. Armitage BM, Wijdicks CA, Tarkin IS, et al. Mapping of scapular fractures with three-dimensional computed tomography. *J Bone Joint Surg Am* 2009;91(9):2222–2228.
6. Armstrong CP, Van der Spuy J. The fractured scapula: importance and management based on a series of 62 patients. *Injury* 1984;15(5):324–329.
7. Boerger TO, Limb D. Suprascapular nerve injury at the spinoglenoid notch after glenoid neck fracture. *J Shoulder Elbow Surg* 2000;9(3):236–237.
8. Burke CS, Roberts CS, Nyland JA, Radmacher PG, Acland RD, Voor MJ. Scapular thickness—implications for fracture fixation. *J Shoulder Elbow Surg* 2006;15(5):645–648.
9. Chan CM, Chung CT, Lan HH. Scapular fracture complicating suprascapular neuropathy: the role of computed tomography with 3D reconstruction. *J Chin Med Assoc* 2009;72(6):340–342.
10. Cole PA. Scapula fractures. *Orthop Clin North Am* 2002;33(1):1–18, vii.
11. Curtis C, Sharma V, Micheli L. Delayed union of a scapular fracture-an unusual cause of persistent shoulder pain. *Med Sci Sports Exerc* 2007;39(12):2095–2098.
12. Debski RE, McMahon PJ, Thompson WO, Woo SL, Warner JJ, Fu FH. A new dynamic testing apparatus to study glenohumeral joint motion. *J Biomech* 1995;28(7):869–874.
13. Edwards SG, Whittle AP, Wood GW, 2nd. Nonoperative treatment of ipsilateral fractures of the scapula and clavicle. *J Bone Joint Surg Am* 2000;82(6):774–780.
14. Egol KA, Connor PM, Karunakar MA, Sims SH, Bosse MJ, Kellam JF. The floating shoulder: clinical and functional results. *J Bone Joint Surg Am* 2001;83-A(8):1188–1194.
15. Forthomme B, Dvir Z, Crielaard JM, Croisier JL. Isokinetic assessment of the shoulder rotators: a study of optimal test position. *Clin Physiol Funct Imaging* 31(3):227–232.
16. Goss TP. Double disruptions of the superior shoulder suspensory complex. *J Orthop Trauma* 1993;7(2):99–106.
17. Hardegger FH, Simpson LA, Weber BG. The operative treatment of scapular fractures. *J Bone Joint Surg Br* 1984;66(5):725–731.
18. Harris RD, Harris JH Jr. The prevalence and significance of missed scapular fractures in blunt chest trauma. *AJR Am J Roentgenol* 1988;151(4):747–750.
19. Herscovici D Jr, Fiennes AG, Allgower M, Ruedi TP. The floating shoulder: ipsilateral clavicle and scapular neck fractures. *J Bone Joint Surg Br* 1992;74(3):362–364.
20. Ideberg R, Grevsten S, Larsson S. Epidemiology of scapular fractures. Incidence and classification of 338 fractures. *Acta Orthop Scand* 1995;66(5):395–397.
21. Jones CB, Cornelius JP, Sietsema DL, Ringler JR, Endres TJ. Modified Judet approach and minifragment fixation of scapular body and glenoid neck fractures. *J Orthop Trauma* 2009;23(8):558–564.
22. Kaminsky SB, Pierce VD. Nonunion of a scapula body fracture in a high school football player. *Am J Orthop* 2002;31(8):456–457.
23. Kopecky KK, Bies JR, Ellis JH. CT diagnosis of fracture of the coracoid process of the scapula. *Comput Radiol* 1984;8(5):325–327.
24. Lafferty PM, Anavian J, Will RE, Cole PA. Operative treatment of chest wall injuries: indications, technique, and outcomes. *J Bone Joint Surg Am* 93(1):97–110.
25. Lantry JM, Roberts CS, Giannoudis PV. Operative treatment of scapular fractures: a systematic review. *Injury* 2008;39:271–283.
26. Leung KS, Lam TP. Open reduction and internal fixation of ipsilateral fractures of the scapular neck and clavicle. *J Bone Joint Surg Am* 1993;75(7):1015–1018.
27. Manske RC, Reiman MP, Stovak ML. Nonoperative and operative management of snapping scapula. *Am J Sports Med* 2004;32(6):1554–1565.
28. Manske RC, Stovak M, Prohaska D. Thrower's exostosis in a collegiate pitcher. *J Orthop Sports Phys Ther* 2009;39(9):702.
29. Marek DJ, Sechriest VF 2nd, Swiontkowski MF, Cole PA. Case report: reconstruction of a recalcitrant scapular neck nonunion and literature review. *Clin Orthop Relat Res* 2009;467(5):1370–1376.
30. Martin SD, Weiland AJ. Missed scapular fracture after trauma. A case report and a 23-year follow-up report. *Clin Orthop Relat Res* 1994(299):259–262.
31. McGinnis M, Denton JR. Fractures of the scapula: a retrospective study of 40 fractured scapulae. *J Trauma* 1989;29(11):1488–1493.
32. McKee MD, Pedersen EM, Jones C, et al. Deficits following nonoperative treatment of displaced midshaft clavicular fractures. *J Bone Joint Surg Am* 2006;88(1):35–40.
33. McMahon PJ, Debski RE, Thompson WO, Warner JJ, Fu FH, Woo SL. Shoulder muscle forces and tendon excursions during glenohumeral abduction in the scapular plane. *J Shoulder Elbow Surg* 1995;4(3):199–208.
34. Michael D, Fazal MA, Cohen B. Nonunion of a fracture of the body of the scapula: case report and literature review. *J Shoulder Elbow Surg* 2001;10(4):385–386.
35. Neviaser RJ. Radiologic assessment of the shoulder. Plain and arthrographic. *Orthop Clin North Am* 1987;18(3):343–349.
36. Nunley RL, Bedini SJ. Paralysis of the shoulder subsequent to a comminuted fracture of the scapula: rationale and treatment methods. *Phys Ther Rev* 1960;40:442–447.
37. Obremskey WT, Lyman JR. A modified judet approach to the scapula. *J Orthop Trauma* 2004;18(10):696–699.
38. Ramos L, Mencia R, Alonso A, Ferrandez L. Conservative treatment of ipsilateral fractures of the scapula and clavicle. *J Trauma* 1997;42(2):239–242.
39. Rikli D, Regazzoni P, Renner N. The unstable shoulder girdle: early functional treatment utilizing open reduction and internal fixation. *J Orthop Trauma* 1995;9(2):93–97.
40. Romero J, Schai P, Imhoff AB. Scapular neck fracture—the influence of permanent malalignment of the glenoid neck on clinical outcome. *Arch Orthop Trauma Surg* 2001;121(6):313–316.
41. Schmidt M, Armbrecht A, Havemann D. Results of surgical management of scapula fractures. 78th Annual Meeting of the Swiss Society of Accident Surgery and Occupational Diseases, 4–5 September 1992 in Olten. *Z Unfallchir Versicherungsmed* 1992;85(4):186–188.
42. Stein RE, Bono J, Korn J, Wolff WI. Axillary artery injury in closed fracture of the neck of the scapula: a case report. *J Trauma* 1971;11(6):528–531.
43. Tadros AM, Lunsjo K, Czechowski J, Abu-Zidan FM. Causes of delayed diagnosis of scapular fractures. *Injury* 2008;39(3):314–318.
44. Tadros AM, Lunsjo K, Czechowski J, Corr P, Abu-Zidan FM. Usefulness of different imaging modalities in the assessment of scapular fractures caused by blunt trauma. *Acta Radiol* 2007;48(1):71–75.
45. Zlowodzki M, Zelle BA, Cole PA, Jeray K, McKee MD. Treatment of acute midshaft clavicle fractures: systematic review of 2144 fractures: on behalf of the Evidence-Based Orthopaedic Trauma Working Group. *J Orthop Trauma* 2005;19(7):504–507.

（罗 涛 译 付中国 校）

第四部分

肩锁关节损伤

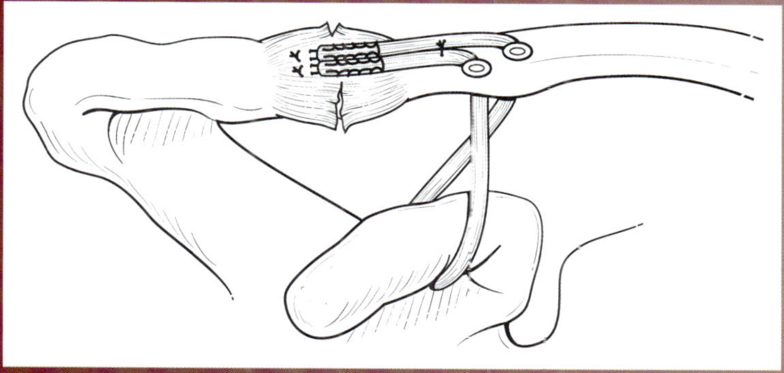

第 15 章

Gregory Gilot，Amar Basavaraj Mutnal，Joshua Owens

肩锁关节损伤的流行病学、临床评估、影像学检查和分型

引　　言

肩锁关节是最容易受到损伤的关节之一，其典型的损伤是由于跌倒时直接撞击肩关节的外上方造成的[20,49]。依据损伤的机制，肩锁关节损伤的表现也不尽相同，可以是只需要短时间对症治疗的轻微扭伤，也可以是需要手术治疗的完全性脱位。肩锁关节的损伤在所有的肩部脱位中约占 12%，在所有的肩关节损伤中约占 10%。由于一些病例并没有被报道，所以这一数据往往会更高[16,21]。此类损伤在男性中的发生率比女性高 5 倍，并且大多发生于 20 多岁，不完全损伤的发生率比完全损伤高 2 倍[33,35]。

治疗的选择会受到多方面因素的影响，包括临床和影像学上的表现以及患者自身的特殊因素。理解手术和非手术的适应证是非常重要的，因为不正确的治疗往往预示着预后不良和出现并发症。然而，不幸的是，手术的适应证并不是很明确，而且一些特殊类型的肩锁关节损伤选择何种治疗合适尚存在争议。因此，若要适当地治疗肩锁关节损伤，就需要对相应的解剖、生物力学和病理生理学有完整的理解。这些知识是进行临床评估和决策的基础。本章的目的是强调这些重要的原则，并且对肩锁关节损伤的诊断、影像学和分型提供全面的回顾。

相关解剖

肩锁关节是一个二轴关节，由锁骨的外侧和肩峰的前内侧面组成。这些关节面的角度变异很大，从几乎垂直到倾斜 50°，大多数是上方关节面在外侧[14]。此外，关节面通常表现为三种形态：平行、倾斜和弯曲[11]。肩峰和锁骨关节面分别直到 16 岁和 23 岁时仍然是由透明软骨覆盖，此后逐渐转变为纤维软骨。从 30 岁开始，关节间隙纤维软骨盘的前上方开始产生退变[36]。根据 Hilton 规律，肩锁关节的神经支配是来自于腋神经的锁骨上外侧支（C4）和来自臂丛神经的胸壁外侧神经和肩胛上神经（C5、C6）。其血供来自于肩胛上动脉和肩峰动脉（通过胸肩峰干）[5,26]。

肩锁关节的静态稳定性是由关节面、纤维关节囊、肩锁韧带、喙锁韧带和喙肩韧带的完整性决定的（图 15-1）。关节囊由四边形的肩锁韧带加强。肩锁韧带由前部、后部和相对牢固的上部以及下部四个部分组成，有时下部韧带会缺失 [30]。肩锁关节上方、下方和后方的韧带止点位于锁骨远端 2.9 ～ 3.9mm（平均 3.5mm）[41]（图 15-2）。这一解剖特点在临床上很重要，即过多地切除锁骨远端会引起肩锁关节不稳定，从而引起向后脱位与肩峰撞击 [32]。Renfree 和 Wright 认为在关节镜下进行锁骨远端切除时，对男性仅切除 2.6mm、对女性仅切除 2.3mm 就会引起韧带损伤 [30]。更为近期的研究表明，对锁骨远端切除 3 ～ 4mm 是安全的。如切除范围超过 6mm，就会破坏整个肩锁韧带。同样，如对内侧肩峰端进行 2 ～ 3mm 的截骨，同样会减弱肩锁韧带的附着部 [41]。三角肌前束和斜方肌的筋膜在前方和后方混合后加强了上方的肩锁韧带 [17,24,41]。目前认为，主要的动力稳定结构——三角肌、斜方肌和前锯肌——形成了力偶，共同帮助稳定肩锁韧带。同时，来自肌肉与喙突的连接提供了一小部分的稳定性，并通过喙肩韧带传导应力 [25]。

喙锁韧带由外侧的斜方韧带和内侧的锥状韧带组成，其名称由形状而得名（图 15-3）。锥状韧带和斜方韧带分别起源于锁骨外侧端 32.1mm 和 14.7mm。在锁骨的下表面，锥状韧带位于斜方韧带起点中线的后方 [31,32,43]。它的尖端与喙突基底部

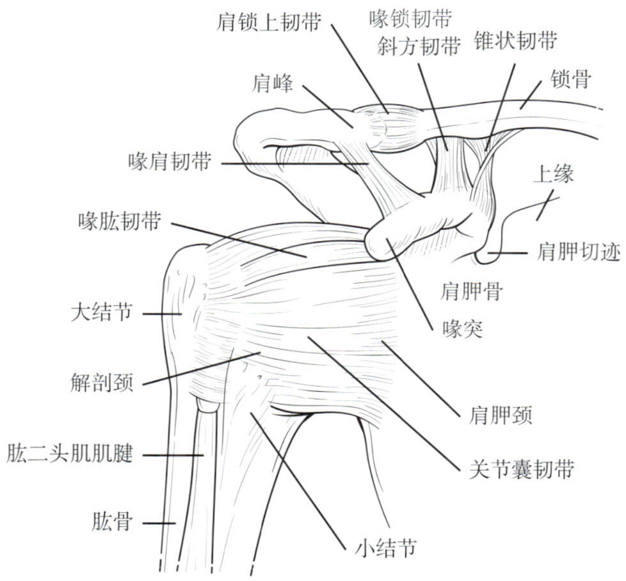

图 15-1 肩锁关节的相关解剖

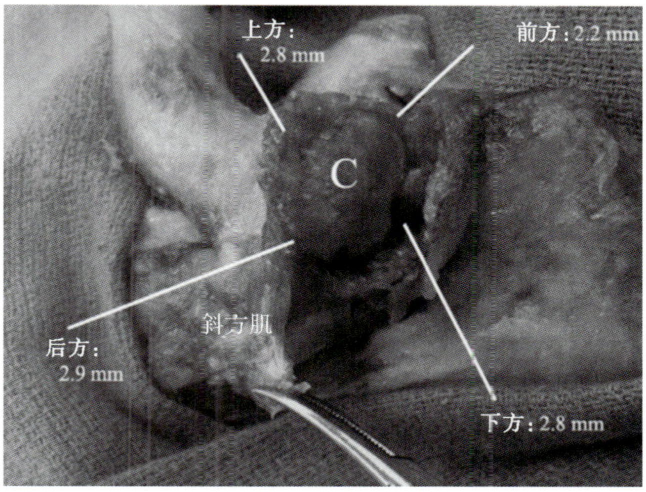

图 15-2 锁骨远端肩锁韧带的平均宽度（C）。可见斜方肌筋膜的附着处进入肩锁关节囊和韧带 [Reprinted with permission from Stine IA，Vangsness CT. Analysis of the capsule and ligament insertions about the acromioclavicular joint：a cadaveric study. Arthroscopy，2009，25（9）：968-974]

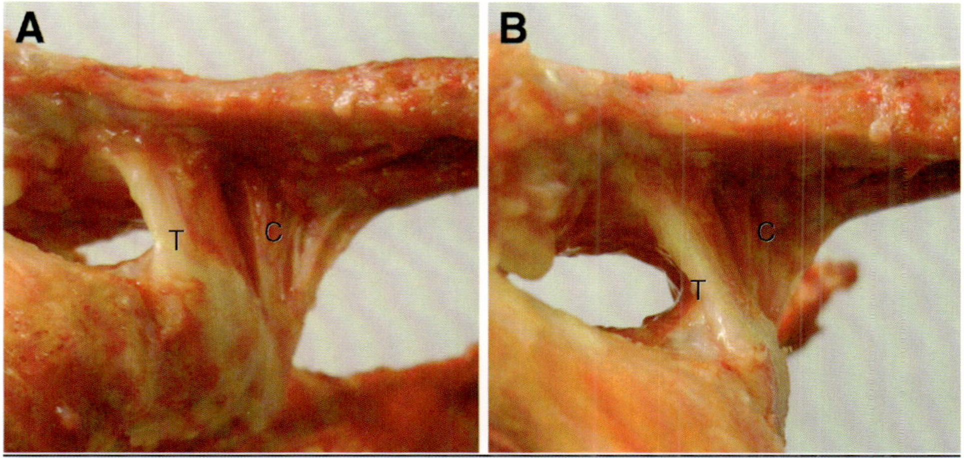

图 15-3 右侧肩关节及正常的喙锁韧带的前方（A）和侧位（B）观，斜方韧带（T）的锁骨附着点在锥状韧带（C）的外侧和后方 [Reprinted with permission from Yoo YS，Tsai AG，Ranawat AS，et al. Abiomechanical analysis of the native coracoclavicular ligaments and their influence on a new reconstruction using a coracoid tunnel and free tendon graft. Arthroscopy，2010，26（9）：1153-1161]

的粗糙面附着，位于外侧斜方韧带附着点的后内方[43]。喙突和锁骨间的平均距离是1.1～1.3cm[7]。Stine等通过对相关文献的比较，发现从锁骨外侧端至斜方韧带和锥状韧带的平均距离分别是14.7mm和32.1mm[30,41]。其他文献发现锥状韧带的锁骨止点有明显的性别差异，在男性中其离肩锁关节的距离较长[30]，但在斜方韧带的解剖中并没有发现这样的差异[30]。除了具有稳定肩锁关节的作用外，在肩关节前屈外展的运动中，喙锁韧带还帮助协调肩胛胸壁的旋转活动和肩锁关节本身的运动[25,33]。随着手臂的上举和肩胛骨的活动，锁骨也有相对的耦合旋转。如果固定了肩锁关节，就会引起活动度降低，以及肩关节功能降低和（或）损坏。然而，Rockwood发现，由于肩胛骨和锁骨间的协同运动，肩峰和锁骨之间的活动非常小。他推断肩胛胸壁关节的旋转活动主要是通过胸锁关节传递的，在肩锁关节只有5°～8°的旋转，因此，肩锁关节融合很少引起后续的临床症状[34]。

生物力学

许多生物力学研究试图阐明肩锁关节复合体的互动模式，特别是在肩锁关节囊/韧带和喙锁韧带之间的互动模式。总体而言，喙锁韧带的主要作用是限制过大的移位，而肩锁韧带作为基础的稳定装置，对较小的移位有限制作用[17,22]。目前的数据也支持肩锁韧带对前后方向的稳定作用大于上下方向，而喙锁韧带主要是维持上下方向的稳定作用[12,17,30,33,51]。从功能上来说，韧带各自的解剖方向与对抗张力的方向是一致的。然而，大多数此类研究是对一条或一组韧带进行测量的。新的研究则侧重于每条韧带与肩锁关节复合体的整体稳定性。不管怎样，肩锁韧带和喙锁韧带在关节的稳定性中都有重要的作用。

肩锁关节及相关韧带的稳定性取决于穿过关节的水平应力和压缩应力。一项研究发现，在给定的水平应力下，移位的距离与关节压缩应力成负相关。在生理情况下，喙锁韧带有部分限制上下方向和前后方向移位的作用。而肩锁韧带对限制前后移位的作用比喙锁韧带大3倍[12]。其潜在性的临床重要性在于在失效前肩锁韧带已经存在不可恢复的损伤。这意味着虽然对喙锁韧带进行了重建，但是残余的肩锁韧带的不稳定性会影响到关节的整体稳定。同样，另一项的生物力学研究表明，完整的喙锁韧带也不能完全替代肩锁韧带或关节囊来弥补其缺失后的前后方移位，这样就会发生Ⅱ度损伤[13]。此研究显示，随着前方负荷的增加，锥状韧带上的平均应力增加了227%；而随着后方应力的增加，斜方韧带上的应力增加了66%。

其他研究也证实，由于各自的方向不同，锥状韧带和斜方韧带在稳定性上也有各自的限制作用，因此，在选择手术方式时不能将它们看成是一个结构。这一概念成为解剖重建喙锁韧带的推动力。现在的证据表明，在切断肩锁韧带以后，锥状韧带主要维持上方和前方的稳定性，而斜方韧带维持后方的稳定性。这表明每条韧带在肩锁关节的稳定性中都有明显和独特的作用[13,51]。

病理生理学

大多数肩锁关节损伤是由于肩关节受到外上方直接的创伤造成的，通常是上肢在内收位时摔倒撞击所致。相对于远端锁骨，其在肩峰处产生了一个向前、向下和向内的应力。相对稳定的胸锁关节使主要的应力集中于肩锁和喙锁韧带。关节周围覆盖的软组织分散了少量的应力，从理论上说反而增加了损伤的发生率。间接暴力损伤是由于跌倒时，手和肘关节处于过度外展位，肱骨头向上直接撞击肩峰，只造成肩锁关节和韧带的损伤。这常会伴有较高的肩峰骨折和肩袖损伤的发生率[17,22]。同样，在车祸中，由于安全带的制约，对上肢或肩部产生向下的力，同样也会引起肩锁韧带的损伤[23,33]。如果上肢不能吸收撞击，那么外侧的暴力会影响肩锁关节而导致损伤。关于损伤谱和相关的病理生理学，将在分类中进行讨论。

常见的损伤机制涉及韧带的稳定系统失效，损伤的范围和严重性与暴力的大小直接相关。1917年Cadenat认为，肩锁关节/韧带的断裂是随着喙锁韧带及其后三角肌斜方肌筋膜失效后产生的[9]。在低能量损伤中，锁骨远端由于上臂和肩部的下垂而显得突起，而不是锁骨向上移位。肩锁关节脱位极少累及喙突基底部，被认为是与喙锁韧带断裂相当的（图15-4）。“假性脱位”是指在儿童或青少年中的骨骺分离或锁骨远端骨折，可类似于肩锁关节脱位[34]。

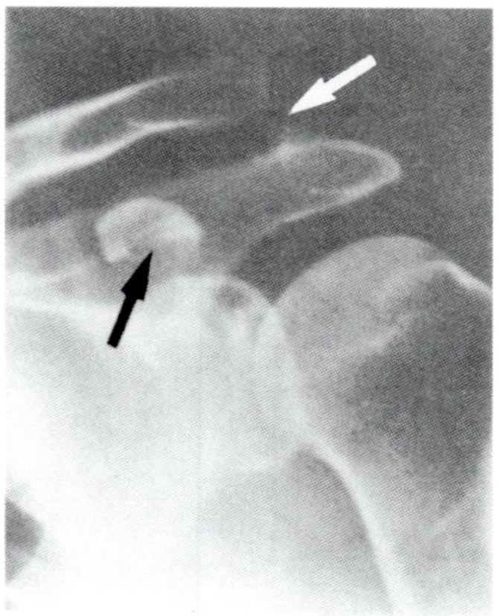

A

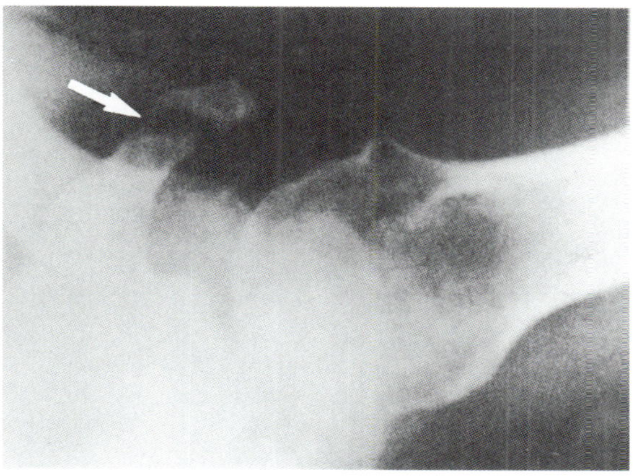

B

图 15-4 两种喙突撕脱骨折的影像学检查。(A) 前后位片显示Ⅲ型肩锁关节损伤（白色箭头），在喙突的基底部有撕脱骨折（黑色箭头）。在该病例中，喙锁距离接近正常。(B) 腋位片显示喙突尖端的移位骨折（连接韧带的白色箭头）

分　　型

Allman 和 Tossy 等首次按照韧带损伤的范围把肩锁关节损伤分为三型[2,46]。几十年后，Rockwood 针对高能量损伤增加了三种类型（表 15-1 和图 15-5）。这个系统主要是依据 X 线上锁骨相对于肩峰的移位来表示肩锁韧带、喙锁韧带和周围组织的断裂程度。Neviaser 设计了另一种分型系统，强调关节的复位能力，用于确定治疗方式[27]。最近，基于对 MRI 影像的研究，Rockwood 分型系统在反映真正的病理解剖的有效性上出现了异议[6]。然而，在临床上，Rockwood 的六种分型仍然是最被广泛接受的。

在 Rockwood Ⅰ型损伤中，肩锁关节囊、喙锁韧带和三角肌斜方肌筋膜是完整的，而肩锁韧带有扭伤。在Ⅱ型损伤中，肩锁韧带和关节囊断裂，喙锁韧带可能存在扭伤或部分撕裂（通常累及锥状韧带）。在 X 线上，肩锁关节间隙可能轻度增宽和（或）向上半脱位＜ 25%（相对于肩峰的下缘）。在Ⅲ型损伤中，肩锁韧带、关节囊和喙肩韧带完全断裂，导致在前后位片中，锁骨远端出现 25% ~ 100% 的向上移位。软组织损伤可能扩展至三角肌和斜方肌附着部。Ⅳ型损伤与Ⅲ型损伤累及的结构相同，而锁骨远端向后移位，穿入或穿过斜方肌。这一点在前后位 X 线上表现不明显，但是在腋位片上可表现为向后移位。在Ⅳ型损伤中，不能过分依赖临床体检。Ⅴ型损伤表现为严重的肩锁韧带和喙锁韧带断裂以及三角肌和斜方肌在锁骨附着处的断裂。在前后位 X 线片上表现为向上移位，喙锁韧带处的距离增宽到原来的 100% ~ 300%。Ⅵ型损伤很少见，造成锁骨向下移位至肩峰或锁骨下，并伴有相关软组织和韧带的损伤。

表 15-1　Rockwood 分型系统所对应的相关解剖以及影像学特点

损伤级别	肩锁韧带	肩锁关节囊	喙锁韧带	三角肌斜方肌锁骨止点	锁骨移位	肩锁距离	喙锁距离[a]
Ⅰ	上背侧韧带部分撕裂	完整	完整	完整	无	正常	正常
Ⅱ	完全撕裂	断裂	完整或扭伤	完整，小部分撕脱	＜ 100% 向上	增宽	轻度增加
Ⅲ	完全撕裂	断裂	完全撕裂	＋ / －三角肌远端和（或）斜方肌撕裂	100% 向上	增宽	增加 25% ~ 100%
Ⅳ	完全撕裂	断裂	完全撕裂	斜方肌底部连接和（或）撕裂	后方和（或）上方	可以正常	可以正常
Ⅴ	完全撕裂	断裂	完全撕裂	远端的斜方肌和三角肌撕裂	＞ 100% 向上	增宽	增加 100% ~ 300%
Ⅵ	完全撕裂（肩峰下和喙突下）	断裂	完全撕裂（只有喙突下型）	远端的斜方肌和三角肌撕裂	下方[b]	……	阴性

[a] 与患侧对比，[b] 在肩峰下或肱二头肌和喙肱肌肌腱后方。

Modified from Alyas F, Curtis M, Speed C, et al. Imaging appearances of acromioclavicular joint dislocation. Radiographics. 2008;28(2):463–479.

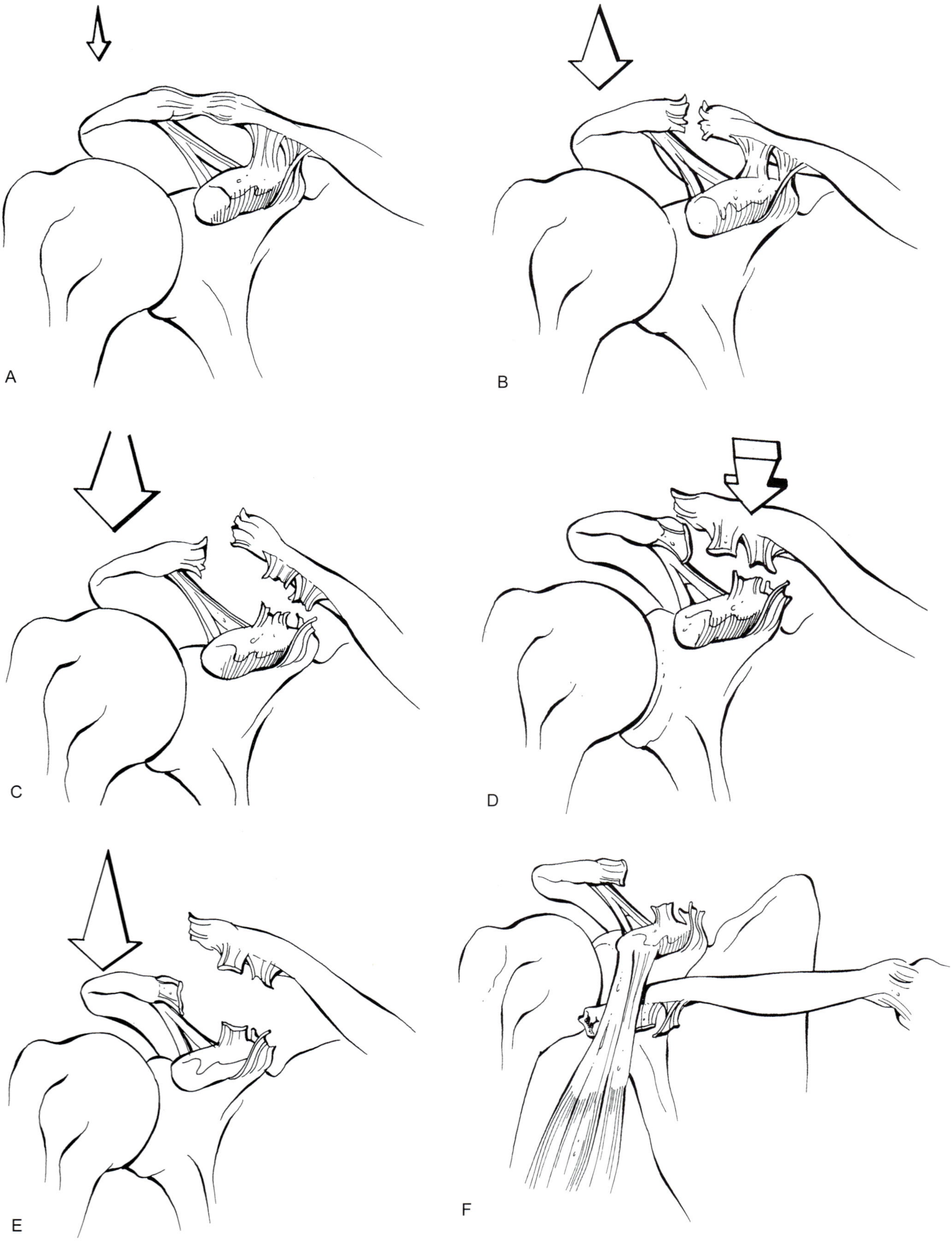

图 15-5 Rockwood 骨折分型。注意相关的锁骨移位及肩锁和（或）喙锁韧带的损伤。(A)：Ⅰ型；(B)：Ⅱ型；(C)：Ⅲ型；(D)：Ⅳ型；(E)：Ⅴ型；(F)：Ⅵ型

影像学检查

标准摄片

在大多数病例，双侧对照位的摄片是简单而有效的，并且结合标准的临床评估可以正确地评估肩锁关节损伤的分型。常规影像学评估包括肩锁关节的前后位、侧位、腋位和 Zanca 位片。通过前后位片可确定锁骨垂直移位的距离，通过腋位片可确定锁骨远端水平移位的距离。对侧的前后位片可以提供锁骨移位程度的参照，并且可以确定正常肩锁关节和锁骨的解剖变异。

通常，标准的前后位片会过度压低肩锁关节并降低诊断率。Zanca 位片能够通过移除肩胛骨的干扰而更为有效 [52]。Zanca 位片是使投射线向头侧倾斜 10° ~ 15°，只使用 1/3 ~ 1/2 的照射量，就可以获得清晰的肩锁关节像。过去，应力位片被特意用来区分Ⅱ度和Ⅲ度损伤，但目前不再作为常规使用，因为它提供的信息很少，增加了花费，并会引起患者不适。另外，不再将其作为评价是采取非手术治疗还是手术治疗的重要标准。

肩锁关节和喙锁关节的距离增加提示存在肩锁关节移位。正常的肩锁关节和喙锁关节距离的数值分别为 1 ~ 3mm 和 1.1 ~ 1.3cm[33,52]。肩锁关节的宽度在男性＞ 7mm、女性＞ 6mm 都被认为是病理性的。50% 的喙锁间隙增宽提示存在肩锁关节完全脱位 [33]。

医师必须要意识到由于喙突骨折可引起类似肩锁关节脱位，但其喙锁间隙是正常的。这种情况被认为是 Rockwood Ⅱ型损伤，也可能与Ⅲ型损伤相似 [19]（图 15-4）。如果采用标准的正位片不能发现，那么采用 Stryker 位片将会更容易发现喙突骨折。该图像拍摄喙突剖面，拍摄时使患者取仰卧位，肩关节前屈，手置于头后部，肘关节指向天花板，肱骨平行于身体的长轴。射线以喙突为中心，并向头侧倾斜 10°。最近，Alexander 提出了一种肩胛骨的侧位摄片 [1]。即将肩关节向前伸以拍摄上外侧。在正常的肩关节中，肩锁关节是完整的，然而在肩锁关节脱位中，锁骨远端是向上移位的 [47]。

超声检查

可以用超声来探测肩锁关节的脱位和其他损伤。它可以直接检视肩锁关节，并且可以提供与 X 线一样准确的评估 [8]。超声的优点在于无放射性、价格低廉和检查时间短。超声的影像是动态的，可以实时获得，而且可以立刻与对侧进行比较，或者建立正常的对比参数 [8,35]。它可以显示扩张的关节囊、骨的异常和关节间隙的距离 [39,40]。它还可以确定肩锁关节的脱位以及手法复位后是否复位。超声的一个缺点是影像的质量依赖于操作者。通常情况下，并没有将超声作为肩锁关节损伤的常规检查。

CT 检查

CT 也许是评估肩锁关节改变最好的方法，包括关节间隙的狭窄、磨损和软骨下囊肿（图 15-6）。它也能在急性损伤中提供快速的检查结果、良好的关节面成像、骨的改变、细微或复杂的骨折以及关节的畸形 [15]。它的缺点是不能发现韧带、关节囊和滑膜等软组织的异常变化。然而，由于价格昂贵，因而在大多数肩锁病变中不需要采用这种检查方法。

MRI 检查

MRI 在评估肩锁关节疼痛以及损伤中是一个有力的工具，因为可以细致地评估韧带的解剖。在一

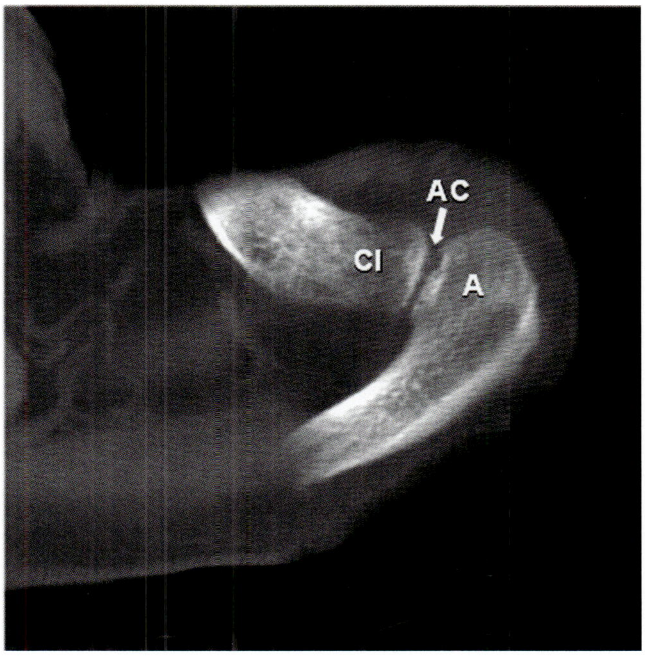

图 15-6 轴位 CT 可清楚地显示正常的肩锁关节的解剖，可见锁骨（Cl）、肩锁关节（AC）和肩峰（A）（Reprinted with permission from Lee JKT, Computed Body Tomography with MRI Correlation, Vol. 1. 4th ed. M—Medicine Series. Philadelphia，PA：Lippincott Williams & Wilkins. 2006）

定的情况下，通过 MRI 可以取得正确的分型，以及确定最佳的治疗方式。MRI 特别在诊断Ⅱ型和Ⅲ型的损伤中有重要的作用，因为对前者通常采取非手术治疗，而后者在某些情况下是手术干预的指征。

采取斜冠状位时是平行于锁骨远端和肩锁关节。采用该体位可以在同一平面上显示出撕裂的喙锁韧带，而且提供了关于肩锁关节或韧带足够的影像。T1 加权影像可以很好地描绘出喙锁韧带，T2 加权影像显示了韧带破裂时周围的血液和液体。在亚急性期或慢性期，随着软组织和骨的水肿消退，脂肪抑制可能会引起特定结构的图像损失。而且，与上下方向的移位相比，喙锁韧带前后方向的移位更加不易被确定，因为锁骨远端不再是可靠的参照点。哪怕在适当的平面上，也很难确认喙锁韧带没有受到损伤[4,38]。

MRI 可以提供准确的解剖细节以有助于分型，但在进行 Rockwood 分型时也会产生争议。最近的 MRI 研究显示，理论上的病理解剖和真实的病理解剖并不一致，特别是对于喙锁韧带而言[6,42]。这些研究显示，锥状韧带和斜方韧带可能分别各自受损。有一项研究发现，在 Rockwood Ⅱ型和Ⅲ型损伤的患者中，在 MRI 检查中显示锥状韧带和斜方韧带都存在断裂。而在已被诊断为 Rockwood Ⅴ型的患者中，只有斜方韧带断裂。另一项研究表明，在所有的 3 例 Rockwood Ⅱ型损伤的患者中，MRI 显示只有斜方韧带断裂。基于 MRI 的发现，另一项研究发现临床的分级被低估了。其中Ⅱ型损伤和Ⅲ型损伤分别被低估了 20% 和 50%[38]。

不用依赖常规的 X 线，MRI 就可以基于真实的病理解剖状态直接进行分型。有些人认为，Rockwood 系统并不能涵盖整个肩锁关节的断裂和扭转伤[3,4,6,42]。然而，直到一个基于 MRI 的更为精确的分型系统出现和确认之前，Roekwood 分型仍然是目前临床上标准的分型系统。

临床检查

正确的病史和体格检查是确切地诊断和治疗肩锁关节损伤的基础。有许多体征和症状可以把肩锁关节损伤与其他肩关节疾病区别开。这些检测最常被使用在低能量损伤中，因为此时局部的病理改变比高能量损伤造成的完全脱位更加难以发现。在实践中，大多数情况下，单单依靠病史和体格检查就可以得出正确的诊断，而结合一些常规的标准摄片就可以完整诊断。对于复杂的病例，最初的评估会指导医师采用进一步适合的诊断方式。

任何对肩关节有相同损伤机制的创伤都可以引起肩锁关节的损伤。最典型的机制是在上臂内收位时肩部直接受到撞击，患者会表现为程度不同的疼痛和畸形。当摔倒时上肢处于过伸位，肱骨头会撞击肩峰或肩袖。由于肩胛上神经和胸外侧神经交叉分布的原因，疼痛主要局限于肩关节的前上方。在少见的情况下，患者由于跌倒而出现肩关节上部明显的磨损。视诊常常表现为锁骨远端肿胀或突起。但是在肌肉强健的患者中，即使高能量的损伤也很难看出外观异常。如果皮肤不完整，那么就要着手防止进一步的开放性损伤。

起初由于损伤导致的不适，会引起患者肌肉的紧张或支起上臂，使锁骨的突起不那么显眼。当肿胀消退后，锁骨的畸形和突出就会更加明显。肩锁关节处于 Neviaser 三角的前方，是锁骨远端和肩胛冈之间的软点。触诊可以很容易发现局部压痛。由于不适和软组织肿胀，起初很难发现不稳定。通常在 7 ~ 14 天后，疼痛和肿胀消退，可以再进行锁骨前后位和头尾侧的摄片，也可以进行其他诊断性检查。通常表现的畸形是肩胛骨相对于锁骨出现向下的移位。若要决定肩锁关节是否可以复位，可以用一只手稳定锁骨，同时用另一只手在同侧的肘关节上施加一个向上的力。在测试水平移位时，需要用拇指和示指抓住锁骨的中段，进行前后方向的移动。应该触摸锁骨的全长，以发现存在的骨折。可出现三角肌筋膜断裂，进而可能会阻碍完全的复位（在鉴别Ⅲ型和Ⅴ型损伤时很重要）。还要检查胸锁关节相对的损伤。

在严重的肩锁关节断裂中，会产生上下方向的移位，这种体征被命名为“琴键征”（piano key sign）[46]。Scarf 试验是用力内收患肩时会引起肩锁关节疼痛[29]。在 O' Brien 主动压力试验中，使肩关节前屈 90°，内收 10° ~ 15°，首先让前臂完全旋前再旋后，检查者在患侧给予一个持续向下的力[28]。如患肢在旋前位时出现疼痛，而在旋后位缓解，则为阳性。它对于肩锁关节的损伤有特异性，因为此时疼痛会局限于肩锁关节。有许多研究对 O' Brein 试验的可靠性进行了评价。在其原始的文献中，O' Brein 报道敏感性为 100%，特异性为 96.6%，阳性预测值为 91.5%，阴性预测值为 100%。其他作者报道的敏感性可靠度为从 16% 到 42%，总体准确性为 52%[10,48]。如果测试时在肩关节的深部产生疼痛，那么可能存在上盂唇或肱二头肌肌腱引起的病变。

特别是在高能量损伤中，应高度怀疑并发的肩关节疾病。在一项病例系列研究中，77 例患者有 Rockwood Ⅲ型以上的损伤，18.2% 存在关节内损伤，14.3% 存在 SLAP 损伤。在 Rockwood Ⅴ型损伤中，19% 存在 SLAP 损伤（不包括 SLAP Ⅰ型损伤），而在 Rockwood Ⅳ型中只有 3.4% 的患者存在 SLAP 损伤。有 1 例患者出现完全的冈上肌撕裂，2 例患者有部分冈上肌的关节面撕裂。4 例患者有持续的并未累及肩锁关节的骨折 [45]。

虽然血管和神经损伤在肩锁关节损伤中很少发生，但是仍然需要对患侧肢体进行完全的血管和神经检查，以评估臂丛血管和神经的损伤。依据损伤的严重性，肩关节的活动度有一定的限制，特别是在外展和搭肩内收位时。当然，还需要关注肩关节的主动和被动活动度。在这种损伤中，通常可以耐受对手臂的旋转，所以可以评估盂肱关节的损伤程度。

接下来的章节将关注于对不同的肩锁关节损伤 Rockwood 分型的临床和影像学评估。损伤的级别依靠 X 线片中的关节面移位程度而定。

Ⅰ型

Ⅰ型损伤涉及轻度的扭伤，仅局限在肩锁关节或关节囊，没有任何临床可见的畸形。运动员常常会继续进行这种容易引起损伤的运动。上肢运动通常不受限制，除了在搭肩内收活动中会有不适感。患者通常会有肩锁关节局部压痛和轻度水肿。X 线片无明显发现。MRI 没有明显的征象，因为肩锁关节的异常信号在成人中也是常见的 [4]。

Ⅱ型

在Ⅱ型损伤中，肩锁关节的关节囊和韧带完全断裂。喙锁韧带也可损伤，但是会保持完整。因此，在肩锁关节和喙锁间隙处，患者都会感到有压痛。锁骨远端的突起是否明显要根据损伤后的肿胀程度而定。锁骨远端可有水平方向的不稳，如果患者可以耐受，可发现锁骨远端能够水平移动。如果垂直面上存在不稳定，也是非常细微的。在摄片中可以发现肩锁关节增宽（由于内侧肩胛骨的旋转）和锁骨远端轻度的向上移位，伴有喙锁间隙增宽（图 15-7）。锥状韧带最容易累及。体育活动中几乎 45% 的肩部损伤是Ⅰ型和Ⅱ型的肩锁关节脱位 [44]。在 MRI 上，表现为喙锁韧带的纤维连续性完整，在肩锁关节的关节端有骨髓水肿信号 [4]。

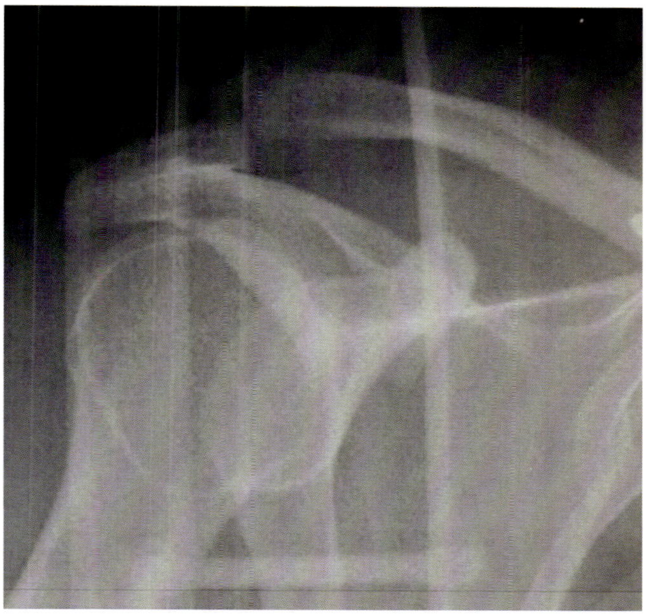

图 15-7 Ⅱ型损伤的影像学检查。锁骨远端相对于肩峰出现向上的半脱位，并有一定程度的重叠（Reprinted with permission from Chew FS，Roberts CC，Lalaji AP. Musculoskeletal Imaging：A Teaching File，2nd ed. LWW Teaching File Series. Philadelphia，PA：Lippincott Williams & Wilkins，2005）

Ⅲ型

此类损伤会造成肩锁韧带和喙锁韧带完全断裂，可能也会累及三角肌斜方肌筋膜。锁骨远端在水平和垂直方向上都存在不稳定。在绝大多数患者中，可以发现外观畸形（图 15-8）。外侧的锁骨下缘可能会高于肩峰的内侧下缘。在标准的 X 线和 MRI 上（图 15-9），肩锁关节和喙锁间隙均增宽 25% ~ 100%，但是关节仍然是可以复位的。在Ⅱ型损伤中，喙锁间隙会有压痛；然而，在Ⅲ型损伤中，这种疼痛常常更加严重。MRI 是鉴别Ⅱ型和Ⅲ型损伤有用的手段，特别是临床和影像学的发现存在混乱时。医师需要注意有类似肩锁关节脱位的损伤，比如锁骨远端骨骺的 Salter-Harris 骨折以及由于喙突骨折而喙锁韧带完整的变异的肩锁关节脱位（Stryker 位）。

在 Neviaser 系统中，Ⅲ型损伤分为可以复原的ⅢA 型（相当于 Rockwood Ⅲ型）和无法复原的ⅢB 型（相当于 Rockwood Ⅳ型和Ⅴ型）[27]。

Ⅳ型

此类损伤的特征是锁骨远端向后脱位并进入或穿过斜方肌（扣眼），肩胛骨受到向前下方的力时就

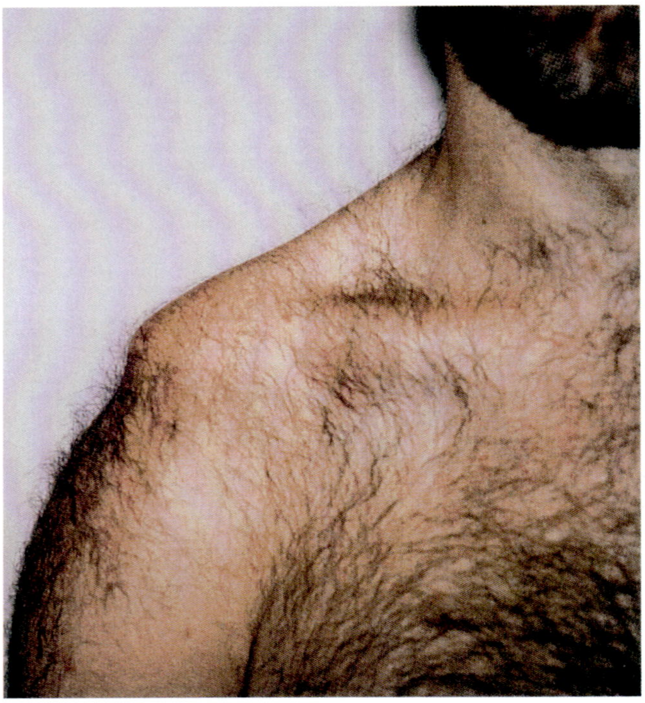

图 15-8 Ⅲ型损伤。可见明显的锁骨远端突起，在肩部形成一个凹陷

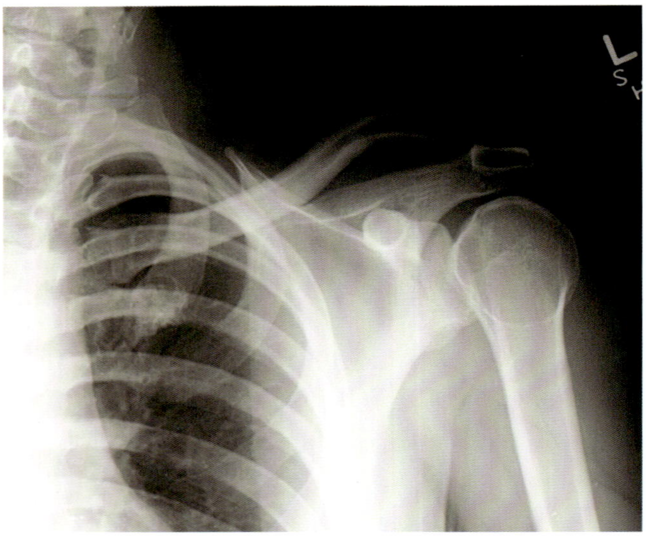

图 15-9 Ⅲ型损伤。注意锁骨向上 100% 的移位，锁骨的下缘与肩峰上缘处于同一水平

会发生Ⅳ型损伤。最好用侧位片或腋位片进行检查（图 15-10）。前后位片可能不能发现肩锁关节的锁骨端相对于肩峰的水平位置的移位。这种损伤可能会累及三角肌斜方肌筋膜的附着部。锁骨不会有Ⅲ型损伤的“浮动感”。医师同样要认识双极脱位，在Ⅳ型肩锁关节脱位中存在完全的胸锁关节前脱位[37]。

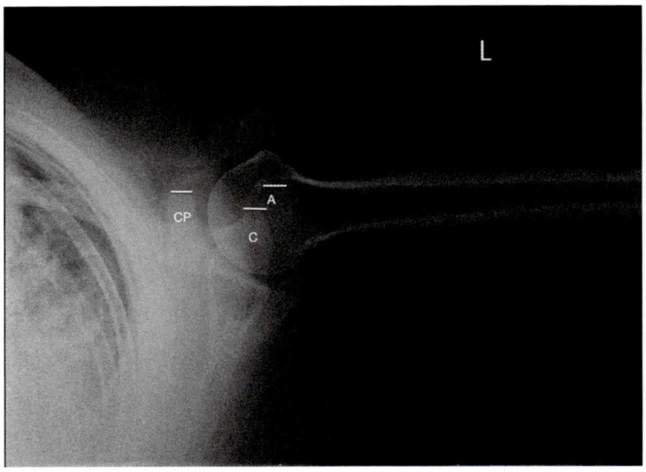

图 15-10 Ⅳ型损伤的腋路位片。注意锁骨远端（C）相对于肩峰（A）和喙突（CP）向后移位。确认前方的骨性结构（白色虚线）

对于体型较瘦的患者，一旦肿胀消退，从上方和后方就可以看见锁骨向后方的脱位。针对体格魁梧的患者，或由于多发性损伤而无法进行腋位摄片的患者，可以采用 CT 检查。对于怀疑同时存在肩胛盂骨折的患者，CT 检查也许有益。活动肩关节时本型的疼痛比Ⅲ型更加严重。MRI 既可以发现后脱位，也可以发现斜方肌是否受累。

Ⅴ型

与Ⅲ型损伤类似，Ⅴ型损伤是锁骨远端向上的脱位。其三角肌筋膜从锁骨远端完全撕脱，而使上方的胸锁乳突肌失去了拮抗。这种损伤使肩关节失去了静态和动态的稳定性，导致相对于锁骨远端出现了更大的移位。畸形通常较为明显，在标准的 X 线和 MRI 上（图 15-11）会显示出肩锁关节和喙锁间隙明显增宽。喙锁间隙比正常时要大 2 ～ 3 倍。通常疼痛程度也比Ⅲ型更重。

临床上可见锁骨就位于皮下或顶起了皮肤。在少数情况下，这种持续的压力会引起皮肤破裂。由于上肢严重地向下移位，可能会继发性引起臂丛神经的症状。肩锁关节通常不可回复，而且锁骨远端可能会刺入斜方肌中。这是Ⅲ型和Ⅴ型的区别。如畸形可以回复，则说明三角肌斜方肌筋膜完整（Ⅲ型）；如不能回复，则说明该筋膜受到刺入的远端锁骨的暴力损伤（Ⅴ型）。而且，让患者做双侧耸肩的动作时，由于失去了对抗胸锁乳突肌的拉力，在Ⅴ型损伤中脱位的程度就会增大。

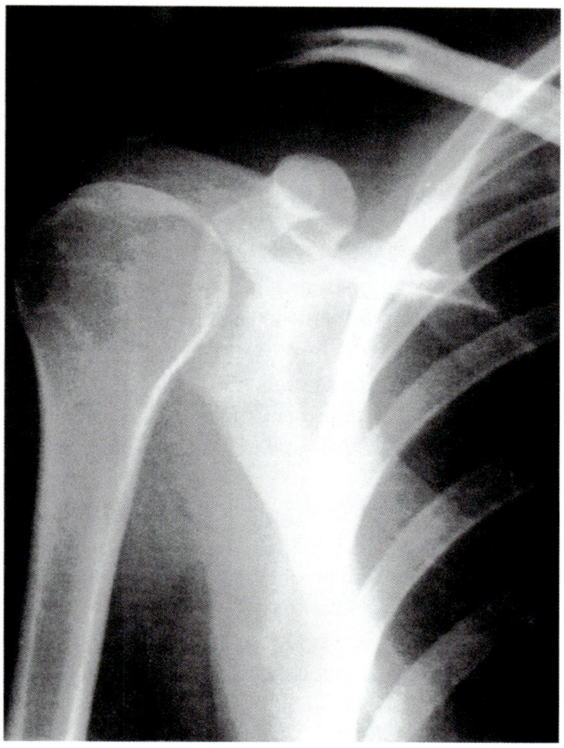

图 15-11　V 型损伤。注意肩锁关节和喙锁间隙的总体移位

VI型

这种少见的严重肩锁关节脱位的机制被认为是暴力作用于锁骨远端的上表面，随着上臂的外展和锁骨的回缩而形成的[18]。锁骨远端止于肩峰下或喙突下（在联合肌腱下）。当锁骨远端只有肩峰下移位时，喙锁韧带可能还是完整的；但是当出现喙突下脱位时，则喙锁韧带是完全断裂的[3]。这是非常少见的损伤，所以很少有详尽的临床和影像学的研究。

小　　结

几乎所有的骨科医师在其职业生涯中都会遇见肩锁关节脱位。在急性期，要密切注意受累及皮肤的完整性，汇报即将发生的开放性损伤。如果肩锁关节损伤是由一系列高能量创伤引起的，那么医师就需要按照优先原则进行评估和治疗。许多情况下，特别是在肥胖患者中，原先的创伤反应可能会被忽略，因此，进行完整的物理学检查和一丝不苟的影像学检查（比如查看 CT 和 X 线胸片）应该被作为常规。在大多数情况下，临床表现相对明确，这样通常可以作出准确的肩锁关节损伤的诊断。

一旦认识到了有脱位，首先就要确认损伤的类型，以此来制订适当的治疗计划。在充分地理解了肩锁关节损伤的病理解剖的情况下，医师可以采用适当的临床和诊断工具来确认损伤的类型。特别是区分 Rockwood Ⅲ型和Ⅴ型骨折。这种区别对于提供适当的治疗以及避免不适当的手术是必要的，同样，也要避免在具备手术指征时而采用非手术治疗。

参考文献

1. Alexander OM. Dislocation of the acromioclavicular joint. *Radiography* 1949;15(179):260, illust.
2. Allman FL. Fractures and ligamentous injuries of the clavicle and its articulation. *J Bone Joint Surg Am* 1967;49(4):774–784.
3. Alyas F, Curtis M, Speed C, Saifuddin A, Connell D. MR Imaging appearances of acromioclavicular joint dislocation. *Radiographics* 2008;28(2):463–479.
4. Antonio GE, Cho JH, Chung CB, Trudell DJ, Resnick D. MR imaging appearance and classification of acromioclavicular joint injury. *Am J Roentgenol* 2003;180(4):1103.
5. Aszmann OC, Dellon AL, Birely BT, McFarland EG. Innervation of the human shoulder joint and its implications for surgery. *Clin Orthop Relat Res* 1996;(330):202–207.
6. Barnes CJ, Higgins LD, Major NM, Basamania CJ. Magnetic resonance imaging of the coracoclavicular ligaments: its role in defining pathoanatomy at the acromioclavicular joint. *J Surg Orthop Adv* 2004;13(2):69–75.
7. Bearden JM, Hughston JC, Whatley GS. Acromioclavicular dislocation: method of treatment. *J Sports Med* 1973;1(4):5–17.
8. Blankstein A, Ganel A, Givon U, et al. Ultrasonography as a diagnostic modality in acromioclavicular joint pathologies. *Isr Med Assoc J* 2005;7(1):28–30.
9. Cadenat F. The treatment of dislocations and fractures of the outer end of the clavicle. *Int Clin* 1917;1:145–169.
10. Chronopoulos E, Kim TK, Park HB, Ashenbrenner D, McFarland EG. Diagnostic value of physical tests for isolated chronic acromioclavicular lesions. *Am J Sports Med* 2004;32(3):655–661.
11. Colegate-Stone T, Allom R, Singh R, et al. Classification of the morphology of the acromioclavicular joint using cadaveric and radiological analysis. *J Bone Joint Surg Br* 2010;92(5):743–746.
12. Dawson PA, Adamson GJ, Pink MM, et al. Relative contribution of acromioclavicular joint capsule and coracoclavicular ligaments to acromioclavicular stability. *J Shoulder Elbow Surg* 2009;18(2):237–244.
13. Debski RE, Parsons IM, Woo SLY, Fu FH. Effect of capsular injury on acromioclavicular joint mechanics. *J Bone Joint Surg Am* 2001;83(9):1344.
14. DePalma AF. Surgical anatomy of acromioclavicular and sternoclavicular joints. *Surg Clin North Am* 1963;43:1541–1550.
15. Ernberg LA, Potter HG. Radiographic evaluation of the acromioclavicular and sternoclavicular joints. *Clin Sports Med* 2003;22(2):255–275.
16. Fraser-Moodie JA, Shortt NL, Robinson CM. Injuries to the acromioclavicular joint. *J Bone Joint Surg Br* 2008;90(6):697.
17. Fukuda K, Craig EV, An KN, Cofield RH, Chao EY. Biomechanical study of the ligamentous system of the acromioclavicular joint. *J Bone Joint Surg Am* 1986;68(3):434.
18. Gerber C, Rockwood CA. Subcoracoid dislocation of the lateral end of the clavicle. A report of three cases. *J Bone Joint Surg Am* 1987;69(6):924–927.
19. Iannotti JP, Williams GR, eds. *Disorders of the Shoulder: Diagnosis & Management*. 2nd ed. Philadelphia, PA: Lippincott Williams & Wilkins; 2007.
20. Kaplan LD, Flanigan DC, Norwig J, Jost P, Bradley J. Prevalence and variance of shoulder injuries in elite collegiate football players. *Am*

J Sports Med 2005;33(8):1142–1146.
21. Kelly BT, Barnes RP, Powell JW, Warren RF. Shoulder injuries to quarterbacks in the national football league. *Am J Sports Med* 2004;32(2):328–331.
22. Lee SJ, Nicholas SJ, Akizuki KH, et al. Reconstruction of the coracoclavicular ligaments with tendon grafts: a comparative biomechanical study. *Am J Sports Med* 2003;31(5):648–655.
23. Levy O, Rath E. Traumatic soft tissue injuries of the shoulder girdle. *Trauma* 2002;4(4):223–235.
24. Lizaur A, Marco L, Cebrian R. Acute dislocation of the acromioclavicular joint. Traumatic anatomy and the importance of deltoid and trapezius. *J Bone Joint Surg Br* 1994;76(4):602.
25. Mazzocca AD, Arciero RA, Bicos J. Evaluation and treatment of acromioclavicular joint injuries. *Am J Sports Med* 2006;35(2):316–329.
26. Moore K. *Clinically Oriented Anatomy*. 4th ed. Philadelphia, PA: Lippincott Williams & Wilkins; 1999.
27. Neviaser RJ. Injuries to the clavicle and acromioclavicular joint. *Orthop Clin North Am* 1987;18(3):433–438.
28. O'Brien SJ, Pagnani MJ, Fealy S, McGlynn SR, Wilson JB. The active compression test: a new and effective test for diagnosing labral tears and acromioclavicular joint abnormality. *Am J Sports Med* 1998;26(5):610–613.
29. Park HB, Yokota A, Gill HS, El Rassi G, McFarland EG. Diagnostic accuracy of clinical tests for the different degrees of subacromial impingement syndrome. *J Bone Joint Surg Am* 2005;87(7):1446–1455.
30. Renfree KJ, Wright TW. Anatomy and biomechanics of the acromioclavicular and sternoclavicular joints. *Clin Sports Med* 2003;22(2):219–237.
31. Rios CG, Arciero RA, Mazzocca AD. Anatomy of the clavicle and coracoid process for reconstruction of the coracoclavicular ligaments. *Am J Sports Med* 2007;35(5):811–817.
32. Rios CG, Mazzocca AD. Acromioclavicular joint problems in athletes and new methods of management. *Clin Sports Med* 2008;27(4):763–788.
33. Rockwood C. *Rockwood and Green's Fractures in Adults*. 6th ed. Philadelphia, PA: Lippincott Williams & Wilkins; 2006.
34. Rockwood C. *The Shoulder*. 4th ed. Philadelphia PA: Saunders/Elsevier; 2009.
35. Rozin AP. Ultrasound measurement of the acromioclavicular joint. *Ann Rheum Dis* 2009;68(3):445–446.
36. Salter EG, Nasca RJ, Shelley BS. Anatomical observations on the acromioclavicular joint and supporting ligaments. *Am J Sports Med* 1987;15(3):199–206.
37. Sanders JO, Lyons FA, Rockwood CA. Management of dislocations of both ends of the clavicle. *J Bone Joint Surg Am* 1990;72(3):399–402.
38. Schaefer FK, Schaefer PJ, Brossmann J, et al. Experimental and clinical evaluation of acromioclavicular joint structures with new scan orientations in MRI. *Eur Radiol* 2006;16(7):1488–1493.
39. Schweitzer ME, Magbalon MJ, Frieman BG, Ehrlich S, Epstein RE. Acromioclavicular joint fluid: determination of clinical significance with MR imaging. *Radiology* 1994;192(1):205–207.
40. Sluming VA. Technical note: measuring the coracoclavicular distance with ultrasound—a new technique. *Br J Radiol* 1995;68(806):189–193.
41. Stine IA, Vangsness CT. Analysis of the capsule and ligament insertions about the acromioclavicular joint: a cadaveric study. *Arthroscopy* 2009;25(9):968–974.
42. Takase K, Sato Y, Yamamoto K, Ito M, Miyaki M. The evaluation of the coracoclavicular ligament for the acromioclavicular joint separation by the MR images. *Katakansetsu* 2009;33(2):285–288.
43. Takase K. The coracoclavicular ligaments: an anatomic study. *Surg Radiol Anat* 2010;32(7):683–688.
44. Thorndike Jr A, Quigley TB. Injuries to the acromioclavicular joint: a plea for conservative treatment. *Am J Surg* 1942;55(2):250–261.
45. Tischer T, Salzmann GM, El-Azab H, Vogt S, Imhoff AB. Incidence of associated injuries with acute acromioclavicular joint dislocations types III through V. *Am J Sports Med* 2009;37(1):136–139.
46. Tossy JD, Mead NC, Sigmond HM. Acromioclavicular separations: useful and practical classification for treatment. *Clin Orthop Relat Res* 1963;28:111–119.
47. Waldrop JI, Norwood LA, Alvarez RG. Lateral roentgenographic projections of the acromioclavicular joint. *Am J Sports Med* 1981;9(5):337–341.
48. Walton J, Mahajan S, Paxinos A, et al. Diagnostic values of tests for acromioclavicular joint pain. *J Bone Joint Surg Am* 2004;86(4):807.
49. Weaver JK, Dunn HK. Treatment of acromioclavicular injuries, especially complete acromioclavicular separation. *J Bone Joint Surg Am* 1972;54(6):1187–1194.
50. Williams GR, Nguyen VD, Rockwood CA. Classification and radiographic analysis of acromioclavicular dislocations. *Appl Radiol* 1989:29–34.
51. Yoo YS, Tsai AG, Ranawat AS, et al. A biomechanical analysis of the native coracoclavicular ligaments and their influence on a new reconstruction using a coracoid tunnel and free tendon graft. *Arthroscopy* 2010;26(9):1153—1161.
52. Zanca P. Shoulder pain: involvement of the acromioclavicular joint. (Analysis of 1,000 cases.) *Am J Roentgenol Radium Ther Nucl Med* 1971;112(3):493–506.

（庄澄宇 译 王 蕾 校）

第 16 章

Gregory Gilot，Joshua Owens，Amar Basavaraj Mutnal

肩锁关节损伤的非手术治疗：适应证和疗效

许多手术和非手术治疗方法被用于肩锁关节损伤。肩锁关节损伤是骨科领域内常见的损伤。正如第 16 章所述，Rockwood 分型与软组织的损伤严重程度是相关的，并对治疗起到指导作用。以前的观点认为对Ⅳ型及以上的损伤需要采取手术治疗。一般认为Ⅰ型和Ⅱ型损伤采用非手术治疗，而Ⅳ、Ⅴ、Ⅵ型损伤则采用外科重建手术。然而，对于Ⅲ型损伤，到底采用非手术治疗还是手术治疗仍然存在争议（表 16-1）。本章将讨论肩锁关节损伤的非手术治疗。

肩锁关节损伤的支具和制动

曾经有许多种形式的夹板、支架、石膏、胶布绷带和约束带被用来固定肩锁关节。Ⅰ、Ⅱ、Ⅲ和Ⅴ型损伤通常可以复位，可达到完全或部分复位，然而Ⅳ型和Ⅵ型损伤需要进行闭合复位或者切开复位。所有的肩锁关节损伤的固定都是在完成了复位或部分复位后才进行的。这里的治疗包括固定和支持肱骨和前臂以防止在重力作用下肩胛骨和肩部下垂。另外，8 字绷带主要作用于锁骨的远端，提供

表 16-1　Ⅰ型和Ⅱ型肩锁关节脱位的治疗结果

作者（年份）	患者人数	平均年龄（岁）	治疗情况	随访	结果
Mouhsine 等 [15]	33 例，非手术治疗	25	对Ⅰ型损伤采用吊带 5～8 天；对Ⅱ型损伤吊带 16～21 天	在 26 个月后 9 例需要手术；24 例采用非手术治疗 6.3 年	27% 由于慢性疼痛需要手术。只有 4 例患者无影像学改变。随着时间延长，可能低估严重的损伤
Bergfeld 等（1978）					9% 的Ⅰ型和 23% 的Ⅱ型损伤遗留有持久性的疼痛和活动受限
Dias 等（1987）	44 例，非手术治疗（9 例Ⅱ型，35 例Ⅲ型）	33.3	采用吊带 3～5 周，随后活动	5.26 年	回顾性。除了 1 例患者外，其余都满意

向下的压力以维持关节的一致性或复位关节。使用双侧的管形石膏和定制的支具来矫正畸形是以往的做法，现在已经很少见了。现在常常使用一种叫作 Kenny Howard 的支具。它是由 Kenny Howard 和 Jack Hughston 医师专门为肩锁关节损伤设计的（图 16-1）。该装置是由一个皮带夹板组成的，横跨于锁骨远端的末尾，提供了一个向下的压力，同时也给肱骨提供了一个向上的力 [13]。要使支具起作用，必须在关节复位的情况下佩戴 6 ~ 8 周以使韧带愈合。在使用这种支具时，需要关注皮肤的激惹、破损和疼痛情况。而且对于运动员来说，要注意前骨间神经。诸如此类的许多情况会导致无法继续使用这种固定装置 [1,13,19]。

其他类型的固定器，比如 Lerman 平台支具（图 16-2）或简单的夹板，可通过降低上肢的重力以减少肩锁关节韧带承受的应力。这种固定装置可以减少疼痛，有利于韧带的愈合，但是不能复位肩锁关节。

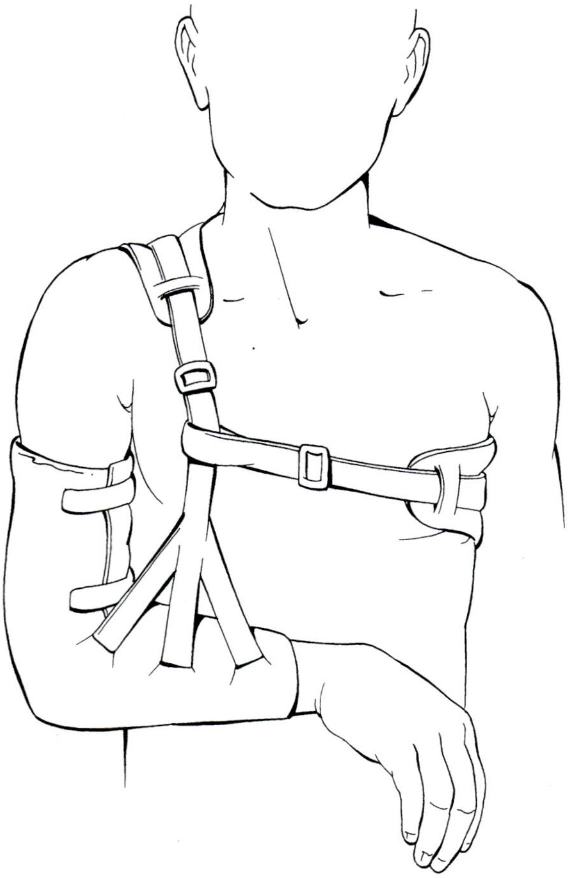

图 16-1 Kenny Howard 支具

康 复

Gladstone 等 [10] 总结了四个阶段的肩锁关节损伤康复计划，现描述如下：

第一阶段：采用制动和镇痛剂。开始半主动的活动度训练，特别是肩关节在轻度外展位时的内外旋以及前屈运动（30° ~ 40°）。当患者能够达到全活动度的 75% 时，肩锁关节的疼痛和压痛明显减轻，三角肌前束和中束以及斜方肌上束的肌力达到Ⅳ级或Ⅴ级时，就可以进入第二阶段的康复。

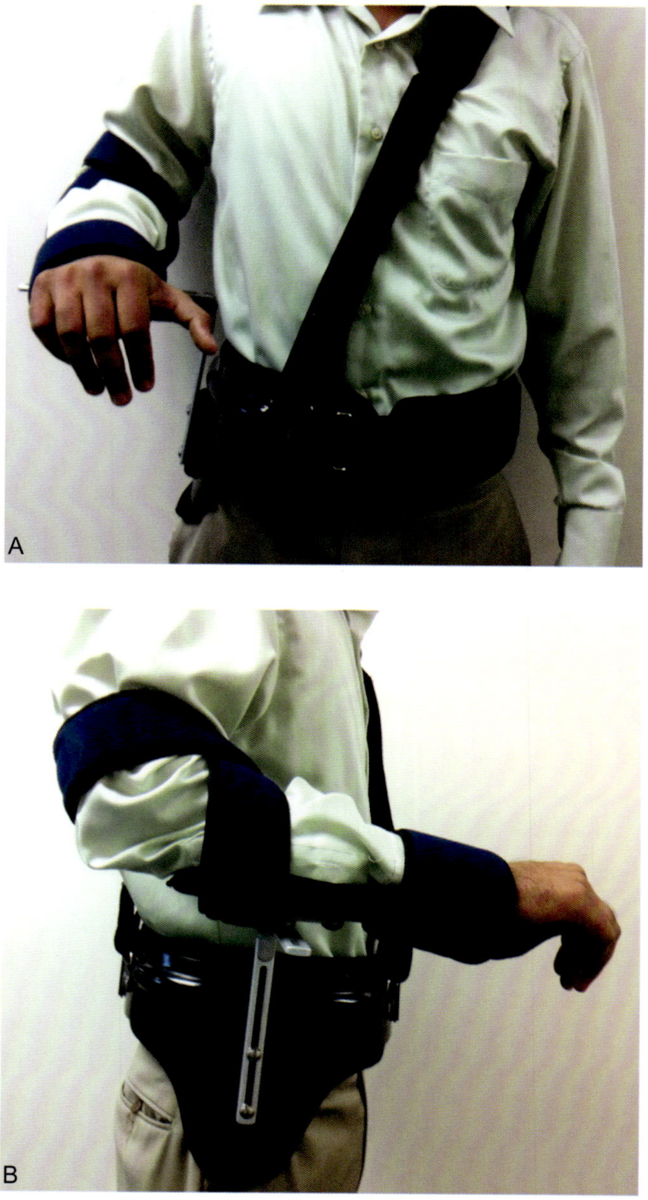

图 16-2 Lerman 支具（Donjoy Global）。右侧支具的前面和侧面观

第二阶段：这一阶段的目标是恢复完全和无痛的活动度并增强肌肉力量。增加外展和前屈角度的内外旋活动。继续增强三角肌、斜方肌和肩袖的力量，不可以举重和推举练习。当患者活动时无痛，没有触痛和压痛，肌力达到对侧肩部的 75% 后就可以进入第三阶段的康复。

第三阶段：这一阶段的目的是恢复整个肩胛带骨的力量。练习的重点包括肩关节的前屈、外展、耸肩和推举动作。当患者在整个活动中均没有疼痛，没有压痛，临床检查恢复正常，动力测试力量接近 100% 时，就能够进入第四阶段的康复。

第四阶段：进行特殊的运动和投掷练习。

Ⅰ 型损伤

Ⅰ 型的肩锁关节损伤是累及肩锁韧带的损伤，而关节没有完全断裂。理论上，关节处在稳定状态，不存在半脱位。许多作者建议对 Ⅰ 型损伤采用非手术治疗 [14,18,21,24,30,32]，并且这是一种标准的护理方法。

冰敷和抗炎药物可以立即减缓疼痛和肿胀。由于这是一种稳定性的损伤，所以夹板或制动并不总是必需的。在急性阶段，患者有疼痛和不适感，特别是在主动活动中。在疼痛的急性期，使用夹板 7 ~ 10 天。夹板可以帮助支撑上肢，以减少重力对肩锁关节的作用。由于没有半脱位，因此，不必一定使用 Kenny Howard 型支具。早期开始被动和半主动的关节活动度操练有助于减轻炎症和疼痛，并使患者较早地脱离夹板。终止使用夹板的指征包括上肢位于体侧时无疼痛，并且自理活动时无疼痛。

活动度的训练通常开始于受伤后的头几天内。开展有监督的家庭训练时要从被动活动开始。由于肩锁关节的韧带是稳定的，所以对活动没有特殊的限制要求。然而，一些特定的运动比如内旋、搭肩内收和前屈上举超过 100° 都会增加肩锁关节受到的应力而引起疼痛。在我们的经验中，如果太早进行这些范围的活动，反而会使疼痛和炎症持续，最终导致康复期延长。如果患者持续有疼痛并且活动受限超过 10 天，那么就需要进一步考虑和检查是否存在更加严重的肩锁关节损伤或伴有其他肩关节疾病。

一旦患者有无痛且完整的关节活动度，就可以进行第二阶段的力量训练。可以根据患者的不适程度进行训练，这一阶段可以在头几天开始。Burkhart[2] 首先描述了闭链式肩胛骨稳定试验（图 16-3）。闭链式肩胛骨稳定试验是通过把上臂固定在墙上来消除上肢或肢端的重量。这可以减少通过肩锁关节的应力，减少对肩袖肌肉组织的需求，并允许采用在相对无痛的方式下增强肩胛骨周围大型肌肉的力量。扶墙进行肩胛骨钟摆样和回缩或拉伸练习就是这样的例子。

当患者的上臂可以在无痛状态下主动前屈上举时，那么就可以进行第三阶段的开链式肩袖力量训练了。这一阶段的运动注重于恢复肩锁关节的动态稳定性。第四阶段的训练包括针对工作和运动的特异性训练。一旦患者恢复了完全和无痛的活动度，并且力量达到对侧的 85% ~ 90% 时，就可以恢复之前的工作和体育运动了。

Ⅱ 型损伤

Ⅱ 型肩锁关节损伤累及肩锁韧带，会引起肩锁关节不稳定 [23]。虽然在大多数情况下，喙锁韧带可能有扭伤，但仍然是完整的。这会导致锁骨出现前后方向的过度移位，而不出现上下方向的移位。与 Ⅰ 型损伤相似，Ⅱ 型损伤起初可以采用夹板、冰敷和抗炎药物等缓解疼痛和肿胀。然而，Ⅱ 型损伤确实存在韧带的损伤，所以疼痛的时间会比 Ⅰ 型相对长一些。夹板的应用时间是依据疼痛而定的。可能在常规的日常生活中出现疼痛，特别是过头运动和主动运动中，通常预示着肩锁韧带需要愈合。一旦患者在静息和被动运动时无痛，就可以停用夹板。

对 Ⅱ 型肩锁关节损伤的康复治疗应该在炎症和疼痛消退后进行。康复治疗注重于三角肌和斜方肌运动（动态稳定性）的闭链式肩胛骨训练。一开始，因为将肢体的远端（手或腕）固定在不移动的物体上，上肢的重量被其分担，使这些较大的动态稳定肌肉群可以被独立出来。而且，在早期通过卸掉上臂的重量，可以最大程度地减少由开链式长力臂训练产生的大负荷通过肩锁关节。这样就可以在急性期防止疼痛复发和可能造成的关节韧带的不完全愈合。不完全愈合会引起关节的微动和慢性疼痛。这些闭链式训练包括以压迫和还原肩胛骨为主的肩胛骨钟摆练习 [6]。

一旦患者肩胛骨的力量改善且整体症状有所减轻，就可以进行下一步的训练，包括肩胛骨的还原以及中束和下束斜方肌的练习。单独的绳操运动（图 16-4）有利于运动链的训练，可以采用限制性的缆绳或管子等工具进行。最后，一旦在上臂上

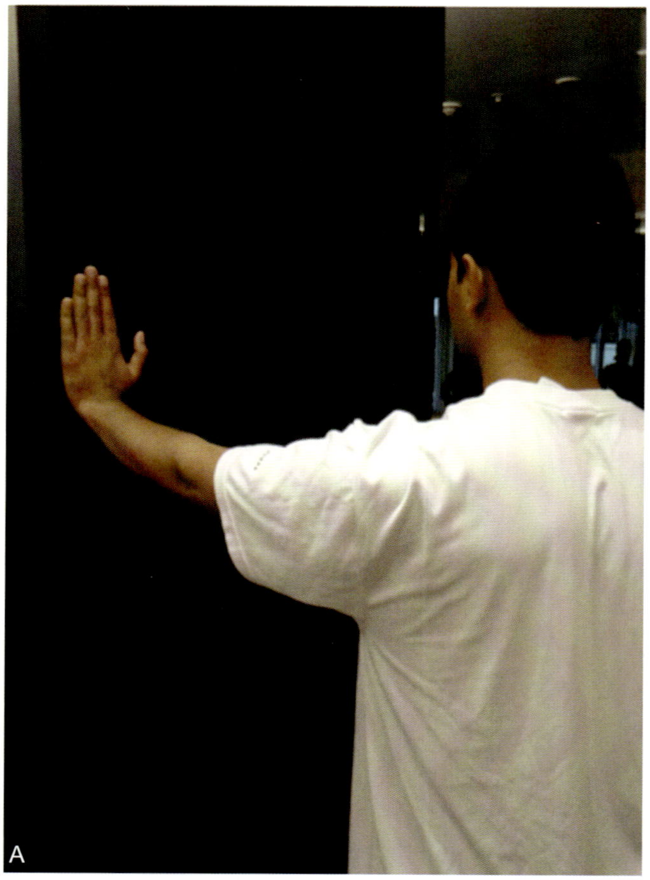

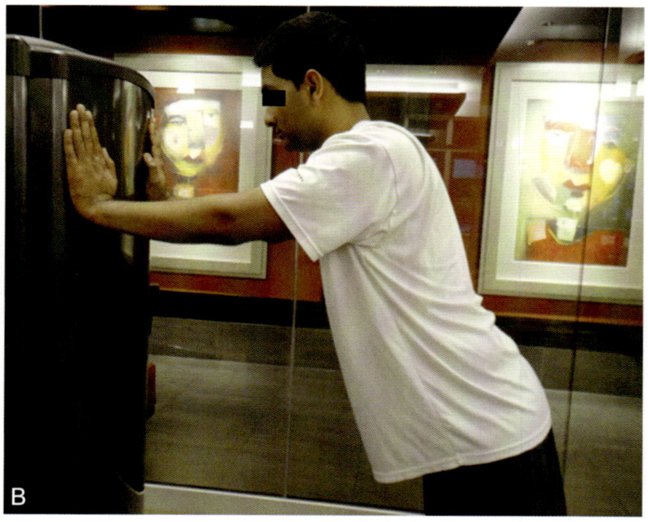

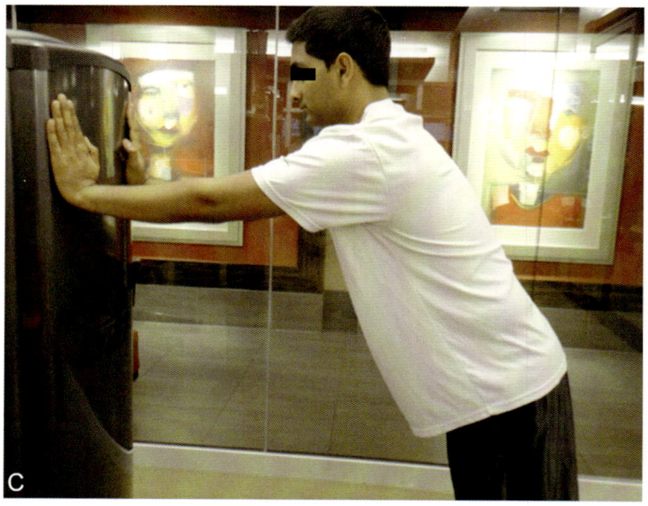

图 16-3 闭链式肩胛骨运动。（A）扶墙进行肩胛骨钟摆活动（B）扶墙进行肩胛回缩活动；（C）扶墙进行肩胛骨拉伸活动

举位置时肩胛骨稳定且主动活动无痛，就可以开始进行肩锁关节负重的力量训练。这些训练是在俯卧位完成的。在身下放一个瑜伽球，将上肢水平状外展和外旋（T 形），并且俯卧位前屈 100°（Y 形）[7]（图 16-5）。所有的训练运动最开始是在无负重下进行的，一直到疲劳为止。只要患者在上述的训练、运动以及工作特异性的训练中没有症状，就可以恢复运动和完全的活动。对于非手术治疗的患者，在 3 ～ 8 周可恢复完全的活动度，但是还是根据不同的炎症持续时间和损伤的严重度而有所不同。

Ⅲ 型损伤

在 Ⅲ 型损伤中肩锁韧带和喙锁韧带完全断裂，但是三角肌斜方肌筋膜没有破裂。锁骨在前后方向和垂直方向上不稳定。然而，由于三角肌斜方肌筋膜没有完全断裂，因而仍然有部分动态稳定性。所以，对此类损伤采用手术还是非手术治疗仍有争议。在早期分型中，把这类损伤都划归为 Ⅲ 型损伤，其中还包括部分 Ⅴ 型损伤。当分型系统扩展出 Ⅳ、Ⅴ 和 Ⅵ 型时，对 Ⅲ 型损伤的争议就有所减少了。以往文献报道了多种对肩锁关节 Ⅲ 型损伤的研究[4,8,21,22,28,30]。大多数研究是回顾性的，缺乏前瞻性、随机性有效研究数据。Spencer 的一项系统性文献回顾认为，对 Ⅲ 型损伤采用非手术治疗更为适合[28]。外科手术并没有更加有利，反而伴有更多的并发症和更长的恢复时间（表 16-2）。另外，一项由 Phillips 等学者参与的 Meta 研究发现，手术治疗和非手术治疗患者的满意率相当（88% 比 87%）[21]。该 Meta 分析同样发现，通过 59% 的外科治疗，患者以后需要做更多的手术，而在非手术治疗患者这一概率只有 6%。

有人认为，对于采用非手术治疗的患者，其患

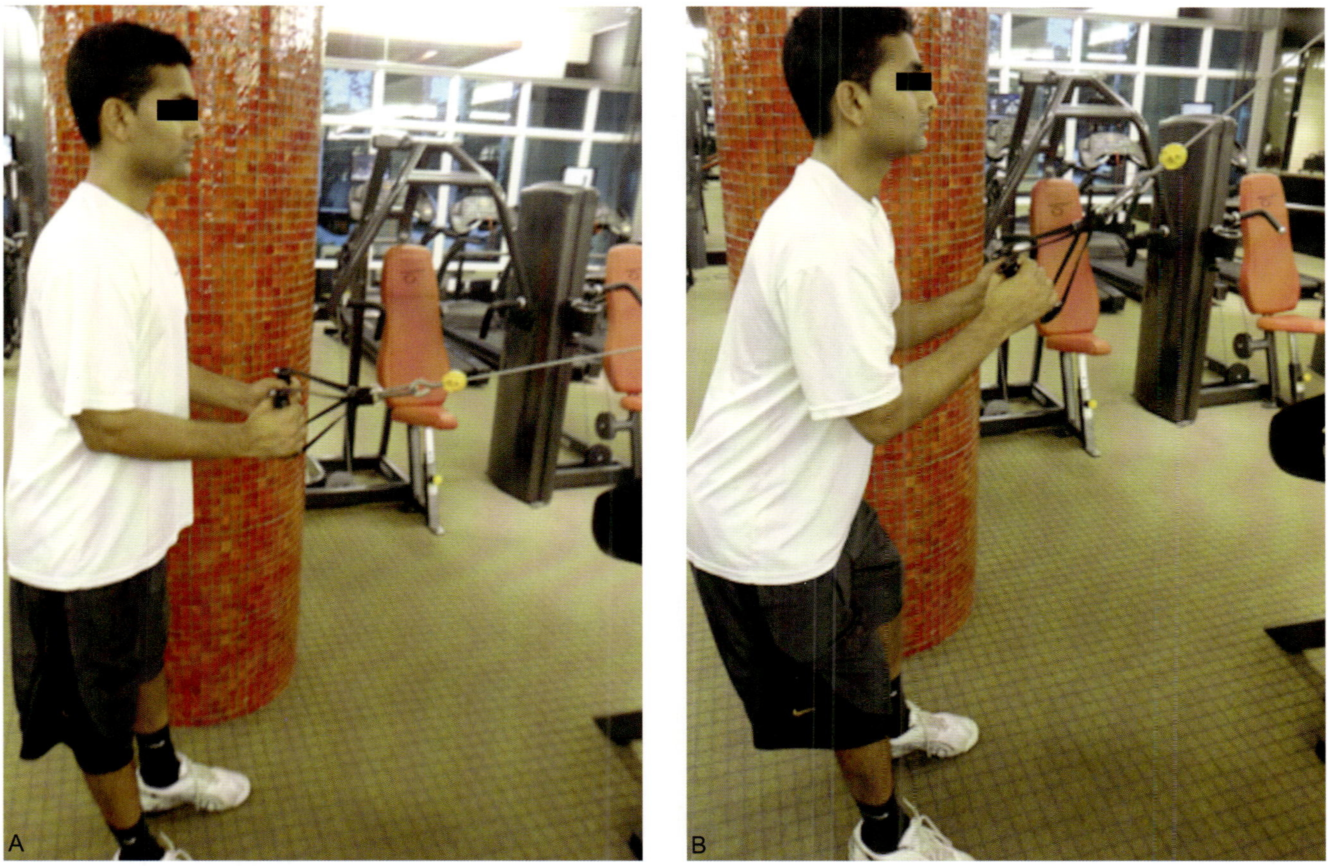

图 16-4 不同角度的屈肘时单独绳操对抗练习

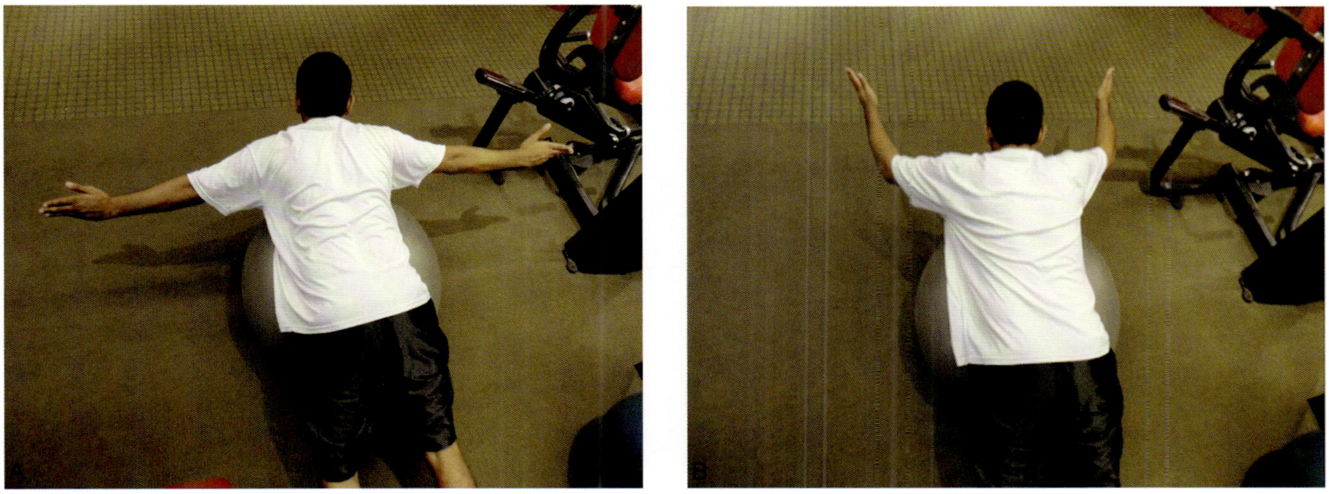

图 16-5 （A）水平外旋外展（T 形）；（B）水平前屈（Y 形）

侧肩部的力量会下降，但是将患侧与健侧肩关节相对比时，可发现其活动度或旋转力并没有差异。只有在做卧位推举时，患肩的力量才会有所降低，大约下降 17%[26]。在一项美国骨科学会运动医学分会（American Orthopaedic Society for Sports Medicine）开展的调查中，ACGME 项目的负责人认为，80% 的Ⅲ型肩锁关节脱位的居民接受了非手术治疗[17]。

由于在Ⅲ型损伤中，肩锁韧带和喙锁韧带完全

表 16-2 Ⅲ型肩锁关节脱位治疗的结果

作者（年份）	患者数量	平均年龄（岁）	治疗描述	随访	结果
Imatani 等（1975）	11 例手术 12 例非手术	23.5	肩锁针或 Bosworth 吊带 3 周	最少 12 个月	前瞻、随机。手术治疗和非手术组无差别。建议采取非手术治疗
Larsen 等（1986）	41 例手术 43 例非手术	36	肩锁针，吊带 4 周并物理治疗	13 个月	前瞻、随机。在 3 个月时非手术效果更好。在 13 个月时无差别
Bannister 等（1989）	27 例手术 33 例非手术	32.5	Bosworth 吊带 2 周，然后康复	4 年	前瞻、随机。非手术治疗组恢复工作和运动明显更早，而且很少有不满意。对严重移位的年轻人最好采取手术治疗
Dias 等（1987）	44 例非手术（9 例Ⅱ型，35 例Ⅲ型）	33.3	吊带 3 ~ 5 周后运动	5.26 年	回顾性。除了 1 例患者外结果都满意
Galpin 等（1985）	16 例手术 21 例非手术	33.3	Bosworth 吊带和早期运动	34 个月	回顾性。两组在疼痛、力量和投掷能力上没有差别。结论是手术没有益处
Taft 等（1987）	52 例手术 63 例非手术	没有报道	26 例肩锁针，26 例 Bosworth 吊带、夹板或胶带	手术组 10.8 年非手术组 9.5 年	回顾性。两组结论相似。手术组的并发症发生率更高
MacDonald 等（1988）	10 例手术 10 例非手术	28.3	5 例肩锁针，5 例 Bosworth 吊带	6 个月	回顾性。手术组的恢复更慢，并发症更多。结论是非手术治疗更好
Press 等（1997）	16 例手术 10 例非手术	30.7 手术 49.6 非手术	9 例 Weaver-Dunn 7 例缝线固定，吊带	32 个月	回顾性。客观结果相似，但是主观结果显示手术组更好。手术组需要更长的时间恢复工作或运动
Schlegel 等（2001）	20 例非手术	36.4	吊带平均 8 天	4.25 年	前瞻性。两组在肩关节运动和旋转力量上无差别。在卧举力量上，患侧差 17%
Calvo 等（2006）	32 例手术 11 例非手术	38.3	改良的 Phemister 吊带 2 周	手术组 122.8 个月，非手术组 40.5 个月	回顾性，两组无差别。在手术组中一半患者复位丢失，关节炎的发病率增加

断裂，因此，需要一段时间的制动来减轻早期的疼痛和炎症。虽然韧带完全断裂，但是根据作者的经验，没有必要延长制动时间，并且会减缓恢复的时间。一旦疼痛减弱到可以接受的程度，就可以开始类似于Ⅰ型和Ⅱ型损伤的早期活动和康复训练。

早期的康复按照Ⅰ型和Ⅱ型肩锁关节损伤的程序进行，一开始采取闭链式肩胛骨练习，以获得肩胛骨的力量和控制性，然后再采用联合运动和固定阻力的缆绳和长管做等长的划船训练；随后采用开链式训练和最终的运动特异性或任务特异性训练。与Ⅰ型和Ⅱ型损伤相比，Ⅲ型损伤的疼痛和炎症会更加明显，恢复的时间也会相对延长。在此期间，也需要进行身体核心练习和下肢力量的锻炼。身体核心练习被用来获得最大的肩胛带力量和控制。当症状和疼痛改善后，就需要进行进一步的肩胛骨练习，比如之前提到的 T 形和 Y 形练习。成功完成肩胛骨位移控制和动力恢复是Ⅲ型肩锁关节脱位非手术治疗重要的成功指标。Gumina 等 [12] 研究了 34 例慢性肩锁关节Ⅲ度损伤患者的肩胛胸壁活动。他们发现 70.6% 的患者存在肩胛骨姿势失调，58.3% 的患者有病态肩胛骨综合征（肩胛骨错位、翼状肩胛、喙突疼痛和肩胛骨运动障碍）。在运动障碍的患者中，Constant 评分和 SST 评分都比较低。

Ⅲ型损伤的康复会针对创伤和疼痛的不同而有所不同。理疗师会根据患者的症状调整康复计划。特别是对运动特殊性和工作特殊性的训练，大概在 6 ~ 8 周时进行。然而，这就需要一个 12 周的康复计划，直到 12 周的康复计划完成后，才可能需要考虑手术治疗。

Ⅳ ~ Ⅵ型损伤

由于Ⅳ ~ Ⅵ型损伤较为严重，大多数外科医师都建议采取手术治疗。20% ~ 40% 的患者在急性肩锁关节脱位后采用非手术治疗，效果不满意，而且在肩关节活动时残留有疼痛、感觉异常、过头运动时无力和疲劳以及美观问题 [29,31]。然而在一些条件下，可能无法对患者采取手术治疗而选择非手术治疗。

有时Ⅴ型损伤一开始被划归为Ⅲ型损伤，因而采取非手术治疗。起初采用 Kenny Howard 支具给予持续性治疗 6 ~ 8 周，从而缩短肩锁关节之间的距离以换来肩锁关节和喙锁韧带的瘢痕化愈合。当在 6 ~ 8 周移除支具后，患者就需要开始在无痛状态下进行被动和主动辅助的活动度训练。一旦完成了相关的训练，就要开始之前描述的闭链式肩胛骨训练，以及三角肌和斜方肌力量的训练。

在Ⅳ型和Ⅵ型肩锁关节损伤中，对于锁骨远端的脱位，可能需要进行复位。不太可能通过闭合的方法复位。Gerber 和 Rockwood 报道了 3 例采用外侧牵引、外展和外旋复位失败的Ⅵ型肩锁关节脱位。然而，如果在悬吊过程中进行复位，采用悬吊有助于肩锁韧带和喙锁韧带以及三角肌斜方肌筋膜的愈合。如果无法复位，就需要进行手术治疗了。如果对一个完全脱位的损伤选择非手术治疗的话，就要求进行短时间的悬吊制动，以防止肩胛带形成异常的瘢痕以及明显的活动度丢失。

很少有发表的文献研究报道对Ⅳ型和Ⅵ型损伤采用非手术治疗的结果，因为外科医师大都建议采用手术治疗。Fabry [15] 等对 58 例Ⅲ ~ Ⅴ型损伤采用非手术治疗的患者随访了 6 年，报道了功能和影像学检查的结果。其中Ⅳ型损伤的患者有 5 名，Ⅴ型损伤的患者有 11 名。结果显示，在 58 例患者中有 10 例（17%）由于持续性疼痛和功能障碍，在后期进行了改良的 Weaver-Dunn 技术。其中的 9 名患者在 3 年的随访中都获得了良好的预后。通过影像学研究发现，其中的 12 名患者存在肩锁关节炎，但是这与预后差无相关性。Oglesby 等对Ⅲ型损伤进行了大约 10 年的随访，发现在非手术治疗中创伤性肩锁关节炎的发生率为 43%，其中只有 22% 的患者有明显的症状而需要手术治疗。而且，这项研究发现 25% 的手术治疗患者后期有关节炎。在解剖复位的患者中 15% 有关节炎，在非解剖复位中 45% 出现关节炎。

由 IV ~ VI 型肩锁关节脱位引起的疼痛和功能障碍也许比肩锁关节炎要轻，但是与后期的肩锁关节不稳定和半脱位有关系。这种后期的不稳定可以由于锁骨与肩峰之间没有接触，而使肌肉疲劳。同时，错误的肩胛骨旋转可以引起撞击，导致冈上肌扭曲。

运动员的肩锁关节损伤的治疗

对治疗师来说，治疗运动员的肩锁关节损伤很常见，特别是对抗性运动，比如橄榄球、曲棍球和足球。在赛季中，治疗师可能会对Ⅰ ~ Ⅲ型肩锁关节损伤采取局部麻醉或激素注射的方法。作者不建议对急性肩锁关节损伤采用泼尼松局部注射，因为炎症反应也参与了创伤愈合的过程。激素抑制炎症反应而使愈合过程受损。虽然没有没有前瞻性随机研究来提供证据，然而，仍然有几项研究特别讨论了在对抗运动中对肩锁关节损伤的治疗。Nelson 认为，对于职业运动员来说，在赛季中对肩锁关节采用封闭治疗是可行的，而且也是普遍采用的方法，没有危险性 [16]。其他作者担心对急性损伤采用这样的局部麻醉会抑制运动员对疼痛的感知，加重损伤，以及对长期结局造成潜在的恶化 [27]。

Orchard 发布了一系列的专业橄榄球运动员采用局麻注射的评估结果。对大多数运动员（98%）来说，如果再次受伤后，还会采用同样的治疗，虽然其中 32% 的人感到这种方式会带来不良反应。6% 的人认为在接受治疗后再比赛会加重损伤。在 5 年的随访中，只有 6% 的运动员在注射点处有明显的遗留疼痛。对肩锁关节损伤、手指损伤、肋骨损伤和髂骨挫伤的治疗满意率高于胸骨损伤、腕关节损伤和踝关节损伤。从这些使用局部注射和没有使用局部注射的运动表现来看，没有差异性[20]。对急性损伤的运动员进行局部注射的疗效缺乏证据。因此，治疗师必须要衡量由于注射带来的疼痛缓解和对运动员引起的长期损害的利弊。

对于从事过头运动的队员，需要特别关注其肩锁关节的损伤。对投掷运动员开展的研究显示肩锁关节的解剖复位并不是必须的[8,11]。一项针对NFL数据的回顾性研究发现，在15位有肩锁关节Ⅲ型脱位的患者中有12位采用了非手术治疗。5位患者的损伤是在优势手侧，因此，作者推断非手术治疗的效果还是能接受的[25]。大多数外科医师反对对参与对抗性运动的选手采用非手术治疗是因为具有较高的复发风险。最终，在比较了手术和非手术治疗2年后的结果发现，并没有差异性。

小 结

肩锁关节损伤是常见的损伤，在损伤情况较轻时可以采用非手术治疗。对于较严重的Ⅳ、Ⅴ和Ⅵ型损伤，很少有非手术治疗的结果报道。需要对这些损伤进行重建手术。对Ⅰ～Ⅲ型损伤采用非手术治疗时，短时间的制动对他们非常重要。同样，对于那些损伤程度较高但是无法手术的患者，制动也很重要。

参考文献

1. Allman FL. Fractures and ligamentous injuries of the clavicle and its articulation. *J Bone Joint Surg Am* 1967;49(4):774–784.
2. Burkhart SS, Morgan CD, Kibler WB. The disabled throwing shoulder: spectrum of pathology Part III: the SICK scapula, scapular dyskinesis, the kinetic chain, and rehabilitation. *Arthroscopy* 2003;19(6):641–661.
3. Buss DD, Watts JD. Acromioclavicular injuries in the throwing athlete. *Clin Sports Med* 2003;22(2):327–341, vii.
4. Calvo E, López-Franco M, Arribas IM. Clinical and radiologic outcomes of surgical and conservative treatment of type III acromioclavicular joint injury. *J Shoulder Elbow Surg* 2006;15(3):300–305.
5. Colegate-Stone T, Allom R, Singh R, et al. Classification of the morphology of the acromioclavicular joint using cadaveric and radiological analysis. *J Bone Joint Surg Br* 2010;92(5):743–746.
6. Cote MP, Wojcik KE, Gomlinski G, Mazzocca AD. Rehabilitation of acromioclavicular joint separations: operative and nonoperative considerations. *Clin Sports Med* 2010;29(2):213–228, vii.
7. Ekstrom RA, Donatelli RA, Soderberg GL. Surface electromyographic analysis of exercises for the trapezius and serratus anterior muscles. *J Orthop Sports Phys Ther* 2003;33(5):247–258.
8. Galpin RD, Hawkins RJ, Grainger RW. A comparative analysis of operative versus nonoperative treatment of grade III acromioclavicular separations. *Clin Orthop Relat Res* 1985;(193):150–155.
9. Gerber C, Rockwood CA. Subcoracoid dislocation of the lateral end of the clavicle. A report of three cases. *J Bone Joint Surg Am* 1987;69(6):924–927.
10. Gladstone J, Wilk K, Andrews J. Nonoperative treatment of acromioclavicular joint injuries. *Oper Tech Sports Med* 1997;5(2):78–87.
11. Glick JM, Milburn LJ, Haggerty JF, Nishimoto D. Dislocated acromioclavicular joint: follow-up study of 35 unreduced acromioclavicular dislocations. *Am J Sports Med* 1977;5(6):264–270.
12. Gumina S, Carbone S, Postacchini F. Scapular dyskinesis and SICK scapula syndrome in patients with chronic type III acromioclavicular dislocation. *Arthroscopy* 2009;25(1):40–45.
13. Iannotti JP, Williams GR, eds. *Disorders of the Shoulder: Diagnosis & Management.* 2nd ed. Philadelphia, PA: Lippincott Williams & Wilkins; 2007.
14. Lemos MJ. The evaluation and treatment of the injured acromioclavicular joint in athletes. *Am J Sports Med* 1998;26(1):137–144.
15. Mulier T, Stuyck J, Fabry G. Conservative treatment of acromioclavicular dislocation. Evaluation of functional and radiological results after six years follow-up. *Acta Orthop Belg* 1993;59(3):255–262.
16. Nelson C. Anesthetic injections in football: an ethical dilemma. *Sports Med Dig* 23:133.
17. Nissen CW, Chatterjee A. Type III acromioclavicular separation: results of a recent survey on its management. *Am J Orthop* 2007;36(2):89–93.
18. Nuber, Bowen. Acromioclavicular Joint injuries and distal clavicle fractures. *J Am Acad Orthop Surg* 1997;5(1):11–18.
19. O'Neill DB, Zarins B, Gelberman RH, Keating TM, Louis D. Compression of the anterior interosseous nerve after use of a sling for dislocation of the acromioclavicular joint. A report of two cases. *J Bone Joint Surg Am* 1990;72(7):1100–1102.
20. Orchard JW, Steet E, Massey A, et al. Long-term safety of using local anesthetic injections in professional rugby league. *Am J Sports Med* 2010;38(11):2259–2266.
21. Phillips AM, Smart C, Groom AF. Acromioclavicular dislocation. Conservative or surgical therapy. *Clin Orthop Relat Res* 1998;(353):10–17.
22. Press J, Zuckerman JD, Gallagher M, Cuomo F. Treatment of grade III acromioclavicular separations. Operative versus nonoperative management. *Bull Hosp Jt Dis* 1997;56(2):77–83.
23. Rockwood C, Young D. Disorders of the acromioclavicular joint. In: *The Shoulder.* Philadelphia, PA: WB Saunders; 1990:413–476.
24. Rockwood C. *The Shoulder.* 4th ed. Philadelphia, PA: Saunders/Elsevier; 2009.
25. Schlegel TF, Boublik M, Hawkins RJ. Grade III Acromioclavicular Separations in NFL Quarterbacks. *Paper Presented at American Orthopaedic Society of Sports Medicine Annual Meeting.* Keystone, Colorado; July 14–17, 2005.
26. Schlegel TF, Burks RT, Marcus RL, Dunn HK. A prospective evaluation of untreated acute grade III acromioclavicular separations. *Am J Sports Med* 2001;29(6):699–703.
27. Snibbe JC, Gambardella RA. Use of injections for osteoarthritis in joints and sports activity. *Clin Sports Med* 2005;24(1):83–91.
28. Spencer EE. Treatment of grade III acromioclavicular joint injuries. *Clin Orthop Relat Res* 2007;455:38–44.
29. Stam L, Dawson I. Complete acromioclavicular dislocations: treatment with a Dacron ligament. *Injury* 1991;22(3):173–176.
30. Taft TN, Wilson FC, Oglesby JW. Dislocation of the acromioclavicular joint. An end-result study. *J Bone Joint Surg Am* 1987;69(7):1045–1051.
31. Warren-Smith CD, Ward MW. Operation for acromioclavicular dislocation. A review of 29 cases treated by one method. *J Bone Joint Surg Br* 1987;69(5):715–718.
32. Weinstein DM, McCann PD, McIlveen SJ, Flatow EL, Bigliani LU. Surgical treatment of complete acromioclavicular dislocations. *Am J Sports Med* 1995;23(3):324–331.

（庄澄宇 译 王 蕾 校）

第 17 章

Andrew Rokito，Todd A. Schubkegel，David M. Epstein

肩锁关节损伤的手术治疗：适应证、手术技术和疗效

引　　言

肩锁关节损伤治疗的目标是肩关节无痛活动、恢复肌力并达到受伤前的功能，治疗的策略建立在对损伤的理解不断发展的基础上，从肩锁关节囊和韧带、喙锁韧带至三角肌斜方肌筋膜[13]；非手术治疗主要适用于低能量的不完全损伤，包括Ⅰ型和Ⅱ型损伤。这些损伤通常能够通过休息制动、冰敷、消炎镇痛与物理治疗得到较好的康复[57]。对于急性Ⅲ型损伤，是采用非手术治疗还是手术治疗各有支持者，目前仍存在一定的争议。高能量的完全损伤，包括Ⅳ型、Ⅴ型与Ⅵ型损伤，其损伤不仅包括喙肩韧带和喙锁韧带，还包括三角肌斜方肌筋膜。这些损伤会引起肩锁关节明显的不稳定，而且常常必须通过手术恢复功能和稳定性。目前，文献报道有70多种技术可用于稳定肩锁关节。完整地回顾这些研究和各种结论给我们提供了一个认知的平台。肩锁关节的生物力学与盂肱关节和肩胛胸壁的活动有关，而了解这些是我们规划合适的治疗策略的基础。手术治疗的目的是使用一种有足够强度的结构，获得精确的解剖修复，再建正常的解剖，并最终达到生物学愈合。

解剖和生物力学

肩锁关节是一个可动性关节，由菲薄的纤维关节囊环绕，周围有喙肩韧带复合体从上、下、前、后四个方向加强固定，在受到应力时起协调作用，以防止脱位。此韧带复合体的止点位于锁骨远端并向内侧略延伸（在男性约为5.2mm，在女性约为7.6mm）[88]。上方和后方的结构与三角肌斜方肌筋膜组织汇合，分担了关节向后方的移位（分别为56%与25%）[96]。虽然下方的韧带较为菲薄，但可阻止锁骨向前方移位[58]。随着异常的负荷增加以及肩锁韧带逐步出现损伤，喙锁韧带成为防止垂直移位的主要结构[38]。一旦肩锁关节囊被切除，喙肩韧带就会明显拉紧。锥状韧

带主要阻止向前的应力，而斜方韧带则阻止向后移位以及轴向应力[23]。

了解了喙锁韧带的解剖可以帮助我们解释这些结果（图 17-1）。斜方韧带起自于喙突的前外侧，朝向锁骨的外上方，广泛地附着于锁骨下方的斜方线，约距肩锁关节 2.5cm[95]。锥状韧带起于更加后内侧的喙突转角处，向上方止于锁骨后下方的锥状结节，在斜方韧带后内侧，距肩锁关节约 4.6cm[95]。这两条韧带均起于胸小肌喙突止点的后侧。解剖研究显示这两条韧带的止点位置存在绝对的差异，而在解剖止点位置和锁骨全长之间存在相对固定的关系。从锁骨远端到锥状结节的内侧边缘以及斜方肌线的距离除以锁骨的全长，其比值分别为 0.31 和 0.17[89]，其之间的关系在喙锁韧带解剖重建时十分重要。

上臂前屈外展时肩锁关节会产生运动。随着上臂上举，锁骨向上旋转至 50°[50,65]，而肩胛骨以喙肩韧带与喙锁韧带止点为轴旋转达 35°[92,93]。锁骨与肩胛骨之间存在互补的运动，使肩锁关节有 5° ~ 8° 的活动[90]。这种肩胛骨与锁骨的偶联运动称为“肩胛骨锁骨同步运动”，而喙锁韧带提供了结构连接[33,90]。虽然肩锁关节旋转活动是受到限制的，但是这种联合运动对维持肩关节的正常功能非常重要。观察数据确认肩锁关节的不稳定会通过改变肩胛骨旋转中心，使其从肩胛骨内侧缘转移到肩锁关节[1]，从而影响肩胛骨的运动。在陈旧性不稳定患者中，高达 70% 的患者存在这种协同运动的改变，并伴有肩胛骨运动障碍[48]。

手术治疗适应证

Ⅰ型和Ⅱ型损伤

Ⅰ型和Ⅱ型损伤可通过非手术治疗收到较好的疗效。在急性损伤后，根据需要与舒适性，对肩关节使用前臂吊带或肩关节制动支具固定。一般来说，Ⅰ型损伤大约制动 1 周，Ⅱ型损伤制动 2 ~ 3 周[61,102]。Gladstone 等报道了对于运动员的四阶段康复治疗策略，包括在肩胛骨平面逐渐地由活动度训练过渡到力量训练，根据个体情况制订逐步的治疗，从而使患者最终回归伤前的运动水平情况[42]。在有急性肩锁关节损伤的职业运动员中，局部注射布比卡因能收到较好的疗效，但有可能轻度增加锁骨远端的切除率[83]。

Ⅰ型和Ⅱ型肩锁关节损伤经非手术治疗后可能残留不稳定、肩锁关节退变、锁骨远端骨溶解和持续疼痛等后遗症[6,120]。Cox 对海军预备役官兵中患有肩锁关节Ⅰ型和Ⅱ型损伤进行非手术治疗的随访发现残留症状（36% ~ 48%）、阳性体征（43% ~ 77%）以及关节出现影像学改变较为常见（70% ~ 75%）[24]。另一些学者发现 43% ~ 50% 的患者会发展成为创伤后关节炎[6,107]。Mouhsine 等发现在 33 例Ⅰ型与Ⅱ型损伤中，27% 的患者在平均 26 个月后出现症状，需要手术干预。之前那些进行手术的患者，在平均 6 年后的随访中，仅 52% 无明显症状，88% 的患者出现影

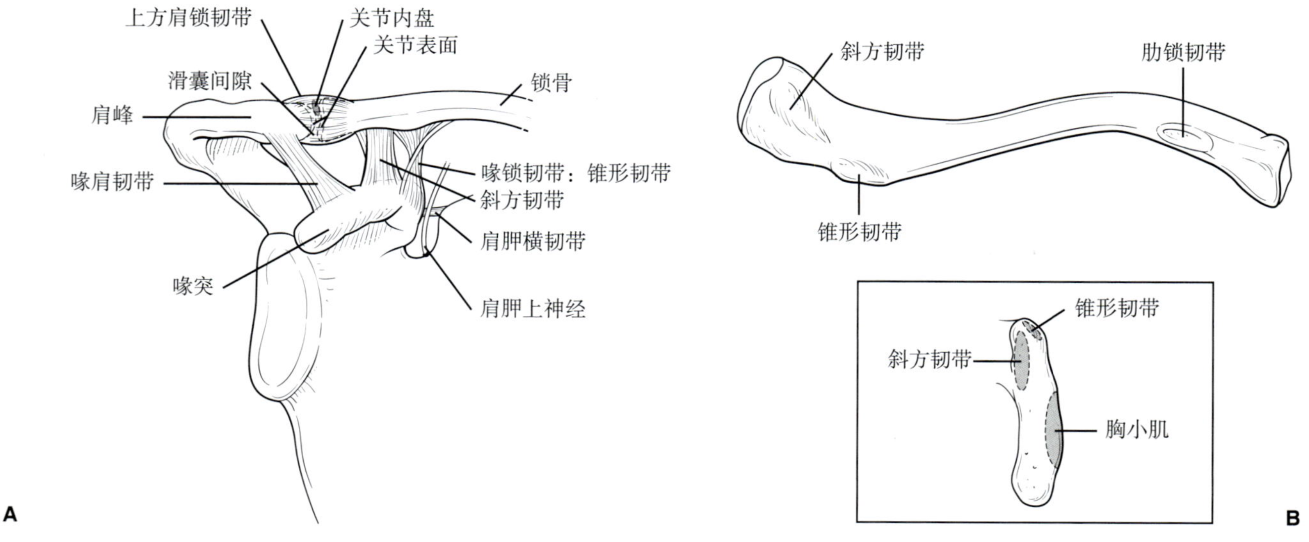

图 17-1 图示喙锁韧带与肩锁韧带的止点（A），以及锁骨下面与喙突背侧面（B）

像学上的改变[76]。Mitek 对 23 例患者进行了 10 年的随访研究，发现 52% 的人仍有轻度症状，与对侧肩关节相比，主观感觉功能有所降低[71]。对于那些有残留疼痛以及功能缺失的患者，锁骨远端切除是一种较为可靠的治疗方法[22,35,77]。

Ⅲ型损伤

对于肩锁关节Ⅲ型损伤的首选治疗仍然存在争议，然而目前的趋势以非手术治疗为主[14,20,57,61,66]。与手术治疗相比，两者在疼痛、活动度以及持续症状方面均较为相似[3,86,87,107]。此外，手术治疗还存在并发症发生率较高、恢复周期较长，并且脱离工作和运动生活的时间也较长[87,105]。2007 年，一项在美国运动医学矫形外科学会（AOSSM）会员中开展的调查显示，约 86% 的医师首选非手术治疗[80]，甚至在专业棒球队中，即使是开场投手罹患肩锁关节Ⅲ型损伤时，仍有 69% 的队医选择非手术治疗[68]。

一些前期的研究由于进行肩锁关节的固定，目前受到较多的批评。考虑到目前生物力学的研究揭示了喙锁韧带重建的重要性，有人认为来自于早期的结论与目前采用的外科技术的结果之间没有可比性。此外，还要围绕在过去的结果分析中采用的入选标准进行考量。在 Rockwood 分型发表之前，所有的损伤是依据 Allman-Tossy 分型引流来进行分型的。在 Allman-Tossy 分型系统中，完全损伤（Ⅲ至Ⅵ型）均属于同一级别[47]。这一分类系统明显降低了这些研究的预计值。在一些其他国家中，对急性Ⅲ型损伤最常采用手术治疗[4]，在其队列比较中取得了比非手术治疗更好的 Constant 评分[47]。目前，没有临床前瞻性随机对照研究对比在急性 Rockwood Ⅲ型肩锁关节脱位中，非手术治疗与修复或重建喙锁韧带的手术治疗之间的疗效。

非手术治疗的方式基本与Ⅰ型和Ⅱ型损伤类似，前臂吊带固定的时间需要延长至 3 ~ 4 周。值得注意的是，随后需要很快地开始适当的康复训练流程，因为如果没有充足的康复治疗，可能会引起持续性的疼痛、不稳定、肌力下降以及肩胛骨胸壁的活动障碍[43,48,98]。Tauber 等最近发现没有很好地认识水平方向不稳定，而这是造成Ⅱ型和Ⅲ型损伤治疗效果不佳的原因[109]。在 7 例Ⅱ型损伤中，他们通过动态旋后腋位片确认有 2 例患者存在水平方向的不稳定；在 15 例Ⅲ型损伤中，有 4 例患者存在水平方向的不稳定。我们并不推荐在一开始就检查此特殊体位，但在经非手术治疗效果不佳的患者中，可通过此特殊体位摄片发现存在的问题。

此外，合并病变也会导致持续性不稳定。可通过完整的体格检查发现肩胛带的骨与软组织病变[34]。最近的一项系列研究对 77 例Ⅲ型至Ⅵ型损伤经手术治疗的患者进行了研究，发现有 18.2% 的病例存在 SLAP 损伤[111]。虽然对Ⅲ型损伤单独评估时其比例微不足道，但是这两种病变因共同损伤机制而值得警惕。对于肩锁关节损伤，我们并不常规进行 MRI 检查。但对于疼痛时间较长的患者，需要进行此类检查。同样，有文献报道在不规则的锁骨两端，出现全锁骨损伤脱位时，也需要对胸锁关节进行评估[21,39]。非手术治疗一直是此类损伤的治疗选择之一。然而，目前有较多研究显示肩锁关节重建的临床效果较好[97]。

对急性Ⅲ型损伤的治疗，需要考虑患者的特定因素，包括从事重的体力劳动、优秀运动员的优势肢体损伤，以及患者无法接受由于未复位的关节导致的美观问题[6,82,86,102]。手术医师需要考虑患者的优势手、工作负荷、体位或运动需求以及发生再次损伤的风险。手术禁忌证包括无法耐受术后制动和康复的患者，或者患有严重的危及生命疾病的患者。对陈旧性Ⅲ型损伤的患者，可考虑行延期的手术复位和（或）韧带重建手术（图 17-2）。

对于选择性手术的患者，需要考虑手术时机。精确的复位对于急性患者较为容易，可能仅仅需要韧带修补和间隙间的稳定而达到解剖愈合。对于延期手术的患者，锁骨远端切除对于复位可能有一定的帮助，通过韧带重建和（或）移植物提供生物学支架以达到稳定。虽然一些报道显示早期手术可使预后显著改善[117]，然而，其他一些研究则显示早期手术与延期手术在预后上并无差别[29]。

Ⅳ型损伤

向后移位的锁骨会嵌顿在斜方肌及其筋膜内，随着肩关节的运动可产生持续畸形。对此类损伤的主要治疗目的在于减少畸形以及防止三角肌斜方肌筋膜复发损伤（图 17-3）。对于此型损伤，极少采用非手术治疗，但是有报道采用闭合复位的方法[82]。Miller 等报道了在一项小系列研究中对患者进行手法复位且疗效较好[70]。然而，对这些病例进行 MRI 检

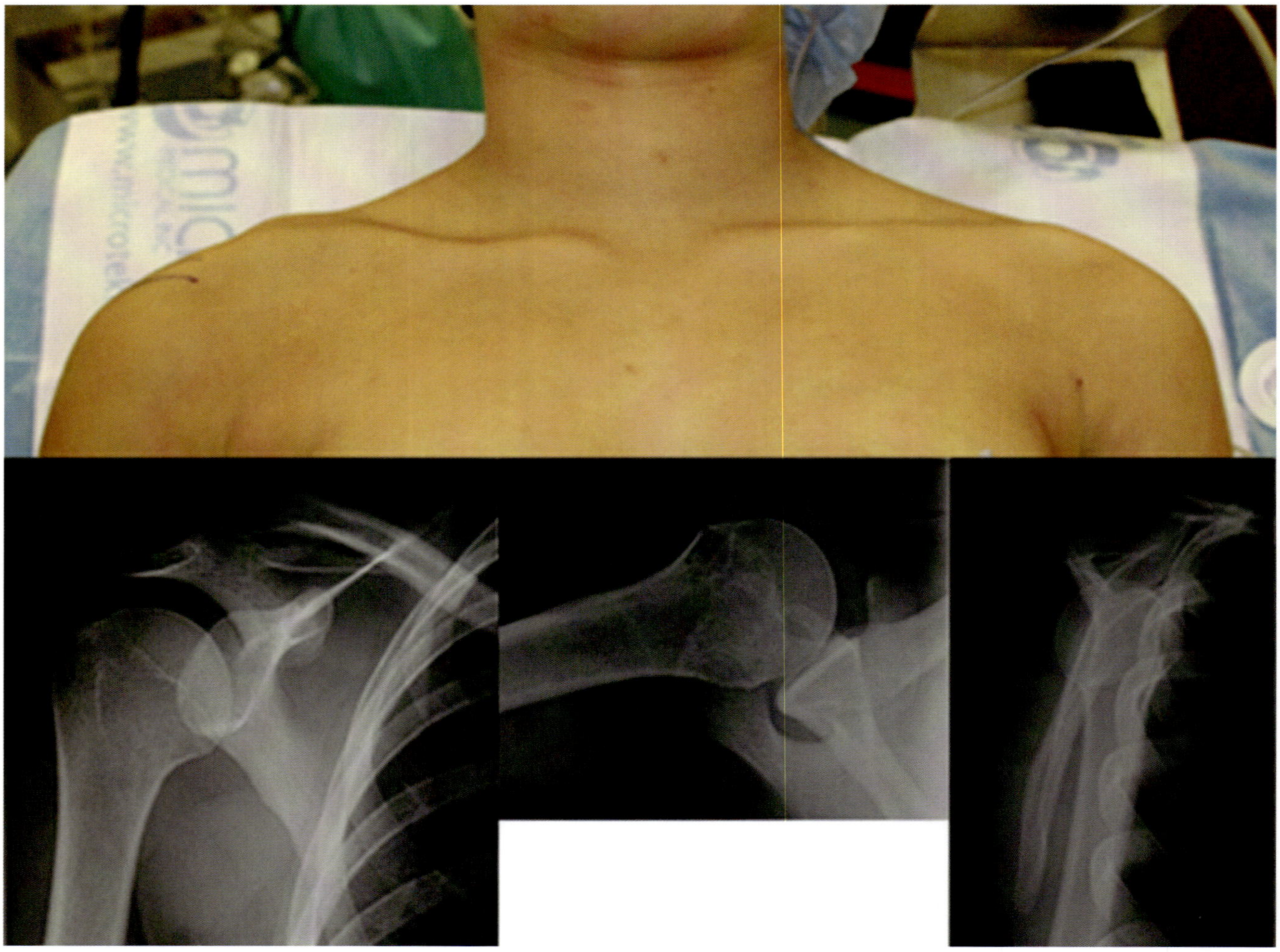

图 17-2 陈旧性Ⅲ型损伤。该患者在受伤后 12 个月时主诉疼痛以及对于畸形外观不满意。在麻醉下检查后发现存在显著的水平方向不稳定

查时显示喙锁韧带完整，并没有造成完全的肩锁关节脱位。大多数学者推荐采用切开复位方式进行重建，同时修复三角肌斜方肌筋膜损伤。

Ⅴ型损伤

三角肌斜方肌筋膜严重撕裂可导致锁骨远端向皮下移位（图 17-4）。因此，手术处理时需要修复提供动态稳定性的肩胛带肌肉的筋膜。一项随机对照研究比较了手术治疗与非手术治疗，发现切开复位重建手术能够获得更显著的疗效。单纯的筋膜闭合术能将此损伤转换为Ⅲ型损伤[63]，但同时进行切开复位韧带重建能够很好地获得肩锁关节的稳定性，值得推荐。需要根据手术的需要进行锁骨远端切除。然而，此举可能会引起在重建的喙肩韧带处增加轻度的应力[54]，然而，还没有在活体上评估这一增加的力量的显著性。

Ⅵ型损伤

此型损伤甚为罕见，并且可伴有肩胛带骨折，包括锁骨骨折、肩胛骨骨折与肋骨骨折。成功通过闭合进行复位的可能性很低。此型损伤很少有文献报道，所有已发表的文献均报道通过手术治疗可收到较好的疗效[40,113]。

手术技术和疗效

对于肩锁关节不稳定，据报道有超过 70 种不同的手术方式。但是，尚无手术的“金标准”。手术方式可分为主要的两大类：第一种是在肩锁关节和（或）喙突与锁骨之间进行坚强固定；第二种是加强或重建肩锁韧带和（或）喙锁韧带（图 17-5）。第三种方法是较少使用的方式——动态肌肉转位。这

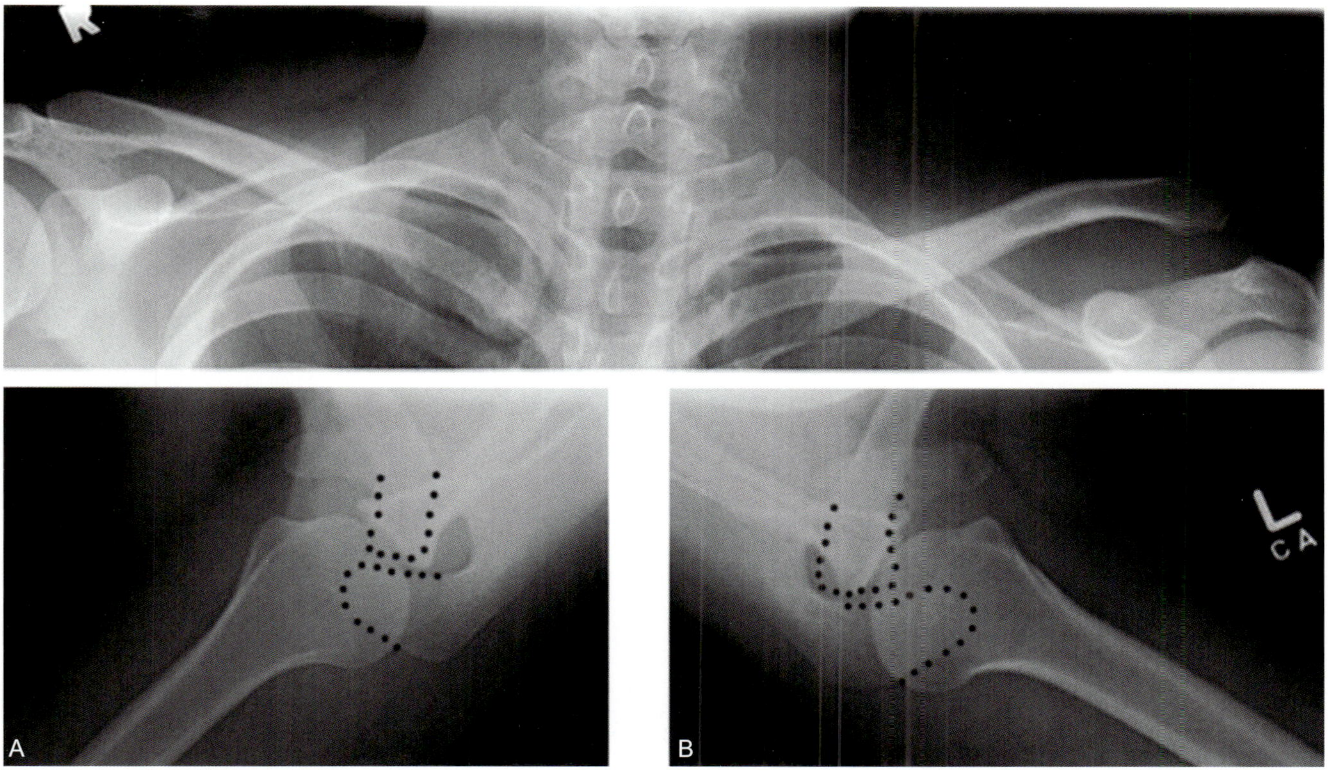

图 17-3 Ⅳ型损伤。注意在腹位片上与对侧未损伤肢体在锁骨后方移位上进行对比

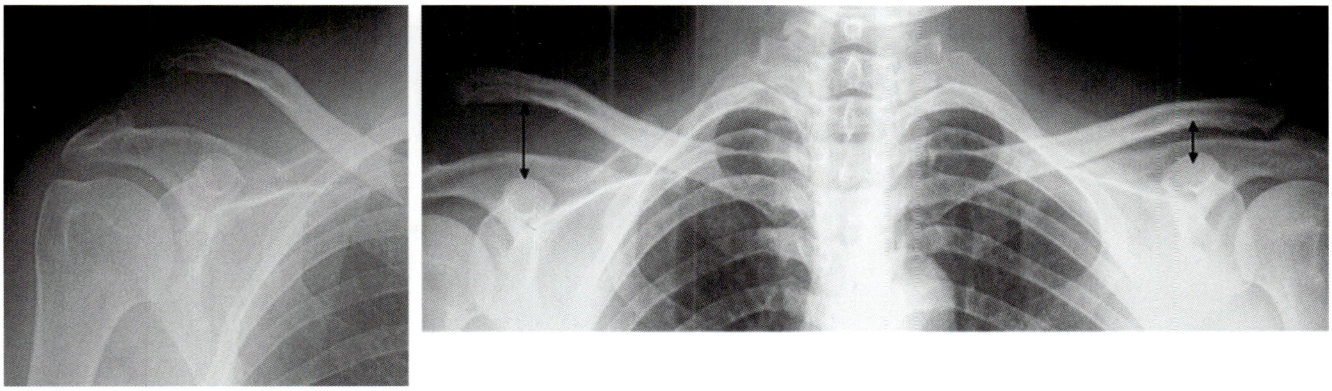

图 17-4 Ⅴ型损伤，X 线片显示存在明显畸形

种方式在历史参考文献中有所描述。早期的手术方式为在肩锁关节之间直接固定，但通常会产生内固定失败的并发症。现代技术主要通过在锁骨与喙突之间重建更为解剖的连接从而复位肩锁关节。最近采取了软组织移植物进行解剖加强和重建喙锁韧带，并且采用多种固定方式。每种技术都有许多改良，大多数小案例报道显示其具有较好的临床疗效。由于没有前瞻性随机研究，因而较难从循证医学基础上直接比较这些手术方式 [66]。

动态肌肉转移

此类手术方式包括将喙突尖部及附着的肌腱组织转移至锁骨下表面。理论上，这种方式能够增加锁骨远端向下的动态稳定性从而使关节复位。Berson

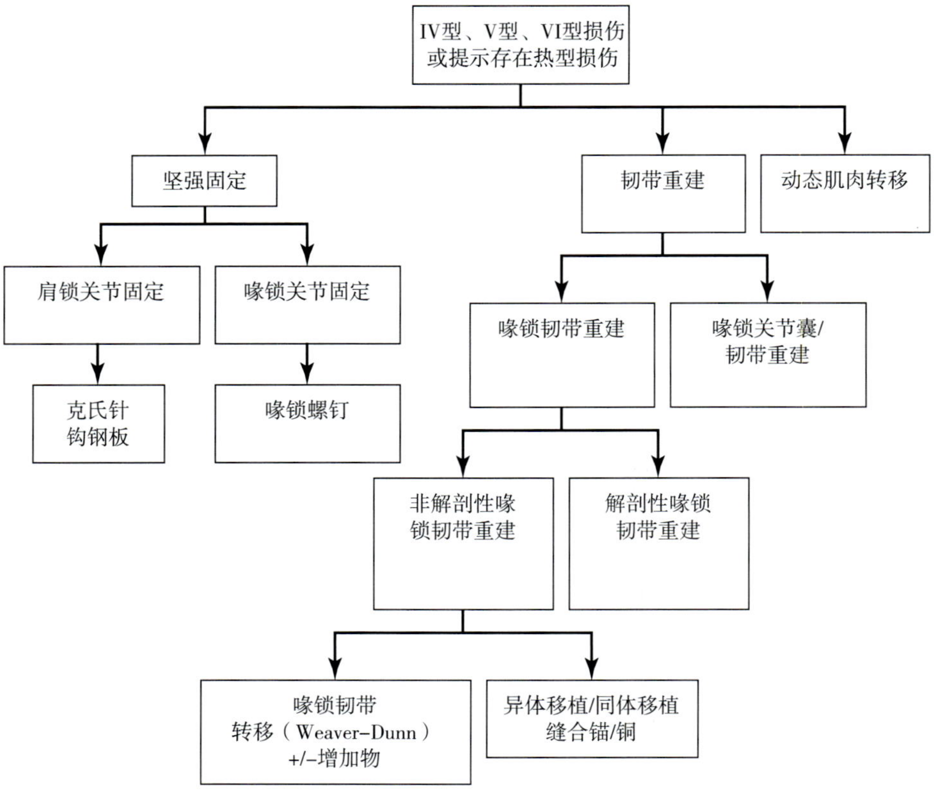

图 17-5 肩锁关节脱位手术治疗流程图

等描述了一种手术方式，即将肱二头肌肌腱短头、喙肱肌以及 0.5 英寸的喙突远端转移至锁骨远端下表面[7]。采用此方式治疗 20 名患者的回顾性文章发现一半的患者有持久性疼痛，并且存在持续性不稳定以及活动度增大[32]。这种复位技术是非解剖性的，并且有许多并发症，包括不愈合、畸形愈合、持续性关节不稳定、肌皮神经损伤以及肩锁关节活动度增大，容易导致早期骨关节炎[55,103]。因此，不应将动态肌肉转位用于肩锁关节损伤的手术治疗中。

坚强固定

肩锁关节固定

由于可产生内固定并发症、需要后续取出内固定装置以及使肩锁关节关节炎恶化等问题，肩锁关节间坚强固定的方式已被普遍放弃使用。由于肩峰较薄以及锁骨远端存在凹角，因而采用克氏针或斯氏针跨关节固定较为困难[91]。Eskola 等采用前瞻性随机对照的方法，对 86 名完全肩锁关节脱位的患者采用 2 根普通克氏针、2 根带螺纹克氏针或 1 枚皮质骨螺钉固定喙突和锁骨，缝合肩锁韧带并且去除损伤的关节软骨盘。在 1 年后随访时 82 名患者收到了较好的疗效[30]。此研究提示跨肩锁关节固定会增加肩锁关节内的损伤并且可能加重肩锁关节病[61,104]。此外，内固定移位是一种严重的潜在并发症（图 17-6），包括内固定移位至锁骨下动脉、肺、椎体、纵隔以及颈部等危及生命的区域[81,99,122]。因此，使用克氏针或钢丝的跨关节坚强固定不再被认为是有效或安全的治疗策略。

近期使用的跨关节固定方式主要是将特殊设计的钩形钢板插入肩峰内侧缘[122]。在较早的技术中，在手术时或许还未提到喙锁韧带。最初在 20 世纪 80 年代的报道中，认为此技术的要求较高，并且存在较多并发症。其中包括 28% 的患者有伤口感染或延迟愈合，41% 的患者有肩锁关节炎，以及需要二期手术取出内固定[12,55,61,101]。若不取出钢板，正常的肩锁关节活动会继发性地造成肩峰骨溶解或骨折[17,101]。

随着技术的改进，使用钩钢板的疗效也有所改善，但结论仍然不一致。Faraj 等在陈旧性损伤患者中使用钩钢板合并韧带重建，显示具有较好的短期疗效。平均随访 11 个月，10 名患者都没有疼痛，且关节活动度完全，其中有一位患者发生浅表感染并使用了抗生素[31]。近期，Gstettner 回顾性研究了对急性Ⅲ型损伤使用钩钢板治疗。与非手术治疗相比，在平均 34 个月的随访中，手术组的 Constant 评分

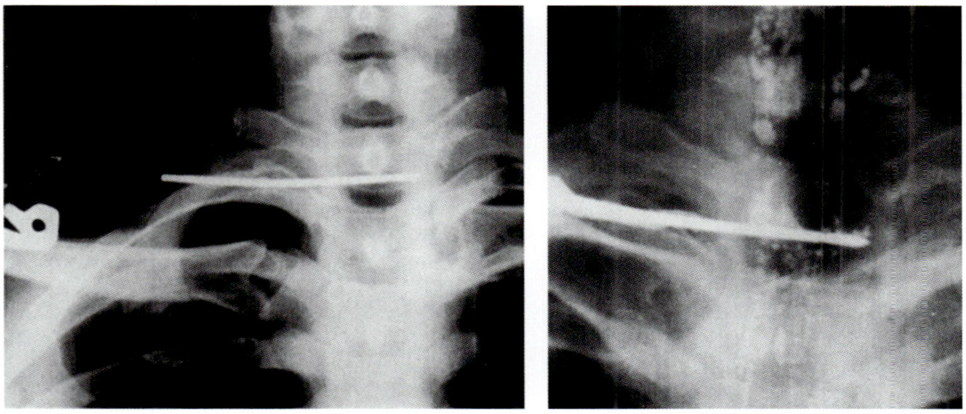

图 17-6 椎管造影显示斯氏针移位至椎管内，造影剂显影（Reprinted with permission from Norrell H，Llewellyn RC. Migration of a threaded Steinmann pin from an acromioclavicular joint into the spinal canal：a case report. JBJS，1965，47：1024.）

有显著改善。然而，并发症的发生率为 11%，包括 2 名患者需要进行再次手术[47]。最近的一篇含有 47 例陈旧性肩锁关节脱位的病例系列对采用喙肩韧带 Ethicon 线编织转移加强与锁骨钩钢板进行了比较。在随访中[9]，作者发现钩钢板的坚强固定没有优势，并且在静息和活动时有疼痛。在取出钩钢板后仍会遗留肩峰下的持续性疼痛。

喙突与锁骨之间固定

Bosworth 描述了一种将拉力螺钉穿过锁骨并进入喙突基底部从而提供固定的一种手术技术[10]。可通过切开或经皮置入此螺钉，但重要的是需要双皮质固定（图 17-7）。大多数学者倾向于使用切开置入螺钉，因为经皮技术会有约 32% 的失败率[114]。而且，切开能够同时完成对喙锁韧带以及三角肌斜方肌筋膜的修补。通常在术后 6 ~ 8 周取出螺钉。尸体模型的生物力学研究显示，与利用喙肩韧带重建喙锁韧带技术相比，在锁骨与喙突之间使用螺钉会导致肩关节活动度下降，并且肩锁关节压力增加。作者认为，使用喙锁间的坚强固定可导致早期的关节退变[51]。坚强的喙锁间的固定通常会导致锁骨远端溶解。在一些小系列的报道中，发生率高达 60%[30]。此外，也可见到喙突与锁骨之间的骨化[53]。然而，没有明确的因素显示功能恢复与这些不利因素有关。

韧带重建

重建肩锁韧带与喙锁韧带能够恢复喙突与锁骨远端之间的垂直稳定性。也有许多采用多种移植物

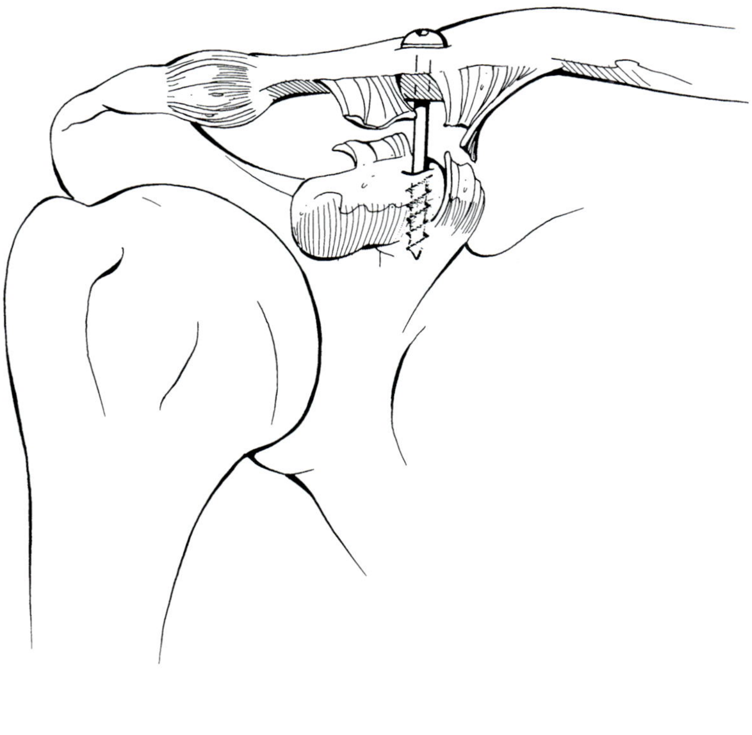

图 17-7 喙突双皮质的喙突与锁骨之间的坚强固定

来恢复损伤后的喙肩韧带的技术。这些手术方式可大体分为非解剖重建（即喙肩韧带转移合并或不合并喙锁悬吊增强）以及解剖重建喙锁韧带。近期也报道了一系列涉及采用移植物或缝线材料对肩锁关节囊韧带进行重建的技术。此外，也有同时采用多种手术方式的可能。

非解剖性喙锁韧带重建

1968 年，Neviaser 首先提出了采用肩锁韧带修复肩锁关节的概念，即将韧带从喙突上分离并转移至锁骨远端。这种方式能够加强穿过肩锁关节的固定[79]。随后，Weaver 和 Dunn 改进了此技术，将肩锁韧带从肩峰分离转移，切除锁骨远端，将肩锁韧带转移至锁骨远端。此改良方式理论上能够较好地复制喙锁韧带[116]。但早期生物力学研究显示转移的肩锁韧带的强度仅仅是原韧带强度的 25%[49,67,74]。这促使了许多研究者公布了其对原先技术采用增加支持物来重建喙锁韧带的方法[20,28,116,120]。早期的尸体研究证实，使用聚乙烯缝线、锚钉缝合以及螺钉固定都有较好的生物力学效应[28,49]。进一步的技术改进为材料学方面的改进，包括强力缝线、外科编织带、异体肌腱与自体肌腱[55,73]。最近，Lee 等采用循环测试的方法对比了 Weaver-Dunn 技术与改良 Weaver-Dunn 技术（缝线、编织带和异体半腱肌加强）的负载扭矩和移位。他们发现采用异体肌腱技术优于其他两种方式[59,60]。Gutter 和 Petersen 报道使用桡侧腕屈肌肌腱获得了类似的结果[46]。的确，近期的多数研究显示采用高强度缝线加强的喙锁韧带重建合并肩锁韧带转移并未增加生物力学强度[19]。此外，利用肌腱加强固定技术可能在急性或陈旧性损伤中提供生物学固定[5,44]。

在“环形”重建中，移植物或缝线材料环绕或穿过喙突基底部。这种操作较易造成腋神经损伤。尸体标本解剖研究显示腋神经位于喙突基底部前内侧平均 29.3mm 处（24.0 ～ 37.0mm）[64]。将弯曲的缝线装置从喙突内侧向外侧放置，这样能降低神经和血管损伤的风险。一旦移植物或缝线穿通隧道后，对锁骨远端可使用几种方法中的一种，包括环形捆扎固定（图 17-8）以穿过骨隧道或使用内固定（纽扣钢板或界面螺钉）。Baker 等对尸体标本进行了生物力学检测，显示缝线通过锁骨前中 1/3 可提供较好的复位并防止锁骨向前移位[2]。这种技术的并发症主要是由于内固定应力相对集中导致的，包括缝线切出、内固定失败以及锁骨骨溶解（图 17-9），或者喙突重建失败或骨折[8,11,14,96,106,118]。

许多文献报道，残留前后向不稳定是改良 Weaver-Dunn 技术后的缺陷。一项前瞻性研究包含了 21 例急性肩锁关节 V 型损伤的运动员，显示采用 Weaver-Dunn 技术的结果不太理想。在最终的随访中，有 3 例患者残留前向不稳定[110]。一项生物力学研究比较了喙锁悬吊重建与喙突锁骨间坚强固定。作者发现悬吊式固定基本上没有限制前方的应力作用[51]。此项发现最近通过裸露的尸体样本测定再次证实，锁骨会沿着喙突向前移位[123]。然而，在体内完整的胸小肌和（或）肩锁韧带附着点能够缓解悬吊结构的移位，并且需要进一步的研究证实。

缝线锚钉固定技术被认为可提供喙锁间的固定，并且避免切除喙突下方结构[18]。随访研究显示，此技术有较高的脱位发生率，但这并不与术后功能直接相关[37,100]。然而，Ladermann 等近期报道了对采用改良 Weaver-Dunn 技术的患者进行了 4.5 年的随访[56]，显示患者能够保持肩锁关节前上方向的稳定（小于 50% 移位），术后疗效较好。此结果与相对患侧增加肩关节动态肌力有关。坚强固定加上高抗拉力缝线进一步将应力集中于喙突基底部。缝线锚钉技术并不能提供内在的生物学基质，但在急性期可以提供韧带修补。对于较瘦的患者和运动员来说，残留美观方面的畸形可能为不可接受的顾虑，需要在手术前考虑到。

近期采用滑动钢板技术重建喙锁韧带的非坚强固定得到了更多的关注（图 17-10）。高抗拉力实心缝线材料通过闭环方式可提供稳定性。同时，理论上允许锁骨有旋转运动。纽扣钢板增加了张力传输的面积分布，并且报道多在前交叉韧带重建中使用。此重建技术的主要优势在于避免缝线在喙突与锁骨之间缠绕，因为这与亚急性骨磨损和（或）骨折有关[52,72,112]。在生物力学方面，体外重建的强度基本与原始韧带相同[118,115,119]。在急性肩锁关节损伤中，重建韧带能够维持稳定并且促进原始韧带的愈合。对于陈旧性损伤来说，使用异体肌腱重建可以提供生物学的基质以重建喙锁韧带[25,85]（图 17-11）。许多研究显示这种重建方式能够得到较好的疗效。然而，在较小的系列病例研究中，锁骨段钢板移位或缝线断裂导致复位丢失的概率高达 25%[27,75,78]。在喙突基底部中间位置钻取骨隧道非常重要，因为有偏心的隧道导致骨皮质破裂的报道[41,121]。

切开与关节镜都能完成重建，没有明确的证据

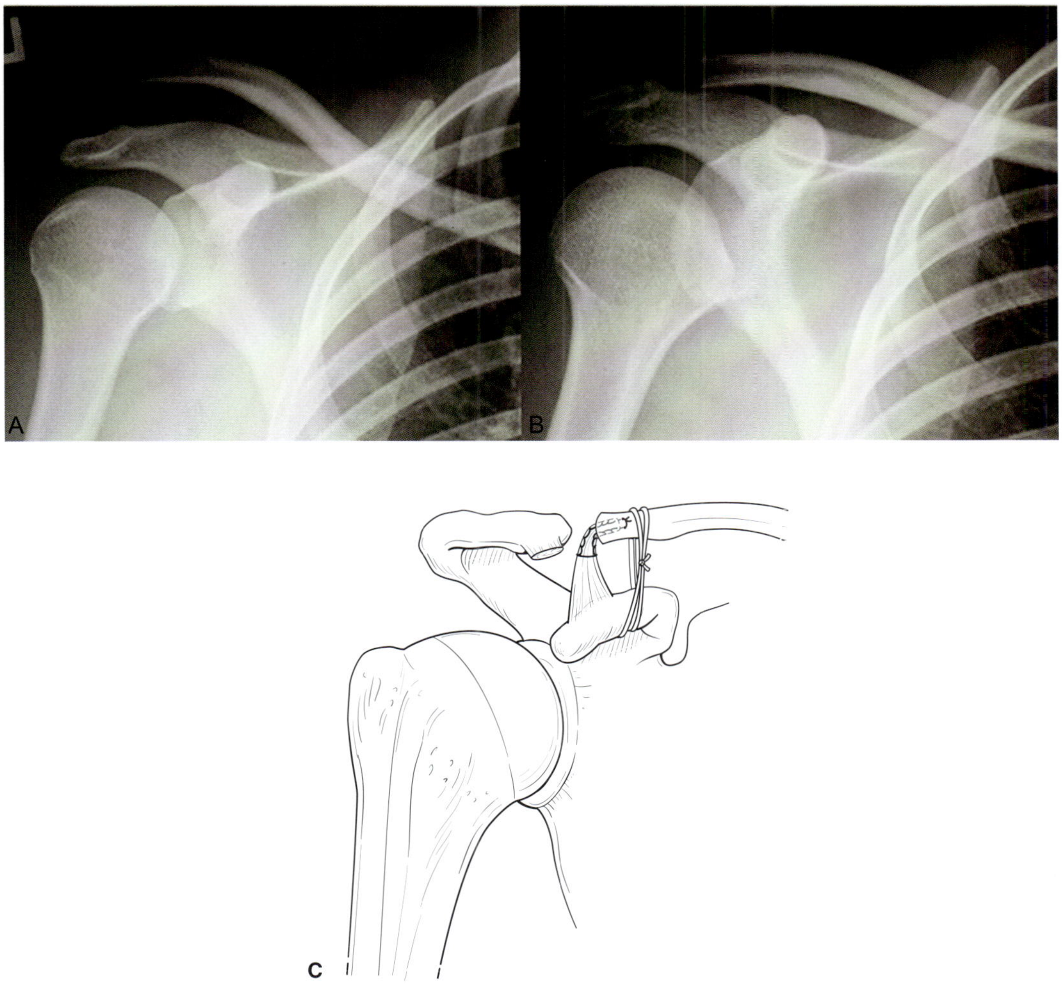

图 17-8 （A）术前V型损伤；（B）改良 Weaver-Dunn 术后 X 线检查；（C）改良 Weaver-Dunn 术

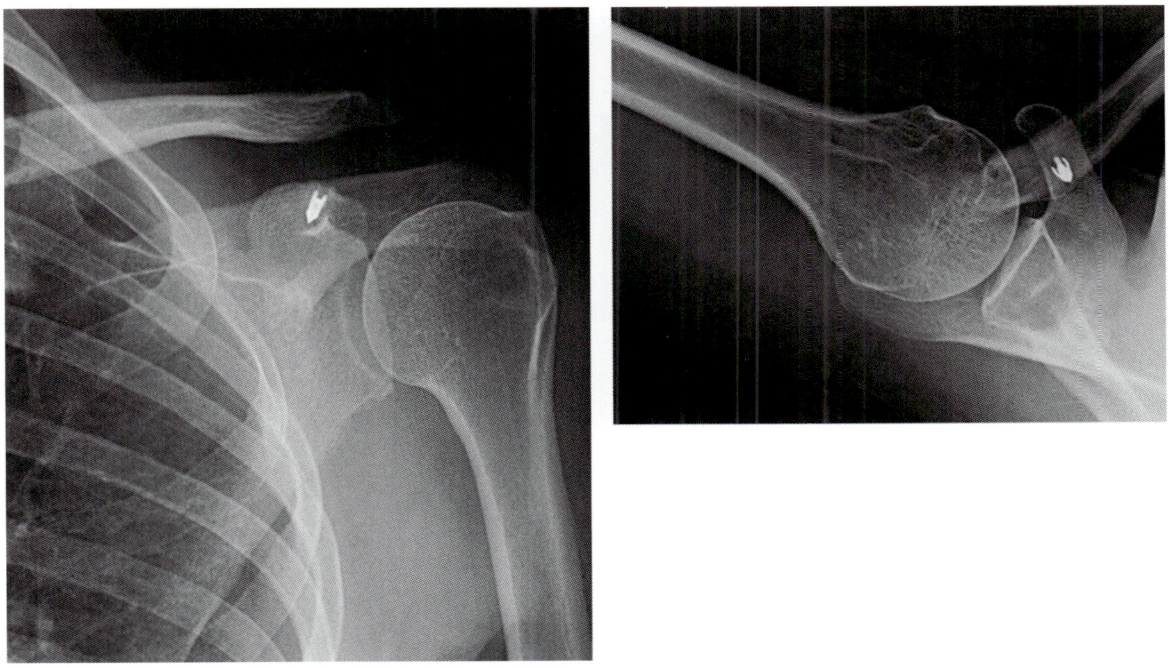

图 17-9 使用锚钉缝线技术后复位不佳，并存在锁骨远端骨溶解。此患者因疼痛与肌力减弱而需要翻修手术

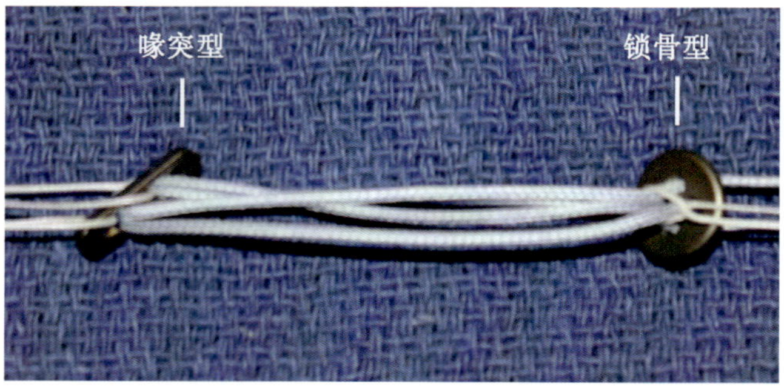

图 17-10 滑动钢板装置。左侧为喙突侧钢板及提拉线，中间为高强度缝线并穿过右侧锁骨纽扣钢板，用来增强对张力的对抗

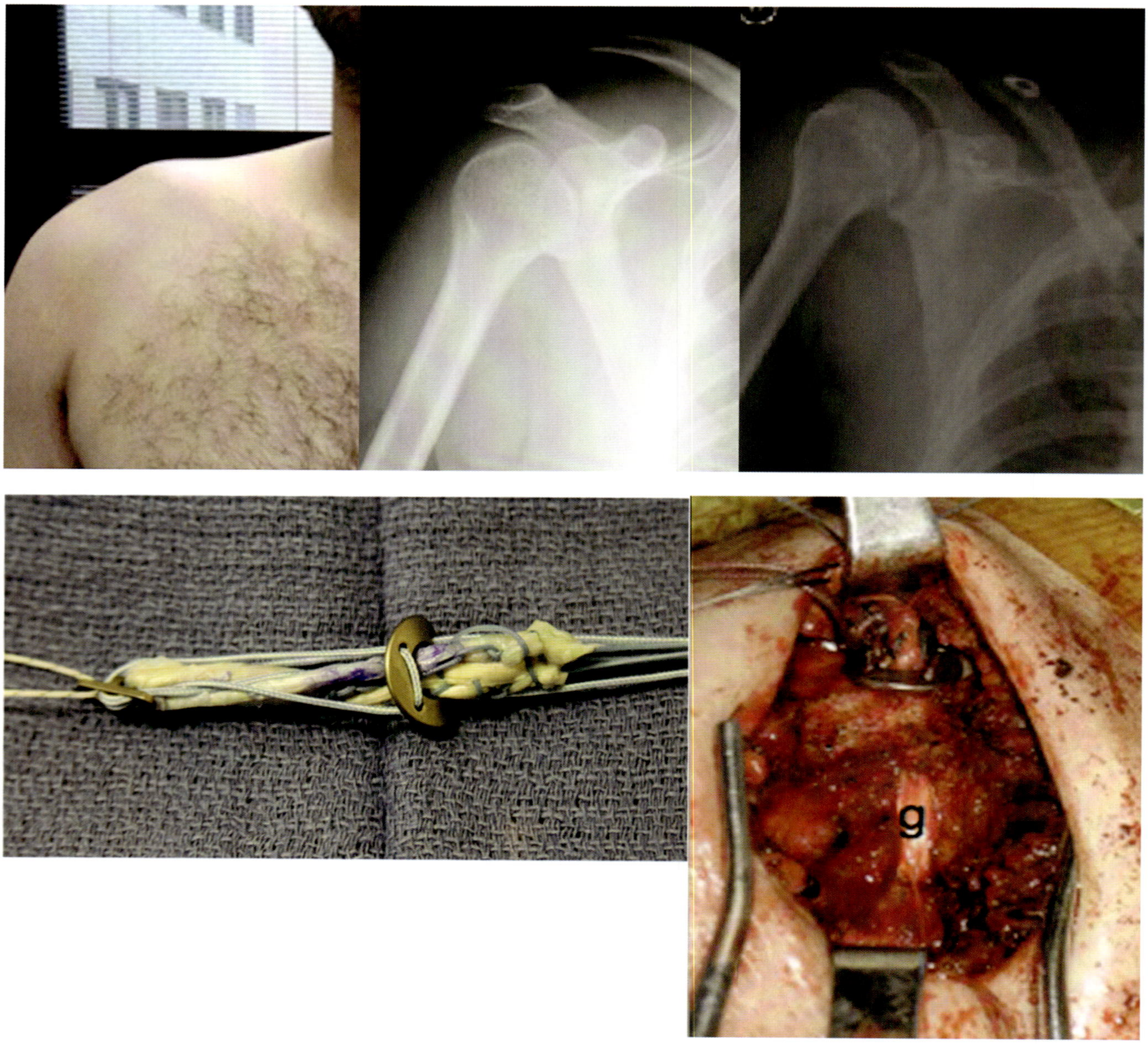

图 17-11 使用异体肌腱合并滑动钢板（g）。对陈旧性Ⅲ型损伤采取的手术入路

显示哪一种更有优势。切开复位能够在直视下复位，并且能确定钻孔的位置。在高能量损伤中，可以对三角肌斜方肌筋膜进行修复，但理论上存在更大的风险。自喙突至锁骨外侧做一个砍刀样的切口，翻起皮瓣并到达深筋膜，可从锁骨纵行分离三角肌，并带着骨膜下层切开。如果计划进行悬吊固定，要确认锁骨胸大肌筋膜，并拉向远端，暴露出喙突的内侧和外侧（图 17-12）。相对来说，可以保留三角肌斜方肌在锁骨端的附着点，分离三角肌前方的肌束，到达喙突上方，采用一种更为缓和的方法将其从锁骨上分离（图 17-13）。需要标记三角肌内侧角和外侧角，以达到解剖对合关闭。此方法的延展性不足，并且在喙突下方穿过器械可能较为困难，但能够直接到达上表面，从而使纽扣钢板和锚钉能够容易通过。

关节镜技术的拥护者认为其创伤小，避免了对三角肌斜方肌筋膜的剥离，并且可以进行完全的关节内检查，以评估是否有伴发的病理状态。然而，这种重建方式需要较高的关节镜技术，从而能够很好地暴露喙突以及精确地进行喙突隧道的钻孔。即使是很有经验的医师，骨隧道的偏心也会导致前述的技术失败。可根据术者习惯采用侧卧位或沙滩椅位。可采用后侧入路或前外侧入路观察，采用 30° 镜头能够充分观察，然而 70° 镜头能够充分显示喙突下表面（图 17-14）。

为了准确定位穿过喙突的隧道，需要一个预钻导针，而且还取决于手术者的技术。将导针从前方入路插入，利用瞄准器定位在喙突基底部，进行大概的复位，而且将导针钻过喙突与锁骨进行临时复位（图 17-15）。取出瞄准器后，使用刨削刀头固定导针以防止扩口时出现移位。使用其附带的钢丝或提拉线将重建装置导入。在导入过程中，需要用导针、环钳或持物钳等辅助，以保证张力方向与骨隧道方向一致。在装置上施力进行复位，并在锁骨上表面打结固定。若使用移植物，要在保持适当张力之后使用界面螺钉固定（图 17-16）。

喙锁韧带解剖重建

同时进行锥状韧带以及斜方韧带的“解剖”重建能够改善前面提到的各种复位技术后仍有复位丢失的情况。Mazzocca 等首先描述了采用异体肌腱

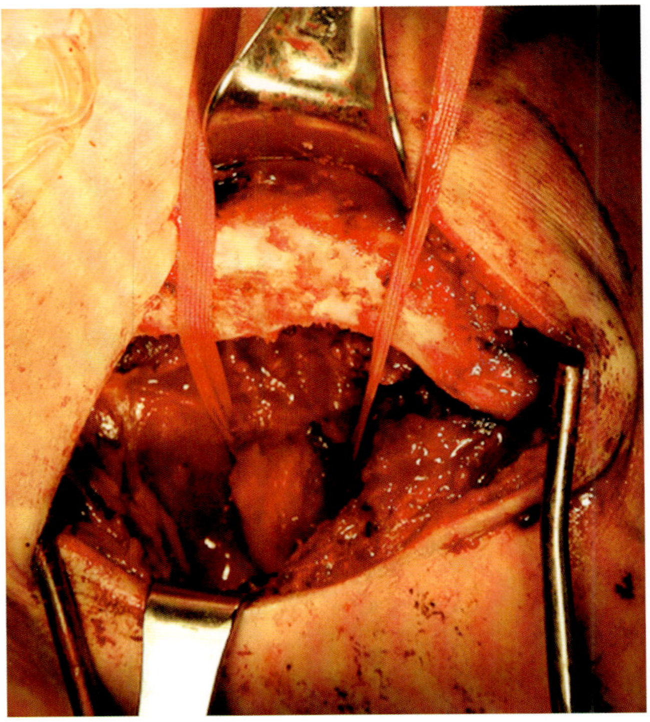

图 17-12 拉开下方三角肌斜方肌肌瓣后显露左肩。暴露喙突表面的内外侧以建立骨隧道

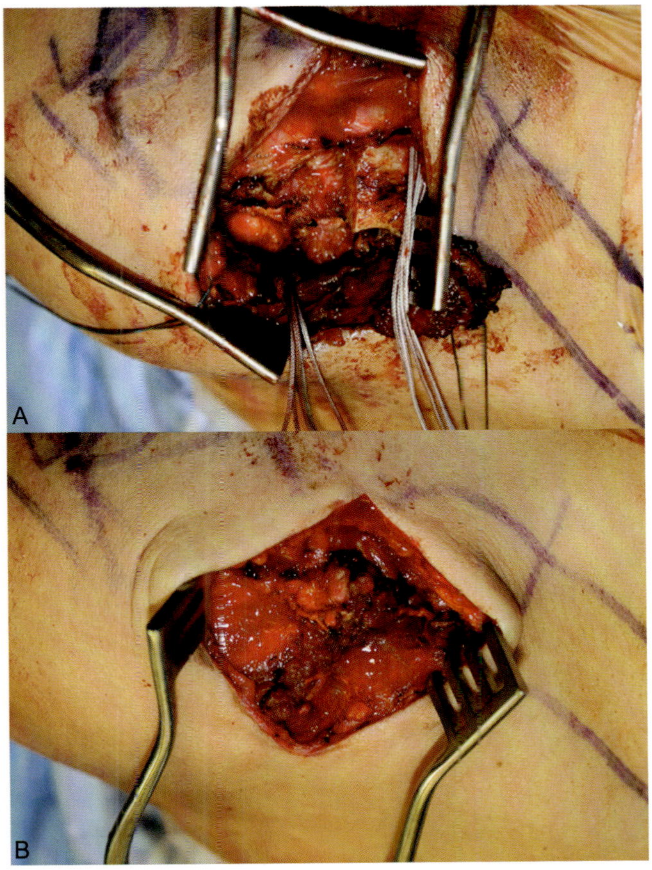

图 17-13 （A）劈开三角肌，以方便在喙突上表面植入锚钉，显露左肩关节；（B）显示三角肌筋膜修补

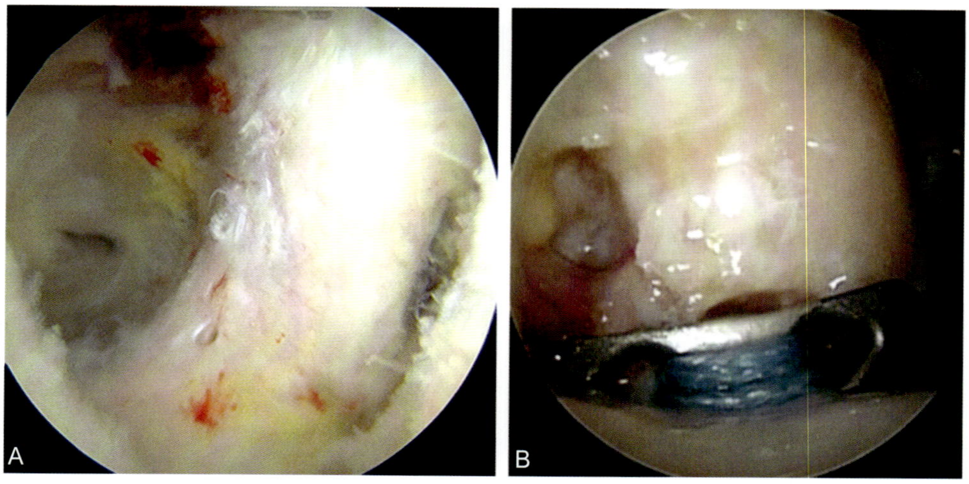

图 17-14 通过 70° 镜头暴露喙突下表面。(A) 关节内;(B) 尸体标本中在喙突下表面采用滑动钢板

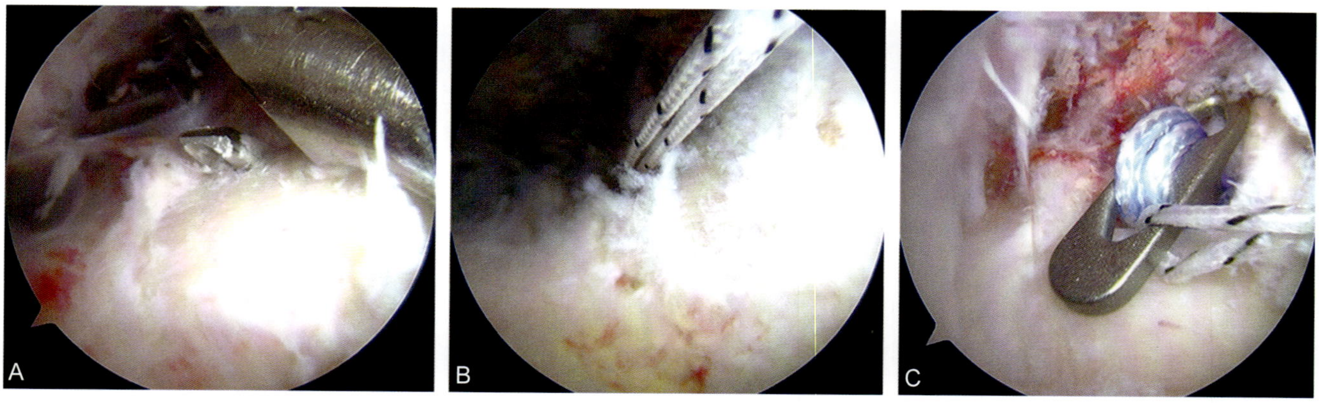

图 17-15 (A) 在喙突基底部中部植入导针;(B) 扩口后使用过线装置拉出缝线;(C) 将纽扣钢板直接在喙突下表面固定

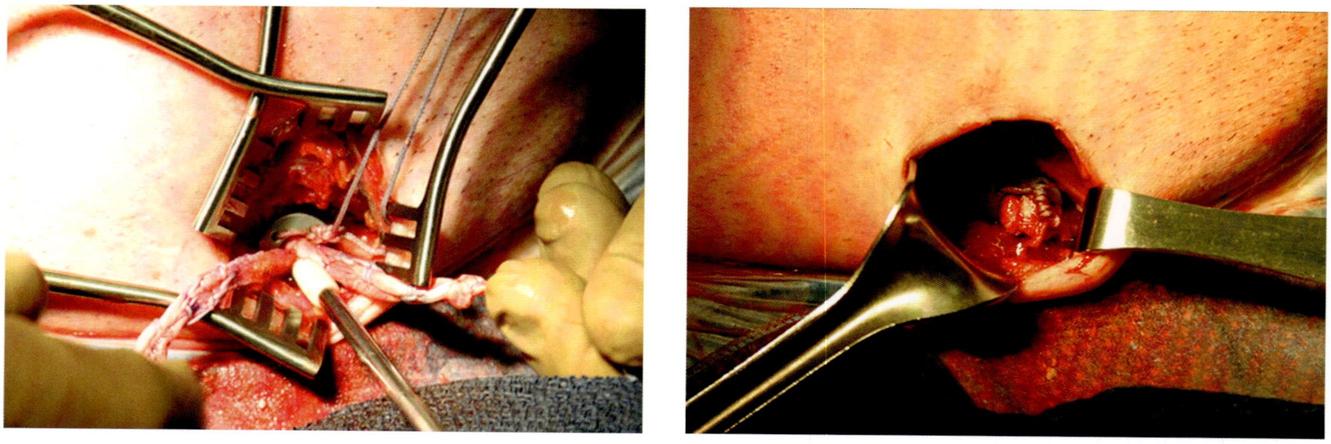

图 17-16 肩锁关节复位,维持缝线张力并打结固定。维持移植物的张力并通过锁骨钢板使用界面螺钉固定

双隧道技术以模拟原始韧带的水平方向与垂直方向的稳定性,而无须进行肩锁关节韧带的修补[67]。此项技术导致了一个“解剖”重建的趋势,即采用生物学材料来重建喙锁韧带在锁骨上的止点。在之前对骨性结构分析的基础上,锁骨下表面锥状韧带与斜方肌的止点分别位于距锁骨外侧端 46.3mm 和 24.9mm 处。更为近期的一项解剖学研究采用的是干性和冻干的尸体标本,发现虽然男性与女性喙锁韧

带附着点的位置不同，但其相对锁骨全长的比例是一个常数。基于这些解剖研究，作者认为重建锥状韧带时要将骨隧道的内侧缘建立在锁骨上表面的后侧，约在距锁骨远端占全长 30% 的位置。斜方韧带的骨隧道应超过锁骨中部，位于距离肩锁关节 17% 的位置 [89]。

生物力学数据显示使用异体肌腱解剖重建较比改良的 Weaver-Dunn 技术有明显的优势 [23,46,51]。然而，对原先采用的技术的置疑在于仅在喙突有一个止点，因而并非解剖重建。这导致出现了更多的在喙突基底部更为精确重建喙锁韧带的足印区的技术。这些技术是建立在解剖学研究的基础上 [95]。原先的解剖修复的目的在于改进陈旧性损伤治疗的效果，技术的改良也使其扩展到对急性的损伤治疗中。

使用非生物材料（如滑动钢板与带线锚钉）进行解剖重建被广泛运用 [62]。双锚钉技术与单锚钉技术对于肩锁关节复位的丢失比率类似 [100]。在体外，滑动钢板的生物力学检测显示其特性与原始韧带类似，甚至更佳 [115]。Wellmann 等报道了一个小系列研究，包括 15 位患者的影像学和临床结果，显示短期效果优异。他们推荐在急性损伤中采用解剖滑动钢板，在翻修和慢性损伤中采用异体移植物 [118]。Salzmann 等报道了对 23 名患者应用类似技术也获得了较好的中期疗效，但是也有 8 名患者复位不满意，其中 2 名患者进行了二期翻修手术，其中 1 名是因为喙突骨折进行二期手术 [96]。目前还没有长期的随访数据，但是好像增加生物力学的强度并不能最终减少复位丢失的发生率。随着喙突上多条隧道的出现，理论上来说，喙突骨折的发生率也增加了，而且当固定装置对骨结构产生的应力大于生理性力量时，发生骨折的可能性也会增加。

目前生物学重建发展到了更接近再现喙突的解剖的程度。Carofino 和 Mazzocca 描述了早期使用游离肌腱环绕喙突并在锁骨上进行 8 字固定 [15]，同时采用高强度不可吸收编织缝线对肌腱进行加强固定。一旦在锁骨处固定，可将移植肌腱的游离尾端移向外侧以加强肩锁关节囊，从而维持锁骨远端关节囊（图 17-17）。这就是目前我们推荐的技术，适用于急性Ⅳ型、Ⅴ型损伤以及陈旧性Ⅲ型损伤的患者以及翻修患者，因为其生物学的重建类似于天然的解剖。

手术时，患者取仰卧位，需要充分显露锁骨内侧的手术野。在肩胛骨的内侧缘垫一块手术铺巾或垫子以使肩胛骨得到伸展（图 17-18）。术中，在后方的准备台上把半腱肌移植物和高强度缝线进行编

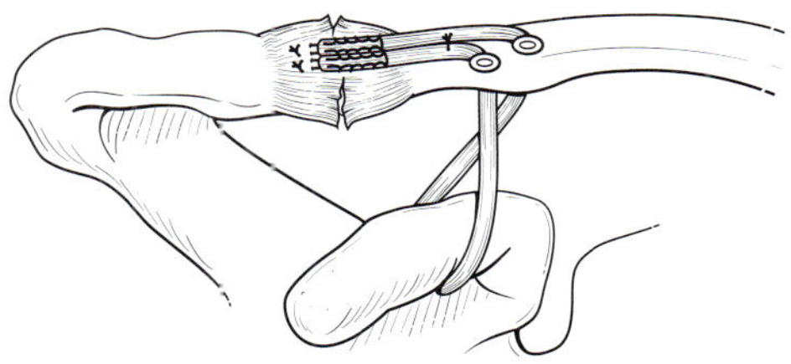

图 17-17　改良喙锁韧带解剖重建联合肩锁关节囊重建

织制备，并在肌腱移植台上进行预张以减少皱褶。如果需要的话，需要对移植物进行修剪，以确定其容易通过 5mm 的导管。测量锁骨，并且临时标记锁骨隧道在皮肤上的位置。对于成年患者，我们的计划是喙突隧道离锁骨远端 45mm，并且在上表面后方 1/3 处。斜方韧带的止点位于锥状韧带止点远侧 15mm，在上表面中央。沿着 Langer 线，从喙突至锁骨后侧缘行纵行切口，直至深筋膜，翻开皮瓣。如前所述，纵行切开三角肌斜方肌筋膜，从锁骨上表面向下延伸至锁骨表面的下缘，向外侧延伸至锁骨关节的远端。进行骨膜下分离，以制作全厚三角肌斜方肌肌瓣，以便修补。在肌瓣下方放置一个较宽的钝性牵引器，并暴露喙突。利用缝线过线器，在喙突下方由内向外穿过编织带。要仔细操作，以保留喙突外侧表面的肩锁韧带止点。应能使编织带在喙突基底部后方轻柔地滑动。

再次测量隧道的位置，在锥状韧带后侧皮质的前方进行钻孔（图 17-19）。采用 5.5mm 的空心钻钻取两层皮质，在锁骨下方放置钝性拉钩以保护其深层结构。采用编织带和 3 根辅助实心缝线在喙突下穿过异体肌腱。将移植物的尾端连同 1 根缝线穿过锁骨隧道，而使另外 2 根缝线用止血钳或过线器穿过锁骨的后方。直视下，在锁骨上施加向下的力以复位肩锁关节，并托住肘部稳定上肢。将环形缝线打结，以保证稳定性。首先用 5.5mm × 8mm 聚醚酮肌腱固定螺钉稳定外侧肢，以使肢体向外侧可触及肩锁关节囊。向移植物施加压力以防止过度复位。用另一个肌腱固定螺钉固定内侧支。把第三根缝线打结，并将剩余的内侧肌腱的组织一并与外侧支进行缝合，或者与肩锁关节囊进行修补（图 17-20）。

一项较小的病例研究显示，对 16 名陈旧性Ⅲ型与Ⅴ型损伤患者采用这一技术可取得早期良好的治疗结果 [15]。在平均 21 个月的随访中，仅有 1 名患者出现复位丢失。与对侧肢体相比，喙锁间隙距离之差＜ 1mm。1 名患者的肩锁关节仍残留明显疼痛，

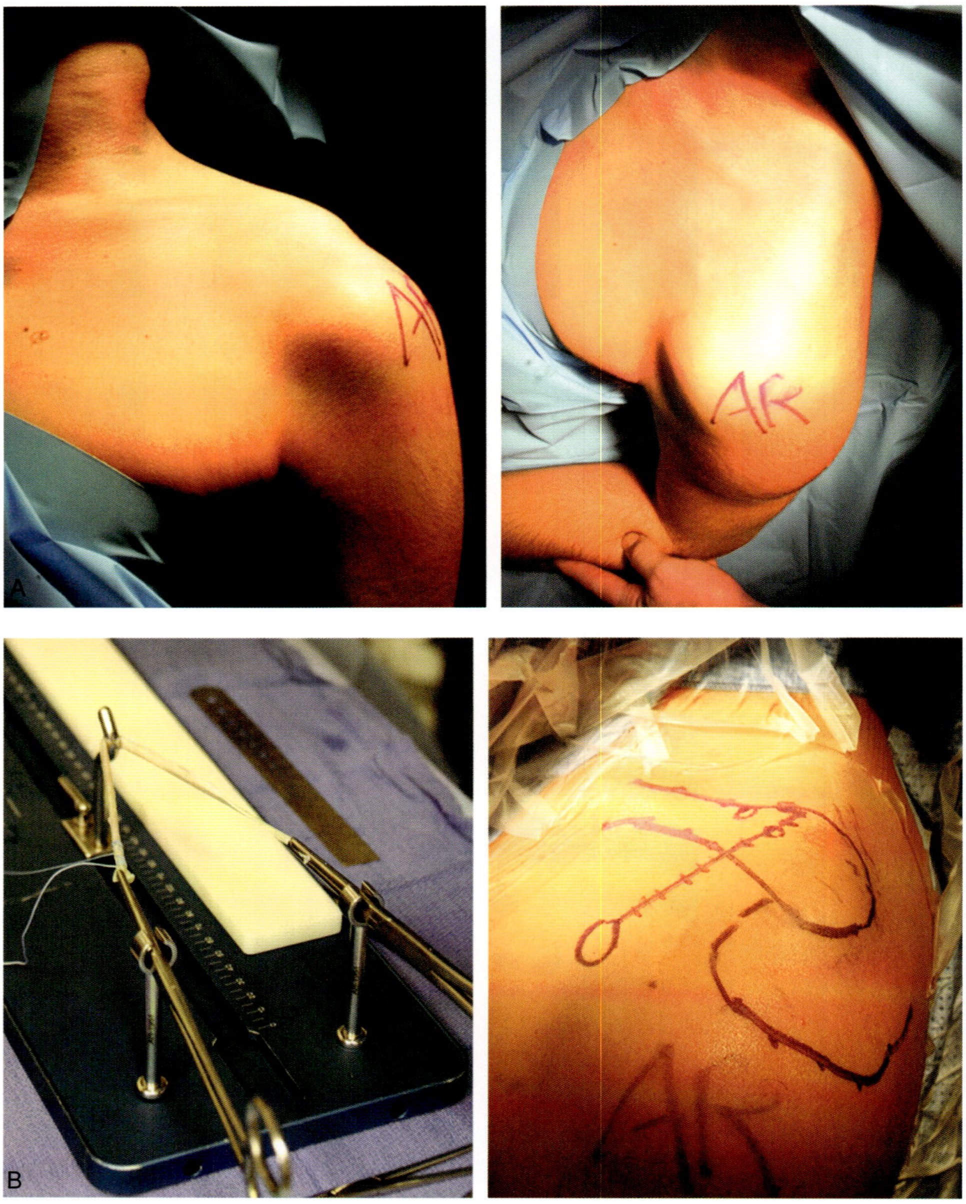

图 17-18 （A）术野包括整个上肢以及锁骨内侧；（B）对锁骨钻取隧道，利用异体肌腱进行解剖重建

后期采取了锁骨远端切除。1 名患者出现慢性感染，需要取出内固定并采用皮瓣移植覆盖。一项生物力学研究发现，在尸体标本中，与肩锁关节囊缺失状态相比[123]，这种方法对于向上、向后移位的抵抗作用较好，前方移位的抵抗作用较差。该研究报道环形结构可从喙突的前方完全滑脱出来，并且作者建议使用斜行隧道以阻止向前移位。如前所述，在分析了改良的 Weaver-Dunn 技术后认为，完整的胸小肌内侧止点与肩锁韧带外侧止点有防止脱位复发的作用。

这些小型病例报道也许在描述各自相关技术的价值中是有用的，但是由于没有对照组，因而不宜作为治疗推荐。最近 Tauber 等开展了前瞻性研究，对陈旧性肩锁关节脱位的患者采用了不同的重建技术。对前 12 位患者采用改良 Weaver-Dunn 技术，对后 12 位患者采用半腱肌进行喙锁韧带解剖重建。随访平均 37 个月，发现在 Constant 评分和 ASES 评分方面，解剖重建方式有明显的优势[85]。并无严重并发症的报道[108]。虽然长期疗效仍需观察，但解剖重建技术对于陈旧性肩锁关节脱位存在明显的优势。

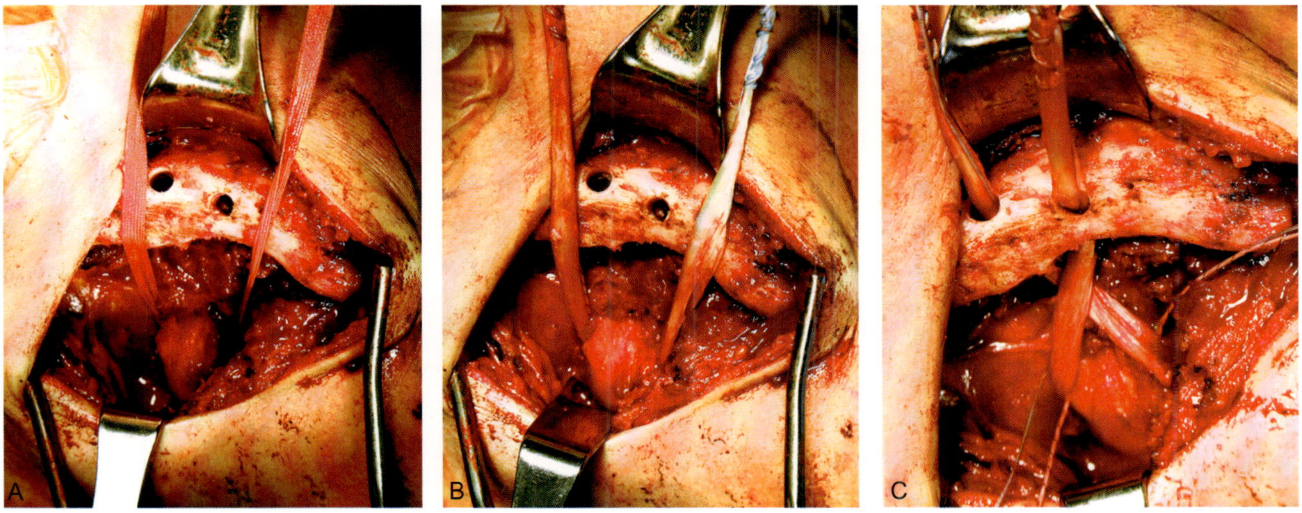

图 17-19 （A）将喙突基底部穿过编织带建立移植物通道；（B）将移植物辅以缝线加强；（C）将移植物末端穿过锁骨隧道

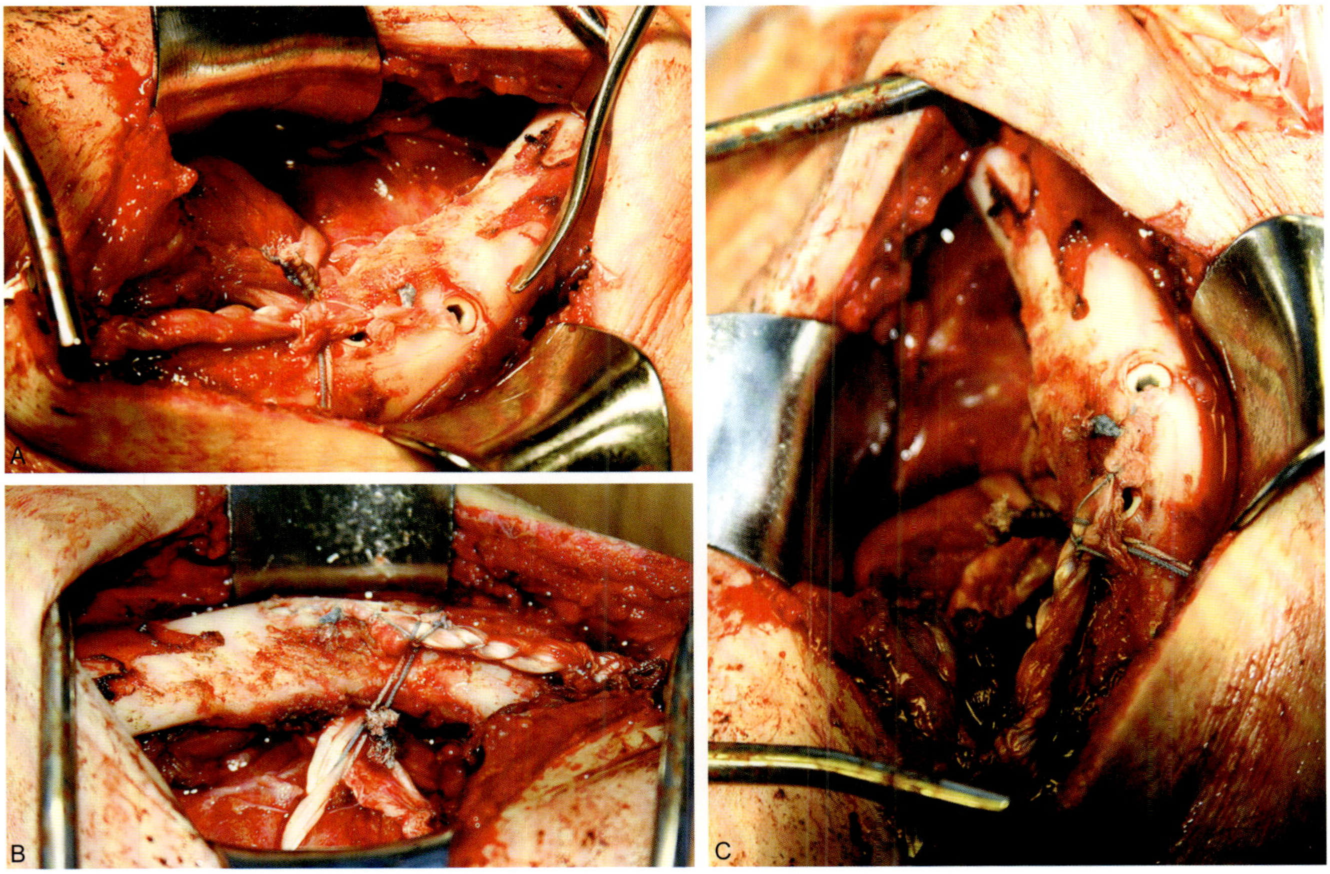

图 17-20 （A）上面观：通过肌腱移植重建肩锁关节；（B）前面观；（C）外侧观

肩锁韧带重建

随着对解剖重建技术越来越关注，许多研究者开始检测单独进行肩锁关节重建和联合重建喙锁韧带的作用。在目前的肩锁关节损伤模型中，若将肩锁关节囊切除后，喙锁韧带在水平方向移位的应力增加了100%[26]。因此推断，这个应力是导致喙锁韧带重建后复位丢失的主要原因[45]。虽然早期使用异体肌腱进行跨肩锁关节重建，但是此方式的主要不足在于移植物的工作长度不够，而原始的关节囊是附着于锁骨远端关节缘2.3mm，那么如果把移植物固定在锁骨远端10mm以外，可能会使移位的阻挡作用降低。早期的生物力学研究显示，髓内肩锁复合体异体移植联合喙锁韧带重建是有前途的，能增加水平方向的稳定性[36,69]。在很多样本中，联合重建方式能够很好地阻挡水平方向的移位[45]。

作者倾向于采用的术后康复计划

术后康复计划根据不同的手术方案而有所不同，但是经典的是采用前臂吊带或肩关节支具固定4～6周以帮助重建的愈合。这种方式在卧位时可对患肢提供支撑[120]。术后7～10天开始进行卧位被动的和主动辅助的关节活动。力量和直立位的活动度训练要在6周后开始[84]。应该在重建后有足够的时间达到生物性稳定后再开始无辅助的直立位肩关节活动，一般在重建手术后4～6周。这时可以去除吊带或肩关节支具，并可以开始主动活动和肌力训练。8～12周后可进行肌力等长训练，3～6个月后可进行非接触性体育运动，约9个月后运动员可恢复竞技性运动。虽然我们建议对采用肌腱移植重建的患者可以进行更为激进的康复计划[60]，但仍缺乏长期临床随访研究的支持。

小　结

肩锁关节损伤是一种常见损伤，常常是由于打击或跌倒而使肩关节上方直接受力造成的。肩锁关节损伤多为不完全损伤（Ⅰ型和Ⅱ型损伤），可由于关节退变而产生持续性疼痛。对Ⅲ型损伤的治疗仍存在争议，当前的文献支持首先采取非手术治疗，当残留疼痛或不稳定时再行手术治疗。对完全损伤（Ⅳ型、Ⅴ型和Ⅵ型损伤）应采取手术治疗。虽然在一些病例中可残留半脱位或脱位，但是大多数病例可取得较好乃至优异的结果。与单纯固定相比，采用生物材料的改良Weaver-Dunn技术有明显优势。对于肩锁关节急性或陈旧性损伤，采用滑动钢板重建喙锁韧带联合或不联合肌腱加强均能达到较好的疗效，可以使用关节镜微创技术或小切口来完成。对肩锁关节急性和慢性脱位采用喙锁韧带的解剖重建是一种有前途的技术。在文献中，对此只有一些对照研究，而大多数证据是基于病例报道和技术描述。生物力学研究数据支持喙锁韧带的解剖重建是一种稳定肩锁关节的可靠方法。对于急性损伤或陈旧性损伤，都需要对采用这一技术进行治疗的结果进行短期和长期疗效的比较。

参考文献

1. Bagg SD, Forrest WJ. A biomechanical analysis of scapular rotation during arm abduction in the scapular plane. *Am J Phys Med Rehabil* 1988;67:238–245.
2. Baker JE, Nicandri GT, Young DC, Owen JR, Wayne JS. A cadaveric study examining acromioclavicular joint congruity after different methods of coracoclavicular loop repair. *J Shoulder Elbow Surg* 2003;12(6):595–598.
3. Bannister GC, Wallace WA, Stableforth PG, Hutson MA. The management of acute acromioclavicular dislocation. A randomised prospective controlled trial. *J Bone Joint Surg Br* 1989;71(5):848–850.
4. Bathis H, Tingart M, Bouillon B, Tiling T. The status of therapy of acromioclavicular joint injury. Results of a survey of trauma surgery clinics in Germany. *Unfallchirurg* 2001;104:955–960.
5. Baumgarten KM, Altchek DW, Cordasco FA. Arthroscopically assisted acromioclavicular joint reconstruction. *Arthroscopy* 2006;22(2):228 e221–228 e226.
6. Bergfeld JA, Andrish JT, Clancy WG. Evaluation of the acromioclavicular joint following first- and second-degree sprains. *Am J Sports Med* 1978;6(4):153–159.
7. Berson BL, Gilbert MS, Green S. Acromioclavicular dislocations: treatment by transfer of the conjoined tendon and distal end of the coracoid process to the clavicle. *Clin Orthop Relat Res* 1978(135):157–164.
8. Boldin C, Fankhauser F, Ratschek M, Haller-Schober EM. Foreign-body reaction after reconstruction of complete acromioclavicular dislocation using PDS augmentation. *J Shoulder Elbow Surg* 2004;13(1):99–100.
9. Bostrom Windhamre H, von Heideken J, Une-Larsson V, Ekelund A. Surgical treatment of chronic acromioclavicular dislocations: a comparative study of Weaver-Dunn agumented with PDS-braid or hook plate. *J Shoulder Elbow Surg* 2010;19:1040–1048.
10. Bosworth BM. Acromioclavicular separation: new method of repair. *Surg Gynecol Obstet* 1941;73:866–871.
11. Breslow M, Jazrawi L, Bernstein A, Kummer F, Rokito A. Treatment of acromioclavicular joint separation: suture or suture anchors? *J Shoulder Elbow Surg* 2002;11:225–229.
12. Broos P, Stoffelen D, Van de Sijpe K, Fourneau I. Surgical management of complete Tossy III acromioclavicular joint dislocation with the Bosworth screw or the Wolter plate. A critical evaluation. *Unfallchirurgie* 1997;23(4):153–159; discussion 160.
13. Cadenat F. The treatment of dislocations and fractures of the outer end of the clavicle. *Int Clin* 1917;1:145–169.
14. Calvo E, Lopez-Franco M, Arribas IM. Clinical and radiologic outcomes of surgical and conservative treatment of type III acromioclavicular joint injury. *J Shoulder Elbow Surg* 2006;15(3):300–305.
15. Carofino BC, Mazzocca AD. The anatomic coracoclavicular ligament reconstruction: surgical technique and indications. *J Shoulder Elbow Surg* 2010;19(2 Suppl):37–46.

16. Ceccarelli E, Bondi R, Alviti F, Garofalo R, Miulli F, Padua R. Treatment of acute grade III acromioclavicular dislocation: a lack of evidence. *J Orthop Traumatol* 2008;9:105–108.
17. Chiang C, Yang S, Tsai M, Chen C. Acromion osteolysis and fracture after hook plate fixation for acromioclavicular joint dislocation: a case report. *J Shoulder Elbow Surg* 2010;19:e13–15.
18. Choi SW, Lee TJ, Moon KH, Cho KJ, Lee SY. Minimally invasive coracoclavicular stabilization with suture anchors for acute acromioclavicular dislocation. *Am J Sports Med* 2008;36(5):961–965.
19. Clevenger T, Vance R, Bachus K, Burks R, Tashjian R. Biomechanical comparison of acromioclavicular joint reconstructions using coracoclavicular tendon grafts with and without coracoacromial ligament transfer. *Arthroscopy* 2011;27(1):24–30.
20. Collins DN. Disorders of the acromioclavicular joint. In: Rockwood CA, Matsen FA, Wirth MA, Lippitt SB, eds. *The Shoulder*. Philadelphia, PA: WB Saunders; 2004.
21. Cook F, Horowitz M. Bipolar clavicular dislocation: report of a case. *J Bone Joint Surg* 1987;69-A:145–147.
22. Cook F, Tibone J. The Mumford procedure in athletes: an objective analysis of function. *Am J Sports Med* 1988;16:97–100.
23. Costic RS, Labriola JE, Rodosky MW, Debski RE. Biomechanical rationale for development of anatomical reconstructions of coracoclavicular ligaments after complete acromioclavicular joint dislocations. *Am J Sports Med* 2004;32(8):1929–1936.
24. Cox JS. The fate of the acromioclavicular joint in athletic injuries. *Am J Sports Med* 1981;9(1):50–53.
25. DeBerardino TM, Pensak MJ, Ferreira J, Mazzocca AD. Arthroscopic stabilization of acromioclavicular joint dislocation using the AC graftrope system. *J Shoulder Elbow Surg* 2010;19(2 Suppl):47–52.
26. Debski R, Parsons I, Woo S, Fu F. Effect of capsular injury on acromioclavicular joint mechanics. *J Bone Joint Surg* 2001;83:1344–1351.
27. Defoort S, Verborgt O. Functional and radiological outcome after arthroscopic and open acromioclavicular stabilization using a double-button fixation system. *Acta Orthop Belg* 2010;76(5):585–591.
28. Deshmukh AV, Wilson DR, Zilberfarb JL, Perlmutter GS. Stability of acromioclavicular joint reconstruction: biomechanical testing of various surgical techniques in a cadaveric model. *Am J Sports Med* 2004;32(6):1492–1498.
29. Dumontier C, Sautet A, Man M, Apoil A. Acromioclavicular dislocations: treatment by coracoacromial ligamentoplasty. *J Shoulder Elbow Surg* 1995;4:130–134.
30. Eskola A, Vainionpaa S, Korkala O, Rokkanen P. Acute complete acromioclavicular dislocation. A prospective randomized trial of fixation with smooth or threaded Kirschner wires or cortical screw. *Ann Chir Gynaecol* 1987;76(6):323–326.
31. Faraj AA, Ketzer B. The use of a hook-plate in the management of acromioclavicular injuries. Report of ten cases. *Acta Orthop Belg* 2001;67(5):448–451.
32. Ferris B, Bhamra M, Paton D. Coracoid process transfer for acromioclavicular dislocations. A report of 20 cases. *Clin Orthop Rel Res* 1989;242:184–187.
33. Flatow EL. The biomechanics of the acromioclavicular, sternoclavicular, and scapulothoracic joints. *Instructional Course Lectures* 1993;42:237–245.
34. Fraser-Moodie J, Shortt N, Robinson C. Injuries to the acromioclavicular joint. *J Bone Joint Surg Br* 2008;90-B(6):697–707.
35. Freedman B, Javernick M, O'Brien F, Ross A, Doukas W. Arthroscopic versus open distal clavicle excision: comparatie results at six months and one year from a randomized, prospective clinical trial. *J Shoulder Elbow Surg* 2007;16:413–418.
36. Freedman JA, Adamson GJ, Bui C, Lee TQ. Biomechanical evaluation of the acromioclavicular capsular ligaments and reconstruction with an intramedullary free tissue graft. *Am J Sports Med* 2010;38(5):958–964.
37. Friedman DJ, Barron OA, Catalano L, Donahue JP, Zambetti G. Coracoclavicular stabilization using a suture anchor technique. *Am J Orthop* 2008;37(6):294–300.
38. Fukuda K, Craig EV, An KN, Cofield RH, Chao EY. Biomechanical study of the ligamentous system of the acromioclavicular joint. *J Bone Joint Surg Am* 1986;68(3):434–440.
39. Gearen P, Petty W. Panclavicular dislocation: report of a case. *J Bone Joint Surg* 1982;64-A:454–455.
40. Gerber C, Rockwood CA Jr. Subcoracoid dislocation of the lateral end of the clavicle. A report of three cases. *J Bone Joint Surg Am* 1987;69(6):924–927.
41. Gerhardt D, VanDerWerf J, Rylander L, McCarty E. Postoperative coracoid fracture after transcoracoid acromioclavicular joint reconstruction. *J Shoulder Elbow Surg* 2011;*in press*.
42. Gladstone J, Wilk K, Andrews J. Nonoperative treatment of acromioclavicular joint injuries. *Oper Tech Sports Med* 1997;5:78–87.
43. Glick JM, Milburn LJ, Haggerty JF, Nishimoto D. Dislocated acromioclavicular joint: follow-up study of 35 unreduced acromioclavicular dislocations. *Am J Sports Med* 1977;5(6):264–270.
44. Gonzalez R, Damacen H, Nyland J, Caborn D. Acromioclavicular joint reconstruction using peroneus brevis tendon allograft. *Arthroscopy* 2007;23(7):788 e781–784.
45. Gonzalez-Lomas G, Javidan P, Lin T, Adamson GJ, Limpisvasti O, Lee TQ. Intramedullary acromioclavicular ligament reconstruction strengthens isolated coracoclavicular ligament reconstruction in acromioclavicular dislocations. *Am J Sports Med* 2010;38(10):2113–2122.
46. Grutter P, Petersen S. Anatomical acromioclavicular ligament reconstruction: a biomechanical comparison of reconstructive techniques of the acromioclavicular joint. *Am J Sports Med* 2005;33:1723–1728.
47. Gstettner C, Tauber M, Hitzl W, Resch H. Rockwood type III acromioclavicular dislocation: surgical versus conservative treatment. *J Shoulder Elbow Surg* 2008;17(2):220–225.
48. Gumina S, Carbone S, Postacchini F. Scapular dyskinesis and SICK scapul syndrome in patients with chronic type III acromioclavicular dislocation. *Arthroscopy* 2009;25(1):40–45.
49. Harris RI, Wallace AL, Harper GD, Goldberg JA, Sonnabend DH, Walsh WR. Structural properties of the intact and the reconstructed coracoclavicular ligament complex. *Am J Sports Med* 2000;28(1):103–108.
50. Inman VT, Saunders M, Abbott L. Observations on the function of the shoulder joint. *J Bone Joint Surg* 1944;26:1–30.
51. Jari R, Costic RS, Rodosky MW, Debski RE. Biomechanical function of surgical procedures for acromioclavicular joint dislocations. *Arthroscopy* 2004;20(3):237–245.
52. Jeon I, Dewnany G, Hartley R, Neumann L, Wallace W. Chronic acromioclavicular separation: the medium term results of coracoclavicular ligament reconstruction using braided polyester prosthetic ligament. *Injury* 2007;38:1247–1253.
53. Kennedy J, Cameron H. Complete dislocation of the acromioclavicular joint. *J Bone Joint Surg* 1954;36B:311–318.
54. Kowalsky MS, Kremenic IJ, Orishimo KF, McHugh MP, Nicholas SJ, Lee SJ. The effect of distal clavicle excision on in situ graft forces in coracoclavicular ligament reconstruction. *Am J Sports Med* 2010;38(11):2313–2319.
55. Kwon YW, Iannotti JP. Operative treatment of acromioclavicular joint injuries and results. *Clin Sports Med* 2003;22(2):291–300, vi.
56. Ladermann A, Grosclaude M, Lubbeke A, et al. Acromioclavicular and coracoclavicular cerclage reconstruction for acute acromioclavicular joint dislocations. *J Shoulder Elbow Surg* 2011;20(3):401–408.
57. Larsen E, Bjerg-Nielsen A, Christensen P. Conservative or surgical treatment of acromioclavicular dislocation. A prospective, controlled, randomized study. *J Bone Joint Surg Am* 1986;68(4):552–555.
58. Lee K, Debski R, Chen C, Woo S, Fu F. Functional evaluation of the ligaments at the acromioclavicular joint during anteroposterior and superoinferior translation. *Am J Sports Med* 1997;25:858–862.
59. Lee S, Keefer E, McHugh M. Cyclic loading of coracoclavicular ligament reconstructions. A comparative biomechanical study. *Am J Sports Med* 2008;36:1990–1997.
60. Lee S, Nicholas S, Akizuki K, McHugh M, Kremenic I, Ben-Avi S. Reconstruction of the coracoclavicular ligaments with tendon grafts: a comparative biomechanical study. *Am J Sports Med* 2003;31(5):648–655.
61. Lemos MJ. The evaluation and treatment of the injured acromioclavicular joint in athletes. *Am J Sports Med* 1998;26(1):137–144.
62. Lim Y. Triple endobutton technique in acromioclavicular joint reduction and reconstruction. *Ann Acad Med Singapore* 2008;37:294–299.

63. Lizaur A, Marco L, Cebrian R. Acute dislocation of the acromioclavicular joint. Traumatic anatomy and the importance of deltoid and trapezius. *J Bone Joint Surg Br* 1994;76:602–606.
64. Lo IK, Burkhart SS, Parten PM. Surgery about the coracoid: neurovascular structures at risk. *Arthroscopy* 2004;20(6):591–595.
65. Ludewig PM, Behrens SA, Meyer SM, Spoden SM, WIlson LA. Three-dimensional clavicular motion during arm elevation: reliability and descriptive data. *J Orthop Sports Phys Ther* 2004;34:140–149.
66. Mazzocca AD, Arciero RA, Bicos J. Evaluation and treatment of acromioclavicular joint injuries. *Am J Sports Med* 2007;35(2):316–329.
67. Mazzocca AD, Santangelo SA, Johnson ST, Rios CG, Dumonski ML, Arciero RA. A biomechanical evaluation of an anatomical coracoclavicular ligament reconstruction. *Am J Sports Med* 2006;34(2):236–246.
68. McFarland EG, Blivin SJ, Doehring CB, Curl LA, Silberstein C. Treatment of grade III acromioclavicular separations in professional throwing athletes: results of a survey. *Am J Orthop (Belle Mead NJ)* 1997;26(11):771–774.
69. Michlitsch MG, Adamson GJ, Pink M, Estess A, Shankwiler JA, Lee TQ. Biomechanical comparison of a modified Weaver-Dunn and a free-tissue graft reconstruction of the acromioclavicular joint complex. *Am J Sports Med* 2010;38(6):1196–1203.
70. Miller M, Hinkin D, Gordon W. Closed treatment of type IV acromioclavicular injuries. *Pittsburgh Orthop J* 2000;11:111–114.
71. Mitek M. Long-term shoulder function after type I and II acromioclavicular joint disruption. *Am J Sports Med* 2008;36:2147–2150.
72. Moneim M, Balduini F. Coracoid fracture as a complication of surgical treatment by coracoclavicular tape fixation. A case report. *Clin Orthop Rel Res* 1982;168:133–135.
73. Morrison DS, Lemos MJ. Acromioclavicular separation. Reconstruction using synthetic loop augmentation. *Am J Sports Med* 1995;23(1):105–110.
74. Motamedi AR, Blevins FT, Willis MC, McNally TP, Shahinpoor M. Biomechanics of the coracoclavicular ligament complex and augmentations used in its repair and reconstruction. *Am J Sports Med* 2000;28(3):380–384.
75. Motta P, Maderni A, Bruno L, Mariotti U. Suture rupture in acromioclavicular joint dislocations treated with flip buttons. *Arthroscopy* 2011; 27(2):294–298.
76. Mouhsine E, Garofalo R, Crevoisier X, Farron A. Grade I and II acromioclavicular dislocations: results of conservative treatment. *J Shoulder Elbow Surg* 2003;12(6):599–602.
77. Mumford E. Acromioclavicular dislocation: a new operative treatment. *J Bone Joint Surg* 1941;23:799–802.
78. Murena L, Vulcano E, Ratti C, Cecconello L, Rolla P, Surace M. Arthroscopic treatment of acute acromioclavicular joint dislocation with double flip button. *Knee Surg Sports Traumatol Arthrosc* 2009;17: 1511–1515.
79. Neviaser JS. Acromioclavicular dislocation treated by transference of the coraco-acromial ligament. A long-term follow-up in a series of 112 cases. *Clin Orthop Relat Res* 1968;58:57–68.
80. Nissen C, Chatterjee A. Type III acromioclavicular separation: results of a recent survey on its management. *Am J Orthop* 2007;36:89–93.
81. Norrell H, Llewellyn R. Migration of a threaded Steinmann pin from an acromioclavicular joint into the spinal canal. A case report. *J Bone Joint Surg* 1965;47:1024–1026.
82. Nuber GW, Bowen MK. Acromioclavicular joint injuries and distal clavicle fractures. *J Am Acad Orthop Surg* 1997;5(1):11–18.
83. Orchard JW. Benefits and risks of using local anaesthetic for pain relief to allow early return to play in professional football. *Br J Sports Med* 2002; 36(3):209–213.
84. Pavlik A, Csepai D, Hidas P. Surgical treatment of chronic acromioclavicular joint dislocation by modified Weaver-Dunn procedure. *Knee Surg Sports Traumatol Arthrosc* 2001;9(5):307–312.
85. Pennington WT, Hergan DJ, Bartz BA. Arthroscopic coracoclavicular ligament reconstruction using biologic and suture fixation. *Arthroscopy* 2007;23(7):785 e781–787.
86. Phillips AM, Smart C, Groom AF. Acromioclavicular dislocation. Conservative or surgical therapy. *Clin Orthop Relat Res* 1998(353):10–17.
87. Press J, Zuckerman J, Gallagher M, Cuomo F. Treatment of grade III acromioclavicular spearations. Operative versus nonoperative management. *Bull Hosp Jt Dis* 1997;56(2):77–83.
88. Renfree KJ, Wright TW. Anatomy and biomechanics of the acromioclavicular and sternoclavicular joints. *Clin Sports Med* 2003;22(2):219–237.
89. Rios CG, Arciero RA, Mazzocca AD. Anatomy of the clavicle and coracoid process for reconstruction of the coracoclavicular ligaments. *Am J Sports Med* 2007;35(5):811–817.
90. Rockwood CA, Williams GR, Young DC. Disorders of the acromioclavicular joint. In: Rockwood CA, Matsen FA, eds. *The Shoulder*. Philadelphia, PA: WB Saunders; 1998:483–553.
91. Roper B, Levack B. The surgical treatment of acromioclavicular dislocation. *J Bone Joint Surg* 1982;64B:597–599.
92. Sahara W, Sugamoto K, Murai M, Tanaka H, Yoshikawa H. 3D kinematic analysis of the acromioclavicular joint during arm abduction using vertically open MRI. *J Orthop Res* 2006;24(9):1823–1831.
93. Sahara W, Sugamoto K, Murai M, Yoshikawa H. Three-dimensional clavicular and acromioclavicular rotations during arm abduction using vertically open MRI. *J Orthop Res* 2007;25(9):1243–1249.
94. Salter EG Jr, Nasca RJ, Shelley BS. Anatomical observations on the acromioclavicular joint and supporting ligaments. *Am J Sports Med* 1987; 15(3):199–206.
95. Salzmann GM, Paul J, Sandmann GH, Imhoff AB, Schottle PB. The coracoidal insertion of the coracoclavicular ligaments: an anatomic study. *Am J Sports Med* 2008;36(12):2392–2397.
96. Salzmann GM, Walz L, Buchmann S, Glabgly P, Venjakob A, Imhoff AB. Arthroscopically assisted 2-bundle anatomical reduction of acute acromioclavicular joint separations. *Am J Sports Med* 2010;38(6):1179–1187.
97. Sanders J, Lyons F, Rockwood C. Management of dislocations of both ends of the clavicle. *J Bone Joint Surg* 1990;72(3):399–402.
98. Schlegel TF, Burks RT, Marcus RL, Dunn HK. A prospective evaluation of untreated acute grade III acromioclavicular separations. *Am J Sports Med* 2001;29(6):699–703.
99. Sethi G, Scott S. Subclavian artery laceration due to migration of a Hagie pin. *Surgery* 1976;80:644–646.
100. Shin SJ, Yun YH, Yoo JD. Coracoclavicular ligament reconstruction for acromioclavicular dislocation using 2 suture anchors and coracoacromial ligament transfer. *Am J Sports Med* 2009;37(2):346–351.
101. Sim E, Schwarz N, Hocker K, Berzlanovich A. Repair of complete acromioclavicular separations using the acromioclavicular-hook plate. *Clin Orthop Relat Res* 1995(314):134–142.
102. Simovitch R, Sanders B, Ozbaydar M, Lavery K, Warner JJ. Acromioclavicular joint injuries: diagnosis and management. *J Am Acad Orthop Surg* 2009;17(4):207–219.
103. Skjeldal S, Lundblad R, Dullerud R. Coracoid process transfer for acromioclavicular dislocation. *Acta Orthop Scand* 1988;59(2):180–182.
104. Smith MJ, Stewart MJ. Acute acromioclavicular separations. A 20-year study. *Am J Sports Med* 1979;7(1):62–71.
105. Spencer E. Treatment of grade III acromioclavicular joint injuries: a systematic review. *Clin Orthop Rel Res* 2007;455:38–44.
106. Stewart AM, Ahmad CS. Failure of acromioclavicular reconstruction using Gore-Tex graft due to aseptic foreign-body reaction and clavicle osteolysis: a case report. *J Shoulder Elbow Surg* 2004;13(5):558–561.
107. Taft TN, Wilson FC, Oglesby JW. Dislocation of the acromioclavicular joint. An end-result study. *J Bone Joint Surg Am* 1987;69(7): 1045–1051.
108. Tauber M, Gordon K, Koller H, Fox M, Resch H. Semitendinosus tendon graft versus a modified Weaver-Dunn procedure for acromioclavicular joint reconstruction in chronic cases: a prospective comparative study. *Am J Sports Med* 2009;37(1):181–190.
109. Tauber M, Koller H, Hitzl W, Resch H. Dynamic radiologic evaluation of horizontal instability in acute acromioclavicular joint dislocations. *Am J Sports Med* 2010;38(6):1188–1195.
110. Tienen TG, Oyen JF, Eggen PJ. A modified technique of reconstruction for complete acromioclavicular dislocation: a prospective study. *Am J Sports Med* 2003;31(5):655–659.
111. Tischer T, Salzmann G, El-Azab H, Vogt S, Imhoff A. Incidence of associated injuries with acute acromioclavicular joint dislocations types III through V. *Am J Sports Med* 2009;37(1):136–139.
112. Tomlinson D, Altchek D, Davila J, Cordasco F. A modified technique of arthroscopically assisted AC joint reconstruction and preliminary results. *Clin Orthop Rel Res* 2008;466:639–645.

113. Torrens C, Mestre C, Perez P, Marin M. Subcoracoid dislocation of the distal end of the clavicle: a case report. *Clin Orthop Rel Res* 1998;348:121–123.
114. Tsou PM. Percutaneous cannulated screw coracoclavicular fixation for acute acromioclavicular dislocations. *Clin Orthop Relat Res* 1989(243):112–121.
115. Walz L, Salzmann GM, Fabbro T, Eichhorn S, Imhoff AB. The anatomic reconstruction of acromioclavicular joint dislocations using 2 TightRope devices: a biomechanical study. *Am J Sports Med* 2008;36(12):2398–2406.
116. Weaver JK, Dunn HK. Treatment of acromioclavicular injuries, especially complete acromioclavicular separation. *J Bone Joint Surg Am* 1972;54(6):1187–1194.
117. Weinstein DM, McCann PD, McIlveen SJ, Flatow EL, Bigliani LU. Surgical treatment of complete acromioclavicular dislocations. *Am J Sports Med* 1995;23(3):324–331.
118. Wellmann M, Zantop T, Petersen W. Minimally invasive coracoclavicular ligament augmentation with a flip button/polydioxanone repair for treatment of total acromioclavicular joint dislocation. *Arthroscopy* 2007;23(10):1132 e1131–1135.
119. Wellmann M, Zantop T, Weimann A, Raschke MJ, Petersen W. Biomechanical evaluation of minimally invasive repairs for complete acromioclavicular joint dislocation. *Am J Sports Med* 2007;35(6):955–961.
120. White B, Epstein D, Sanders S, Rokito A. Acute acromioclavicular injuries in adults. *Orthopedics* 2008;31(12).
121. Wolf EM, Pennington WT. Technique and results of arthroscopic coracoclavicular reconstruction. *Arthroscopy* 2004;20(SS-61):e28–29.
122. Wolter D, Eggers C. Reposition und fixation der acromioclavicularen Luxation mit Hilfe einer Hakenplatte. *Unfallheikunde* 1984;170:80–86.
123. Yoo YS, Tsai AG, Ranawat AS, et al. A biomechanical analysis of the native coracoclavicular ligaments and their influence on a new reconstruction using a coracoid tunnel and free tendon graft. *Arthroscopy* 2010;26(9):1153–1161.

（庄澄宇 译 王 蕾 校）

第 18 章

Robert Meislin

肩锁关节损伤的并发症：诊断和处理

引 言

肩锁关节损伤相关的并发症在非手术治疗和手术治疗时都能发生。有一些是可以避免的，而另一些则无法避免。正确的诊断至关重要。例如，在 Zenca 前后位片上显示为 Rockwood Ⅲ型的肩锁关节分离，而在腋位片或 CT 上可能为 Rockwood Ⅳ型损伤。充分了解喙突的解剖以及喙锁韧带和肩锁韧带的解剖学起止点能够避免手术相关的并发症。掌握这些韧带的生物力学机制可以在手术时找到准确的入路。无论是否采取手术处理肩锁关节炎和肩锁关节周围，都可能发生喙锁韧带区域的钙化。即使无菌操作很严格，感染总是有可能发生的，可表现为急性、亚急性甚至术后延迟发生。本章的目的是总结非手术治疗和手术治疗肩锁关节损伤后并发症的诊断和治疗。

非手术治疗的并发症

不完全损伤（Ⅰ型和Ⅱ型）

虽然Ⅰ型和Ⅱ型的肩锁关节损伤通过短期的简单肩关节吊带、非甾体类抗炎药和物理治疗都能够获得良好的预后，但是一些学者发现非手术治疗后遗症的发生率显著升高[3,12,21]。锁骨远端的关节囊韧带、关节软骨和（或）纤维软骨盘的损伤是发生持续疼痛的原因之一。上臂水平内收时出现的持续性疼痛和无力与影像学上显示的肩锁关节退行性变和锁骨远端的骨溶解有关。有学者在研究中发现 33 名患者中有 33% 的人发生关节松弛[1]。另外，其中 13 名患者证实出现肩锁关节退行性变，2 名患者出现无症状的骨化，3 名患者发生锁骨远端骨溶解。9 名患者接受了锁骨远端切除手术，其中还对 3 名患者进行了喙肩韧带的转移。大多数Ⅰ型和Ⅱ型的肩锁关节脱位的患者出现慢性疼痛。进行关节镜下远端锁骨切除时，医师必须要根据患者的症状明确关节是否稳定。这种情况下就必须稳定肩锁关节。

完全损伤（Ⅲ型和Ⅳ型损伤）

对Ⅲ型肩锁关节分离的治疗主要是根据患者的自身情况而定，有时也会出现争议。对进行案头工作的患者，不需要一开始就进行手术干预；而一位进行过头运动的体力劳动者来寻求非手术治疗时可能是其对职业的需求。而另外一些患者则是不能接受外观上的隆起而进行手术。在非手术治疗过程中出现的持续性疼痛和一部分功能丧失导致患者可能接受手术治疗。因此，手术治疗更应该被认为是非手术治疗的结果而非并发症。如果治疗师决定使用 Kenny Howard 吊带改善肩锁关节复位，那么其引起的皮肤擦伤和神经方面的后遗症属于并发症。事实上，这种特殊的吊带已经不再推荐。

对Ⅳ、Ⅴ和Ⅵ型损伤的患者进行非手术治疗时患者会出现持续性疼痛、残留畸形、关节不稳定和无力。在最初的病史上就要认真详细记录，日后这些问题可能会出现。很多完全损伤的患者会在最初选择非手术治疗，而在后期手术治疗也只是一种选择。

手术治疗的并发症

手术治疗的并发症有可能出现在术中或术后，包括内固定失败、锁骨和（或）喙突骨折、神经和血管损伤、复位丢失、感染（如急性、亚急性和慢性）以及遗留不稳定。

内固定失败

内固定失败可能发生在手术过程中，可通过很多方法解决（图 18-1、18-2）。如果固定在喙突上（倾向于基底部）的锚钉脱落，可以用同种异体材料（或自体材料）或多股不可吸收线绕过喙突以修复喙锁关节。过线器最好是采用成角度或半弧形装置（如 Statinsky 血管夹）。在过线操作中，过线器必须紧贴喙突，因为有报道其会对臂丛神经和（或）血管造成损伤[4]。为了降低神经和血管发生损伤的风险，可由内向外穿出。另外，Endobutton（Smith & Nephew，Memphis，TN，USA）装置可以确保缝合到喙突上。

骨　折

如果不幸在术中发生喙突骨折，处理方式主要由骨折的位置决定。因为距离喙突远端 2.5cm 的位置可以被用来进行改良 Laterjet 手术，所以这个区域的骨折可以不需要治疗，而是重视喙突基底部固定的完整性。带线锚钉和（或）Bosworth/Rockwood

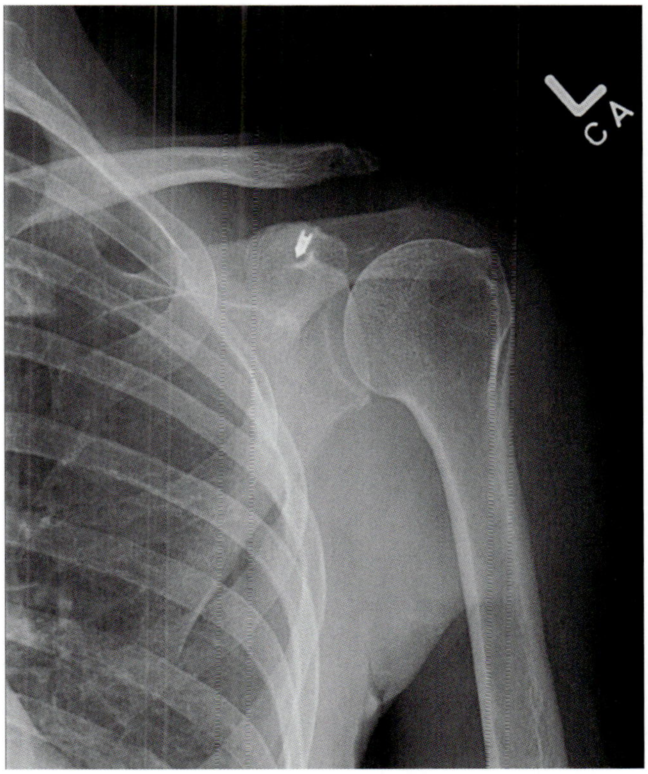

图 18-1　左肩关节前后位 X 线片显示采用锚钉重建肩锁关节后的复位丢失

螺钉（4.5mm 皮质螺钉）能够确保将锁骨固定在喙突基底部。固定喙突骨折时可以使用带部分螺纹的 4.0mm 或 4.5mm 拉力螺钉和垫圈，但是需要延长切口以充分暴露，才能将螺钉固定在适合的位置上。但是很难做到骨性愈合，因为要对抗联合肌腱和胸小肌的力量。而且，单靠一根螺钉是不能控制旋转的。要避免这种并发症，可以使用喙突钻孔的方式，尽量靠近喙突基底部。通过尸体和模型研究发现，在喙突基底部使用更小的钻孔（4mm vs 6mm）时发生喙突骨折的风险会下降[18]。

如果通过材料重建喙锁结构，钻孔时可发生锁骨骨折，最好的处理方式是采取锁骨锁定钢板系统（Acumed，Hampshire，UK）。确保对锁骨坚强固定后，可用生物材料和缝线缠绕锁骨和喙突。也可以使用锁骨钩钢板（Synthes，Paoli，PA，USA），但是锁骨钩钢板因为存在钢板弯曲、断裂和感染问题，还是需要拆除的[17]。另外，锁骨钩钢板还容易在肩峰下表面造成磨损[5]。

复位丢失

起初对肩锁韧带进行转移时仅用 Weaver-Dunn

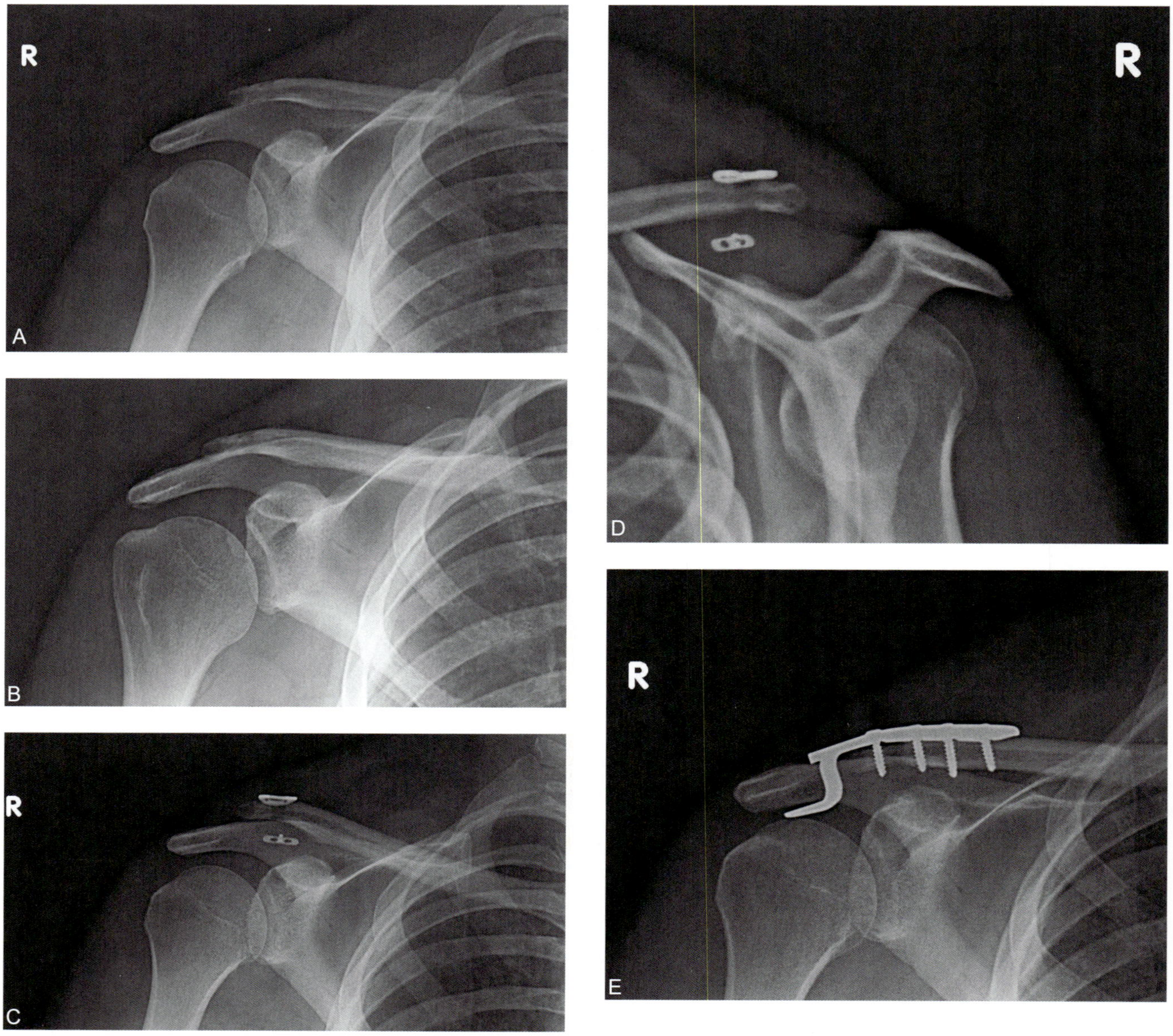

图 18-2 患者，男，43 岁，采用 Weaver-Dunn 技术重建肩锁关节失败的术前 X 线片（A、B），对其采用 Arthrex GraftRope（Arthrex，Naples，FL，USA）进行重建（C、D）。术后影像学检查显示锁骨钩钢板（Synthes，Paoli，PA，USA）（E）

术式即可，而不用额外的喙锁缝线进行加固。经过一段时间后，自体和异体移植材料会突出[19]。一组数据报道，单独使用肩锁韧带时会出现高达 20% 的复位丢失[20]。因此，建议在重建手术时使用生物的移植物（自体或异体）进行环形缝合。这样既能增强修复的力量，同时又降低了复位丢失的风险。应避免早期的主动活动。每当站立时，都要对患者的上臂给予支撑以消除修复部位所受到的应力。推荐至少使用支撑吊带或支具 6 周。Lerman 肩关节支具（DJO，Vista，CA）是一种我们使用得比较成功的支具。

报道称使用 Mersilene 带（Ethicon）和其他不可吸收缝线如 Fiberwire（Arthrex，Naples，FL，USA）也会出现问题。这种材料与锁骨和（或）喙突磨损导致的相关骨折有关[10]。在这种情况下，使用异体或自体移植物时，通过锁骨钻孔将移植物穿过或缠绕锁骨时需要考虑周全。也许更好的方法是按照 Mazzocca 描述的那样解剖重建喙锁韧带[9]。

使用 TightRope 技术（Arthrex，Naples，FL，USA）也会出现复位丢失。一项研究报道在 20 例患者中有 4 例发生这样的情况（图 18-2）。该技术使用的是 5 号 Fiberwire 缝线及锁骨和喙突的纽扣钢板（早期型号是 6mm，现在的型号更长）。复位丢失最早出现在术后 28 天，最晚是在术后 5 个月 [11]。

不管采用何种固定方式，都应告知患者，即使过度复位，也会有很高的概率发生复位丢失。即使是最好的医师，对Ⅳ型肩锁关节脱位修复的最后结果也会看上去像Ⅲ型肩锁关节脱位。Ⅲ型肩锁关节脱位修复后，最终也会表现如Ⅱ型肩锁关节脱位得那样。这些情况需要在术前告知患者。

遗留不稳定

当把切除锁骨远端作为喙锁重建的一部分时，其术后会发生不稳定。这会增加水平方向的移位。Klimkiewiez 细致地描述了保持肩锁关节后方和前方韧带的重要性，因为这些韧带是保持关节前后稳定性的主要限制结构 [6]。因此，在关闭肩锁关节时，要使用 2 号不可吸收缝线采用折叠覆盖缝合的方法修补三角肌斜方肌筋膜。这一点非常重要。在关闭缝合之前，如果认为有需要加固肩锁关节水平方向的稳定性，可以在进行喙锁重建时，将穿过锁骨上钻孔的移植物延伸至肩锁关节并进行固定。可用通过钻孔的缝线把移植物固定在肩峰的内侧面并对肩峰的外侧面进行捆扎，或者使用类似纽扣钢板的装置。另外，在肩峰的内侧面也可使用缝线锚钉。

神经和血管损伤

不推荐使用克氏针穿过肩锁关节来固定，因为有大量关于克氏针移位导致威胁生命的潜在情况的报道，比如克氏针移动到椎管、肺和锁骨下动脉区域 [8,14,16]。另外，这种技术并不能提高维持复位的成功性 [8,14,16]。

感　　染

如果怀疑发生急性（术后 6 周内）浅表的感染（如蜂窝织炎），开始时可以使用广谱抗生素。如果治疗无效，那么就应该考虑存在深部感染。如果怀疑存在深部感染，那么在急性感染、亚急性感染（6 周到 3 个月）和慢性感染（超过 3 个月）时可以使用有创的方式。检测全血、C 反应蛋白和红细胞沉降率。应该将患者送至手术室以获取组织，并进行灌洗和清创。如果有必要，应该去除线和带。如果使用了移植物，那么也要去除这些生物材料。可以咨询感染科专家，并结合培养药敏结果使用合适的抗生素。存在深部感染的患者需要使用第四代抗生素至少 6 周甚至更长，之后还需要口服抗生素。Neult 等报道了 3 例使用不可吸收带或缝线感染患者。根据他们的发现，他们推荐使用编织 PDS 线（3 或 4 股）[13]。如果最初的修复失败，那么之后的重建就需要很仔细，并且咨询感染科专家。

迟发退行性改变

1 项囊括了 42 例患者的回顾性研究报道了Ⅲ型肩锁关节损伤术后退行性改变 [2]。在最少 1 年的随访中，手术组中有 81.2% 的患者影像学上表现为肩锁关节炎，对侧为 40%。非手术组中退行性关节炎的发生率为 37.5%。根据这些发现，在喙锁关节重建时是否行远端锁骨切除尚存在争论，目前仍无法回答。

在一项对Ⅲ型肩锁关节损伤采取手术与非手术的 Meta 分析中，显示手术组的再手术率为 59%，而非手术组的再手术率为 6%。另外，手术组的感染率为 6%，而非手术组仅为 1%。毫无疑问，手术组的畸形率报道为 3%，而非手术组为 37%[15]。

在最近的一项研究中，共有 37 名Ⅲ型、Ⅳ型和Ⅴ型肩锁关节分离患者，其中 2 名患者出现并发症 [7]。1 例因 Ethibond 6 号线线结引起皮肤激惹而需要翻修，另有 1 例发生暂时性神经丛损伤。虽然 35% 的患者在喙锁区域出现钙化，但是没有出现实际上的临床症状。作者认为钙化不是真正的“并发症”。

最近也出现了关节镜下肩锁关节重建的报道。这项技术的难度很高，需要医师非常熟悉喙突的下表面及解剖。该技术的关键是认清喙突的基底部并能理解内侧和外侧范围。通过在相关的培训中心在尸体上练习关节镜下肩锁关节重建术能够缩短学习曲线。最好采取沙滩椅位。为了减少并发症，在从事这项技术的初期，可以使用 C 臂机确定锁骨和（或）喙突钻孔的合适位置。通过盂肱关节打开肩袖间隙可以进入喙突下表面，也可以从肩峰下入路进入。

小　　结

对肩锁关节损伤的类型进行准确判断是很重要的。Ⅳ型肩锁关节损伤很容易漏诊，单纯采用腋位片或结合 MRI 或 CT 能够帮助避免漏诊。本章列举了手术和非手术治疗肩锁关节损伤的并发症。可以通过影像学检查发现喙锁关节区域的非特异性钙化，在手术和非手术治疗中都很常见。需要告知患者，如果有钙化，也没有特别的意义。微小或微小的复位丢失是术后早期最常见的并发症。理论上，肩锁关节会越来越稳定。外观上也会较术前有明显改善。对于手术修复和（或）重建后肩锁关节残留不稳定或疼痛，如果手术时包含了锁骨远端切除，可能需要更强的稳定。应力下摄片可以明确肩锁韧带在水平向上的缺陷。如果修复时没有行锁骨远端切除，则需要与手术或非手术治疗后出现的关节炎相鉴别。对于手术或非手术治疗肩锁关节损伤后患者出现疼痛或功能受限，需要仔细地进行诊断性评估，包括病史、体格检查、影像学检查和选择性利多卡因注射，以明确诊断并选择最有效的治疗方式。

参考文献

1. Allman F. Fractures and ligamentous injuries of the clavicle and its articulation. *J Bone Joint Surg Am* 1967;49:774–784.
2. Calvo E, Lopez-Franco M, Arribas I. Clinical and radiologic outcomes of surgical and conservative treatment of type III acromioclavicular joint injury. *J Shoulder Elbow Surg* 2006;15:300–305.
3. Cox J. The fate of the acromioclavicular joint in athletic injuries. *Am J Sports Med* 1981;506:50–53.
4. DeBerardino T, Pensak M, Ferreira J, Mazzocca A. Arthroscopic stabilization of acromioclavicular joint dislocation using the AC graftrope system. *J Shoulder Elbow Surg* 2010;19(2 Suppl):47–52.
5. Gstettner C, Tauber M, Hitzl W, et al. Rockwood type III acromioclavicular dislocation: surgical versus conservative treatment. *J Shoulder Elbow Surg* 2008;17:220–225.
6. Klimkiewicz J, Williams G, Sher J, et al. The acromioclavicular capsule as a restraint to posterior translation of the clavicle: a biomechanical analysis. *J Shoulder Elbow Surg* 1999;8:119–124.
7. Ladermann A, Grosclaude M, Lubbeke A, et al. Acromioclavicular and coraclavicular cerclage reconstruction for acute acromioclavicular joint dislocations. *J Shoulder Elbow Surg.* 2011;20(3):401–408.
8. Lyons FA, Rockwood CA Jr. Migration of pins used in operations on the shoulder. *J Bone Joint Surg Am* 1990;72:1262–1267.
9. Mazzoca D, Santangelo A, Johnson T et al. A biomechanical evaluation of an anatomical coraclavicular ligament reconstruction *Am J Sports Med* 2006;34:236–246.
10. Moneim M, Balduini F. Coracoid fracture as a complication of surgical treatment by coracoclavicular tape fixation. A case report. *Clin Orthop Relat Res* 1982;168:133–135.
11. Motta P, Maderni A, Bruno L, et al. Case report: suture rupture in acromioclavicular joint dislocations treated with flip buttons. *J Arthroscopic Rel Surg* 2011;27(2):294–298.
12. Mouhsine E, Garofalo R, Crevoisier X, et al. Grade I and II acromioclavicular dislocations: results of conservative treatment. *J Shoulder Elbow Surg* 2003;12:509–622.
13. Neault M, Nuber G, Marymount J. Infections after surgical repair of acromioclavicular separations with nonabsorbable tape or suture. *J Shoulder Elbow Surg* 1996;5:477–478.
14. Norrell H Jr, Llewellyn RC. Migration of a threaded Steinmann pin from an acromioclavicular joint into the spinal canal. A case report. *J Bone Joint Surg Am* 1965;47:1024–1026.
15. Phillips A, Smart C, Groom A. Acromioclavicular dislocation: conservative or surgical therapy. *Clin Orthop Rel Res* 1998;353:10–17.
16. Sethi GK, Scott SM. Subclavian artery laceration due to migration of a Hagie pin. *Surgery* 1976;80:644–646.
17. Sim E, Schwarz N, Hocker K, Berzlanovich A. Repair of complete acromioclavicular separations using the acromioclavicular-hook plate. *Clin Orthop Relat Res* 1995;314:134–142.
18. Thut D, Pahk B, Hergan D, et al. Drill holes for coracoclavicular reconstruction increases coracoid fracture risk (Poster). *AOSSM Annual Meeting* Providence, RI; 2010.
19. Weaver J, Dunn H. Treatment of acromioclavicular injuries, especially complete acromioclavicular separations *J Bone Joint Surg Am* 1972;54:1187–1194.
20. Weinstein DM, McCann PD, McIlveen SJ, et al. Surgical treatment of complete acromioclavicular dislocations. *Am J Sports Med* 1995;23:324–331.
21. Yu Y, Dardani M, Fischer R. MR observations of posttraumatic osteolysis of the distal clavicle after traumatic separation of the acromioclavicular joint. *J Comput Assist Tomogr* 2000;24:159–164.

（庄澄宇 译 王 蕾 校）

第五部分

胸锁关节损伤

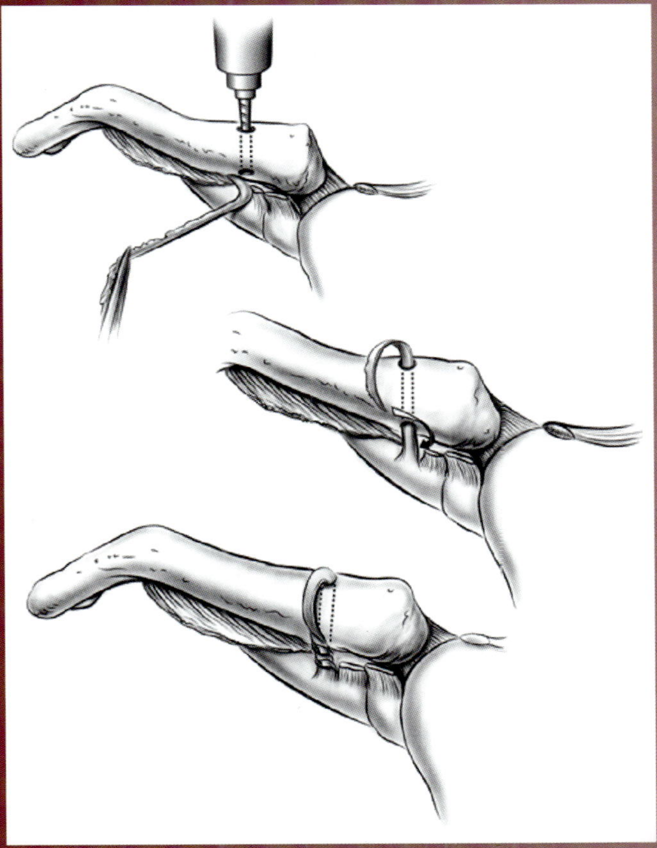

第 19 章

Brain M. Schulz，Eric C. Makhni，William N. Levine

胸锁关节损伤的流行病学、临床评估、影像学检查和分型

胸锁关节脱位首先是由 Astley Cooper 爵士于 1824 年在关于关节脱位和损伤的论文（*A Treatise on Dislocations and on Fractures of the Joints*）中提出的[2]，创伤性胸锁关节脱位较为罕见，仅占肩胛带损伤的 3%[7]，前脱位较后脱位常见[7]。然而，后脱位邻近肺、气管、食管以及纵隔内的大血管，可威胁生命[14,17,20,25,27-30]。由此，对胸锁关节损伤及时诊断和治疗是避免潜在的严重后果的关键。需要对这类创伤保持高度的警惕，因为它们并不常见，许多骨科医师对此的处理经验很少，或者没有任何经验。

解剖与生物力学

锁骨是在子宫内最先开始骨化的，一般在孕后 5 周内完成。然而，锁骨内侧骨骺是最后闭合的部分，在 18 ~ 20 岁完成，有的甚至在 23 ~ 25 岁才完成最后一部分骨化。儿童锁骨内侧损伤多数为 Salter-Harris Ⅰ型或Ⅱ型骨骺分离损伤，然而，也会发生胸锁关节后脱位，需要警惕。

锁骨的内侧与胸骨构成关节，外侧与肩峰构成关节。胸锁关节为微动关节，仅仅承担着中轴骨与上肢的连接作用。然而，由于相对较大的锁骨头与胸骨柄较小的窝相匹配，实际上，此关节骨性结构仅提供了较少的稳定性，因而，其周围的韧带和关节囊结构提供了主要的稳定性。胸锁关节的稳定依赖于前后的胸锁关节囊韧带、肋锁韧带、锁骨间韧带以及关节盘，其中前后的肩锁关节囊韧带是最为坚强的韧带，因而也是最重要的稳定结构。后方胸锁关节囊韧带是防止胸锁关节前后向移位最重要的稳定结构，而前方的关节囊韧带则起辅助作用，阻止胸锁关节向前方移位[31]。胸锁关节除了能够前后向移动外，还能向上抬举运动，以及沿锁骨长轴旋转[4]。

流行病学

许多研究表明，创伤性胸锁关节脱位的发病率极低，占肩胛带损伤的 0.5% ~ 3%。在 Cave 报道的 1603 例肩胛带损伤中，胸锁关节脱位占 3%。此外，Kocher 和 Feagin[21] 开展的回顾性系列研究表明，在 3451 名滑雪导致的肩关节损伤中，0.5% 为胸锁关节脱位，盂肱关节后脱位占 0.3%，肱二头肌肌腱移位占 0.3%，都较为少见。

大部分胸锁关节脱位多见于车祸伤，其次为运动损伤[24,26]。Omer[26] 回顾了 14 家医院超过 15 年来的 82 例胸锁关节脱位，发现 47% 为车祸伤，31% 为运动损伤。

损伤机制

由于胸锁关节周围有强大的韧带与关节囊附着，造成典型的胸锁关节脱位往往是高能量损伤，直接或间接暴力均会导致创伤性脱位。直接的向后暴力作用于锁骨的前内侧会导致后脱位。这种损伤会发生于在运动中运动员被直接踩踏或被踢，以及被高速的汽车撞到。多数情况下，间接暴力作用于肩关节的前外侧或后外侧，然后经锁骨传导于锁骨内侧端而达胸锁关节。如果肩关节的前外侧受到向内的直接暴力，则锁骨的内侧向前移位导致前脱位；反之，后外侧受到直接暴力后会造成后脱位[16]。

损伤分型

根据脱位方向，胸锁关节脱位可分为前脱位和后脱位，根据受伤时间分为急性、亚急性以及陈旧性[1]，根据损伤严重程度可分为扭伤和脱位，从病因学上可分为创伤性与非创伤性[16]。创伤性损伤包括从轻度韧带损伤至完全脱位。轻度扭伤时韧带仍然完整，胸锁关节稳定。中度扭伤时韧带结构部分的撕裂伤会造成前或后半脱位。急性脱位往往是由于关节囊与关节内韧带结构完全撕裂造成的。值得注意的是，在原先的损伤未完全愈合的情况下，低能量暴力就会造成完全脱位。因此，陈旧性损伤往往也许是由于被疏忽的损伤或未及时复位造成的。

在某些情况下，胸锁关节会自发半脱位或脱位。这些情况通常发生在 20 ~ 30 岁的人群。这些人群通常存在全身韧带松弛。主要症状为疼痛，在前臂上举过头和垂臂来回摆动的过程中出现弹响，一般累及双侧胸锁关节，但一侧出现症状更常见[10]。需要注意的是，这种患者不是急性损伤，治疗方案完全不同。

临床评估

任何对创伤患者的初次评估均可采用标准化高级创伤生命支持（ATLS）方法，进行专科检查时要关注胸锁关节损伤所表现出的症状及体征。轻度扭伤的患者主诉上肢活动时疼痛并伴有胸锁关节压痛及肿胀，但没有不稳定的表现。然而，胸锁关节半脱位往往由中度扭伤合并韧带结构部分撕裂所致。活动时疼痛、压痛和肿胀逐渐加重。体检时可发现前后向松弛。胸锁关节完全脱位表现为上肢疼痛，并在任何活动时都会加重。患者取仰卧位时疼痛加重。关节区域有局部压痛和肿胀，体检时常常可触及“台阶”。

区分胸锁关节前后脱位十分重要，因为其造成的伤害各不相同。前脱位时锁骨的内侧端突起，可在胸骨前方扪及。后脱位时，胸骨突起，并在锁骨内侧端的前方扪及（图 19-1）[24]。这类患者会出现纵隔内重要结构受压的临床表现。血管受压可表现为同侧上肢淤血与肿胀，而神经受压（如臂丛神经受压）可能导致受伤的上肢肌力减弱或（和）麻木或刺痛。更应警惕的是，患者因为后脱位气道受压或气胸可能会出现呼吸急促或呼吸困难，而食管受压则出现吞咽困难[17]。Worman 和 Leagus 的病例报告综述显示，大约每 4 例胸锁关节后脱位中有 1 例会出现胸腔内结构损伤[34]。

影像学检查

标准的胸锁关节摄片难以辨别，常常无法诊断胸锁关节脱位。然而，可采用三个面摄片来评估胸锁关节，Rockwood 位片是最常用的方法（图 19-2）[17]。患者取仰卧位，球管向头侧倾斜 40° 并对准胸骨。胸锁关节前脱位时，移位的锁骨内侧突起并位于正常锁骨水平线的上方，而后脱位时正好相反。另一种方法为 Heinig 位片[18]，则是将球管对准胸骨，在矢状位上对同侧胸锁关节摄片，并与对侧锁骨平行。

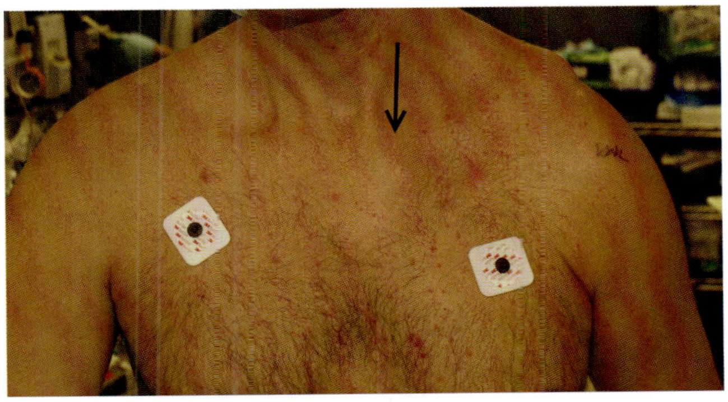

图 19-1　患者，男性，38 岁，左胸锁关节交锁性后脱位。“箭头”所指为胸骨突起，未见锁骨内侧（Figure courtesy of Columbia University Center for Shoulder，Elbow and Sports Medicine）

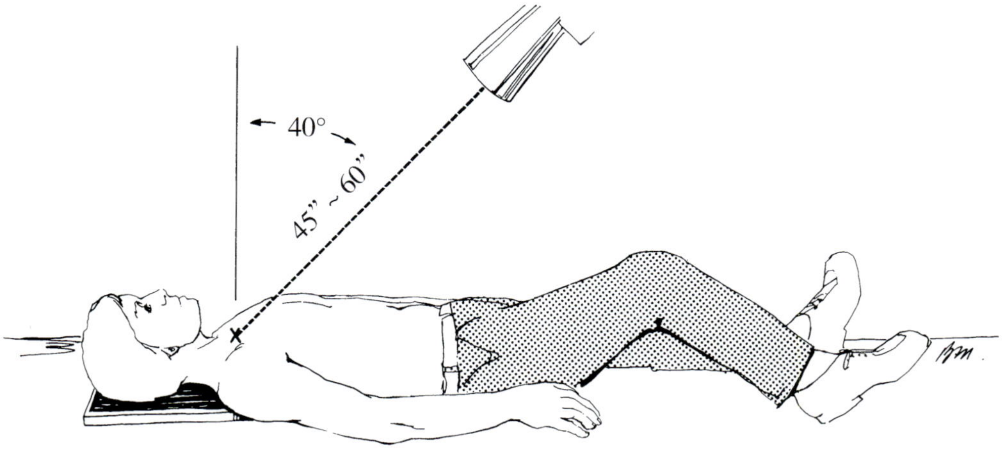

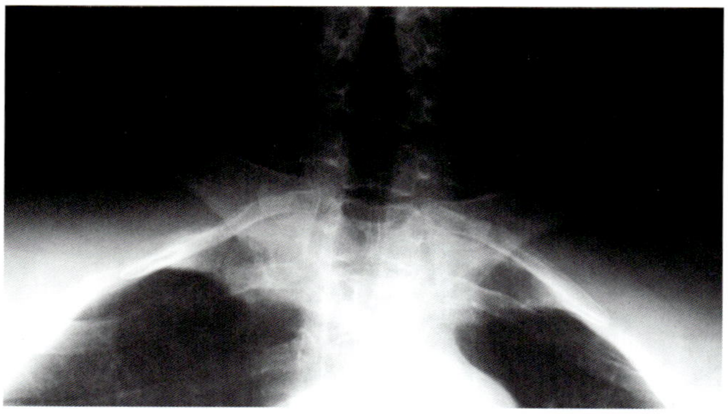

图 19-2 （A）Rockwood 位。—患者取仰卧位，将球管向头侧倾斜 40° 并对准胸骨。（B）Rockwood 位 X 线（Figure courtesy of Columbia University Center for Shoulder，Elbow and Sports Medicine）

最后一种方法——Hobbs 位片 [19] 则是与胸锁关节成 90° 拍侧位片。患者前倾超过摄片台，将头颈屈曲并与摄片台平行，屈肘关节以支撑头与颈部，使球管与摄片台垂直对准胸骨。

评估胸锁关节时 CT 扫描比摄片更为有效，并且能够评估周围软组织的情况（图 19-3）[6,8,13,17,22]。CT 能够清晰地鉴别锁骨内侧端骨折与胸锁关节脱位，更有甚者，能发现胸锁关节的轻度半脱位。在创伤后摄片中，CT 扫描应用得较为广泛，可快速获得结果，并获得有价值的三维重建图像，可同时涵盖胸锁关节以及锁骨内侧端，从而能将伤侧与正常侧进行对比，进而发现较小的差异 [4,13,16]。当出现血管损伤或疑似纵隔压迫时可以进行 CT 造影 [15]。

MRI 也可用来对 25 岁以下的患者鉴别胸锁关节脱位和骨骺损伤。MRI 能清晰地显示胸锁关节的骨组织及软组织 [5,13,17]。冠状位拍出能够在评估关节面、肋锁关节、锁骨间韧带及关节盘方面十分有帮助，同时能够发现锁骨向上移位。矢状位拍片能够显示肋锁韧带的厚度及附着于关节囊的关节盘。横断位拍片可显示胸锁关节囊韧带、肋锁韧带及向后移位的锁骨内侧端与气管、大血管和食管的关系。

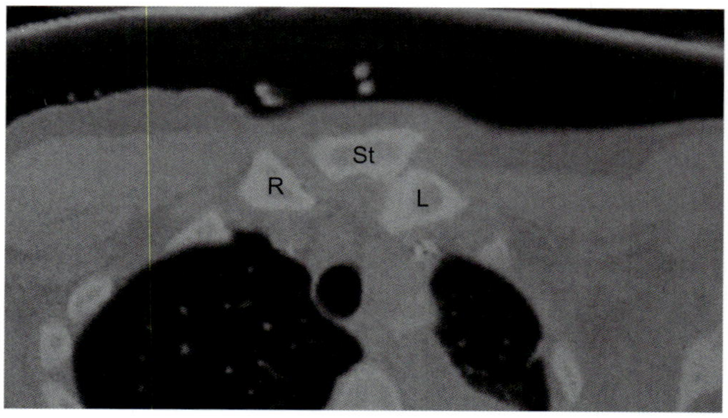

图 19-3 图 19-1 中患者的 CT 横断扫描照片（St，胸骨；R，右侧锁骨；L，锁骨后移位）（Figure courtesy of Columbia University Center for Shoulder，Elbow and Sports Medicine.）

虽然 MRI 能够很好地显示各种结构，但是创伤后 CT 扫描因为广泛使用和快捷，仍是最佳选择。

小　结

胸锁关节损伤较为罕见，但有可能是危及生命的损伤。注意细节并高度怀疑此种损伤的存在可使临床医师成功地对其诊断。本章描述了胸锁关节损伤的流行病学、分型与影像学评估，接下来的章节将会介绍胸锁关节损伤的非手术治疗。

参考文献

1. Bahk MS, Kuhn JE, Galatz LM, Connor PM, Williams GR Jr. Acromioclavicular and sternoclavicular injuries and clavicular, glenoid, and scapular fractures. *J Bone Joint Surg Am* 2009;91(10):2492–2510.
2. Bicos J, Nicholson GP. Treatment and results of sternoclavicular joint injuries. *Clin Sports Med* 2003;22(2):359–370.
3. Bishop JY, Flatow EL. Pediatric shoulder trauma. *Clin Orthop Relat Res* 2005(432):41–48.
4. Bontempo NA, Mazzocca AD. Biomechanics and treatment of acromioclavicular and sternoclavicular joint injuries. *Br J Sports Med* 2010; 44(5):361–369.
5. Brossmann J, Stabler A, Preidler KW, Trudell D, Resnick D. Sternoclavicular joint: MR imaging—anatomic correlation. *Radiology* 1996; 198(1):193–198.
6. Burnstein MI, Pozniak MA. Computed tomography with stress maneuver to demonstrate sternoclavicular joint dislocation. *J Comput Assist Tomogr* 1990;14(1):159–160.
7. Cave EF. *Fractures and Other Injuries*. Chicago: Year Book Publishers; 1958.
8. Cope R, Riddervold HO. Posterior dislocation of the sternoclavicular joint: report of two cases, with emphasis on radiologic management and early diagnosis. *Skeletal Radiol* 1988;17(4):247–250.
9. Cope R. Dislocations of the sternoclavicular joint. *Skeletal Radiol* 1993; 22(4):233–238.
10. Deutsch AL, Resnick D, Mink JH. Computed tomography of the glenohumeral and sternoclavicular joints. *Orthop Clin North Am* 1985;16(3):497–511.
11. Djerf K, Tropp H, Asberg B. Case report: retrosternal clavicular dislocation in the sternoclavicular joint. *Clin Radiol* 1998;53(1):75–76.
12. Emms NW, Morris AD, Kaye JC, Blair SD. Subclavian vein obstruction caused by an unreduced type II Salter Harris injury of the medial clavicular physis. *J Shoulder Elbow Surg* 2002;11(3):271–273.
13. Ernberg LA, Potter HG. Radiographic evaluation of the acromioclavicular and sternoclavicular joints. *Clin Sports Med* 2003;22(2):255–275.
14. Gardner MA, Bidstrup BP. Intrathoracic great vessel injury resulting from blunt chest trauma associated with posterior dislocation of the sternoclavicular joint. *Aust N Z J Surg* 1983;53(5):427–430.
15. Garretson RB 3rd, Williams GR Jr. Clinical evaluation of injuries to the acromioclavicular and sternoclavicular joints. *Clin Sports Med* 2003;22(2):239–254.
16. Gilot GJ, Wirth MA, Rockwood CA Jr. Injuries to the sternoclavicular joint. In: Bucholz RW, Heckman JD, Court-Brown C, eds. *Rockwood and Green's Fractures in Adults*. Vol. 2. 6th ed. Philadelphia, PA: Lippincott Williams & Wilkins; 2006:1365–1397.
17. Groh GI, Wirth MA. Management of traumatic sternoclavicular joint injuries. *J Am Acad Orthop Surg* 2011;19(1):1–7.
18. Heinig CF. Retrosternal dislocation of the clavicle: early recognition, xray diagnosis and management. *J Bone Joint Surg Am* 1968;50:830.
19. Hobbs DW. Sternoclavicular joint: a new axial radiographic view. *Radiology* 1968;90(4):801.
20. Jougon JB, Lepront DJ Dromer CE. Posterior dislocation of the sternoclavicular joint leading to mediastinal compression. *Ann Thorac Surg* 1996;61(2):711–713.
21. Kocher MS, Feagin JA Jr. Shoulder injuries during alpine skiing. *Am J Sports Med* 1996;24(5):665–669.
22. Laurencin CT, Senatus P, Patti J, Goodman M. Dislocation of the sternoclavicular joint. Evaluation using paraxial computed tomographic reconstruction. *Orthop Rev* 1993;22(1):101–103.
23. Lewonowski K, Bassett GS. Complete posterior sternoclavicular epiphyseal separation. A case report and review of the literature. *Clin Orthop Relat Res* 1992(281):84–88.
24. Nettles JL, Linscheid RL. Sternoclavicular dislocations. *J Trauma* 1968; 8(2):158–164.
25. Noda M, Shiraishi H, Mizuno K. Chronic posterior sternoclavicular dislocation causing compression of a subclavian artery. *J Shoulder Elbow Surg* 1997;6(6):564–569.
26. Omer GE Jr. Osteotomy of the clavicle in surgical reduction of anterior sternoclavicular dislocation. *J Trauma* 1967;7(4):584–590.
27. Ono K, Inagawa H, Kiyota K, Terada T, Suzuki S, Maekawa K. Posterior dislocation of the sternoclavicular joint with obstruction of the innominate vein: case report. *J Trauma* 1998;44(2):381–383.
28. Rayan GM. Compression brachial plexopathy caused by chronic posterior dislocation of the sternoclavicular joint. *J Okla State Med Assoc* 1994; 87(1):7–9.
29. Southworth SR, Merritt TR. Asymptomatic innominate vein tamponade with retromanubrial clavicular dislocation. A case report. *Orthop Rev* 1988;17(8):789–791.
30. Spencer EE Jr, Kuhn JE. Biomechanical analysis of reconstructions for sternoclavicular joint instability. *J Bone Joint Surg Am* 2004;86-A(1): 98–105.
31. Spencer EE, Kuhn JE, Huston LJ, Carpenter JE, Hughes RE. Ligamentous restraints to anterior and posterior translation of the sternoclavicular joint. *J Shoulder Elbow Surg* 2002;11(1):43–47.
32. Webb PA, Suchey JM. Epiphyseal union of the anterior iliac crest and medial clavicle in a modern multiracial sample of American males and females. *Am J Phys Anthropol* 1985;68(4):457–466.
33. Wirth MA, Rockwood CA Jr. Acute and chronic traumatic injuries of the sternoclavicular joint. *J Am Acad Orthop Surg* 1996;4(5):268–278.
34. Worman LW, Leagus C. Intrathoracic injury following retrosternal dislocation of the clavicle. *J Trauma*. 1967;7(3):416–423.
35. Yang J, al-Etani H Letts M. Diagnosis and treatment of posterior sternoclavicular joint dislocations in children. *Am J Orthop* 1996;25(8): 565–569.

（虞　佩 译　陈云丰 校）

第 20 章

Brain M. Schulz，Eric C. Makhni，William N. Levine

胸锁关节损伤的非手术治疗：适应证、技术和疗效

成功地治疗创伤性胸锁关节损伤的关键在于及时评估和诊断。治疗方式的选择主要由损伤严重程度和脱位方向（前或后）决定。对大部分创伤性胸锁关节脱位，可以采用非手术治疗方法。如果怀疑有重要的深层中央结构损伤，则必须立即进一步探明，并常常需要血管外科或胸外科医师的协助。而且，通过早期的诊断和治疗，可以避免胸锁关节后脱位造成的很多并发症。

扭伤和半脱位

可以将轻度的胸锁关节韧带拉伤看成是一种稳定的损伤，因为此时胸锁韧带是完整的。患者有典型的局部触痛，但不存在关节不稳定。对这种损伤可以采取非手术治疗，第一个 24h 冰敷（减轻炎症和水肿），之后的 36 ~ 48h 进行局部热敷[9]。也可将上肢悬吊制动 1 ~ 2 周以使患者感觉舒适。一旦患者能耐受不适情况即应该早期活动[2,15,22]。

针对半脱位的治疗稍有不同。发生胸锁关节半脱位时，关节支持韧带出现部分断裂或严重的拉伤。发生向前和向后的半脱位都有可能，必须将其与完全脱位相鉴别。CT 扫描是最好的鉴别方法。当胸锁关节发生半脱位时，体格检查时有局部压痛以及向前或向后半脱位的迹象。对于这种损伤，需要制动 4 ~ 6 周来缓解疼痛，并恢复关节活动度[1,2,9,19,22]。幸运的是，对于胸锁关节扭伤和半脱位，可通过非手术治疗以完全恢复至受伤前的活动水平。

前脱位

胸锁关节韧带复合体完全断裂可导致胸锁关节前脱位。锁骨内侧向前脱位，一般可以触及锁骨并有压痛，患肢的任何活动都会导致严重疼痛。需要拍摄标准的 X 线片，但常常建议对胸锁关节进行全面评估。因此，应对每一位患者进行双侧胸锁关节 CT 检查（图 20-1）。一些学者推荐对胸锁关节前脱位进行早期闭合复位，但是该观点没有被普遍接受[8]。复位时推荐采用清醒镇静、局麻或全麻。患者取仰卧位，在双肩之间放 3 ~ 4 英寸的垫子。采取手法复位时作用力直接作用于向前移位的锁骨内侧段并同时向后用力。当前脱位被轻易复位时，胸锁关节通常仍然是不稳定的，在移除向后的作用力后又重新脱位。当复位成功且稳定时，该区域的外观会有极大的改善。但不幸的是，稳定的复位常常是可遇而不可求的[11]。复位后，将肩关节制动 4 ~ 6 周以促进韧带修复。一般很少对前脱位采用手术治疗，其手术适应证和方法将在下一章提及。

目前大多数文献支持对胸锁关节前脱位主要采取非手术治疗。1988 年，Fery 和 Sommelet[8] 经过 19 年的资料收集，报道了 49 例胸锁关节脱位，其中包括 40 例前脱位和 8 例后脱位，还有 1 例不稳定损

伤。这在 49 例中，闭合复位有 15 例，手术治疗有 17 例，还有 17 例未经治疗。作者认为应首先推荐闭合复位，当复位不成功时则采取手术治疗。

2 年后，de Jong 和 Sukul[6] 报道了对 10 例创伤性胸锁关节前脱位采取非手术治疗的长期随访结果，平均随访时间为 62.9 个月。最初 13 例中有 9 例伴有严重的合并损伤，其中 6 例需要机械通气。非手术治疗包括镇痛和制动。7 例患者预后好，2 例一般，1 例较差。7 例患者无明显的胸锁关节疼痛，运动能力恢复与受伤前相仿，3 例不能运动。Nettles 和 Linscheid[18] 报道了对 16 例胸锁关节前脱位进行手法复位，采用 8 字固定至少 3 周。随访发现，11 例患者无再脱位及疼痛，3 例出现再脱位，2 例失访。总之，这些研究都支持前脱位时首选非手术治疗，复位失败后再行手术固定治疗。

后 脱 位

与前脱位相似，后脱位也是胸锁关节韧带完全断裂导致的，伴有锁骨内侧端向后方移位。患者有明显的胸锁关节疼痛和压痛，体检时能够在锁骨前方触及胸骨。然而，由于畸形和肿胀，有时查体时很难触及向后移位的锁骨。CT 检查范围包括胸锁关节和锁骨内侧，这是明确诊断后脱位的标准方法（图 20-2）。医师需要高度警惕呼吸困难、呼吸窘迫、声音嘶哑，或者颈部和上肢的静脉栓塞，因为这些是纵隔受压的表现，需要立刻咨询胸外科医师。文献报道相关的大血管、气管和（或）食管损伤占 25% ~ 30%[16,20,21]。

对胸锁关节后脱位进行闭合复位往往是有效的，成功复位后胸锁关节也是稳定的[9,10]。受伤后越早进行复位越好，最好是在伤后 10 天内[10]。推荐在手术室全麻下进行闭合复位，在尝试复位时需要胸外科医师的协助[4]。胸外科医师可以先不参与，但是最好在手术室内，需要时立刻干预。患者仰卧于手术台上，在双肩之间放 3 ~ 4 英寸的垫子。患侧的上肢应该位于床的边缘，以允许上肢自由外展和外旋。外展上臂并沿锁骨方向轻柔地牵引，助手进行反向牵引。上臂持续伸展而牵引力逐渐增加[4,7,9,11,17]。复位成功时通常可以听到“卡”或“啵”的声音。如果外展牵引方法复位失败，应将手臂置于内收位并沿锁骨方向牵引。同时，作用于肩关节上向后的力通过第一肋骨的杠杆作用可以撬起锁骨内侧端[5]。如果最终这些牵引方法都失败了，可以尝试抓住锁骨的内侧端，从胸骨后方用力移动锁骨。另外，也可以消毒铺巾后使用无菌巾钳经皮环抓锁骨的内侧端，注意不要穿透锁骨皮质。将锁骨拉向前外侧，同时助手持续牵引同侧上肢[7,12]。在复位过程中我们曾发生过一次巾钳齿断裂的情况，所以推荐使用更粗大的器械，从而较少发生疲劳性骨折。关节复位成功时能够听到“咔”的声音，但是术中摄片更可靠。复位后将患者制动 4 ~ 6 周以促进软组织愈合。与前脱位相同，非手术治疗失败后应该考虑手术治

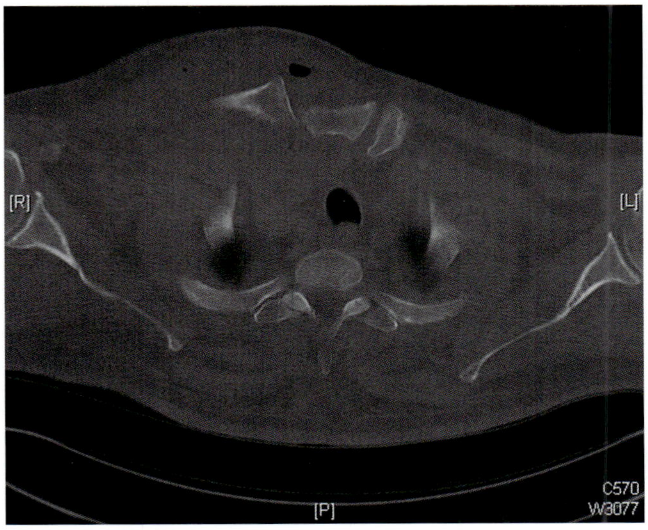

图 20-1 轴位 CT 检查显示右侧胸锁关节前脱位（Courtesy of Columbia University Center for Shoulder, Elbow and Sports Medicine）

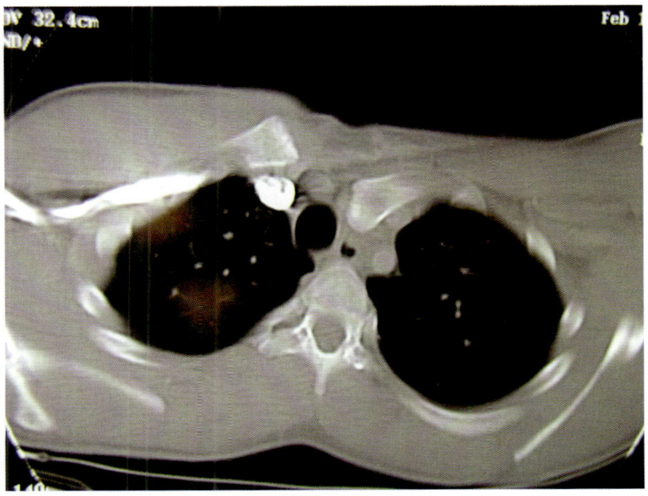

图 20-2 轴位 CT 检查显示左侧胸锁关节后脱位。注意存在气管移位和食管受压（Courtesy of Columbia University Center for Shoulder, Elbow and Sports Medicine）

疗。胸锁关节后脱位手术治疗的适应证包括闭合复位失败、胸锁关节再脱位和向后移位的锁骨内侧端引起的症状持续或加重[10]。

文献报道胸锁关节后脱位闭合复位的结果还是不错的。1957年，Ferry等[7]报道了对6例创伤性胸锁关节后脱位进行闭合复位的结果，经过6～8年的随访，显示所有6例患者均未出现活动受限及肌力下降的情况，也没有出现再次脱位。类似地，Buckerfield和Castle[5]报道了5例对胸锁关节后脱位使用闭合复位和制动的治疗方法的结果，经过6～12个月的随访显示所有的患者活动时无疼痛，并且活动正常，无畸形。Groth等[10]发现受伤后10天内进行闭合复位成功的可能性更大。患者被分为闭合复位和切开复位两组。21例中有8例患者进行了闭合复位，均恢复到日常生活水平，4例功能完全正常，4例功能稍受限。所有患者前屈超过150°并且对治疗结果满意，与手术组患者相比功能也较好。Laffosse等[14]对两家医院的30例胸锁关节后脱位患者进行了回顾性分析，随访最少12个月，一家医院伤后24h内尝试闭合复位，另外一家伤后48h内尝试闭合复位。伤后48h内进行闭合复位的10例患者中7例闭合复位成功，1例8天后再脱位，1例演变成向前半脱位而进行了手术治疗。未对手术组与非手术组之间进行比较。

锁骨内侧端骨骺损伤

由于锁骨内侧骨化较晚，20多岁时有可能出现骨骺损伤（典型的到23～25岁）。在这种损伤中，骨骺通常仍然会与胸骨保持连接，而锁骨干内侧会向前或向后移位[13]。对这些损伤可以采取非手术治疗。随着时间的推移，连接处的畸形会重塑，而不会表现出外表畸形（特别是前脱位损伤）[3]。但是，对于年龄较大的患者，最好在手术室里对后脱位进行复位，因为纵隔的压迫会引起严重的并发症。

小　结

创伤性胸锁关节损伤是比较少见的损伤类型，能够造成外观畸形和功能丧失。对这种损伤，大部分可以采取非手术治疗，包括绝大部分的向前半脱位或脱位。然而，后脱位可能威胁生命，需要即刻评估和处理。对后脱位进行闭合复位时胸外科医师应该在场，因为存在潜在的血管损伤和其他纵隔结构损伤的风险。

参考文献

1. Allman FL, Jr. Fractures and ligamentous injuries of the clavicle and its articulation. *J Bone Joint Surg Am* 1967;49(4):774–784.
2. Bicos J, Nicholson GP. Treatment and results of sternoclavicular joint injuries. *Clin Sports Med* 2003;22(2):359–370.
3. Bishop JY, Flatow EL. Pediatric shoulder trauma. *Clin Orthop Relat Res* 2005(432):41–48.
4. Bontempo NA, Mazzocca AD. Biomechanics and treatment of acromioclavicular and sternoclavicular joint injuries. *Br J Sports Med* 2010;44(5):361–369.
5. Buckerfield CT, Castle ME. Acute traumatic retrosternal dislocation of the clavicle. *J Bone Joint Surg Am* 1984;66(3):379–385.
6. de Jong KP, Sukul DM. Anterior sternoclavicular dislocation: a long-term follow-up study. *J Orthop Trauma* 1990;4(4):420–423.
7. Ferry AM, Rook FW, Masterson JH. Retrosternal dislocation of the clavicle. *J Bone Joint Surg Am* 1957;39-A(4):905–910.
8. Fery A, Sommelet J. Sternoclavicular dislocations. Observations on the treatment and result of 49 cases. *Int Orthop* 1988;12(3):187–195.
9. Gilot GJ, Wirth MA, Rockwood CA Jr. Injuries to the sternoclavicular joint. In: Bucholz RW, Heckman JD, Court-Brown C, eds. *Rockwood and Green's Fractures in Adults.* Vol. 2. 6th ed. Philadelphia, PA: Lippincott Williams & Wilkins; 2006:1365–1397.
10. Groh GI, Wirth MA, Rockwood CA, Jr. Treatment of traumatic posterior sternoclavicular dislocations. *J Shoulder Elbow Surg* 2011;20(1):107–113.
11. Groh GI, Wirth MA. Management of traumatic sternoclavicular joint injuries. *J Am Acad Orthop Surg* 2011;19(1):1–7.
12. Gunther WA. Posterior dislocation of the sternoclavicular joint; report of a case. *J Bone Joint Surg Am* 1949;31A(4):878.
13. Kocher MS, Feagin JA Jr. Shoulder injuries during alpine skiing. *Am J Sports Med* 1996;24(5):665–669.
14. Laffosse JM, Espie A, Bonnevialle N, et al. Posterior dislocation of the sternoclavicular joint and epiphyseal disruption of the medial clavicle with posterior displacement in sports participants. *J Bone Joint Surg Br* 2010;92:103–109.
15. Lemire L, Rosman M. Sternoclavicular epiphyseal separation with adjacent clavicular fracture. *J Pediatr Orthop* 1984;4(1):118–120.
16. Lemos MJ, Tolo ET. Complications of the treatment of the acromioclavicular and sternoclavicular joint injuries, including instability. *Clin Sports Med* 2003;22(2):371–385.
17. McKenzie JMM. Retrosternal dislocation of the clavicle: a report of two cases. *J Bone Joint Surg Br* 1963;45-B(1):138–141.
18. Nettles JL, Linscheid RL. Sternoclavicular dislocations. *J Trauma* 1968;8(2):158–164.
19. Neviaser JS. Injuries of the clavicle and its articulations. *Orthop Clin North Am* 1980;11(2):233–237.
20. Ono K, Inagawa H, Kiyota K, Terada T, Suzuki S, Maekawa K. Posterior dislocation of the sternoclavicular joint with obstruction of the innominate vein: case report. *J Trauma* 1998;44(2):381–383.
21. Worman LW, Leagus C. Intrathoracic injury following retrosternal dislocation of the clavicle. *J Trauma* 1967;7(3):416–423.
22. Yeh GL, Williams GR Jr. Conservative management of sternoclavicular injuries. *Orthop Clin North Am* 2000;31(2):189–203.

（虞　佩　译　陈云丰　校）

第 21 章

Gregory T. Altman，Sameer Jain

胸锁关节损伤的手术治疗：适应证、手术技术和疗效

前脱位

引 言

在本章中，我们将讲解对胸锁关节前脱位和后脱位的手术治疗。由于这些损伤非常少见，文献报道的经验相对有限，因此，对其采用手术治疗是一种挑战。而且，在针对前脱位和后脱位上，闭合复位和切开复位的适应证和技巧是不同的，这将是本章的重点。虽然韧带重建和固定方法都可被用于前后脱位上，但是了解其适应证和技术细节仍然是很重要的。

适应证

胸锁关节前脱位的发病率要比后脱位高 3 倍，但幸运的是，其危险性较低（图 21-1 和 21-2）。对于伴随不稳定的急性胸锁关节前脱位，建议采取闭合复位，而且早期成功率会比较高[2,4,23]。难复性前脱位常常遗留脱位，大多数患者不需要进一步的处理[13,26,30]。然而，针对不稳定的前脱位，则需要外科重建手术，适用于进行了一段时间的非手术治疗后仍然有严重疼痛和功能明显受影响的患者[3,17,25]。对于复发的具有疼痛的不稳定胸锁关节炎的患者，可以采用切除胸锁关节的成形术和固定胸锁关节[25]。对于儿童患者，强烈建议采用非手术治疗，因为大多数这类损伤是骺离骨折[8]。

需要将自发性非创伤性的胸锁关节半脱位与创伤性前脱位进行区分。大多数非创伤性半脱位患者的主要表现为外观畸形而非疼痛。许多患者不能准确地描述初次半脱位的时间或受伤情况。他们在过头活动中会一直出现半脱位状况，但功能良好[27]。

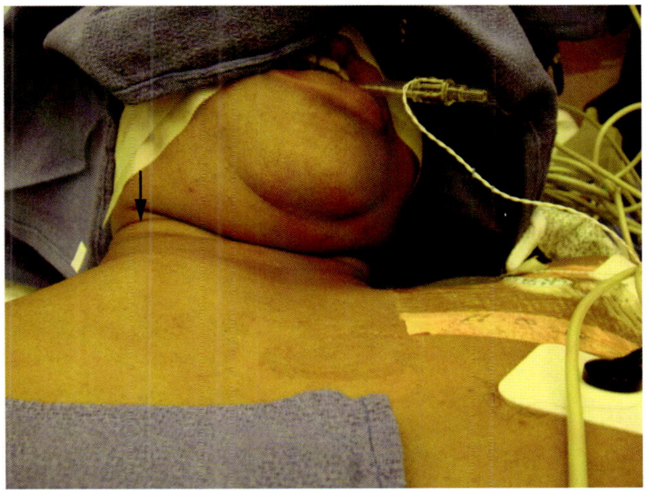

图 21-1 箭头所指的是胸锁关节前脱位。注意与左侧相对比可见前方的突起

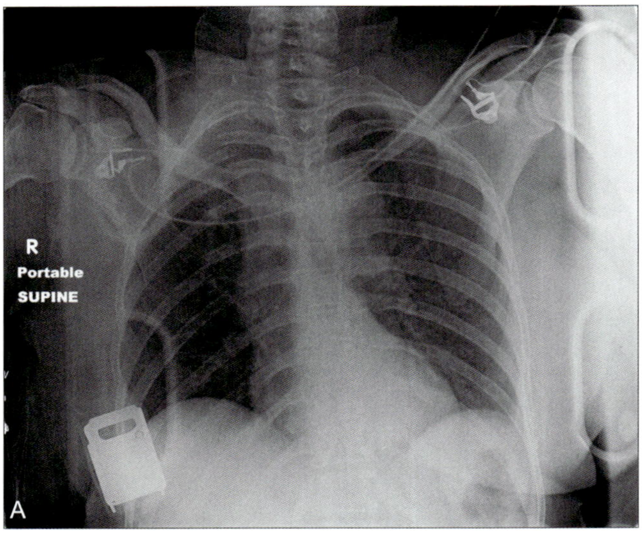

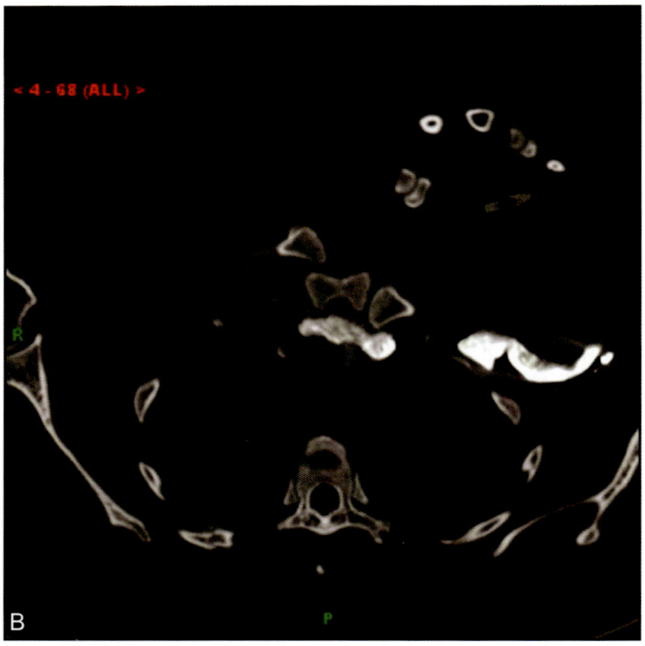

图 21-2 （A）一位右侧胸锁关节前脱位患者的初诊 X 线胸片。（B）同一患者 CT 扫描显示右侧胸锁关节前脱位

Rockwood 和 Odor 等回顾了 37 例自发性非创伤性胸锁关节前脱位，发现非手术治疗获得了良好的疗效。在平均 8 年的随访中，他们报道这种损伤存在良好的自然转归，而宣教和依从性是治疗成功的关键。然而，采取手术治疗的患者疼痛加重了，不稳定的情况会继续存在或更严重，并且存在功能受限。

对于那些非创伤性、自发性半脱位，不建议采用手术治疗。另一种相对禁忌证是结缔组织病，如 Ehlers-Danlos 综合征。由于其存在胶原疾病，因而很难达到稳定的重建。

手术技术

已报道过许多不同的重建胸锁关节的方法。1928 年，Lowman 报道了第一例胸锁关节不稳定的重建方法[28]。他采用一束阔筋膜穿过预置在胸锁关节上的孔来固定，结果良好。Blundle 也报道了 4 例类似病例。1951 年，Burrows[9] 首先报道了对 2 例复发性疼痛的前脱位患者采用锁骨下肌肌腱来稳定胸锁关节。1961 年，Brown 报道了 10 例采用胸锁乳突肌的锁骨头来重建关节的技术。18 年后，Booth 和 Roper[6] 报道了采用胸锁乳突肌的胸骨头进行重建。1979 年，Pierce 描述了对 4 例患者摘除撕裂的关节软骨盘，而且还采用软组织重建、克氏针、施氏钉、钢板和螺钉固定等多种方法，都取得了不同的效果[7,15,18,21]。

没有一种方法是最好的，但是克氏针和钢丝存在着难以忍受的较高的并发症。由于在胸锁关节之间存在很高的应力，克氏针和钢丝会产生灾难性的后果，包括有报道称迁移入胸腔后造成致命的伤害[12,22]。Franck 等报道了 9 例采用钢板治疗的患者获得了极佳的效果，在 3 个月后取出钢板。虽然他们的结果令人鼓舞，但大多数文献认为坚强固定不符合生理学，而软组织重建可能恢复更多正常的运动[3]。

在进行任何手术操作之前，外科医师需要非常熟悉胸锁关节周围的解剖。同时建议可以与胸外科医师一起协同进行手术。重建手术的方法与慢性疼痛性前脱位类似，也与急、慢性的后脱位相似。

闭合复位

前脱位

当患者仰卧于手术台上时，在其肩胛骨之间放置 2 ～ 3 条铺巾或一个小沙袋，以方便操作（图 21-3）。如果不采用全身麻醉，复位时可辅助使用静脉镇静（麻醉药物和肌松药物）。只要位置适当，对前脱位进行复位还是很简单的，可直接向脱位的锁骨前方施压。前脱位时，锁骨常常自行复位，一旦移除施加的压力会再发生脱位。为了达到复位的目的，需要助手从后方推回双侧的肩关节，而复位者则直接对脱位的锁骨施压（图 21-4）。

如果脱位被复位而且是稳定的，对双侧的肩关节采用反向 8 字带维持固定，同时使用吊带。制动时间要达到 6 周，至少复位后 8 ～ 10 周才可以主动活动。

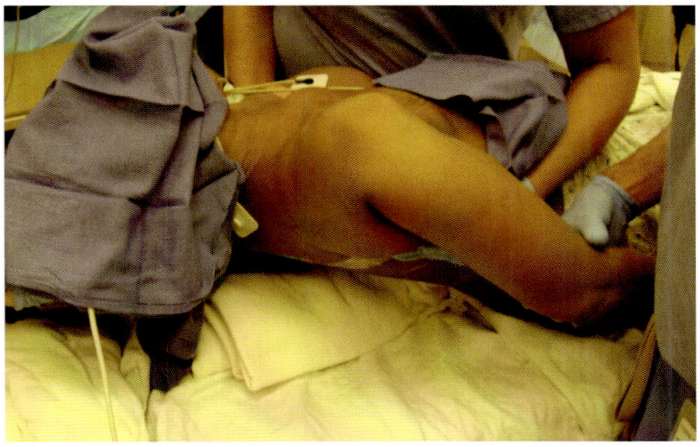

图 21-3　将三层铺巾垫在肩胛骨之间，以便打开胸锁关节

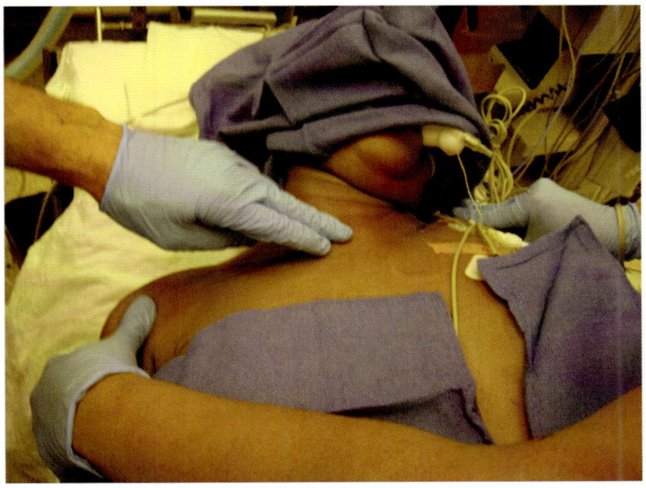

图 21-4　胸锁关节前脱位的复位方法。注意使向下的压力直接作用于锁骨内侧。而且，助手在两侧肩部施加向下的牵引力，以便完成手法复位

手术重建

锁骨下重建

Burrows 介绍了采用锁骨下肌肌腱进行胸锁关节重建的技术。这种方法的思想基础是：选用锁骨下肌肌腱比置入一个锚钉更简单、安全和容易 [11]。他将锁骨下肌肌腱看成损伤的肋锁韧带的一种选择。与内侧锁骨平行，在其下方做一个切口，显露胸锁关节，提起胸大肌，通过骨膜下的方式显露锁骨下肌肌腱（图 21-5），注意不要剥离其锁骨下附着处。

Burrow 描述了从肌肉纤维的外侧剥离肌腱（图 21-6），同时避开锁骨下静脉，在第一肋软骨的连接处保留肌腱止点。从锁骨的上缘分离胸锁乳突肌后，在前方和上方钻孔。用一根不可吸收缝线穿过肌腱并打结，以便穿过孔道（图 21-7）。当锁骨完全复位后，将移植肌腱穿过前方的孔，从上方的孔中穿出（图 21-8），并且再与自身的移植肌腱缝合（图 21-9）。在掀起的关节囊上方对其紧密缝合，修复骨膜和筋膜，并关闭皮肤。

Burrows 建议术后制动 4 周，再进行主动活动。他没有报道任何并发症，他报道的 2 例病例随访 2.25 年没有再脱位。Barth 和 Hagen[3] 也报道了采用锁骨下肌肌腱重建治疗的 4 例患者中，取得了极好的结果，没有复发半脱位或脱位。Booth 和 Roper[6] 报道了 2 例采用胸锁乳突肌的重建方法的患者都发生了复发性的稳定。

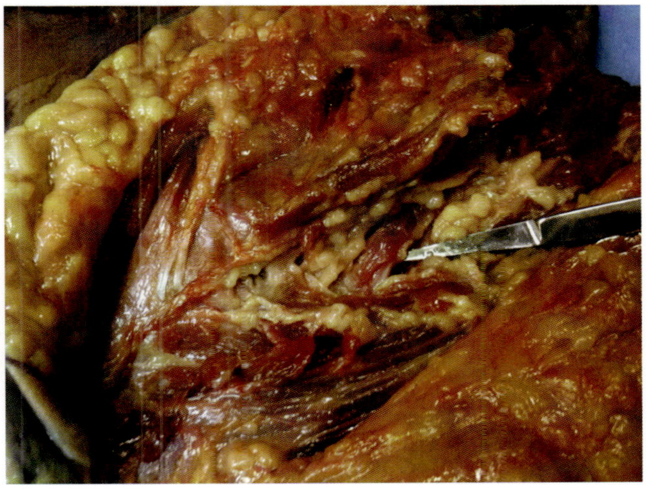

图 21-5　尸体解剖图片，器械所指处为锁骨下肌肌腱

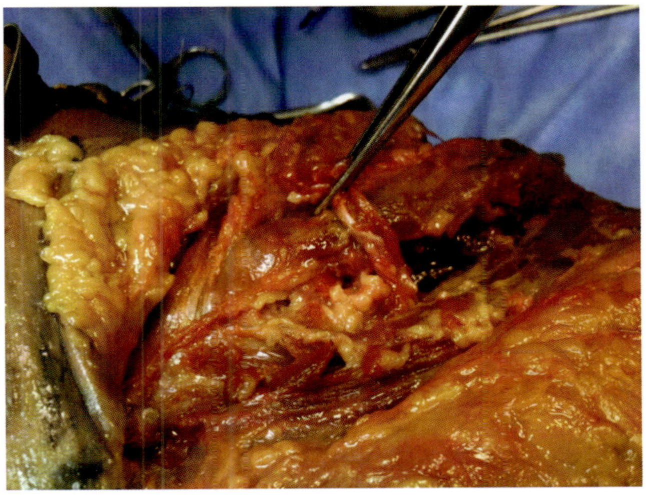

图 21-6　用血管钳夹起剥离的锁骨下肌肌腱

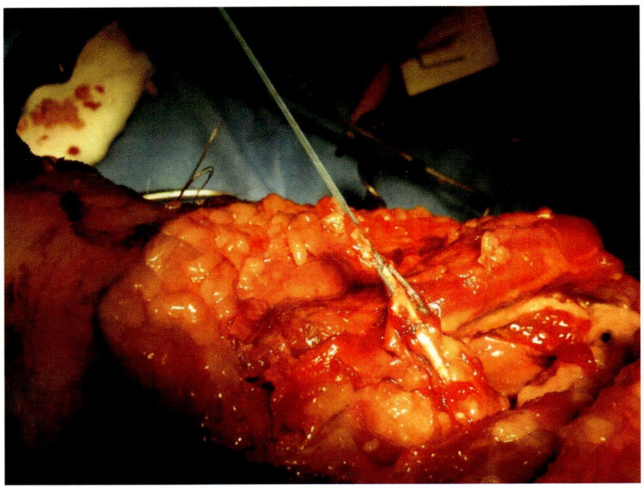

图 21-7 用锁扣的不可吸收缝线穿过锁骨下肌肌腱

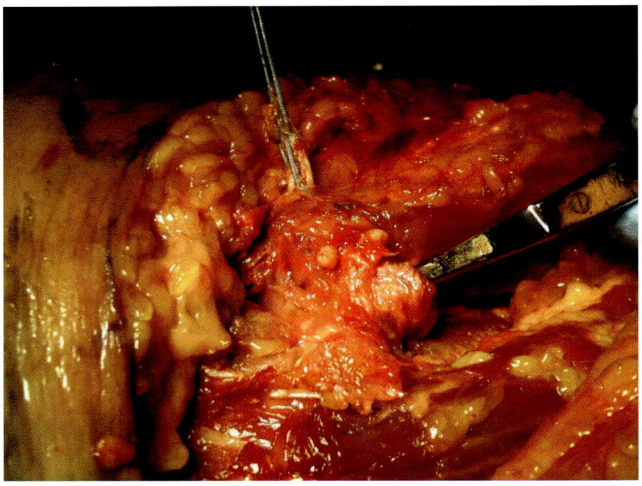

图 21-8 将肌腱穿过锁骨内侧前方和上方的钻孔

在生物力学研究中，Spencer 和 Kuhn[28] 比较了髓内韧带、锁骨下肌肌腱和半腱肌移植。锁骨下肌肌腱与半腱肌移植在治疗前脱位时的强度相同，但是对于后脱位来说不如半腱肌。其在前方的强度比髓内韧带好，而在后方的强度则两者相同。然而，对于负荷失败的峰值，锁骨下肌肌腱重建的方法显著低于半腱肌 8 字重建和髓内韧带重建。在这一研究中，12 例尸体标本中有 4 例没有足够长的锁骨下肌肌腱来重建 [28]。在医师决定是否要采取锁骨下重建技术时，这一信息是非常重要的。

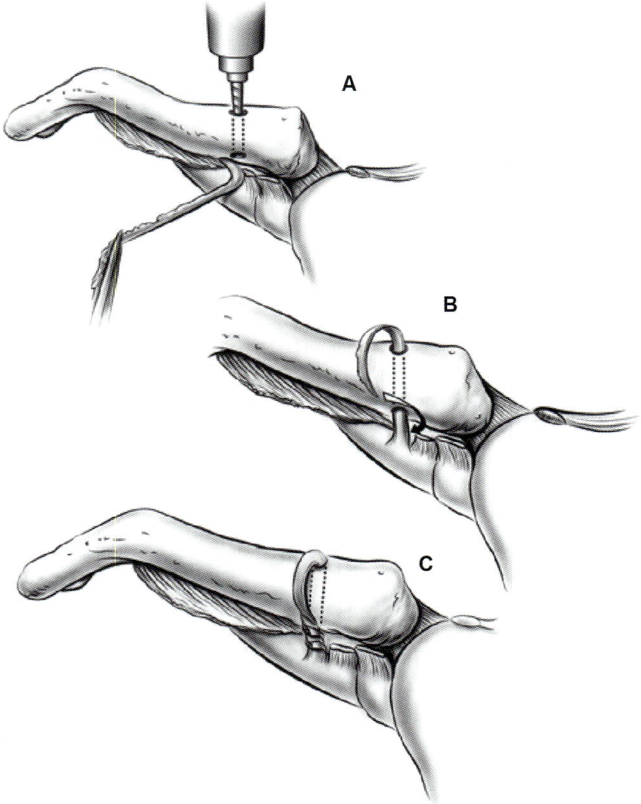

图 21-9 由 Burrows 描述的锁骨下肌肌腱重建术 [11]。(A) 游离锁骨下肌肌腱，在胸骨端保持完整，在锁骨内侧前方皮质钻孔。(B) 将肌腱自下而上通过钻孔道。(C) 将锁骨下肌肌腱自身缝合 (Reprinted with permission from Spencer EE Jr，Kuhn JE. Biomechanical analysis of reconstructions for sternoclavicular joint instability. J Bone Joint Surg Am，2004，86：98-105.)

髓内韧带重建

对于非手术治疗失败的疼痛性胸锁关节炎，就需要进行切除关节行成形术。然而，切除锁骨内侧端而没有韧带重建会产生不良后果 [1,15,25]。所以，对锁骨内侧的切除应该联合进行髓内韧带重建，以提高获得良好结果的可能性（图 21-10）。

Rockwood[25] 描述了沿着内侧锁骨上缘做一个 8 ～ 10cm 的切口，在胸锁联合转向尾侧 3 ～ 4cm。在骨膜下对其游离并掀起，留待以后修补。保留胸锁乳突肌的胸骨头而掀起锁骨头。打开关节囊，并且可能需要清除关节囊韧带和关节内软骨盘以显露关节。关节软骨盘韧带的胸骨附着点可以穿入髓内通道以辅助重建。

Rockwood[25] 描述了在骨膜从外上缘到内下缘做一个斜行切开，以去除锁骨上方的突出。将一个弯形拉钩放在锁骨后方以保护重要的结构。在锁骨

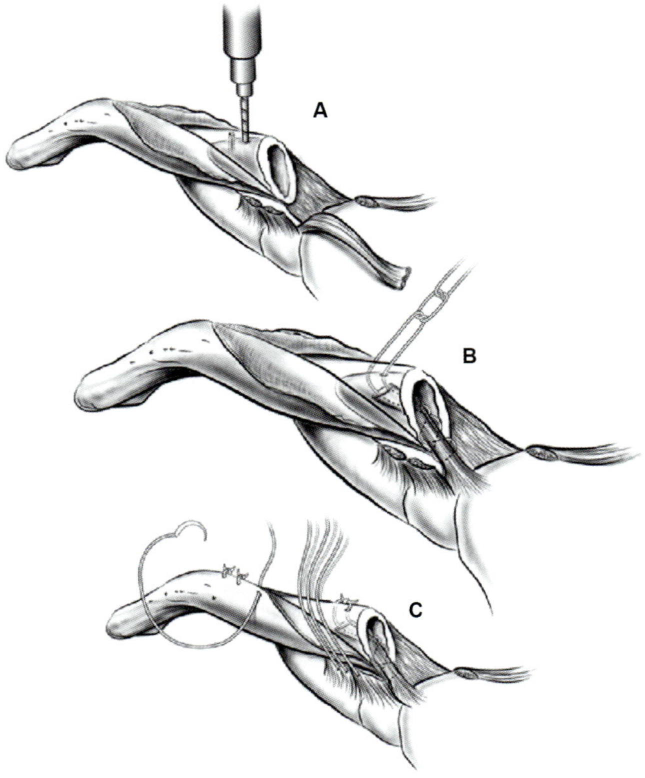

图 21-10 由 Rockwood 等[25]描述的髓内韧带重建。(A) 切除锁骨的内侧头，分离关节内韧带和软骨盘。在锁骨上表面钻两个小孔。(B) 将缝线编织入关节内韧带和软骨盘，穿过髓腔并穿出锁骨上表面，并行锁边缝合。(C) 将软组织与胸锁韧带缝合（Reprinted with permission from Spencer EE Jr，Kuhn JE. Biomechanical analysis of reconstructions for sternoclavicular joint instability. J Bone Joint Surg Am，2004，86：98-105）

上钻多排双皮质小孔以便于截骨，注意保留残存的胸锁韧带。一旦截骨完成后，修补好锁骨周围的骨膜，用一根不可吸收的 1 号线编织缝合在连接于关节内软骨盘韧带的游离末端。用钻头和骨勺打开锁骨的髓腔，使缝线通过髓腔穿过锁骨上方在离切除端外侧大约 1cm 处预留的 2 个孔（图 21-10）。将锁骨维持在复位的位置。把缝线抽紧，使韧带进入锁骨的髓腔，然后将缝线与残余的胸锁韧带捆紧打结。

术后，患者制动悬吊 6 周，术后 2 天开始钟摆样运动。力量训练从 8 ～ 12 周开始，3 个月内限制用力上举和推拉等动作。在 Rockwood 治疗的 15 例胸锁关节切除成形术患者中[25]，平均随访 7.7 年，其中 8 例胸锁韧带完整的患者获得了极佳的疗效，7 例需要胸锁韧带重建的患者中 6 例疗效一般或极好。在生物力学研究中[28]，与采用半腱肌移植 8 字重建术相比，髓内韧带重建术在前后方向和负荷失败的峰值的强度上都显著较低。

半腱肌 8 字重建术

Spencer 和 Kuhn 等首先描述了这种方法，采用前面同样的方法显露锁骨内侧。进行骨膜下剥离，以便之后修补。要注意保留所有的残留组织，并且尽量清除损伤的关节内软骨盘和韧带。显露前方的胸骨体，剥离胸锁乳突肌的肌腱止点。将一把弯拉钩放在胸骨体和锁骨后面，在锁骨内侧钻 2 个孔。同样，在胸骨体上自前向后钻 2 个孔（图 21-11）。

半腱肌移植物的直径为 4 ～ 5mm，虽然自体移植是最好的，但是同种异体移植也是一种选择。Rockwood 等[29]建议先用 2.5mm 钻头，然后再用 4mm 钻头，在两孔间留 1cm 的骨桥。当钻好骨孔

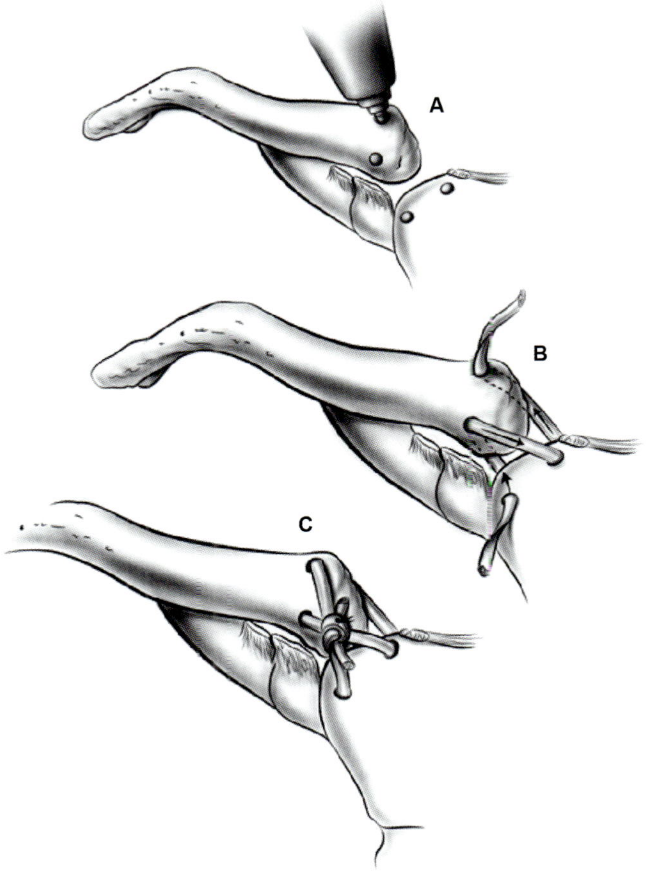

图 21-11 最初由 Spencer 和 Kuhn 提出的半腱肌 8 字重建[28]。(A) 通过锁骨内侧和胸骨由前向后钻孔。(B) 将游离的半腱肌编织后并使其穿过钻孔，从而在关节后方移植肌腱之间互相平行，并在前方交叉。(C) 对肌腱打方结，并牢靠缝合（Reprinted with permission from Spencer E Jr，Kuhn JE. Biomechanical analysis of reconstructions for sternoclavicular joint instability. J Bone Joint Surg Am，2004，86：98-105）

后，磨光孔的边缘，将肌腱通过过线器穿过骨孔。使两条肌腱平行通过胸锁关节后方，然后在前方交叉并通过关节。维持关节复位，并且对交叉的移植肌腱的两个末端在前方打个方结（图 21-11）。要采用不可吸收缝线对这个固定的结加固，将所有残余的肌腱与各自肌腱缝合并置于关节内[29]，术后采用悬吊制动 6 周。6 周时开始仰卧位的辅助主动活动，完全主动活动需要在 10 ~ 12 周开始[29]。生物力学研究表明这种结构最坚强[28]。

后脱位

适应证

与前脱位相比，胸锁关节后脱位要罕见得多，而且通常是一种高能量损伤。生物力学研究表明造成后脱位的力要比前脱位大 50%[14]。胸锁关节后脱位是更为严重的损伤，而且由于邻近神经、血管和重要的生命结构，所以常常合并多种损伤。由于对胸锁关节后脱位治疗的不理解或延迟所造成的并发症往往是灾难性的。

评估胸锁关节后脱位时必须包括仔细的体检，特别是需要关注血管、神经和肺部的损伤，对任何疑似血管损伤的患者均需进行 CT 血管造影。一旦发现任何血管或呼吸系统损伤的迹象，应该立即请示合适的高年资医师而不是试图复位。与可以在急诊室进行闭合复位的前脱位不同，后脱位需要在手术室内进行复位，同时要有胸外科医师的协助。Worman 和 Leagus[31] 报道了 1 例胸锁关节后脱位。该病例右侧肺动脉受到损伤，脱位的锁骨堵塞了动脉从而防止其大量出血。如果在急诊室内进行闭合复位，其结果可能是致命的。通常采用全身麻醉，然而，也有报道只采用局部麻醉就能成功复位胸锁关节的后脱位[19]。

手术技术

后脱位

在对患者充分麻醉后，使其仰卧位于手术台上，用毛毯、毛巾或沙袋垫在肩胛骨之间，再开始复位。当然，要确认胸外科医师在场。胸锁关节后脱位的复位方法有两种：外展牵引和内收牵引。首先采用外展牵引，然后需要的话更换内收牵引。

为了进行外展牵引，将患肢上臂外展 90°，在侧向牵引的同时对躯干进行对抗牵引，将手臂慢慢调整至后伸位，这就是将复位脱位的方法。如果外展牵引手法复位失败了，医师可以用手指抓住锁骨内侧，把锁骨从胸骨柄的后方拉开。如果失败了，可尝试内收牵引。一旦上臂处于内收位，向两侧肩部施加向后的力。如果外展牵引复位失败，在持续的牵引下，内收牵引方法也许会成功复位[10]。如果胸锁关节仍然无法复位，就要进行皮肤准备，使用消毒的巾钳或类似的器械夹住锁骨内侧。用巾钳向外、向前牵引锁骨[16]。一旦锁骨复位后，就会发出“砰”的响声，通常就稳定了。如果在脱位后的 48h 内采用任何复位方法，那么复位都比较容易。但是也有报道在损伤后 5 天闭合复位成功的病例[10]。

如果闭合复位成功了，就可以采用活动上肢的方法来判断其是否稳定。大多数后脱位复位后都是稳定的。为了保护复位的关节和帮助韧带愈合，应该对患者采用 8 字绷带保护 4 ~ 6 周。4 周后可以开始辅助主动活动。完全的主动活动在 8 周后开始，12 周时患者应该能恢复日常活动[29]。

一旦外科医师无法在闭合的情况下进行复位，那么就需要切开复位。慢性胸锁关节后脱位会引起一系列潜在致命的并发症，这一点将在下一章详细介绍。正因为如此，不应该遗留胸锁关节后脱位。虽然前脱位常常可以存在，但是后脱位不可以。

如果必须要进行切开复位，整个胸腔自颈部至剑突都是手术的范围。为了防止出现任何血管损伤，需要切开胸骨。同侧的上肢应该自由下垂，以便于牵引辅助复位。

采用标准的前方切口，以显露脱位的胸锁关节。不应该切除前方残留的关节囊韧带，以便于修补。一旦关节显露，用巾钳或点氏复位钳夹住锁骨的内侧末端。在锁骨上施加向前和向外的力，并且牵引患肢，通常可以复位。需要切除任何阻挡复位的软组织。一旦复位后，就应该评定关节的稳定性。如果关节稳定，修补所有残留的前方关节囊，然后关闭伤口。与对闭合复位的处理一样，采用 8 字绷带固定。如果复位后锁骨不稳定，就要进行重建手术。采用与前脱位同样的重建方法和术后康复计划。重建的方法包括锁骨下重建、髓内韧带重建和半腱肌 8 字重建。

小　　结

对胸锁关节前脱位和后脱位采取手术治疗时需要充分理解闭合复位和切开复位的适应证及运用的方法。后脱位可出现更加严重的损伤，通常需要胸外科医师协助治疗。当需要韧带重建时，虽然前脱位和后脱位的适应证不同，但手术方法类似。本章的内容常常可以方便地对这些不常见的损伤进行治疗。

参考文献

1. Acus RW 3rd, Bell RH, Fisher DL. Proximal clavicle excision: an analysis of results. *J Shoulder Elbow Surg* 1995;4:182–187.
2. Bahk MS, Kuhn JE, Williams GR Jr, et al. Acromioclavicular and sternoclavicular injuries and clavicular, glenoid and scapular fractures. *J Bone Joint Surg Am* 2009;51:2492–2510.
3. Barth E, Hagen R. Surgical treatment of dislocations of the sternoclavicular joint. *Acta Orthop Scand* 1983;54:746–753
4. Bicos J, Nicholson GP. Treatment and results of sternoclavicular joint injuries. *Clin Sports Med* 2003;22:359–370.
5. Blundell AS. An operation for recurrent dislocation of the sternoclavicular joint. *Br J Surg* 1938;26:320–323.
6. Booth CM, Roper BA. Chronic dislocation of the sternoclavicular joint: an operative repair. *Clin Orthop* 1979;140:17–20.
7. Brinker MR, Bartz RL, Reardon PR, et al. A method for open reduction and internal fixation of the unstable posterior sternoclavicular joint dislocation. *J Orthop Trauma* 1997;11:378–381.
8. Brooks Al, Henning CD. Injury to the proximal clavicle epiphysis (Abstr). *J Bone Joint Surg Am* 1972;54A:1347–1348.
9. Brown JE. Anterior sternoclavicular dislocation. A method of repair. *Am J Orthop* 1961;39:184–189.
10. Buckerfield CT, Castle ME. Acute traumatic retrosternal dislocation of the clavicle. *J Bone Joint Surg Am* 1984;66:379–385.
11. Burrows HJ. Tenodesis of subclavius in the treatment of recurrent dislocation of the sternoclavicular joint. *J Bone and Joint Surg* 1951; 33-B(2):240–243.
12. Clark RL, Milgram JW, Yawn DH. Fatal aortic perforation and cardiac tamponade due to a Kirschner wire migrating from the right sternoclavicular joint. *South Med J* 1974;67:316–318.
13. De Jong KP, Sukul DM. Anterior sternoclavicular dislocation: a long-term follow-up study. *J Orthop Trauma* 1990;4:420–423.
14. Dennis MG, Kummer FJ, Zuckerman JD. Dislocations of the sternoclavicular joint. *Bull Hosp Jt Dis* 2000;59(3):153–7.
15. Eskola A, Vainionpaa S, Vastamaki M, et al. Operation for old sternoclavicular dislocation. Results in 12 cases. *J Bone Joint Surg Br* 1989;71:63–65.
16. Ferry A, Rock R, Masterson J. Retrosternal dislocation of the clavicle. *J Bone Joint Surg Am* 1957;39:905–910
17. Fery A, Sommelet J. Les disjonctions sterno-claviculaires. Considerations sur le traitement et les resultants de 49 cas. *Internat Orthop* 1988;12:187–195.
18. Franck WM, Jannasch O, Hennig FF, et al. Balser plate stabilization: an alternate therapy for traumatic sternoclavicular instability. *J Shoulder Elbow Surg* 2003;12:276–281.
19. Heinig CF. Retrosternal dislocation of the clavicle, early recognition, X-ray diagnosis and management (abstract). *J Bone Joint Surg* 1968;50:830.
20. Lowman CL. Operative correction of old sternoclavicular dislocation. *J Bone Joint Surg Am* 1928;10:740–741.
21. Lunseth PA, Chapman KW, Frankel VH. Surgical treatment of chronic dislocation of the sternoclavicular joint. *J Bone Joint Surg Br* 1975;57:193–196.
22. Lyons FA, Rockwood CA Jr. Migration of pins used in operations on the shoulder. *J Bone Joint Surg Am* 1990;72:1262–1267.
23. Nettles JL, Linscheid RL. Sternoclavicular dislocations. *J Trauma* 1968;8(2):158–164.
24. Pierce RO Jr. Internal derangement of the sternoclavicular joint. *Clin Orthop* 1979;141:247–250.
25. Rockwood CA Jr, Groh GI, Wirth MA, et al. Resection arthroplasty of the sternoclavicular joint. *J Bone Joint Surg Am* 1997;79:387–393.
26. Rockwood CA Jr. Injuries to the sternoclavicular joint. In: Rockwood CA Jr, Green DP, Buchholz RW, eds. *Rockwood and Green's Fractures in Adults*. Vol. 1, 3rd ed. Philadelphia, PA: J.B. Lippincott; 1991: 1253–1307.
27. Rockwood CA, Odor JM. Spontaneous atraumatic anterior subluxation of the sternoclavicular joint. *J Bone Joint Surg Am* 1989;71:1280–1288.
28. Spencer EE Jr, Kuhn JE. Biomechanical analysis of reconstructions for sternoclavicular joint instability. *J Bone Joint Surg Am* 2004;86:98–105.
29. Spencer EE Jr, Wirth MA, Rockwood CA Jr. In: Iannotti JP, Williams GR, eds. *Disorders of the Sternoclavicular Joint: Pathophysiology, Diagnosis, and Management in Disorders of the Shoulder- Diagnosis and Management*. Vol. 1, 3rd ed. Philadelphia, PA: Lippincott Williams and Wilkins; 2007:1007–1052.
30. Wirth MA, Rockwood CA Jr. Acute and chronic traumatic injuries of the sternoclavicular joint. *J Acad Orthop Surg* 1996;4:268–278
31. Worman LW, Leagus C. Intrathoracic injury following retrosternal dislocation of the clavicle. *J Trauma* 1967;7(3):416–423.

（虞　佩 译　陈云丰 校）

第 22 章

Gregory T. Altman，Leah M. Schulte

胸锁关节损伤的并发症

胸锁关节损伤的并发症

虽然胸锁关节损伤较为罕见，但由于胸锁关节极为靠近人体的重要结构，再加上是一个内含滑液的关节，因而难免会出现一些损伤后的并发症。这些并发症可出现在对胸锁关节前脱位及后脱位采取手术治疗和非手术治疗的过程中。本章将探讨这两种类型的并发症。

非手术治疗的并发症

胸锁关节前脱位

胸锁关节前脱位最为常见的并发症是外观不良，患侧表现为胸锁关节表面膨出或者出现“肿块”（图 22-1）[53]，有时会伴有疼痛。De Jong 对 10 例创伤性胸锁关节前脱位的患者进行了 5 年的平均随访，发现 1 例患者在极度外展上臂时出现疼痛，1 例患者在患侧卧位时出现疼痛，7 例患者未出现不适，余下 1 例患者有明显的臂丛神经损伤，很难对肩关节功能障碍和不适进行评估[8]。此外，采取非手术方法治疗胸锁关节前脱位后，会出现胸锁关节退变（图 22-2）[29,53]，这可能是由于在最初损伤时伴有关节内损伤，或者是因为损伤后长时间关节不匹配导致的。对于改变运动方式、服用消炎镇痛药及关节腔内注射类固醇仍不能缓解症状的患者，可采用内侧锁骨局限性切除术。若患者出现慢性胸锁关节不稳定，则需要采用内侧锁骨切除术加韧带重建术。

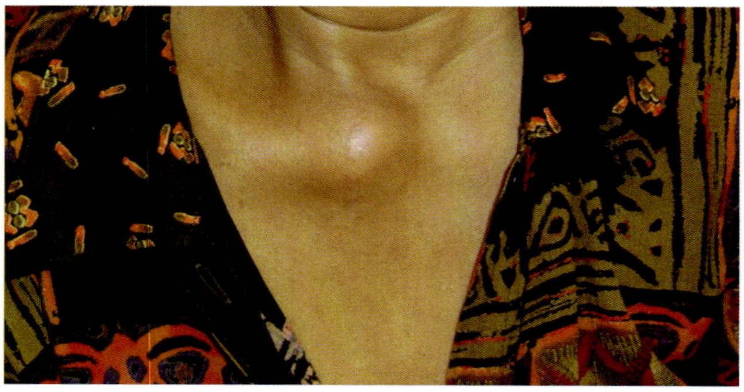

图 22-1 该患者在胸锁关节前脱位后残留“肿块”

闭合复位治疗胸锁关节前脱位可导致复发性胸锁关节脱位及慢性胸锁关节不稳定。Nettles 报道了对 14 例急性胸锁关节前脱位患者采用闭合复位治疗。其中 11 例患者未出现复发性脱位或者疼痛，3 例患者出现复发性胸锁关节不稳定[32]。复发性胸锁关节不稳定或慢性前方不稳定的治疗同样遵循急性胸锁关节前脱位的手术治疗指南。然而，当伴有慢性胸锁关节

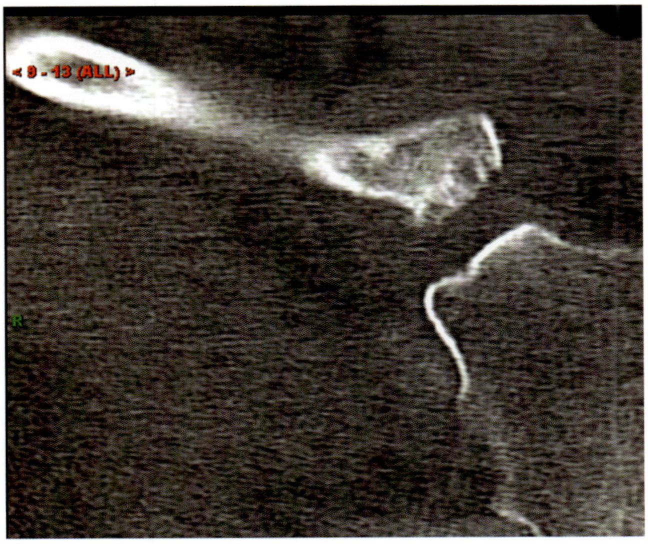

图 22-2 创伤后胸锁关节骨关节炎患者的 CT 平扫

不稳定时，更容易出现胸锁关节退变，治疗时应采用胸锁关节切除成形术，然后进行韧带重建。

胸锁关节后脱位

胸锁关节后脱位或胸骨后脱位通常可产生严重的甚至危及生命的并发症。据报道，胸锁关节后脱位几乎可以损伤到胸腔以及纵隔内的任何一个结构。事实上，相关的损伤包括左臂黄萎病伴无名静脉闭塞（需要闭合复位后治疗）[38]、锁骨下静脉闭塞[47]、右胸主动脉压迫[20]、上腔静脉撕裂伴气胸[55]、乳内动脉破裂和头臂静脉撕裂[7]、气胸[36]、气管受压、呼吸窘迫和声音嘶哑[5,40]、第一肋骨骨折导致同侧声带麻痹[45]、气管压迫导致的相关打鼾[24]、继发于食管受压的吞咽困难[13,49]、纵隔压迫伴纵隔气肿[23]、颈静脉怒张、食管破裂后形成脓肿、锁骨内侧切除术后的骨髓炎、心肌传导异常及臂丛神经压迫导致的永久性神经损伤[33]。

慢性胸锁关节胸骨后脱位可导致胸腔内重要结构的损伤。这些损伤包括未经治疗患者的锁骨下动脉完全闭塞[47]、头臂静脉受压和血栓形成[25]以及右锁骨下动脉假性动脉瘤[25]。有报道某 16 岁男孩胸锁关节损伤后出现上臂肿胀及发绀，伤后 14 个月出现锁骨下静脉闭塞[53]。另有报道胸锁关节胸骨后脱位的患者在漏诊后第 32 天发现致命的气管食管瘘[51]。一名 30 岁的男性患者在损伤 6 个月后被诊断为胸廓出口综合征，表现为手臂麻木、痉挛、水肿和发绀，手臂举过头顶时脉搏减弱。在切除内侧 1/2 锁骨后，患者的症状得到缓解[15]。胸廓出口综合征是由于上臂外展时内侧锁骨向后方和下方运动，并在肋锁关节处发生撞击引起的[34]。另有报道，类似胸廓出口综合征的症状在切除内侧锁骨或者切除第一肋骨后可得到缓解[22,31,55]。Noda 等报道了 1 例慢性胸廓出口综合征的病例，通过切开复位向后脱位的锁骨并采用异体肌腱重建可以缓解慢性胸廓出口综合征的症状[34]。

Worman 和 Leagus 回顾了 60 例胸锁关节胸骨后脱位的患者，其中有 16 例患者出现了累及气管、食管或大血管的并发症[55]。近来，Ono 等通过文献检索回顾了 102 例胸锁关节胸骨后脱位的患者，发现其中 31 例患者出现了累及重要结构的严重并发症[38]。Glass 等进行了 Meta 分析后也发现，30% 的胸锁关节后脱位患者具有胸廓或纵隔压迫症状[55]。由于 25% ~ 30% 的患者会出现严重甚至危及生命的并发症，因而我们建议采用切开复位和固定（如果需要的话）的方法来治疗所有的胸锁关节后脱位。最有效的避免这类并发症的方法是准确、快速地诊断，进而提供合适的治疗方法。正如先前强调的一样，由于这种损伤靠近纵隔的内部结构而且存在潜在的相关损伤，因而必须胸外科医师进行协助。

手术治疗的并发症

术　　中

手术治疗胸锁关节损伤可能出现较严重的并发症。由于所有的重要结构位于胸腔内，因而在手术治疗后脱位的过程中有发生损伤的风险，需再次强调术中联合胸外科医师共同诊治的重要性。现已有术中出现气胸的报道[2]，因而在手术临近结束时需要拍摄胸部正位片以评估可能出现的气胸，这一点十分重要。

术后：总体情况

在各种外科手术中，感染是公认的并发症，胸锁关节感染具有较高的发病率。Omer 报道了 1 例锁骨切除和重建后伤口感染致骨髓炎，并需要进行清创[37]。另外，该区域的感染可导致化脓性关节炎，需要进行清创。MRI 检查有助于评估累及软组织的范围和诊断脓肿形成[19]。如需扩大清创，则需要切除不稳定区域的锁骨或（和）胸骨[44]。更有甚者，感染蔓延到纵隔时有导致胸廓内脓肿形成的风险，可危及生命[19,54]。对于自发性化脓性胸锁关节炎，及时处理感染至关重要。应快速诊断、清创及使用细菌药敏试验敏感的抗生素。尤其是需要寻求感染性疾病方面专家的帮助和指导。

胸锁关节骨关节炎被认为是胸锁关节重建术后的并发症[12,14]，可以通过之前描述的方法处理，保护好以前的固定。此外，据报道，胸锁关节骨关节炎可导致肩关节活动度的缺失，但大多数患者仍能保持肩关节的功能活动度[12-14]。胸锁关节重建或者内侧锁骨切除术后，肌力比对侧减弱[12,14]。1 例患者出现了持续性皮下血肿，于术后 2 个月进行了引流[14]。Mehta 等报道，内侧锁骨切除术后可出现间歇性的锁骨下压迫[31]。Reilly 等进行了个例报道，对非创伤性的胸锁关节前脱位使用 Darcon 前臂吊带悬吊以拴住锁骨近端至第一肋骨。9 个月后患者出现了锁骨的磨损，并且不与第一肋骨相连[42]。1958 年，Cave 报道了钢板断裂[6]，并认为钢板过于刚性而不足以承受通过胸锁关节巨大的杠杆力，由此出现了当前不太刚性的软组织重建的方法。

术后：钢针迁移

手术治疗胸锁关节脱位时，最常见的并发症是钢针迁移，可以是完整迁移、断裂迁移、带螺纹以及光杆的钢针迁移[30,35,50]。1944 年，Inman 报道了胸锁关节随肩关节的抬高而明显升高并旋转[21]。这一运动将通过胸锁关节产生巨大的杠杆力，而使钢针发生断裂或松动。钢针会迁移至心脏、肺动脉、主动脉、锁骨下动脉、纵隔、胸腔、肺、椎管、腹部甚至眼眶，常有报道会导致较高的致残率和死亡率[4,11,13,16,18,27,28,30,32,35,41,46,50]。

在对文献进行回顾后，Lyons 和 Rockwood 发现了 49 个记录在案的肩胛带钢针迁移的 47 例患者的情况。显示大多数钢针迁移与胸锁关节有关（21/47 位），其中 8 例死于胸锁关节手术后钢针迁移，因而他们强烈反对使用钢针治疗胸锁关节损伤[30]，对此我们完全同意。最有效的避免钢针相关并发症的方法就是避免使用。

复发性胸锁关节脱位及慢性胸锁关节不稳定

胸锁关节损伤在重建手术后出现疼痛性的复发性脱位很常见。Noda 报道了一位 23 岁的男性患者。对该患者首先移植自体掌长肌肌腱进行胸锁关节后脱位的重建并获得了较好的稳定性，同时更加注意后方韧带的修补，并用异体髂胫束加固，然而术后 2 个月出现再脱位[34]。Bae 等在一项回顾性研究中发现，对 15 例儿童胸锁关节重建后有 2 例发生再脱位[1]。个案研究报道了 1 例创伤性胸锁关节后脱位的患者经切开重建手术后出现慢性胸锁关节前方半脱位[52]。Nettles 报道了对 12 例胸锁关节前脱位的患者进行胸锁关节重建手术治疗，术后有 4 例再脱位。其中 2 例患者采用内侧锁骨切除术作为补救措施[32]。也有报道锁骨内侧切除后出现慢性胸锁关节不稳定和疼痛，通常将其归因于过度切除。在 1 项对 15 例患者的回顾性研究中发现，如果术中保留胸锁韧带的完整性，则术后功能明显提高[43]。Nettles 报道了对 4 例胸锁关节前脱位的患者均采用内侧锁骨切除术，其中 2 例为初次手术，另外 2 例为补救手术，均获得了较好的疗效[32]。然而，Eskola 报道，在治疗慢性胸锁关节脱位时，与不同的重建方法相比，内侧锁骨切除术的疗效较差。他在一项回顾性研究中发现，4 例经内侧锁骨切除术治疗的患者术后均不能恢复正常工作[12]。Panzica 进行了回顾性研究，对 11 例慢性胸锁关节前方不稳定的患者进行了切开手术，平均随访 10 年，在 5 例行韧带重建术的患者中，1 例患者出现疼痛和胸锁关节不稳定，1 例患者仅出现疼痛。在 6 例行内侧锁骨切除术的患者中，3 例患者出现疼痛和残余锁骨的不稳定，1 例仅出现疼痛[39]。Eskola 和 Panzica 都建议在手术治疗慢性胸锁关节不稳定时优先选择韧带重建术，而非内侧锁骨切除术[12,39]。然而不幸的是，对于因过度切除导致的锁骨不稳定的治疗选择具有一定的局限性。Krishnan 等指出，对于疼痛性的不稳定的残余锁骨行全锁骨

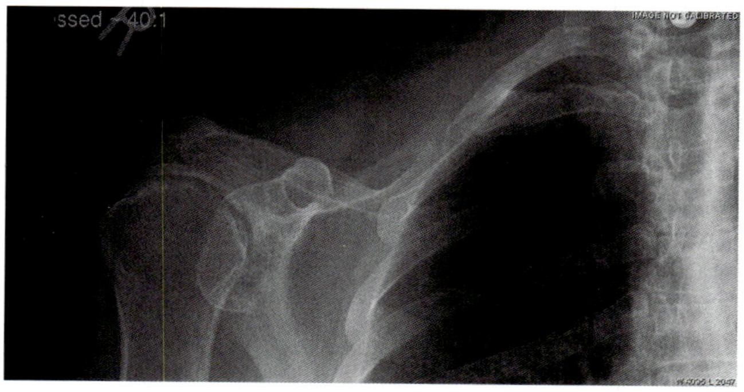

图 22-3 内侧锁骨过度切除后采用全锁骨切除术治疗锁骨内侧不稳定的 X 线片

切除术也许是一种成功的补救措施（图 22-3）[26]。

小　结

与对胸锁关节脱位的治疗类似，胸锁关节损伤和治疗引起的并发症的评估和治疗也许是我们面临的同样的挑战。对胸锁关节后脱位行非手术治疗的并发症也许较为严重，并危及患者生命，然而，对胸锁关节前脱位行非手术治疗的并发症较为缓和。需要仔细评估胸锁关节前脱位和后脱位的手术治疗的并发症，以便选择有效的治疗方法。

参考文献

1. Bae DS, Kocher MS, Waters PM, et al. Chronic recurrent anterior sternoclavicular joint instability: results of surgical management. *J Pediatr Orthop* 2006;26(1):71–74.
2. Booth CM, Roper BA. Chronic dislocation of the sternoclavicular joint: an operative repair. *Clin Orthop Relat Res* 1979;140:17–20.
3. Borowiecki B, Charow A, Cook W, et al. An unusual football injury. *Arch Otolaryngol* 1972;95(2):185–187.
4. Brown JE. Anterior sternoclavicular dislocation. A method of repair. *Am J Orthop* 1961;3:184–189.
5. Buckerfield C, Castle M. Acute traumatic retrosternal dislocation of the clavicle. *J Bone Joint Surg Am* 1984;66:379–385.
6. Cave EF. Shoulder girdle injuries. In: Cave EF, ed. *Fractures and Other Injuries*. Chicago, IL: Year Book Publishers; 1958;258.
7. Cooper GJ, Stubbs D, Waller DA, et al. Posterior sternoclavicular dislocation: a novel method of external fixation. *Injury* 1992;23(8):565–566.
8. de Jong KP, Sukul DM. Anterior sternoclavicular dislocation: a long-term follow-up study. *J Orthop Trauma* 1990;4(4):420–423.
9. Dennis MG, Kummer FJ, Zuckerman JD. Dislocations of the sternoclavicular joint. *Bull Hosp Jt Dis* 2000;59(3):153–157.
10. Dutta AK, Wirth MA, Rockwood CA Jr. Sternoclavicular joint injuries. In: Bucholz RW, ed. *Rockwood and Green's Fractures in Adults*. 7th ed. Philadelphia, PA: Lippincott Williams and Wilkins; 2010;1243–1275.
11. Eaton R, Serletti J. Computerized axial tomography—a method of localizing steinmann pin migration. A case report. *Orthopedics* 1981;4:1357–1360.
12. Eskola A, Vainionpää S, Vastamäki M, et al. Operation for old sternoclavicular dislocation. Results in 12 cases. *J Bone Joint Surg Br* 1989;71(1):63–65.
13. Ferrandez L, Yubero J, Usabiaga J, et al. Sternoclavicular dislocation, treatment, and complications. *Ital J Orthop Traumatol* 1988;14:349–355.
14. Franck WM, Jannasch O, Siassi M, et al. Balser plate stabilization: an alternate therapy for traumatic sternoclavicular instability. *J Shoulder Elbow Surg* 2003;12(3):276–281.
15. Gangahar DM, Flogaites T. Retrosternal dislocation of the clavicle producing thoracic outlet syndrome. *J Trauma* 1978;18(5):369–372.
16. Gerlach D, Wemhoner SR, Ogbuihi S. On two cases of fatal heart tamponade due to migration of fracture nails from the sternoclavicular joint. *Z Rechtsmed* 1984;93:53–60.
17. Glass JR, Thompson JD, Cole PA, et al. Treatment of sternoclavicular joint dislocations: a systematic review of 251 dislocations in 24 case series. *J Orthop Trauma* 2011;70(5):1294–8.
18. Grabski RS. Unusual dislocation of a fragment of Kirschner wire after fixation of the sternoclavicular joint. *Wiad Lek* 1987;40(9):630–632.
19. Higginbotham TO, Kuhn JE. Atraumatic disorders of the sternoclavicular joint. *J Am Acad Orthop Surg* 2005;13(2):138–145.
20. Howard NJ. Acromialclavicular and sternoclavicular joint injuries. *Am J Surg* 1939;46:284–291.
21. Inman VT, Saunders JB, Abbott LC. Observations of the function of the shoulder joint. *J Bone Joint Surg Am* 1944;26:1–31.
22. Jain S, Monbaliu D, Thompson JF. Thoracic outlet syndrome caused by chronic retrosternal dislocation of the clavicle. Successful treatment by transaxillary resection of the first rib. *J Bone Joint Surg Br* 2002;84(1):116–118.
23. Jougon JB, Lepront DJ, Dromer CE: Posterior dislocation of the sternoclavicular joint leading to mediastinal compression. *Ann Thorac Surg* 1996;61(2):711–713.
24. Kennedy JC. Retrosternal dislocation of the clavicle. *J Bone Joint Surg Br* 1949;31(1):74.
25. Kiroff GK, McClure DN, Skelley JW. Delayed diagnosis of posterior sternoclavicular joint dislocation. *Med J Aust* 1996;164(4):242–243.
26. Krishnan SG, Schiffern SC, Pennington SD, et al. Functional outcomes after total claviculectomy as a salvage procedure. A series of six cases. *J Bone Joint Surg Am* 2007;89(6):1215–1219.
27. Kumar P, Rees GM, Godbole R, et al. Intrathoracic migration of a Kirschner wire. *JR Soc Med* 2002;95:198–199.
28. Leonard JW, Gifford RW Jr. Migration of a Kirschner wire from the clavicle into the pulmonary artery. *Am J Cardiol* 1965;16(4):598–600.
29. Lunseth PA, Chapman KW, Frankel VH. Surgical treatment of chronic dislocation of the sterno-clavicular joint. *J Bone Joint Surg Br* 1975;57(2):193–196.
30. Lyons FA, Rockwood CA Jr. Migration of pins used in operations on the shoulder. *J Bone Joint Surg Am* 1990;72(8):1262–1267.
31. Mehta JC, Sachdev A, Collins JJ. Retrosternal dislocation of the clavicle. *Injury* 1973;5(1):79–83.
32. Nettles JL, Linscheid RL. Sternoclavicular dislocations. *J Trauma* 1968;8(2):158–164.
33. Niessen H. Zur Behandlung der retrosternalen Luxation der Clavicula. *Deutsche Zeitschrift fur Chirurgie* 1931;231:405.
34. Noda M, Shiraishi H, Mizuno K. Chronic posterior sternoclavicular dislocation causing compression of a subclavian artery. *J Shoulder Elbow Surg* 1997;6(6):564–569.
35. Norrell H Jr, Llewellyn RC. Migration of a threaded Steinmann pin from an acromioclavicular joint into the spinal canal. A case report. *J Bone Joint Surg Am* 1965;47:1024–1026.
36. O'Connor PA, Nölke L, O'Donnell A, et al. Retrosternal dislocation of the clavicle associated with a traumatic pneumothorax. *Interact Cardiovasc Thorac Surg* 2003;2(1):9–11.
37. Omer GE Jr. Osteotomy of the clavicle in surgical reduction of anterior sternoclavicular dislocation. *J Trauma* 1967;7(4):584–590.
38. Ono K, Inagawa H, Kiyota K, et al. Posterior dislocation of the sternoclavicular joint with obstruction of the innominate vein: case report. *J Trauma* 1998;44(2):381–383.
39. Panzica M, Zeichen J, Hankemeier S, Gaulke R, et al. Long-term outcome after joint reconstruction or medial resection arthroplasty for anterior SCJ instability. *Arch Orthop Trauma Surg* 2010 130(5):657–665.
40. Paterson DC. Retrosternal dislocation of the clavicle. *J Bone Joint Surg Br* 1961;43(1):90–94.
41. Potter FA, Fiorini AJ, Knox J, et al. The migration of a Kirschner wire from shoulder to spleen: brief report. *J Bone Joint Surg Br* 1988;70(2):326–327.
42. Reilly P, Bruguera JA, Copeland SA. Erosion and nonunion of the first rib after sternoclavicular reconstruction with Dacron. *J Shoulder Elbow Surg* 1999;8(1):76–78.
43. Rockwood CA Jr, Groh GI, Wirth MA, et al. Resection arthroplasty of the sternoclavicular joint. *J Bone Joint Surg Am* 1997;79(3):387–393.
44. Rudzki JR, Matava MJ, Paletta GA Jr. Complications of treatment of acromioclavicular and sternoclavicular joint injuries. *Clin Sports Med* 2003;22(2):387–405.
45. Sahin MS, Ergun T, Cakmak G, et al. Posterior sternoclavicular joint dislocation with first rib fracture and ipsilateral vocal cord palsy. *J Emerg Med* Sep 28, 2010; Epub ahead of print
46. Sethi GK, Scott SM. Subclavian artery laceration due to migration of a Hagie pin. *Surgery* 1976;80(5):644–646.
47. Stankler L. Posterior dislocation of the clavicle: a report of 2 cases. *Br J Surg* 1962;50:164–168.
48. Tricoire JL, Colombier JA, Choiron P, et al. Retrosternal dislocation of the clavicle: a report of six cases. *Fr J Orthop Surg* 1990;1:107–112.
49. Tyer HD, Sturrock WD, Callow FM. Retrosternal dislocation of the clavicle. *J Bone Joint Surg Br* 1963;45(1):132–137.

50. Venissac N, Alifano M, Dahan M, et al. Intrathoracic migration of Kirschner pins. *Ann Thorac Surg* 2000;69(6):1953–1955.
51. Wasylenko MJ, Busse EF. Posterior dislocation of the clavicle causing fatal tracheoesophageal fistula. *Can J Surg* 1981;24(6):626–627.
52. Wettstein M, Borens O, Garofalo R, et al. Anterior subluxation after reduction of a posterior traumatic sterno-clavicular dislocation: a case report and a review of the literature. *Knee Surg Sports Traumatol Arthrosc* 2004;12(5):453–456.
53. Wirth MA, Rockwood CA Jr. Acute and chronic traumatic injuries of the sternoclavicular joint. *J Am Acad Orthop Surg* 1996;4(5):268–278.
54. Wirth MA, Rockwood CA Jr. Complications following repair of the sternoclavicular joint. In: Bigliani LU, ed. *Complications of Shoulder Surgery*. Baltimore, MD: Williams & Wilkins; 1993:139–153.
55. Worman LW, Leagus C. Intrathoracic injury following retrosternal dislocation of the clavicle. *J Trauma* 1967;7(3):416–423.

（虞 佩 译 陈云丰 校）

第六部分

青少年肩部骨折

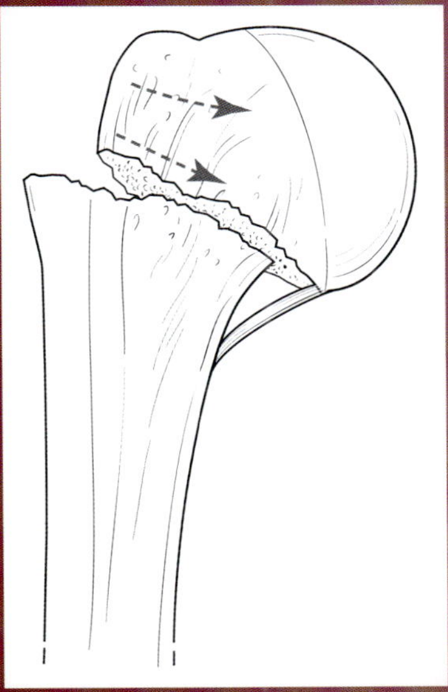

第 23 章

David Feldman

青少年锁骨骨折：诊断、治疗和并发症

引 言

随着青少年参加越来越多的体育运动，运动损伤的患者也越来越多。锁骨连接肩胛带与中轴骨，并且定位较为表浅，从而使其也较易受到外伤。锁骨骨折占青少年所有骨折的 15%，90% 的锁骨骨折发生于中段[25]。传统上对这些骨折都可以采用非手术治疗，特别是青少年群体，因为他们的锁骨重塑能力较强[39]。

最近，已证明手术治疗锁骨骨折对于一些特定病例能够起到较好的效果。然而，对于青少年锁骨骨折是否都应手术仍存在争议。虽然人们将青少年看作为“儿童”，但是他们的骨重塑能力并没有儿童强。在青少年人群中（通常指 13 ～ 15 岁），锁骨仍然在骨化过程中。在较年长的青少年中，骨再成长的时间小于 2 年，骨的重塑能力减弱，对其按照“成年人”的标准进行治疗，他们可能会从中受益[12]。本章主要关注青少年锁骨骨折的诊断、治疗以及并发症。

解剖学和胚胎学

锁骨是人体中少数几块由间充质骨化的骨之一，从胚胎期开始生长，并在妊娠末期发育完成。锁骨是全身骨骼中第一个开始骨化而最后一个完成骨化中心融合的骨。锁骨是一块呈“S”形的骨，后方弧度在内侧，前方弧度在外侧，在胸骨端以及肩峰端增宽，而在中段较为扁平。因此，较容易发生中段骨折。同时，锁骨也是三角肌、斜方肌、胸锁乳突肌、胸大肌以及锁骨下肌的止点。

在儿童和青少年，由于在锁骨周围有较厚的骨膜并连接至喙锁韧带外侧缘，因此，锁骨有较强的愈合能力。发生骨折时，骨膜能够刺激新的骨生长，并能够重塑一些移位和（或）成角的骨折。正因为此骨膜的存在，青少年和儿童的锁骨远端骨折拥有较强的重塑能力[14]。

临床评估

锁骨骨折多由上肢伸直位跌倒或是损伤传导至肩关节外侧所致[12]，对抗性运动是导致青少年锁骨骨折最常见的原因，并且多见于锁骨中段骨折，直接暴力或安全带导致的锁骨骨折较为少见[10]。

青少年锁骨骨折的主要临床表现为骨折端压痛、顶住皮肤甚至刺穿皮肤、充血以及水肿[12]。此外，对于高暴力损伤，对患肢需要检查有无臂丛神经以及血管损伤、脊柱损伤、肱骨近端骨折、肩胛带与喉部损伤[28]。

影像学检查

通常标准摄片对诊断锁骨骨折即已足够。对于锁骨中段骨折，正位片以及 45° 头侧位片较常使用。一张标准的正位片需要显示锁骨全长，包括胸锁关节与肩锁关节。45° 侧位片则需要关注锁骨的移位角度[12]。

在标准正位片上较难发现锁骨内侧骨折。CT 检查可以较为清晰地发现骨折以及移位角度，特别是向后侧纵隔内移位的骨折。同时，CT 也有助于发现内侧的骨骺分离。可通过肩胛骨正、侧位片以及腋位片发现锁骨外侧远端骨折。

超声检查

在床旁诊断以及 X 线片无法满足要求时，超声检查是较为有效的检查手段。虽然最早是在诊断新生儿锁骨骨折时应用 B 超，但近期它也被用于儿童与青少年骨折的诊断。B 超检查较为快速、便宜、无痛，并且不会让患者接触射线。

分　　型

Allman 分型（表 23-1）主要是根据骨折的解剖部位进行分型[1]。Ⅰ型为喙锁韧带内侧中段骨折，Ⅱ型为锁骨外侧端骨折，Ⅲ型是邻近胸锁关节的中段末端骨折。可根据有无移位对骨折进一步分型。

表 23-1　Allman 分型

分型	部位
Ⅰ	中段骨折，并且在喙锁韧带内侧
Ⅱ	锁骨外侧端骨折，在喙突外侧
Ⅲ	内侧端（近端）骨折，从胸锁关节外侧端延伸至肋锁韧带

表 23-2　Neer 分型

分型	部位
Ⅰ	在喙锁韧带远端，并且肩锁韧带完整
Ⅱa	在喙肩韧带内侧
Ⅱb	在喙肩韧带之间，可伴有部分或全部喙肩韧带损伤
Ⅲ	在喙肩韧带远端并向肩锁关节延伸

Neer 分型将锁骨外侧骨折根据骨折位置与喙肩韧带的关系分为三型（表 23-2）。Ⅰ型骨折在喙锁韧带远端，并且肩锁韧带完整。Ⅱ a 型骨折在喙肩韧带内侧；Ⅱ b 型骨折在喙肩韧带之间，可伴有部分或全部喙肩韧带损伤。Ⅲ型骨折在喙肩韧带远端并向肩锁关节延伸。虽然在成人骨折中，喙肩韧带的位置是决定对锁骨远端 1/3 骨折治疗的因素，但在青少年锁骨骨折中，由于骨膜包裹在喙肩韧带的附着点，其意义并没有在成人骨折中那么明显。然而，对于青少年骨折中骨膜覆盖是否完整较难判断。

在儿童和青少年人群，仍然会有生长板以及骨骺骨折，因此，出现了 Salter Harris 分型。Ⅰ型骨折是指骨折线横行穿过骨骺，Ⅱ型骨折穿过骨骺以及干骺端。Rockwood 基于锁骨外侧端位置以及骨膜鞘情况将小儿肩锁关节损伤分为 5 类（表 23-3）[13]。Ⅰ型损伤是指肩锁韧带扭伤并且无骨膜套袖损伤；Ⅱ型损伤是指部分背侧骨膜套袖损伤，且肩锁关节轻微增宽（图 23-1）；Ⅲ型损伤是指背侧骨膜套袖较大的损伤，且伴有锁骨远端骨折移位及不稳定；Ⅳ型骨折有向后方移位，且有骨膜套袖损伤；Ⅴ型损伤指锁骨远端向喙突下方脱位。

表 23-3　Rockwood 分型

分型	部位
Ⅰ	肩锁韧带扭伤，且无骨膜套袖损伤
Ⅱ	部分背侧骨膜套袖损伤，且肩锁关节轻微增宽
Ⅲ	背侧骨膜套袖较大的损伤，且伴有锁骨远端骨折移位及不稳定
Ⅳ	骨折向后方移位，且有骨膜套袖损伤
Ⅴ	锁骨远端向喙突下方脱位

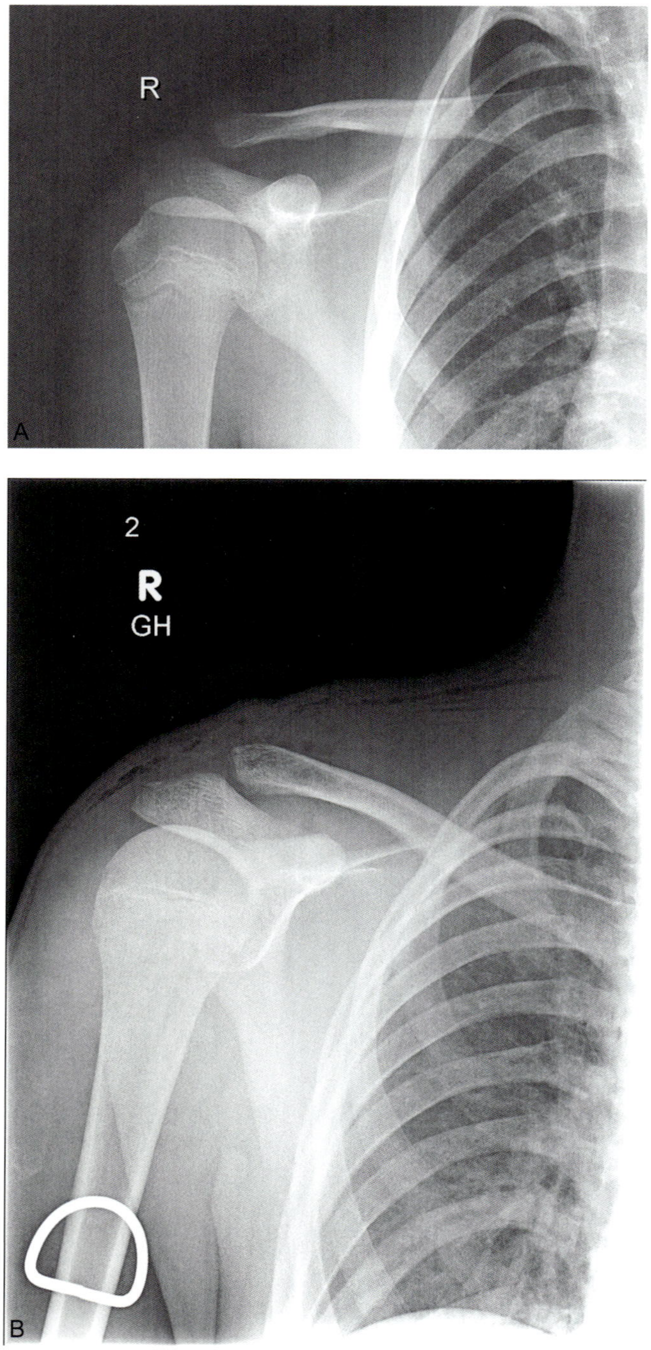

图 23-1 （A）患者 14 岁，肩锁关节损伤。X 线正位片示肩锁关节增宽。（B）骨折的愈合方式证实存在骨骺分离，并且不伴有下方骨膜套袖损伤

治　疗

过去，对儿童与青少年的锁骨骨折几乎总是采用非手术治疗方案，包括前臂吊带制动以及 8 字绷带支具固定。然而，后者比前者在舒适度上明显降低，而两者的效果基本相似，因而不再使用 8 字绷带支具。Neer 首先报道了对 3 位有移位的青少年锁骨骨折采取手术治疗导致的并发症。他发现开放复位常常导致骨不愈合，大多数与手术不恰当有关。Neer 提出了几个手术的适应证：有喙锁韧带损伤、中段节段性骨折、伴有明显的软组织损伤以及有血管与臂丛神经受压症状 [23,24]。

报道青少年锁骨骨折的治疗效果的文献极少。以往，其手术入路与小儿患者相同。随着手术技术的更新，治疗成人有移位骨折的方式已有所改变，从而引发了对于青少年锁骨骨折是否需要改变手术方式的讨论 [28]。

之前，儿童与青少年锁骨骨折被列在同一类治疗类型中，然而，由于锁骨远端的骨骺到 19 岁时才闭合，内侧骨骺直到 25 岁才闭合，因此，许多人认为青少年仍有较强的骨愈合和重塑能力 [14]。但是，仍有较多文献报道对有移位的青少年锁骨骨折更需要采取手术治疗 [14,21]。

在 Kubiak 等的研究中，有报道对 15 岁的青少年锁骨骨折采取手术治疗 [14]。虽然此项研究群体为儿童，但作者认为对儿童锁骨骨折采取手术治疗极为少见，通常仅适用于处于年龄稍长的患者。Mehlman 等的研究指出，对成人患者的研究证据表明，手术治疗适用于完全移位的青少年骨折。他们认为，青少年的骨重塑能力与成人更为接近，因为在生命早期锁骨长度即已较为完整 [21]，15 岁患者的重塑能力比更年幼的患者差，因此，将 15 岁作为青少年患者的一个分界点进行再分类。对更年幼且骨骼发育未成熟的患者，应按照与儿童相似的方式进行处理，而年长者则应按成人标准处理。

非手术治疗

一般认为，对无移位的骨折可采用非手术治疗。通常认为佩戴前臂吊带可以激发骨骼的愈合功能。年长以及年幼的患者均可以采用非手术治疗 [29]，并且在功能以及疼痛方面均能收到较好的效果（图 23-2）。

急性锁骨中段骨折以及外侧 1/3 骨折的患者通常可以使用前臂吊带直至疼痛减轻。一旦疼痛减轻，可以开始进行肩关节活动度以及渐进性肌力训练（图 23-3、23-4）。

锁骨内侧骨折的患者同样能使用前臂吊带治疗。然而，若遇到此类情况，必须关注是否有胸骨后移位以及脱位情况，特别是了解患者是否有吞咽困难以及呼吸困难的症状（图 23-5）。这类损伤常常表现

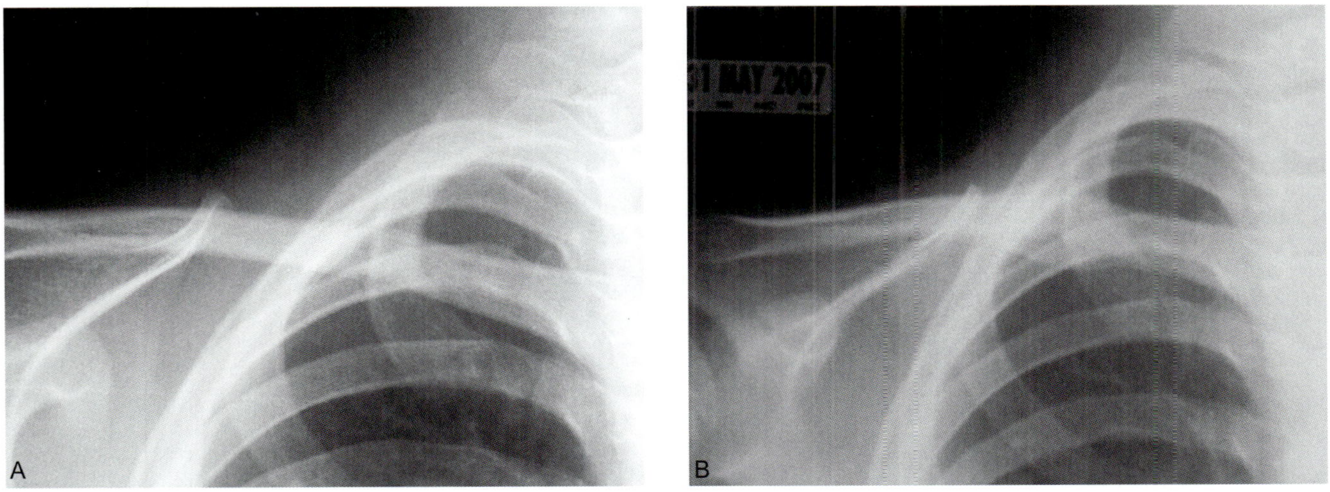

图 23-2 （A）无移位的 I 型锁骨中段骨折；（B）6 ~ 12 个月后 X 线片随访显示愈合中的骨痂已开始重塑

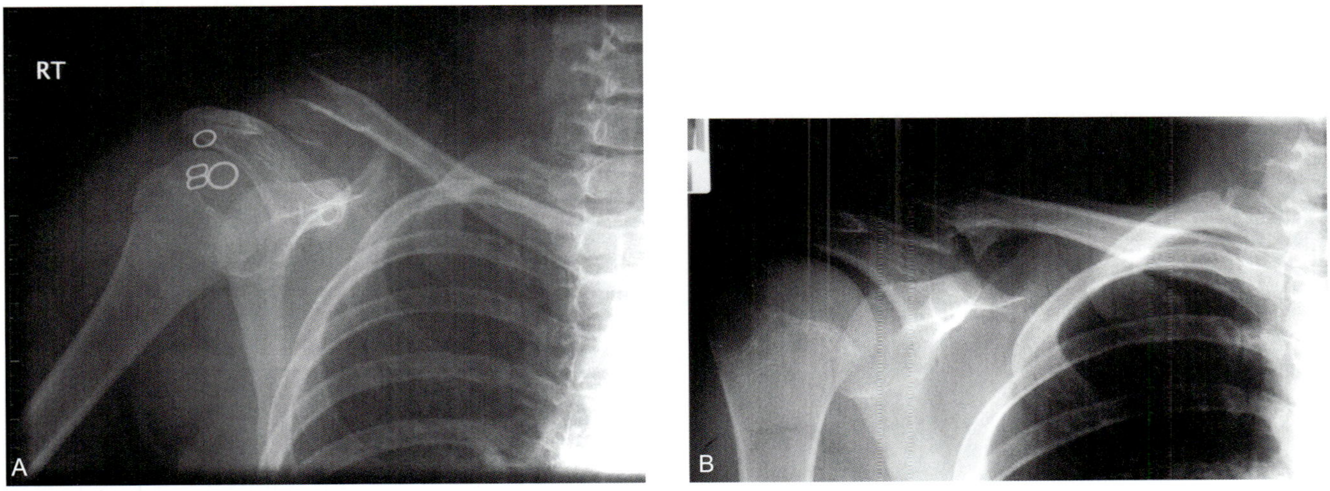

图 23-3 中度移位的 Allman Ⅱ型青少年锁骨远端骨折（A），经过非手术治疗后愈合较好，骨重塑为中度（B）

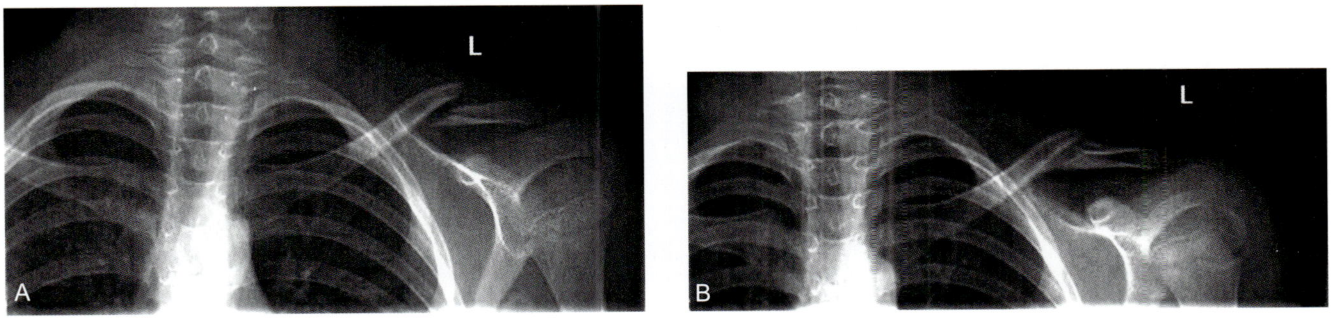

图 23-4 移位的锁骨骨折（A）位于喙锁韧带内侧（Neer Ⅱ a 型），对其采用非手术治疗，（B）移位的骨折经过治疗后疗效较好

为骨骺端分离，并且如果没有 CT 以及 MRI，则难以诊断。若发现有纵隔损伤，则需要切开复位 [12]。

根据移位程度，也可对有移位的锁骨骨折进行非手术治疗（图 23-6）。在青少年患者中，有移位的骨折通常会通过骨痂愈合并形成“突起”，并在 6 ~ 12 个月进行重塑 [1]。

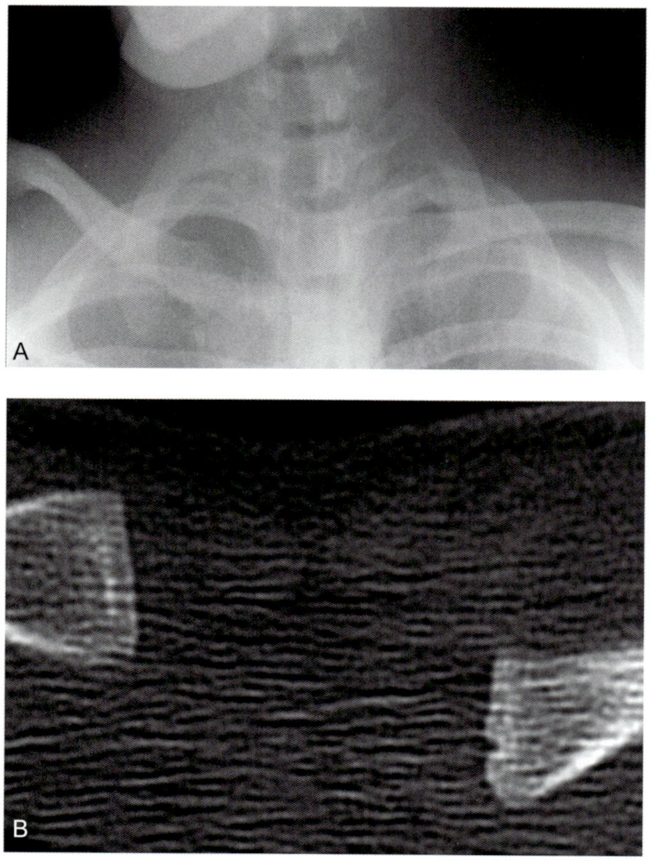

图 23-5 （A）胸部正位片显示锁骨不对称，且存在内侧骨骺损伤；（B）CT 检查显示左侧锁骨内侧胸骨后脱位，需要切开复位

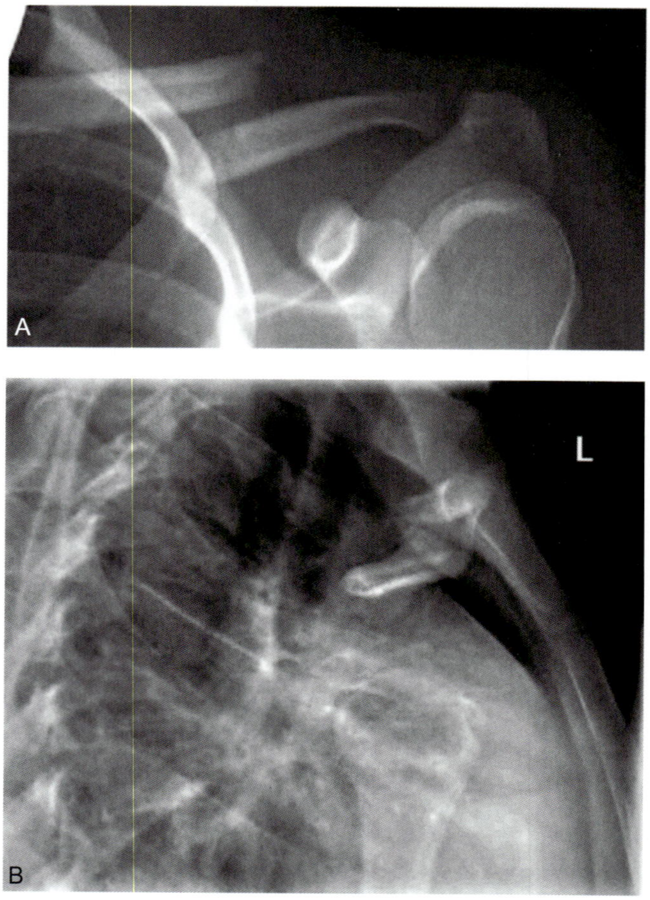

图 23-6 Allman Ⅰ型锁骨中 1/3 骨折（A），经过非手术治疗后完全愈合（B）

经骨骺的脱位，即假性脱位，也会在儿童和青少年中出现。临床上，其表现与肩锁关节脱位一样，但实际上为 Salter Harris I 型骨折（图 23-1）。有较厚骨膜袖套的青少年患者因有骨膜的再生作用，能够较好地进行骨重塑。由于存在骨膜袖套，可对年龄较小的青少年锁骨骨骺骨折患者行非手术治疗。年长青少年的肩锁关节脱位基本上按照成人标准治疗。若喙锁韧带以及骨膜袖套完整，则非手术治疗能够较为成功。然而，若喙肩韧带和（或）骨膜袖套有移位，则可能需要手术治疗[1]。

非手术治疗的并发症

必须要了解对青少年锁骨骨折进行非手术治疗以及手术治疗后的相关并发症[30]。这两种治疗方式都会出现畸形愈合、不愈合、疼痛以及肩关节活动度下降等并发症。

以往非手术治疗的锁骨骨折发生不愈合的概率较低，为 1% ～ 2%[7,8]，但是对有移位的锁骨骨折采取非手术治疗后这一比率高达 15%[9,22]。有研究显示，随着年龄增长，发生骨折不愈合的比率也增加。然而，骨折不愈合在年长患者中也不常见。

然而，畸形愈合在锁骨中段移位骨折中是较为常见的并发症。其中短缩畸形最为多见，不论是在青少年骨折还是成人中段移位骨折中。有研究提示，无论是否出现短缩，肯定会影响美观，同时也会影响功能。然而，Nordqvist 等的研究显示，肩关节活动度与短缩程度并无明显关系。Lazarides 等的研究表明，若短缩 > 15mm，则肩关节的活动度以及旋转功能恢复较差。Nordqvist 则持不同意见，他发现短缩与肩关节前屈、外展以及主动活动度均无影响。目前仍不明确青少年锁骨骨折后短缩的重要性。在成人骨折中，短缩 > 2cm 是切开复位的指征[16,20,30,31]，但在青少年患者中，此指征不太适用。

通常需要特别关注的并发症包括胸廓出口综合征（TOS）以及臂丛神经麻痹。幸运的是，这两种并发症的发生率极低。骨折畸形愈合导致的胸廓出口综合征主要是由骨折移位导致的神经和血管损伤，或是骨痂导致肋锁关节受压所致 [33]。臂丛神经麻痹主要是由于骨折发生时直接损伤导致的。此外，需要特别关注高能量暴力损伤的其他合并损伤。

手术治疗及其并发症

众所周知，骨骼未发育完全的锁骨骨折的患者的愈合能力较年长患者强。对成人的一些特定病例多建议使用手术治疗，但是是否能将这些手术切口用到青少年仍存在疑问。目前主要被广泛接受的手术指征是开放性骨折、存在刺破皮肤的风险以及有神经、血管和纵隔结构损伤 [14]。在儿童以及青少年患者中，如果存在胸锁关节胸骨后脱位或内侧骨骺分离而危及纵隔内组织结构的特殊情况，也应采取手术治疗。

Mckee 等 [19] 对 30 名有移位的锁骨中段骨折患者进行的研究发现，与健侧相比，残留肌力与 DASH 评分均有所降低，但此研究并未得出手术治疗是否优于非手术治疗的结论。之后 Mckee 与 Altamimi[12] 合作的研究发现，在成人骨科，对有移位的锁骨中段骨折采取手术治疗较比非手术治疗在功能恢复上效果更好。作者得出结论：对于活动量较大的成人，有移位的锁骨骨折更倾向于手术治疗。目前，越来越多的研究证明对成人锁骨骨折采取手术治疗的优越性，但其能否用于青少年仍存在疑问。

锁骨中段骨折

对于有移位的锁骨骨折，采取手术治疗时有多种可选方式。它们都有各自的优势与并发症。最为常用的是采用钢板和螺钉（图 23-7）的切开复位内固定（ORIF）。另外，也有弹性稳定髓内钉固定（elastic stable intramedullary nailing，ESIN），其中钛合金弹性钉最为常用。到目前为止，仍没有某种内固定方式优于任何一种其他的内固定方式 [17]。然而，ORIF 被认为是标准的技术。

对于锁骨中段移位骨折，钢板螺钉内固定为最为常用。加压钢板可以预防骨折不愈合并且提高稳定性 [32]。在使用加压钢板时，必须要折弯塑形成锁骨的形态。使用预弯的锁骨加压钢板也可以避免皮肤激惹以及避免使用折弯普通加压钢板 [2]。锁定钢板可以防止螺钉退出。良好的复位以及高强度钢板可保证术后上肢进行早期全活动度训练。

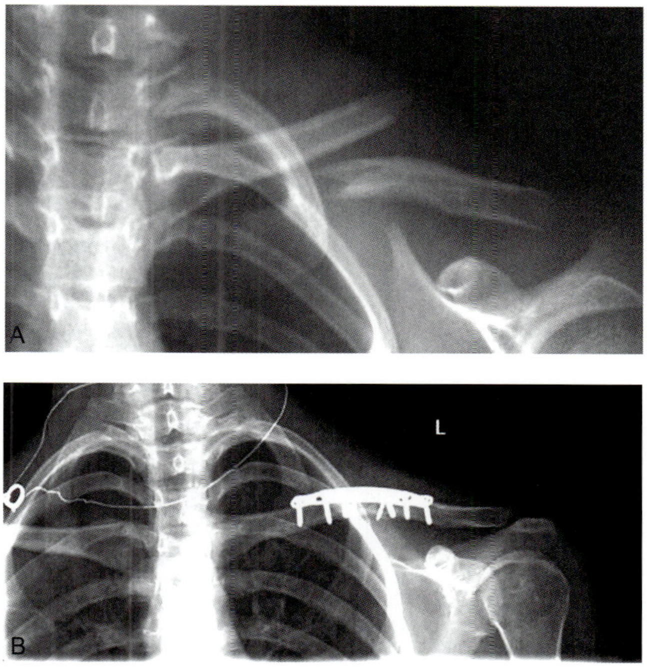

图 23-7　15 岁骨骼“发育未成熟”的患者存在锁骨中段短缩畸形（A），采用预弯的钢板进行切开复位内固定术（B）

钢板固定的主要并发症包括钢板突出导致软组织激惹和感染。也可能发生骨折不愈合。然而，目前 ORIF 的并发症发生率为 7% ～ 12%，在青少年患者中发生率更低 [25]。

钛合金弹性髓内钉（titanium elastichnails，TENs）是一种较新的内固定材料，目前在骨骼发育未成熟的患者中首选使用 [78,18]。由于钛合金弹性髓内钉能够将自身锚定于骨骼内并防止移位，因而被认为是一种较好的髓内钉治疗方式。许多研究报道在青少年患者的一些特殊病例中，髓内钉固定能够使骨折愈合得更快，且并发症较少。

髓内钉固定的并发症包括皮肤激惹、皮肤破裂，内固定失败导致骨折不愈合、延迟愈合以及内固定刺出导致疼痛等。其他主要的并发症包括深部组织感染和神经损伤。

在有移位的锁骨中段骨折治疗中，与非手术治疗相比，髓内钉和钢板固定技术有较好的疗效。髓内钉固定的切口较小，特别是在内固定取出后发生再骨折的概率较低。其主要并发症是不愈合率略高以及内固定戳出。钢板固定的骨折愈合率较髓内钉高，但是软组织激惹、需要取出内固定装置以及再骨折的危险性都较高。目前，钢板固定比髓内固定更能被广泛接受与应用。

锁骨远端骨折

对有移位的锁骨远端骨折，有多种手术治疗方法，但这些方法在青少年中的使用受到诸多限制。有移位的Ⅱ型骨折有较高的不愈合率，因此，对年长的青少年应考虑到这一点。在Ⅱ型骨折中，喙锁韧带撕裂、手臂的重力以及胸大肌、胸小肌和斜方肌群的拉力叠加后可导致移位[23]。

Kubiak 和 Slongo[14] 的研究表明，对儿童以及青少年有移位的锁骨远端骨折可用克氏针固定。虽然本研究并未报道严重的并发症，但此方法较少使用，因为克氏针固定导致的并发症在其他文献报道中的发生率较高，一般不推荐。

采用较强的可吸收缝线或螺钉进行喙锁韧带固定也可以收到较好的效果[4,5]。但是，此方法在青少年患者中的使用受到限制，主要原因在于喙锁韧带螺钉固定一般需要二期手术取出内固定。钩钢板、T形锁定钢板和锁骨上方锁定钢板固定也被广泛使用。但是，应尽量避免在青少年中使用跨肩锁关节的钢板固定。

对有移位的锁骨远端骨折，最佳手术方式仍存在争议。除了一些偶尔出现的并发症外，钢板固定仍有较好的疗效。然而，由于青少年锁骨远端骨折患者发生移位的概率较低，手术并发症并不多见[27,28]。因此，对于青少年患者，在决定手术治疗后必须向其告知可能出现的所有风险。

小　　结

对青少年锁骨骨折的处理需要个性化对待。可将青少年分为骨骼发育未成熟和发育成熟两类人群。虽然大于 15 岁的青少年可以被视为“成人”[21]，但是辨清骨骼发育是否成熟至关重要。因此，需要对每一个青少年患者进行个性化治疗。

无论年幼还是年长的青少年，对无移位锁骨骨折患者均可采取非手术治疗。手术适应证包括开放性骨折、皮肤刺出可能以及神经、血管或纵隔损伤。关于有移位的骨折是否需要手术治疗则需要充分评估，包括骨折位置、移位程度以及骨骼成熟水平。

对于年长且几乎没有骨骼发育能力的锁骨移位患者，更应该采取手术治疗。中段骨折多应采用钢板螺钉固定[22]，外侧 1/3 骨折应进行喙锁韧带固定。如果属于手术适应证，应向患者及其父母告知可能出现的并发症。总之，骨骼接近或已经成熟的患者更应接受手术治疗。

致　　谢

感谢研究助理 Emily Feldman，他在本章的编写中付出了大量努力。

参考文献

1. Allman FL Jr. Fractures and ligmentous injuries of the clavicle and its articulation. *J Bone Joint Surg Am* 1967;49:774–784.
2. Altamimi SA, McKee MD. Nonoperative treatment compared with plate fixation of displaced midshaft clavicular fractures: surgical technique. *J Bone Joint Surg* 2008;90(suppl 2 part 1):1–8.
3. Andersen K, Jensen PO, Lauritzen J. Treatment of clavicular fractures: figure-of-eight versus a simple sling. *Acta Orthop Scand* 1987;58:572–576.
4. Ballmer FT, Gerber C. Coracoclavicular screw fixation for unstable fractures of the distal clavicle. *J Bone Joint Surg* 1991;73-B(2):291–294.
5. Banerjee R, Waterman B, et al. Management of distal clavicle fractures. *J Am Acad Orthop Surg* 2011;19:392–401.
6. Canadian Orthopaedic Trauma Society. Nonoperative treatment compared with plate fixation of displaced midclavicular fracture: a multicenter, randomized clinical trial. *J Bone Joint Surg Am* 2007;89:1–10.
7. Cheng Y-f, Zeng B-f, Chen Y-j, et al. Clinical outcomes of midclavicular fractures treated with titanium elastic nails. *Can J Surg* 2010;53(6):380–384.
8. Frigg A, Rillman P, et al. Intermedullary nailing of clavicular midshaft fractures with the titanium elastic nail: problems and complications. *Am J Sports Med* 2009;37(2):352–359.
9. Hill JM, McGuire MH, Crosby LA. Closed Treatment of displaced mid-third fractures of the clavicle gives poor results. *J Bone Joint Surg* 1997;79:537–539.
10. Kashif Khan LA, Bradnock TJ, et al. Fractures of the clavicle. *J Bone Joint Surg Am* 2009;91:447–460.
11. Kashii M, Inui H, Yamamoto K. Surgical treatments of distal clavicle fractures using the clavicularr hook plate. *Clin Orthop Relat Res* 2006;447:158–164.
12. Kim W, McKee MD. Management of acute clavicle fractures. *Orthop Clin N Am* 2008;39:491–505.
13. Kocher MS, Waters PM, et al. Upper extremity injuries in the pediatric athlete. *Sports Med* 2000;30(2):117–135.
14. Kubiak R, Slongo T. Operative treatment of clavicle fractures in children: a review of 21 years. *J Pediatr Orthop* 2002;22:736–739.
15. Largo RD, Rudin MA, et al. Anatomic reconstruction of unstable lateral clavicular fractures. *J Trauma Inj Infect Crit Care* 2011;20(20):1–4.
16. Lazarides S, Zafiropoulos G. Conservative treatment of fractures at the middle third of the clavicle: the relevance of shortening and clinical outcome. *J Shoulder Elbow Surg* 2006;15(2):191–194.
17. Liu H, Chang C, et al. Comparison of plates versus intramedullary nails for fixation of displaced midshaft clavicular fractures. *Journal of Trauma-Injury Infection and Critical Care* 2010;69(6):E82–7.
18. Liu P, Chien S, et al. Minimally invasive fixation of displaced midsclavicular fractures with titanium elastic nails. *J Orthop Trauma* 2010;24:217–233.
19. McKee MD, Pedersen EM, et al. Defecits following nonoperative treatment of displaced midshaft clavicular fractures. *J Bone Joint Surg* 2006;88-A(1):35–40.

20. McKee MD. Clavicle fractures in 2010: sling/swathe or open reduction and internal fixation? *Orthop Clin N Am* 2010;41:225–231.
21. Mehlman CT, Yihua G, et al. Operative treatment of completely displaced clavicle shaft fractures in children. *J Pediatr Orthop* 2009;29(8):851–855.
22. Millett PJ, Hurst JM, et al. Complications of clavicle fractures treated with intermedullary fixation. *J Shoulder Elbow Surg* 2011;20:86–91.
23. Neer CS II. Fractures of the distal third of the clavicle. *Clin Orthop Relat Res* 1968;58:43–50.
24. Neer CS, Nonunion of the clavicle. *JAMA* 1960;172(10):1006–1011.
25. Oroko PK, Muchan M, et al. Does shortening matter after clavicular fractures? *Bulletin of the Hospital for Joint Diseases* 1999;58(1):6–8.
26. Ring D, Holovacs T. Brachial plexus palsy after inramedullary fixation of a clavicular fracture. *J Bone Joint Surg* 2005;87-A(8):1843–1837.
27. Robinson CM, Akhtar MA, et al. Open reduction and endobutton fixation of displaced fractures of the lateral end of the clavicle in younger patients. *J Bone Joint Surg* 2010;92-B(6):811–816.
28. Rockwood CA. Fractures of the outer clavicle in children and adults. *J Bone Joint Surg Br* 1989;64:368–369.
29. Taylor DC, Krasinski KL. Adolescent shoulder injuries: consensus and controversies. *J Bone Joint Surg* 2009;91:462–473.
30. Vander Have KL, Perdue AM, et al. Operative versus nonoperative treatment of midshaft clavicle fractures in adolescents. *J Pediatr Orthop* 2010;30(4):307–312.
31. Wick M, Muller EJ, et al. Midshaft fractures of the clavicle with a shortening of 2 cm or more predispose to nonunion. *Arch Orthop Trauma Surg* 2001;121:207–211.
32. Wilkins RM, Johnston RM. Ununited fractures of the clavicle. *J Bone Joint Surg Am* 1983;65:773–778.
33. Yoo MJ, Seo JB, et al. Surgical treatment of thoracic outlet syndrome secondary to calvicular malunion. *Clin Orthop Surg* 2009;1:54–57.
34. Zlowdzki M, Zelle BA, McKee MD, et al. Management of acute midshaft clavicle fractures: a systematic review of 2144 fractures. *J Orthop Trauma* 2005;19(7):504–507.

（徐才琪 译　向　明 校）

第 24 章

Rachel Y. Goldstein，Alice Chu，Norman Y. Otsuka

青少年肱骨近端骨折：诊断、治疗和并发症

流行病学

肱骨近端骨折的发生率在骨骼未发育成熟的人群中较为少见，在儿童骨折中占 0.5% ～ 2.2%，每 1000 个儿童事故外伤中有 1.2 ～ 4.4 人会出现此类损伤 [20,21,32,38]，占所有骨骺骨折的 3% ～ 7%[3,27,30]。与男孩相比，女孩中肱骨近端骨折较易发生，发生率是男孩的 2 倍 [21,29,32]，9 ～ 14 岁是高发人群 [9,12]。

骨折类型根据受伤年龄而有所不同。Salter-Harris Ⅰ型骨折多发于出生后至 5 岁，Ⅱ型骨折多见于 5 ～ 14 岁 [9,17,24,35]，Ⅲ型和Ⅳ型骨折在青少年中较为少见。这可能与在青少年中盂肱关节活动度较大，并且对肱骨近端骨骺有保护作用有关。关节内骨折十分罕见，鲜有报道儿童的大、小结节与肱骨头分离的情况 [22]。

解 剖 学

出生时，肱骨近端的骨骺全部是软骨组织。在 4 ～ 6 个月龄时初级骨化中心出现；3 岁时大结节骨化中心产生；5 岁时小结节骨化中心产生；直到 7 岁时，所有的骨化中心开始融合。女孩在 14 ～ 17 岁时骨骺开始闭合，男孩则在 16 ～ 18 岁开始闭合。直至 21 岁时，骨骺才完全闭合（图 24-1）。

肱骨近端的骨骺组织为肱骨纵向生长发育提供了 80% 的基础 [2,13]。由于此处骨骺有着较长时间的发育，因而肱骨近端的骨重塑能力极强。但在大龄儿童中，骨重塑能力较弱 [14]。

肱骨近端骨骺位于外科颈水平，多在关节外。在年幼儿童中（新生儿至 4 ～ 5 岁），骨骺的形状类似冰球的横圆柱形。随着年龄增大，骨骺呈圆锥形，其尖端向后内侧移位。骨骺的顶点指向上后方向，内侧连接肱骨干。骨骺形态的变化会使在年幼儿童中 Salter-Harris Ⅱ型骨折较Ⅰ型多见 [3,12]。

肱骨近端骨骺相当稳定，骨骺板则呈不规则的锥形。这个不规则的形状使骨骺与干骺端在骨骺板处紧密连接。骨骺后内侧的顶点能够阻止力直接沿轴及向后传导。此外，在骺板处骨膜明显增厚，使肱骨头与大结节紧密结合在肱骨干上 [1,11]。增厚的骨骺向后侧突出，从而阻止了骨骺向后侧移位 [11]。

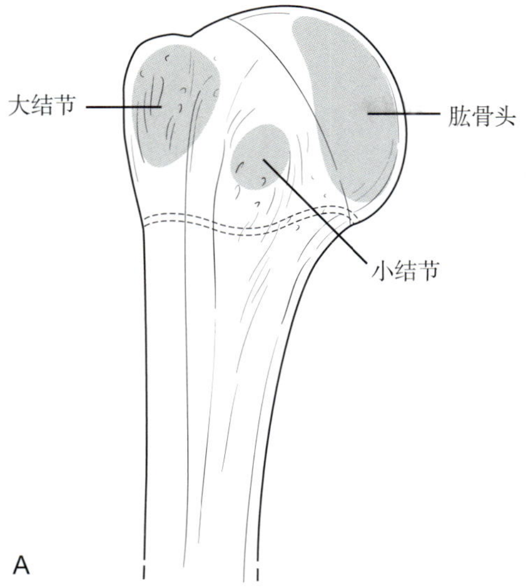

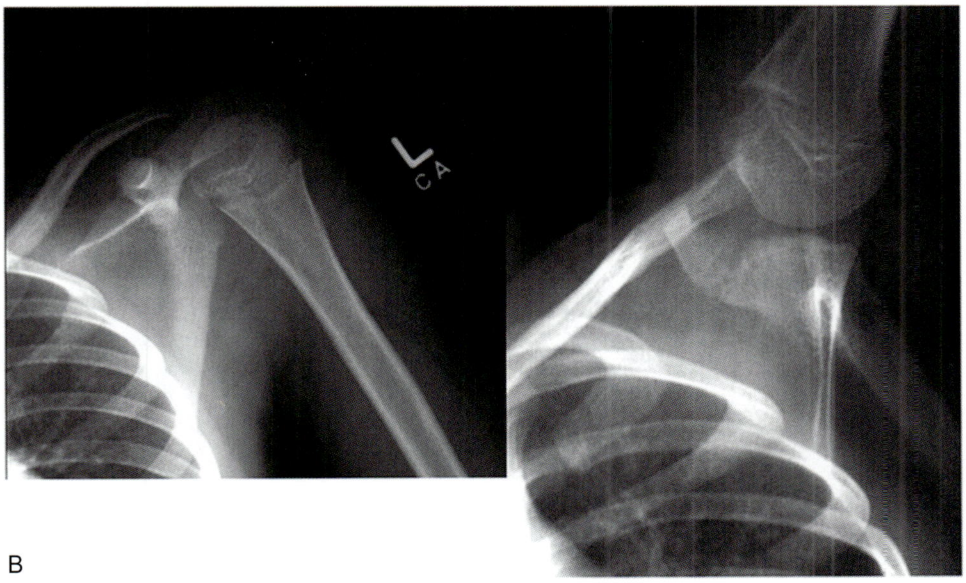

图 24-1 （A）肱骨近端骨骺。（B）X 线片显示正常的肱骨近端骨骺

损伤机制

与成人相似，青少年肱骨近端骨折的受伤机制有许多类型（表 24-1）[5]。对于年长儿童以及青少年来说，骨折可由直接暴力或间接暴力所致。直接暴力，特别是后方的直接暴力，多见于对抗性运动损伤以及机动车车祸 [19]。25% ~ 50% 的肱骨近端骨折与多种体育运动关系密切，包括对抗性运动、骑马、体操以及棒球 [10,19,21]。

非直接暴力主要是由于坠落伤时前臂伸直着地所致 [19]。暴力通过前臂传导至肱骨近端，导致上肢处于畸形或非生理位置 [31]。1981 年，Williams 提出了肱骨近端骨折的损伤机制分型（表 24-2）[32]。

通常，累及肱骨近端骨骺的骨折是从外侧开始的，逐渐向干骺端延伸 [3,12]，这就产生了 Salter-Harris Ⅱ型骨折，并伴有不同形状的后内侧干骺三角与骨骺相连。扭曲暴力多导致大结节远端的干骺端骨折；剪切暴力多导致骨骺分离。

表 24-1　儿童肱骨近端骨折的病因

外伤性	非外伤性
坠落伤	恶性肿瘤
机动车交通事故	良性肿瘤
运动与游戏	垂体性巨人症 [31]
非交通事故外伤	放疗 [15]
	肩关节神经损伤

表 24-2	肱骨近端骨折的损伤机制
伸直暴力	
屈曲暴力	
伸直外旋暴力	
伸直内旋暴力	
屈曲外旋暴力	
屈曲内旋暴力	

From Williams DJ. The mechanisms producing fracture-separation of the proximal humeral epiphysis. J Bone Joint Surg Br，1981，63-B：102-107.

远端骨折端通常较易向前外侧移位，主要是由于前外侧骨膜较为薄弱，而且骨折区域肌肉的牵拉作用[11]。在一些仅有较小移位的病例中骨折通常较为稳定，并且发生移位的可能性较小。然而，当干骺端向前移位以及骨膜牵拉增加时，则骨折越加不稳定（图 24-2）[35]。

远端骨折端会将骨膜撕裂至结节间沟外侧，并刺穿三角肌至皮下，因此，会在皮肤表面触及骨折断端，残留的骨膜仍附着于骨骺端[11]。当骨膜从肱骨干断端撕下时，三角区域残留在后方，处于骨干皮质与骨膜之间[11]。此处多为骨膜嵌插位置，而且肱二头肌长头肌腱会阻碍骨折复位[11,12]。然而，软组织的嵌插发生率仅占所有肱骨近端骨折的 2%[12]。

在轻度或中度移位的肱骨近端骨折中，骺板的内在稳定性与骨膜的支撑可导致骨折进一步移位，

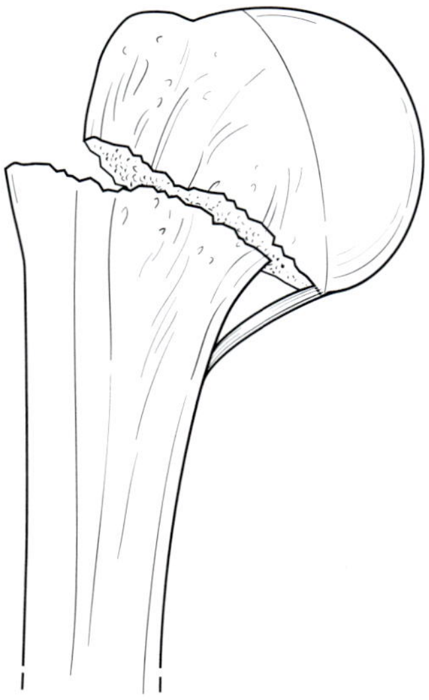

图 24-2 骨膜撕裂使骨折端重要的稳定因素减弱而导致移位的风险增加

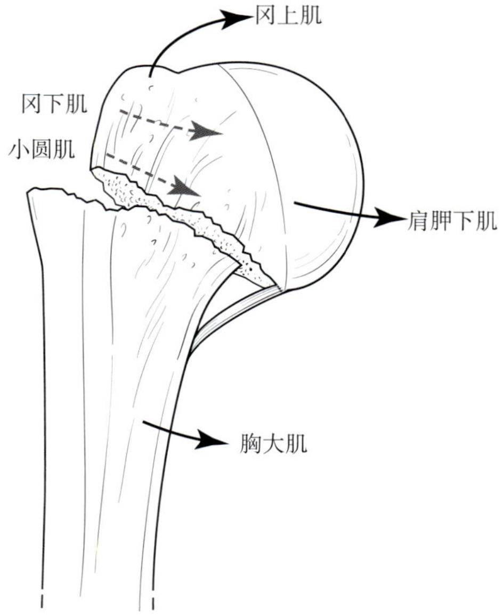

图 24-3 冈上肌、冈下肌与小圆肌分别使骨折近端外展、屈曲与外旋，远端则由于胸大肌与三角肌的牵拉导致内收、前屈与内旋

原因是它们使骨折端周围肌肉的附着力量减弱[35]。然而，随着骨膜撕裂程度的增加，肌肉力量会相应增加。肱骨近端骨骺会被肩袖组织牵拉导致移位。冈上肌、冈下肌与小圆肌使骨折近端外展、屈曲与外旋，远端则由于胸大肌与三角肌的牵拉导致内收、前屈与内旋（图 24-3）。

分　型

Salter-Harris 分型系统多被用于累及骨骺的肱骨近端骨折[34]。Ⅰ型为骨骺分离骨折，Ⅱ型为骨骺分离伴干骺端骨折，Ⅲ型为骨骺骨折，Ⅳ型为骨骺骨折伴干骺端骨折，Ⅴ型为骺板挤压伤。

1965 年，Neer-Horowitz 分型具体描述了儿童肱骨近端骨折，主要是根据骨折端的移位程度，从Ⅰ型（移位＜ 5mm）到Ⅳ型（移位大于骨干宽度的 2/3）（表 24-3）[27]。

治　疗

由于肱骨近端有强大的骨重塑能力，不论年龄如何，对于骨骼发育未成熟患者的肱骨近端骨折，非手术治疗也是一种常见的治疗选择，特别是对多

表 24-3	肱骨近端骨折 Neer-Horowitz 分型
Ⅰ型	移位＜ 5mm
Ⅱ型	移位不超过骨干宽度的 1/3
Ⅲ型	移位不超过骨干宽度的 2/3
Ⅳ型	移位超过骨干宽度的 2/3

From Neer CS, II, Horwitz BS. Fractures of the proximal humeral epiphyseal plate. Clin Orthop Relat Res，1965，41：24-231.

数骨骺骨折以及干骺端骨折来说。由于肩关节附近骨骺的生长能力较强，甚至有明显移位的骨折也能够愈合与重塑，并且较少留下明显畸形 [19]。骺板较晚闭合说明骨骼的生长与重塑潜能旺盛。靠近盂肱关节的骨折以及盂肱关节的活动度较大也为肩关节功能恢复提供了有利条件 [19]。

然而，对青少年肱骨近端骨折的治疗比年幼患者的难度要大，因为这些患者的骨重塑能力减弱，并且对成角和移位的纠正能力降低。很少有研究专门对此类患者进行对比，但所有研究得出较为类似的结论，即青少年肱骨近端骨折由于肌力减弱、美观以及肩关节功能降低等原因导致主观感受较差 [4,6,11,14,35]。同时，在客观指标方面，盂肱关节活动度下降以及肩关节力学异常较为显著 [11,35]。

关于上肢残留畸形的耐受程度，在青少年患者中并未有很好的阐述。由于年龄、性别以及研究者不同而导致结果大相径庭 [9,11,12,28]，在＜ 13 岁的女性患者与＜ 15 岁的男性患者中，20° ～ 40° 的成角畸形与 50% ～ 66% 的移位均是能接受的，但对于年长患者的标准尚不清楚。

非手术治疗

对于移位较小且无须复位的骨折，支持绷带可作为治疗选择，包括 Velpeau 绷带、前臂吊带与绷带缠绕固定或是简单的前臂吊带。这些方法可以在肿胀、瘀斑和不适感消退后开始使用。此时，患者可以逐渐恢复活动，进行康复锻炼，从而恢复肩关节活动度（图 24-4）。

对于中度至重度骨折移位的患者，需要闭合复位。多数骨折经过简单复位就可以达到较为满意的位置并保持稳定。骨折复位过程需要在镇静或是全身麻醉下进行。复位过程中需要将骨折端轻度外旋、前屈 90° 以及外展 70°。手法复位时需要将骨折的骨干端向上推回并穿过三角肌裂隙与前方的骨膜，以纠正成角畸形。

复位完毕后需要检查稳定性，将前臂置于中立位进行外展与前屈活动。若复位稳定，则使用前臂吊带或类似的支持绑带固定。需要避免反复复位操作，以防止发生骨骺的二次损伤。许多学者的研究表明，即使复位后仍有较为明显的移位，在后期随访过程中均有较好的满意度 [1,3,4,6,11,12,19,28]。

对于肱骨近端骨折，有多种复位以及制动石膏可以选用，包括肩关节“人”字石膏、“自由女神”式石膏和悬臂石膏等 [28]。这些石膏固定的历史悠久，但目前较少使用，因为石膏较为笨拙，与支持绷带相比，石膏固定并无明显的预后优势。

手术治疗

虽然手术治疗在肱骨近端骨折中应用得较少，但由于年长的青少年接受成角与移位的标准较严且骨重塑能力降低，因而需要采用手术治疗。

肱骨近端骨折治疗的适应证根据患者的年龄、性别以及医师的偏好各有不同，目前手术适应证包括开放性骨折、伴随血管损伤、有移位的关节内骨折、由于肱二头肌长头肌腱嵌顿难以复位、骨骺接近关闭时复位不满意、有移位的不稳定骨折而使患者无法耐受制动、骨骺骨折无法复位、多发伤以及由于骨折端顶到皮肤导致的接近开放性骨折 [9,12,14,36]。

一般来说，骨折可以通过闭合方式达到复位，闭合复位方法如前所述。一旦复位满意，可采用不同的固定方式进行固定，包括克氏针、经皮钢板螺钉固定和弹性髓内钉等 [14,16,19,23,25,26]。克氏针固定可从远端骨折断端外侧缘穿过骨骺向肱骨头方向进针，待早期骨痂形成且稳定性恢复后，一般 3 ～ 4 周可拔除克氏针（图 24-5）。

目前尚无研究确认青少年肱骨近端周围重要的血管和神经解剖分布。一项尸体研究显示远端外侧的克氏针距腋神经前支平均为 17mm，近端外侧的克氏针的距离则为 3mm [33]。该研究的作者建议外侧克氏针的进针点位置需要是从肱骨头顶点至内侧软骨缘距离的 2 倍 [33]。此外，进针也不能距离三角肌过远，否则容易伤及桡神经 [33]。

采用 3D 成像模型技术可使手术更加可视化，特别是在确定外侧 2 根克氏针的进针位置时。利用

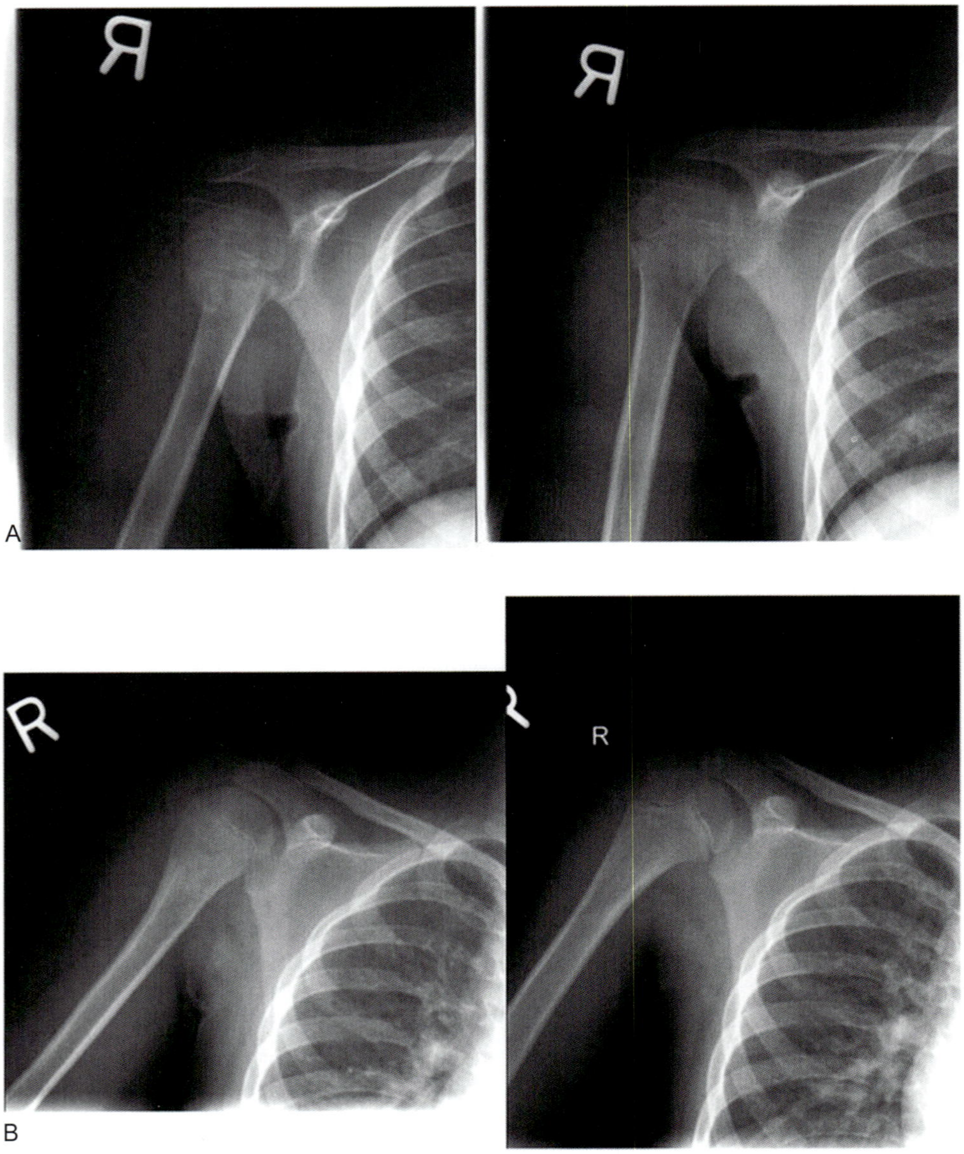

图 24-4 （A）11 岁女性患者肱骨近端骨折，移位较小，经过了一段时间的制动治疗。（B）5 个月后随访，该患者具有无痛的全范围活动

3D 模型，研究者推荐的理想进针位置是在距离肱骨头近侧 4.5 ～ 8.0mm 处，与肱骨干冠状面成 20° 进针 [25]。然而，本研究的作者并未考虑到进针对神经和血管的影响，而是通过解剖学研究得出此进针点和进针方式是安全的结论 [25]。

最近，越来越多的研究者描述了使用弹性髓内钉进行固定的经验 [7,16,23,26]。这项技术最早是在 20 世纪 80 年代由法国医师提出的 [23,26]。在此之后，Chee 等与 Fernandez 等均报道采用此技术治疗严重移位的骨骺骨折以及干骺端骨折。虽然患者均能够恢复到受伤前的活动水平和肩关节活动度，并且骨折的愈合程度也不错，但仍报道了不少并发症，包括一过性肩关节与肘关节僵硬、取出髓内钉时内固定断裂、外翻畸形、髓内钉穿到肱骨头内、复位丢失以及难以取出髓内钉 [7,16]。

当较难对患者通过闭合复位得到满意的效果时（如软组织嵌顿等），则需要采用切开复位方式。一般来说，切开复位可通过小切口胸大肌 - 三角肌入路进入，可直观地了解骨折断端的情况，但是切口造成的瘢痕会影响美观 [19]。特别是处理青少年患者时，需要考虑美观问题。腋路切口能够显著改善美观程度。然而，此入路较难复位，并且对于骨折端的视野较差 [19]。

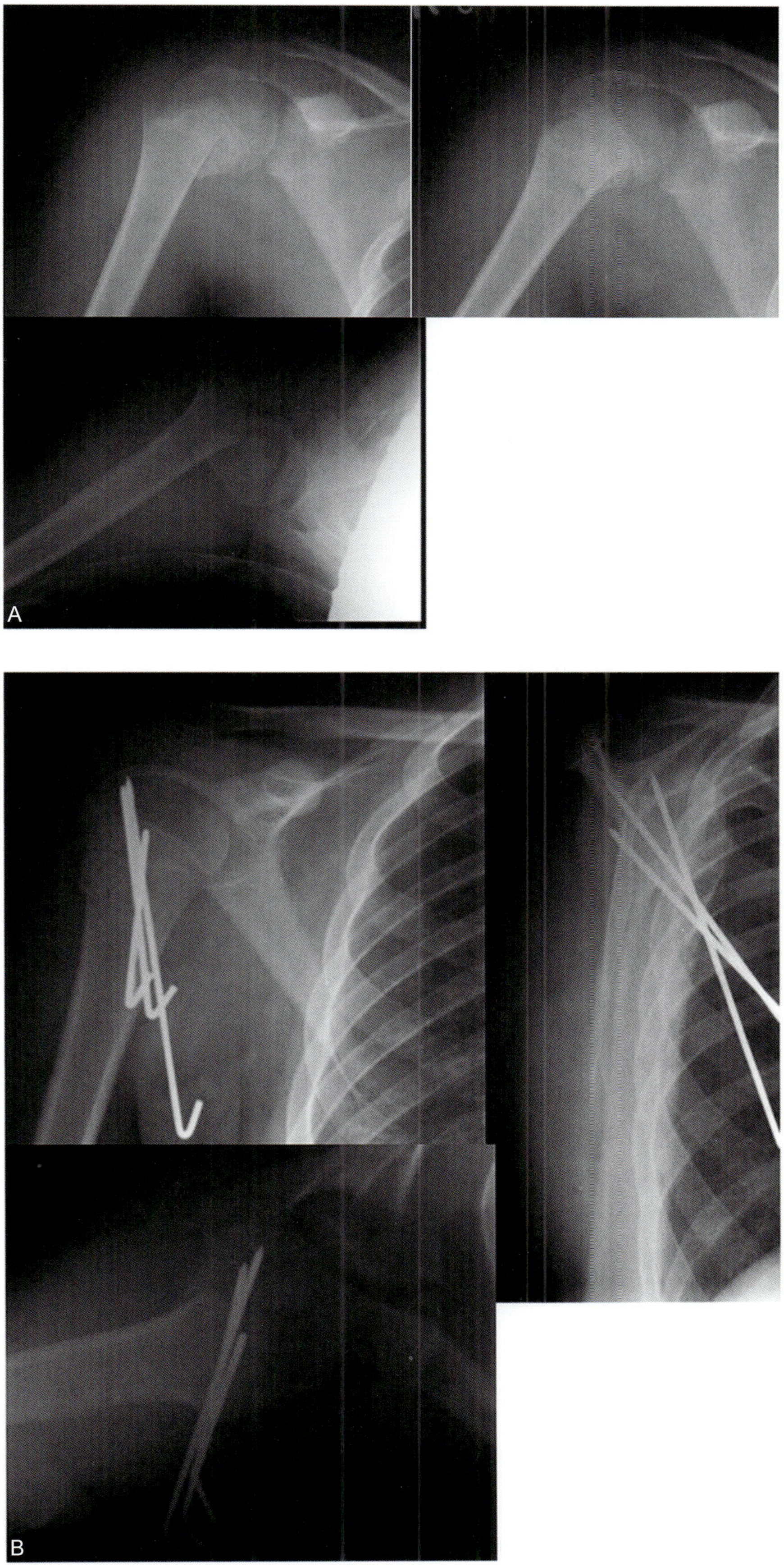

图 24-5 （A）13 岁男性，肱骨近端骨折伴移位。（B）闭合复位及经皮克氏针固定。注意克氏针的进针点以及位置。（C）末次随访时，患者能够无痛地全范围活动肩关节

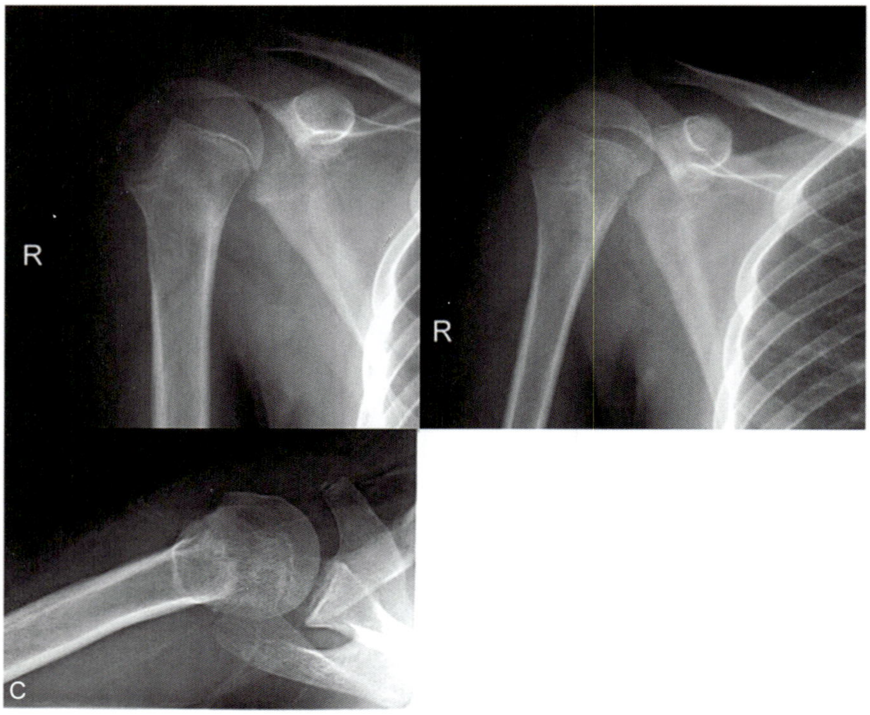

图 24-5 （续）

疗 效

总体来说，肱骨近端骨折是相对良性的损伤，原因为青少年患者的骨重塑性强，肩关节活动度能够充分克服和代偿一些残留的畸形[5]。Neer Ⅰ型和Ⅱ型患者通常能够恢复较好且仅存在相对较小的成角以及畸形。当短缩接近10%时是可以耐受的[17,22,19,24,35]。

Neer Ⅲ型或Ⅳ型患者可以有较大的成角与严重移位，短缩畸形在Ⅲ型中的发生率为25%，在Ⅳ型中高达50%[35]，然而，即使在严重移位的骨折，短缩也从来不会超过3cm。这些患者可能残留弓形畸形或肱骨外翻畸形。幸运的是，这些畸形随着时间延长而逐渐消失，因而有很好的耐受性[4,12,35]。

Sherk医师在1975年对于儿童肱骨近端骨折的综述中，提出经过切开复位内固定的患者在长期随访中出现肩关节活动度降低、肌力下降以及短缩畸形[35]。这表明，只有当骨折移位相当严重且极其不稳定时，才应该选择手术治疗[35]。然而，Beringer的一篇研究纳入了48名严重移位的肱骨近端骨折病例，在进行手术的9人中仅有3例出现了并发症[4]，同样，DiGennaro对91名肱骨近端骨折患儿进行了综述，显示手术治疗的9人中仅有1人出现了并发症[12]。

Burgos-Flores的研究纳入了22例肱骨近端骨折伴严重移位的病例[6]。对这些病例都采取手术治疗，其中90%以上的患者获得了较为满意的功能恢复。然而，他发现年龄< 13岁的患儿功能恢复较好，年龄较长的患儿则出现较大的残留畸形以及肩关节活动度下降[6]。Dobbs等对青少年肱骨近端骨折手术治疗进行的综述发现并无明显术中以及术后并发症的发生，盂肱关节活动度均恢复正常水平，肌力正常，并且患肢均能恢复到受伤前的运动水平[14]。

并 发 症

肱骨近端骨折的并发症较为罕见，但在经手术治疗的患者中术后并发症则较多[4,12]。

畸形愈合

肱骨近端骨折较少发生畸形愈合。有报道其发生率为3% ~ 25%[8,12,35]，主要原因是复位不良。在受伤后6个月到1年内，由于骨膜的生长，残余的移位与成角畸形开始重塑，且生长发育潜能较为旺盛时，矫正畸形才会发生，因此，多数患者残留较小的畸形[8,12]。残留明显畸形愈合的报道较为少见。

生长停止

生长停止主要是由于骨骺损伤导致，可以是完全性的，也可以是部分性的。部分生长停止导致的成角畸形在肱骨近端骨折中较为罕见，但由于完全停止导致的肢体短缩并不少见。最初 Neer 在论述其分型系统时，他发现在 9% 的患者中 Ⅰ ～ Ⅱ 度移位可导致短缩 1 ～ 3cm，Ⅳ度移位可导致 33% 的短缩。

完全生长阻滞主要是由于受伤所致的骨骺损伤或是骨骺血运受损导致，这些情况可以发生在受伤即刻[27]以及反复复位中[24]。不论何种情况导致的短缩，与下肢短缩相比，上肢的短缩畸形能够很好地代偿，一般短缩不会超过 3cm（图 24-6）[12,19,24]。

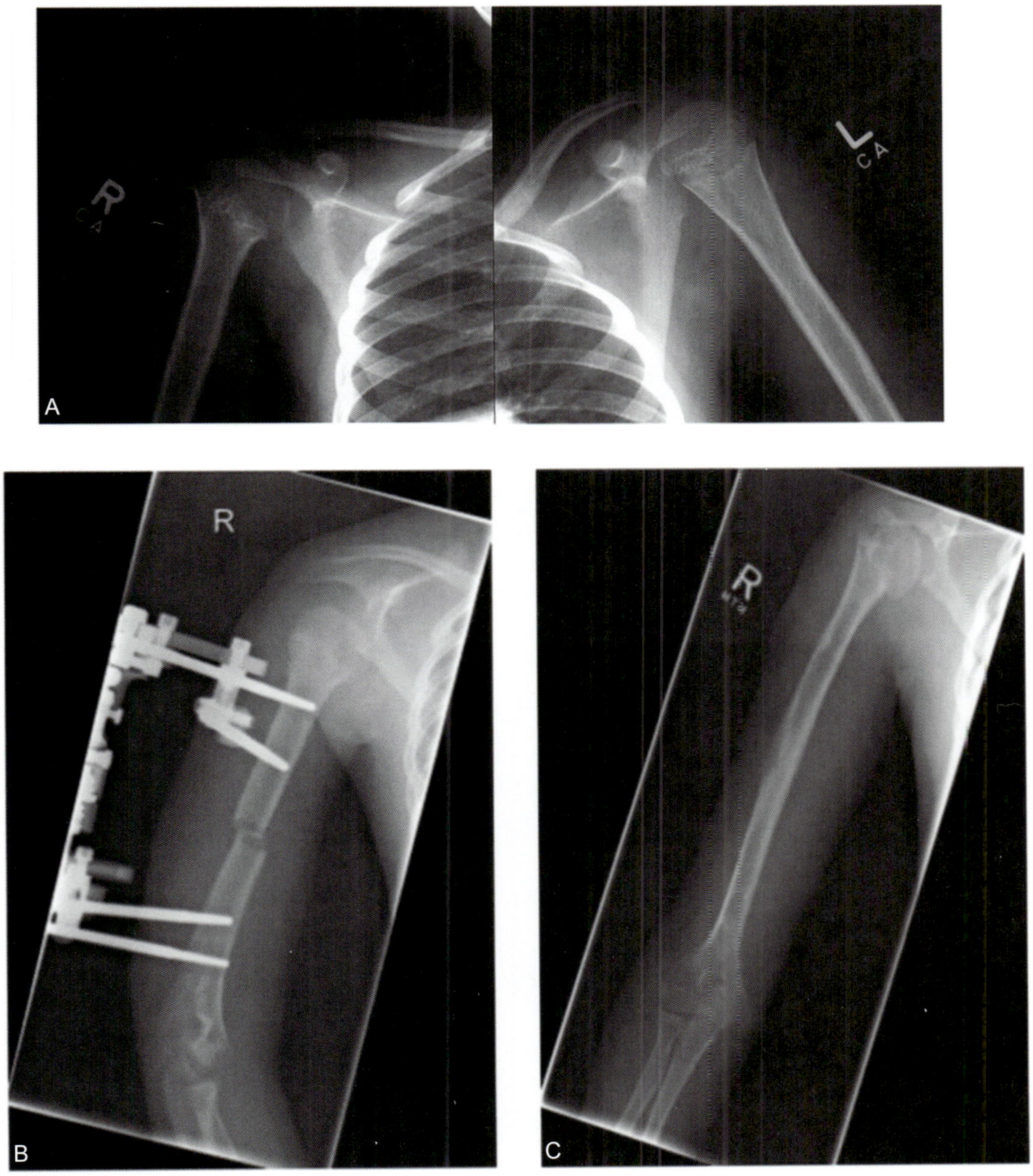

图 24-6 （A）12 岁女性患者因肱骨近端骨折导致生长停止，比健侧短缩 3cm。（B）对该患者进行肱骨干截骨并用外固定支架固定。（C）末次随访时，截骨位置已愈合，长度恢复了 2.5cm

神经并发症

在有明显移位的肱骨近端骨折中，神经损伤的发生率为 1% ～ 10%[12,18]。在 Di Gennaro 报道的所有神经损伤中，50% 为尺神经麻痹，30% 为桡神经麻痹，10% 为正中神经麻痹，10% 累及多根神经。Hwang 对 578 例骨骼发育未成熟的肱骨近端骨折进行了综述，发现仅有 0.7% 的患者出现臂丛神经或周围神经损伤[18]。这两位作者均报道在 9 个月后，神经功能完全得到恢复。

骨 坏 死

在文献中没有关于在骨骼发育未成熟的患者中由肱骨近端骨折导致的骨坏死。由于具有坚固的骨膜，并且有稳定骨骺的作用，从而保证了肱骨头充分的血供，使其不论遇到多大的外伤都能保持血供的完整[35]。

结 论

在骨骼发育未成熟的人群中，肱骨近端骨折相对为少见。一旦发生，也很少需要手术治疗，原因是肱骨近端有强大的重塑潜能以及盂肱关节活动度能代偿各种畸形。与年幼儿童相比，青少年患者在接受手术后可能会发生较多畸形，原因是其骨重塑能力与代偿能力下降。据报道肱骨近端骨折的治疗效果为较好甚至极佳。并发症极少见，即使发生也能被较好地耐受。

参考文献

1. Aitken AP. End results of fractures of the proximal humeral epiphysis. *J Bone Joint Surg Am* 1936;18:1036–1041.
2. Baxter MP, Wiley JJ. Fractures of the proximal humeral epiphysis. Their influence on humeral growth. *J Bone Joint Surg Br* 1986;68:570–573.
3. Beaty JH. Fractures of the proximal humerus and shaft in children. *Instr Course Lect* 1992;41:369–372.
4. Beringer DC, Weiner DS, Noble JS, Bell RH. Severely displaced proximal humeral epiphyseal fractures: a follow-up study. *J Pediatr Orthop* 1998;18:31–37.
5. Bishop JY, Flatow EL. Pediatric shoulder trauma. *Clin Orthop Relat Res* 2005:41–48.
6. Burgos-Flores J, Gonzalez-Herranz P, Lopez-Mondejar JA, Ocete-Guzman JG, Amaya-Alarcon S. Fractures of the proximal humeral epiphysis. *Int Orthop* 1993;17:16–19.
7. Chee Y, Agorastides I, Garg N, Bass A, Bruce C. Treatment of severely displaced proximal humeral fractures in children with elastic stable intramedullary nailing. *J Pediatr Orthop B* 2006;15:45–50.
8. Clement JL, Cahuzac JP, Gaubert J, Bollini G, Bouyala JM. Epiphyseal fractures and separation of the upper part of the humerus. Apropos of a series of 148 cases. *Rev Chir Orthop Reparatrice Appar Mot* 1988;74(Suppl 2):139–144.
9. Curtis RJ Jr. Operative management of children's fractures of the shoulder region. *Orthop Clin North Am* 1990;21:315–324.
10. Dalldorf PG, Bryan WJ. Displaced Salter-Harris type I injury in a gymnast. A slipped capital humeral epiphysis? *Orthop Rev* 1994;23:538–541.
11. Dameron TB Jr, Reibel DB. Fractures involving the proximal humeral epiphyseal plate. *J Bone Joint Surg Am* 1969;51:289–297.
12. Di Gennaro GL, Spina M, Lampasi M, Libri R, Donzelli O. Fractures of the proximal humerus in children. *Chir Organi Mov* 2008;92:89–95.
13. Digby KH. The measurement of diaphyseal growth in proximal and distal directions. *J Anat Physiol* 1916;50:187–188.
14. Dobbs MB, Luhmann SL, Gordon JE, Strecker WB, Schoenecker PL. Severely displaced proximal humeral epiphyseal fractures. *J Pediatr Orthop* 2003;23:208–215.
15. Edeiken BS, Libshitz HI, Cohen MA. Slipped proximal humeral epiphysis: a complication of radiotherapy to the shoulder in children. *Skeletal Radiol* 1982;9:123–125.
16. Fernandez FF, Eberhardt O, Langendorfer M, Wirth T. Treatment of severely displaced proximal humeral fractures in children with retrograde elastic stable intramedullary nailing. *Injury* 2008;39:1453–1459.
17. Hohl JC. Fractures of the humerus in children. *Orthop Clin North Am* 1976;7:557–571.
18. Hwang RW, Bae DS, Waters PM. Brachial plexus palsy following proximal humerus fracture in patients who are skeletally immature. *J Orthop Trauma* 2008;22:286–290.
19. Kohler R, Trillaud JM. Fracture and fracture separation of the proximal humerus in children: report of 136 cases. *J Pediatr Orthop* 1983;3:326–332.
20. Landin LA. Epidemiology of children's fractures. *J Pediatr Orthop B* 1997;6:79–83.
21. Landin LA. Fracture patterns in children. Analysis of 8,682 fractures with special reference to incidence, etiology and secular changes in a Swedish urban population 1950–1979. *Acta Orthop Scand* 1983;202(Suppl):1–109.
22. Levine B, Pereira D, Rosen J. Avulsion fractures of the lesser tuberosity of the humerus in adolescents: review of the literature and case report. *J Orthop Trauma* 2005;19:349–352.
23. Ligier JN, Metaizeau JP, Prevot J. Closed flexible medullary nailing in pediatric traumatology. *Chir Pediatr* 1983;24:383–385.
24. McBride ED, Sisler J. Fractures of the proximal humeral epiphysis and the juxta-epiphysial humeral shaft. *Clin Orthop Relat Res* 1965;38:143–153.
25. Mehin R, Mehin A, Wickham D, Letts M. Pinning technique for shoulder fractures in adolescents: computer modelling of percutaneous pinning of proximal humeral fractures. *Can J Surg* 2009;52:E222–E228.
26. Metaizeau JP, Ligier JN. Surgical treatment of fractures of the long bones in children. Interference between osteosynthesis and the physiological processes of consolidation. Therapeutic indications. *J Chir (Paris)* 1984;121:527–537.
27. Neer CS 2nd, Horwitz BS. Fractures of the proximal humeral epiphysial plate. *Clin Orthop Relat Res* 1965;41:24–31.
28. Nilsson S, Svartholm F. Fracture of the upper end of the humerus in children. A follow-up of 44 cases. *Acta Chir Scand* 1965;130:433–439.
29. Nordqvist A, Petersson CJ. Incidence and causes of shoulder girdle injuries in an urban population. *J Shoulder Elbow Surg* 1995;4:107–112.
30. Peterson CA, Peterson HA. Analysis of the incidence of injuries to the epiphyseal growth plate. *J Trauma* 1972;12:275–281.
31. Robin GC, Kedar SS. Separation of the upper humeral epiphysis in pituitary gigantism. *J Bone Joint Surg Am* 1962;44-A:189–192.
32. Rose SH, Melton LJ 3rd, Morrey BF, Ilstrup DM, Riggs BL. Epidemiologic features of humeral fractures. *Clin Orthop Relat Res* 1982:24–30.
33. Rowles DJ, McGrory JE. Percutaneous pinning of the proximal part of the humerus. An anatomic study. *J Bone Joint Surg Am* 2001;83-A:1695–1699.
34. Salter RB, Harris WR. Injuries involving the epiphyseal plate. *J Bone Joint Surg Am* 1963;45:587–622.
35. Sherk HH, Probst C. Fractures of the proximal humeral epiphysis. *Orthop Clin North Am* 1975;6:401–413.
36. Visser JD, Rietberg M. Interposition of the tendon of the long head of biceps in fracture separation of the proximal humeral epiphysis. *Neth J Surg* 1980;32:12–15.
37. Williams DJ. The mechanisms producing fracture-separation of the proximal humeral epiphysis. *J Bone Joint Surg Br* 1981;63-B:102–107.
38. Worlock P, Stower M. Fracture patterns in Nottingham children. *J Pediatr Orthop* 1986;6:656–660.

（徐才琪 译 向 明 校）

第 25 章

Rachel Y. Goldstein，Alice Chu，Norman Y. Otsuka

青少年肩胛骨骨折：诊断、治疗和并发症

流行病学

肩胛骨骨折在所有骨折中非常罕见，发生率 < 1%[4,16,18,24]。在成人中，年发病率为 1 : 10 000。肩胛骨骨折占肩关节骨折的 3% ～ 5%[15,16,23]，约 0.1% 的肩胛骨骨折为“漂浮肩”损伤，其中约 25% 合并锁骨骨折，约 5% 合并肩锁关节脱位[1,15,23]。

肩胛骨的发育

肩胛骨在孕前 3 个月形成，位于低位颈椎水平（C4 ～ C7 水平）。从第 5 孕周开始，肩胛骨逐渐下降，到第 8 孕周时将至 T5 水平。若肩胛骨下降异常，可导致 Sprengel 畸形。

多数肩胛骨是经膜内骨化形成的，然而肩胛骨有多个骨化中心（图 25-1）。肩胛骨体有 3 个骨化中心。第一个在出生时出现。随后胸椎缘的骨化中心以及外侧缘的骨化中心相继产生，并约在 21 岁时闭合。

肩峰部位有 2 ～ 5 个骨化中心。在第 6 孕周时，早期肩峰即出现，形似间质的聚集体紧贴于肩胛骨体的软骨缘。孕 8 周时，肩峰首个骨化中心开始成骨，外周骨化中心在出生时保持软骨状态。约到 15 岁时，外周骨化中心出现，在 25 岁时融合。若骨化中心无法融合，可造成异位肩峰。

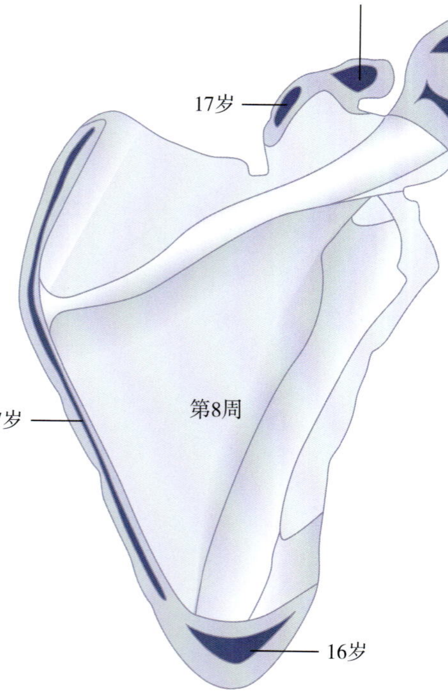

图 25-1 肩胛骨的多个骨化中心

表 25-1 肩胛骨的附着肌肉

肩胛骨前方	肩胛下肌
肩胛上窝	冈上肌
肩胛下窝	冈下肌
前内侧缘	前锯肌
后内侧缘	肩胛提肌
	大菱形肌
	小菱形肌
	背阔肌
肩胛体上缘	肩胛舌骨肌
肩胛体外侧缘	大圆肌
	小圆肌
	肱三头肌
肩胛冈	斜方肌
	三角肌
肩胛盂上缘	肱二头肌长头肌腱
喙突	胸大肌
	联合肌腱

喙突由 2 个骨化中心形成。首个骨化中心在 1 岁时出现，第二个则于 10 岁出现在喙突基底部，约在 15 岁时骨化中心融合。少数情况下，在青春期又出现一个骨化中心 [32,38]，并且出现不融合 [32]。此骨化中心形似贝壳，在喙突尖部旋转，此处正是喙锁韧带的止点 [32]。

肩胛盂约在 10 岁时由骨化中心产生，位于喙突基底部，约在 15 岁时融合。此外，在青春期时出现了一个位置较低位的马靴状骨化中心，该骨化中心构成了关节盂面积的 3/4[38]。骨化中心异常可导致肩胛盂发育不良。

解 剖 学

肩胛骨是一个三角形的复杂的三维结构，连接上肢与中轴骨。肩胛骨的前方较为平坦，由肩胛下肌组成。后方由肩胛冈分为两部分，上方有冈上肌，下方有冈下肌。此外，肩胛骨上有 17 块肌肉的起止点（表 25-1）。

肩胛骨参与两个肩关节的组成。盂肱关节由肩胛盂以及肱骨头组成，提供肩关节的大部分活动度。肩锁关节由肩峰与锁骨组成，由喙锁韧带的两部分提供稳定作用，分别是靠内侧的锥状韧带以及靠外侧的斜方韧带。

肩胛骨内侧毗邻多个神经和血管组织。这些神经和血管在肩胛骨骨折中可能会受到累及。臂丛神经与腋动脉在肩胛骨前上方通过，在经过喙突后径直朝后下方走行，多在肩胛骨高能量骨折中受损。肩胛骨切迹位于喙突基底内侧，上方有肩胛横韧带覆盖，其内有肩胛上神经和肩胛上动脉穿过，可能在肩胛骨移位骨折中受到累及。腋动脉穿过肌间隙并在肩胛盂下方走行，在肩胛盂颈部骨折中有可能受到损伤 [21]。

肩上方悬吊复合体

肩上方悬吊复合体（SSSC）是理解肩胛骨骨折治疗的重要概念 [11,13,16]。SSSC 是一组连接上肢与中轴骨的环状复合体，其上界为锁骨，下界为肩胛冈，外侧界为肩胛体部外侧缘。该环形复合体包括肩锁韧带、肩峰、肩胛盂、喙突、喙肩韧带以及锁骨远端（图 25-2）。

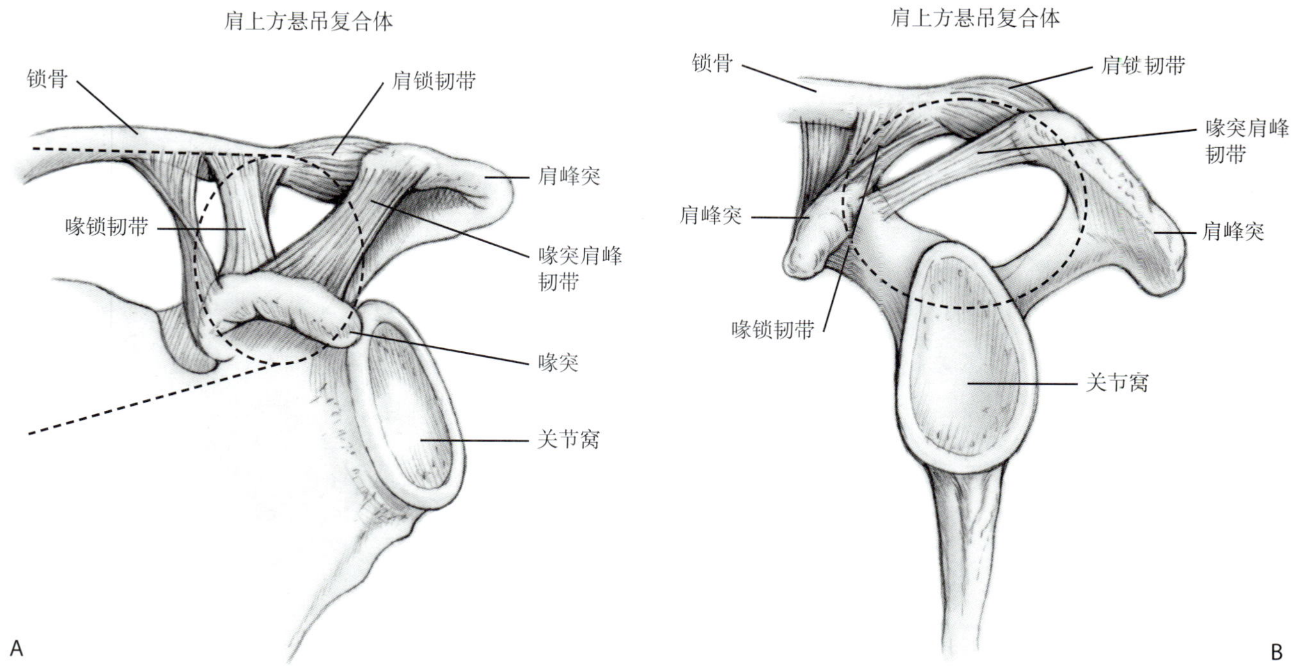

图 25-2 图示肩上方悬吊复合体：(A) 前后位片显示骨性结构与软组织环及其上方和下方的骨性边界。(B) 侧位片显示骨性结构以及软组织环（Adapted from Goss TP. Fractures of the scapula. In：Rockwood CA, Matsen FA，Wirth MA，Lippitt SB，eds. The Shoulder，3rd ed. Philadelphia，PA：Saunders，2004：413，with permission）

由创伤导致的 SSSC 一处结构损伤会使骨折移位不明显，因为复合体中其他结构仍保持完整，仍能提供一定的稳定性。然而，如果多个结构受损，则会造成环形结构中多处破损，从而导致明显的不稳定。典型的 SSSC 损伤是多由于同侧肩胛颈骨折合并锁骨骨折或肩锁关节分离产生的[11,23]。由于手臂的重力作用，使盂肱关节向远侧和向前内侧移位[23]，这种特殊类型的损伤称为“漂浮肩”。

2001 年，一项生物力学研究重新定义了 SSSC。Williams 等认为“漂浮肩”是一组由于盂肱关节丢失了肩胛骨与锁骨上的骨性以及韧带附着导致不稳定的肩关节损伤[45]。此外，真正的浮肩损伤是由于喙肩韧带和肩锁韧带断裂，或喙肩韧带和喙锁韧带断裂导致的。许多学者进行了研究，认为真正的“漂浮肩”损伤患者发生骨折不愈合、畸形愈合、撞击症、肌力减退、肌肉疲劳不适、神经和血管损伤以及关节退行性变的风险较大。

损伤机制

肩胛骨骨折多是由高能量暴力造成的，多为机动车事故导致[18]。在小儿，肩胛骨骨折不一定是高能量暴力造成的[4,20]。2009 年的一篇研究显示，与其他骨折相比，由于非创伤因素造成的儿童肩胛骨骨折是其他类型骨折的 3.2 倍[4]。由虐童导致的肩胛骨骨折可分为两类，一种是直接暴力导致的横行骨折，另一种是由于严重扭转或摇晃导致的肩峰骨折[20]。

肩胛盂骨折多由于上肢坠落伤所致。坠落的暴力使肱骨头撞击肩胛盂。依据暴力不同的方向，可使关节盂边缘甚至整个关节盂受损。这些骨折类型多是继发于高能量创伤，很少是独立性损伤。撕脱性骨折也可于附着于肩胛的肌肉部位。

临床表现

肩胛骨骨折多是由于高能量暴力伤所致，因此，常常合并其他重要器官或系统的损伤[1,12,18,42]。超过 75% 的肩胛骨骨折患者合并其他损伤[1,12,18,42]。早前的研究显示肩胛骨骨折一般平均会附带 3.9 个合并损伤[14,41]。

合并肩胛骨骨折的复合损伤多较为严重甚至危及生命。据报道肩胛骨骨折患者的死亡率为

2% ～ 14%，多由于呼吸系统并发症所致[12,41]。大多数肩胛骨骨折合并血胸、气胸、心脏钝挫伤、同侧肩胛带损伤以及头颅挫裂伤（表 25-2）。因此，应密切关注与评估所有的小儿肩胛骨骨折患者是否存在合并危及生命的内脏损伤。

肩胛骨骨折患者常常表现为肩胛带区域显著疼痛与压痛[18]，且压痛位置较为固定，患肢排斥活动[18]。伴有局部肿胀与瘀斑可能较为明显。由于属于高能量损伤并且靠近肢体近端，因此，要仔细检查是否合并神经和血管损伤，并要记录在案，必要时需要动脉造影。

影像学检查

一般来说，常常可以在肩关节创伤系列位的胸部正位片中发现肩胛骨骨折[18]，但仅靠正位片往往无法完全评估。正位片与肩胛骨应保持垂直，球管应与人体冠状位成 30° 倾斜。通过正位片可以发现肩胛颈与肩胛体中心的区域骨折[18]。将前臂外展 90°，肩关节从中立位外展，可以显露肩胛体外侧缘与肩胛体下角[18]。

肩胛骨侧位片是从平行于肩胛骨位置拍摄的，球管与肩胛体外侧缘成 30° 向后倾斜。侧位片主要显示喙突，并且能够评估肩胛骨在前后向的移位程度[18]。

此外，对关节内骨折需要通过肩胛骨正位片或腋位片进行评估。从这些位置拍摄能够最好地了解关节盂损伤，包括关节盂不匹配或骨折是否延伸至肩胛体中心区域[18]。腋位片能够显示肱骨头是否稳定，是否在关节盂中心。

一些特殊部位的肩关节摄片也能帮助完整地了解肩胛骨骨折的特殊形态。Stryker 切线位能够全面地评估喙突骨折。让患者取仰卧位，并将前臂屈曲置于头部且手指方向向后。球管以喙突为中心，并向头侧倾斜 10°。

通常 CT 检查在肩胛骨骨折中被广泛使用，原因在于肩胛骨的解剖形态特殊。CT 检查能够显露更多的肩胛骨损伤形态以及评估关节内损伤[12,30,32]。Goss 建议使用冠状位全面地重建了解肩胛盂损伤[12]。CT 也能评估肩胛颈骨折[30]。但是，McAdams 等指出 CT 并不能清晰地评估肩胛颈骨折移位和成角，无法进行分型[30]。因此，他们推荐将 CT 用于排除关节过伸损伤，并利用 X 线片对肩胛颈骨折类型进行分类。

在小儿人群中，由于存在发育的异质性以及多个骨化中心，导致影像摄片较为困难[22,42]。大多数先天性肩胛骨异常是由于多个骨化中心不愈合所致，多发生于喙突、肩峰以及肩胛盂下方骨骺[38]。其他发育异常可包括肩峰缺如、二分肩峰或三分肩峰、二分喙突以及二重喙突[38]。

肩峰骨化中心不愈合会导致肩峰骨折[27]，多见于内侧肩峰或后侧肩峰连接部[21]，3% ～ 10% 发生于正常肩关节，其中 60% 为双侧发生[21,27]。偶尔有疼痛。骨化中心持续存在会导致骨折因为存在环形边缘而有一圈光滑的裂隙。

表 25-2 肩胛骨骨折的合并损伤

合并的损伤	发生概率（%）
肺部损伤	15 ～ 55
锁骨骨折	15 ～ 40
头颅挫伤	10 ～ 40
颅骨骨折	25
肱骨骨折	12
胫腓骨骨折	11
大血管损伤	11
臂丛神经 / 外周神经损伤	5 ～ 10
脾损伤	8
中枢神经系统损伤	5

分　　型

对于骨骼发育未成熟的患者来说，肩胛骨骨折并没有特定的分型。目前所有的对儿童诊断和治疗的信息是从成人骨折的相关文献中提取出来的。这些分型系统对小儿骨科人群并不适用，并且在治疗选择方面是否适用于小儿也存在疑问。

肩胛骨骨折分型大部分是基于解剖位置。最初 Thompson 创立了一个基于解剖的分型系统，将肩胛骨骨折分为关节盂 / 肩胛颈骨折、肩峰 / 喙突骨折以及肩胛体骨折三种类型。1991 年，Ada 等进一步细化了分型系统，并发表了他们自己的基于解剖的分型系统[1]。他们将胛骨骨折分为肩峰骨折、肩胛冈骨折、喙突骨折、肩胛颈骨折、肩胛盂骨折以及肩胛体骨折[1]。

特殊类型的骨折

肩胛体和肩胛冈骨折

肩胛体与肩胛冈骨折占整个肩胛骨骨折的50%[1]。由于较为厚实的肌肉在肩胛体部附着，从而可以防止骨折移位。大多数肩胛冈骨折伴有肩胛体骨折[15]。若肩胛骨出现“爆裂性骨折”，肩胛体外侧缘会发生移位，断裂端较为尖锐并易刺入关节囊，损伤关节的功能[15]。这些类型的骨折是基于移位程度进行分型的，并且易累及锁骨[26]。

喙突骨折

喙突骨折约占肩胛骨骨折的 7%[17]，多发生于喙突基底部以及喙突与肩胛体的连接部[37]。在发生骨折时，喙锁韧带一般保持完整，使骨折较为稳定[32]。喙突骨折也会发生于喙突尖，多为联合肌腱牵拉导致的撕脱骨折[15]。

在骨骼发育未成熟的患者中，喙突骨折往往在骨骺端发生[32]，喙突骨骺板通常在 15 岁时封闭。此型骨折非常少见，仅见于几篇病例报道中[32]。

肩峰骨折

单纯肩峰骨折十分罕见[18,31]，多由于直接暴力或严重的扭转与旋转暴力所致。对单纯肩峰骨折儿童，应高度怀疑是因为被虐待而导致的损伤[20,31]。肩峰骨折极少伴有腋神经损伤[31]。

可根据其移位程度对肩峰骨折进行分型[21]，Ⅰ型骨折为微小移位，具体亚型可分为Ⅰa 型和Ⅰb 型。Ⅰa 型为撕脱骨折，Ⅰb 型为对肩峰的直接暴力所致。Ⅱ型骨折为骨折向外上或向前移位，且肩峰下间隙移位。此类型骨折不需要任何治疗，可以在伤后 6 周左右自行愈合且不留下任何疼痛。Ⅲ型骨折为向下移位或合并同侧上部关节盂颈部骨折。此型骨折多由于对上肢强大的暴力所致，若不复位会导致肩关节活动严重受限[21]。

三角肌牵拉可导致肩峰骨折并向外成角[15]，此型骨折可累及肩袖组织，影响肩关节活动度以及产生疼痛[15,21]。这些患者可能会出现骨折不愈合及疼痛，特别是骨折移位较大的患者[21,37]。

肩胛盂骨折

肩胛盂骨折约占肩胛骨骨折的 10%，多由于肱骨头撞击肩胛盂所致[12,17]。骨折类型根据外力作用于肱骨头的方向而定。可能是整个肩胛盂损伤，也可能仅是肩胛盂环损伤[12]。若损伤累及整个关节盂，骨折线可能累及肩胛骨的多处位置[12]。

在解剖位置和肩胛骨正、侧位 X 线片上骨折的走向的基础上，Ideberg 等对肩胛骨折进行了分型[12,17]。他描述了 6 种不同的肩胛盂骨折分型（图 25-3）[17]。

Ⅰ型肩胛盂骨折为孤立的肩胛盂骨折，多由于肱骨头撞击所致[12]。根据不同的解剖位置将Ⅰ型骨折分为两个亚型：Ⅰa 型为前关节盂骨折，Ⅰb 型为后关节盂骨折。约 66% 的此型骨折伴有盂肱关节脱位[17]。

Ⅱ型骨折为肩胛盂骨折并伴有肩胛骨下方横行骨折[17]，主要是由于肱骨头从下方直接撞击所致[12]。骨折线沿骨小梁方向走行，且下方有一块不同大小的骨折块移位。

Ⅲ型骨折为斜行骨折通过关节窝[17]。骨折块在上方，多由于肱骨头从上方撞击所致[12]，可合并肩上方悬吊复合体损伤。此型骨折上方移位的骨折块可为不同大小，可包含喙突与肩胛盂上方的关节面[12]。

Ⅳ型骨折为横行骨折并累及肩胛骨体内侧份[17]，多为肱骨头直接撞击关节盂中心部位[12]。肩胛骨被横行分为上方较小的骨折块以及下方较大的骨折块[12]。

Ⅴ型骨折为上述四型骨折类型的组合[17]，造成该型骨折的暴力机制较为复杂，暴力程度也比造成单一的骨折类型的程度更重。本型骨折可分为如下几个亚型：Ⅴa 型为Ⅱ型 + Ⅳ型，Ⅴb 型为Ⅲ型 + Ⅳ型，Ⅴc 型为Ⅱ型 + Ⅲ型 + Ⅳ型。Ⅵ型[17]骨折为由于严重暴力所致的关节窝的严重骨折[17]。

肩胛颈骨折

肩胛颈骨折约占所有肩胛骨骨折的 25%[17]，共分为三种类型[17]。肩胛颈部骨折可从肩胛骨外侧缘向外上方向延伸至喙突，这些骨折相对罕见[15]。骨折多因为在肱三头肌长头的牵拉下向远侧和外侧移

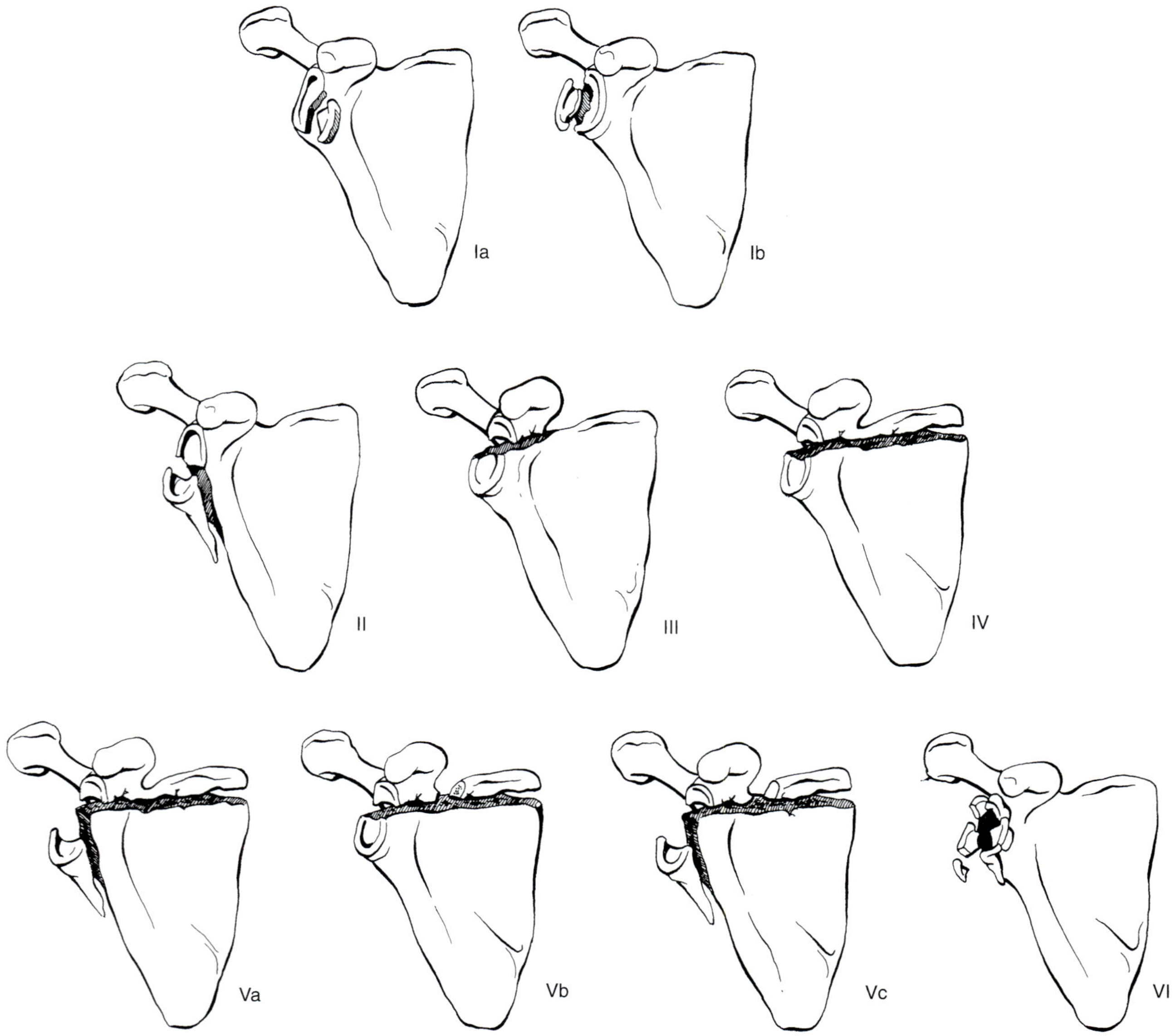

图 25-3 Goss-Ideberg 肩胛盂骨折分型

位，并嵌插于盂下结节处 [15]。

肩胛骨外科颈骨折从肩胛骨外侧缘延伸至肩胛骨上缘，向内可至喙突，多合并肩胛骨外侧角严重移位 [15,29]。移位程度以及骨折类型由是否合并锁骨骨折和（或）喙锁韧带损伤决定 [15,16]。若肩上方悬吊复合体损伤，肩胛颈向远侧、向前内侧移位是由于周围的肌肉牵拉和手臂的重力导致的 [10,15,16]。

第三种类型的肩胛颈骨折起自肩胛颈下方，并从内侧肩胛下方延伸到肩胛冈。

肩胛胸壁分离

肩胛胸壁分离是由于胸部以及上肢经历严重、巨大的直接暴力所致，肩胛骨以及胸壁之间所有的连接与关节均受到严重损伤。其损伤机制类似于肩胛带受到钝性暴力的牵拉，导致肩锁关节分离、锁骨骨折移位、胸锁关节损伤以及神经和血管损伤 [臂丛神经和（或）锁骨下动、静脉损伤][6,35]。当损伤合并同侧神经和血管损伤时，肩胛胸壁分离类似于上臂内 1/4 截骨术 [6]。

这些损伤会表现为肩关节巨大软组织水肿和肩胛骨向外侧移位 [6,35]，若同时合并锁骨骨折伴移位或肩锁关节巨大分离，对肩胛胸壁分离损伤必须要考虑存在肩胛骨内侧缘向外侧移位的可能 [2,6,35]。这种类型的损伤可根据闭合或开放以及有无神经损伤进行分类 [6]。肩胛胸壁分离患者有较高的死亡率，12% 的患者在损伤发生后不久即死亡 [6]。

治　疗

大多数肩胛骨骨折可经非手术治疗。关于对骨骼发育未成熟患者肩胛骨骨折治疗的数据很少。对小儿以及青少年肩胛骨骨折的治疗方案是从成人治疗方案借鉴而来的，手术适应证多是针对特殊类型的骨折。

肩胛体和肩胛冈骨折

单纯肩胛体与肩胛冈骨折基本不影响肩上部悬吊复合体的完整性，经非手术治疗也可以收到良好的功能效果[34,39,44,46]。由于有多块肌肉附着，一般肩胛体骨折较为稳定（表 25-2）。大多数患者经非手术治疗后虽肌力轻微下降，但肩关节活动度可以完全恢复，并且功能学评分较为满意[34,39,44,46]。

对于肩胛骨骨折移位＞10mm 的成人，临床疗效较为一般[34]。在小儿骨科人群中有类似的结果，因此，在儿童中，对肩胛骨骨折移位明显者，建议采取手术治疗。然而，至今仍未有文献提供在儿童和成人中对何种移位程度才应采取手术。

喙突骨折

如果喙突骨折是单发的，基本上没有移位。对此类骨折，可采取前臂吊带悬吊制动的非手术治疗方式。若存在同侧锁骨远端或肩锁关节损伤，喙突骨折会出现移位。大多数作者建议采用手术治疗以恢复肩上部悬吊复合体的完整性[15,32]。

肩峰骨折

儿童与青少年的单纯肩峰骨折大多是没有移位的。在年长青少年以及成人，肩峰骨折可合并肩峰下间隙狭窄，从而导致肩峰撞击症[21]。手术适应证为肩峰向下方移位、肩胛骨其他部位骨折伴明显移位或肩上方悬吊复合体其他部分损伤[11,12,21]。

肩胛盂缘骨折

对肩胛盂缘骨折的治疗是建立在盂肱关节稳定性的基础上。若盂肱关节不稳定，对无症状的肩胛盂环骨折可采取非手术治疗，并且能够收到较好的长期疗效[40]。手术治疗适应证包括肱骨头持续松弛或盂肱关节不稳定[12]。若骨折移位＞10mm、累及后关节盂或 1/4 的关节盂前方面积受累，这些损伤会增加盂肱关节的不稳定性[12]。

肩胛盂窝骨折

超过 90% 的肩胛盂窝骨折可经非手术治疗（图 25-4）。非手术治疗包括前臂吊带短期内制动，之后进行早期功能锻炼以恢复肩关节活动度[12]。需要进行密切的影像学随访以保证无后期骨折再移位。肩关节活动度训练需要持续至肩关节活动度完全正常[12]。

有移位的肩胛盂骨折经非手术治疗后会出现疼痛、关节僵硬以及活动度受限[15]。若骨折移位超过 2 ～ 5mm，则建议手术治疗[3,12,15,25,40]。这项适应证在成人以及小儿骨科均适用[15]。其他手术适应证包括严重的关节面分离、关节盂骨折向下方移位并伴有肱骨头松弛、肩上方悬吊复合物体损伤[12]。但这些适应证在儿童和青少年人群中并未被很好地定义。Lee 等报道了对一例骨骼发育未成熟患者的肩胛盂骨折进行手术治疗[25]。他们认为大部分有移位的骨折虽然有骨骼重塑能力，但是关节软骨是无法重塑的[25]。

肩胛颈骨折

肩胛颈骨折一般不存在移位，除非存在另一处肩上方悬吊复合体损伤[34]。在无移位或微小移位的肩胛颈骨折中，主要采用非手术治疗[28]。包括立即使用前臂吊带或肩关节制动装置，并在伤后 3 天至 2 周开始功能锻炼[7]。2000 年，Edwards 等发现，经过非手术治疗，95% 的骨折可达到愈合，并且 17 名患者恢复良好，3 名恢复功能可[7]。他们发现所有的患者都恢复了与健侧相同的肌力水平，除了 2 例患者外，其他人获得了与健侧相同的活动度[7]。

然而，Romeo 等发现如果肩胛颈骨折并伴有严重的力线异常，则在长期随访中疗效较为一般[36]。很多研究表明肩胛颈骨折伴有一定程度的移位和成角都是可以接受的[1,13,30,34,43]。一般来说，如果肩胛颈骨折移位大于 10 ～ 25mm 或成角大于 30° ～ 40°，应予以手术治疗[1,13,23,30,34,43]。Van Noort 等发现肩胛颈骨折移位并没有成角重要，并推荐只有成角严重的肩胛颈骨折才推荐手术治疗[43]。

此外，大多数学者认为肩胛颈骨折合并锁骨骨折（所谓的“漂浮肩”）多需要手术治疗，因为这种骨折处于不稳定状态[10,24,36]。然而，一篇 2004 年发

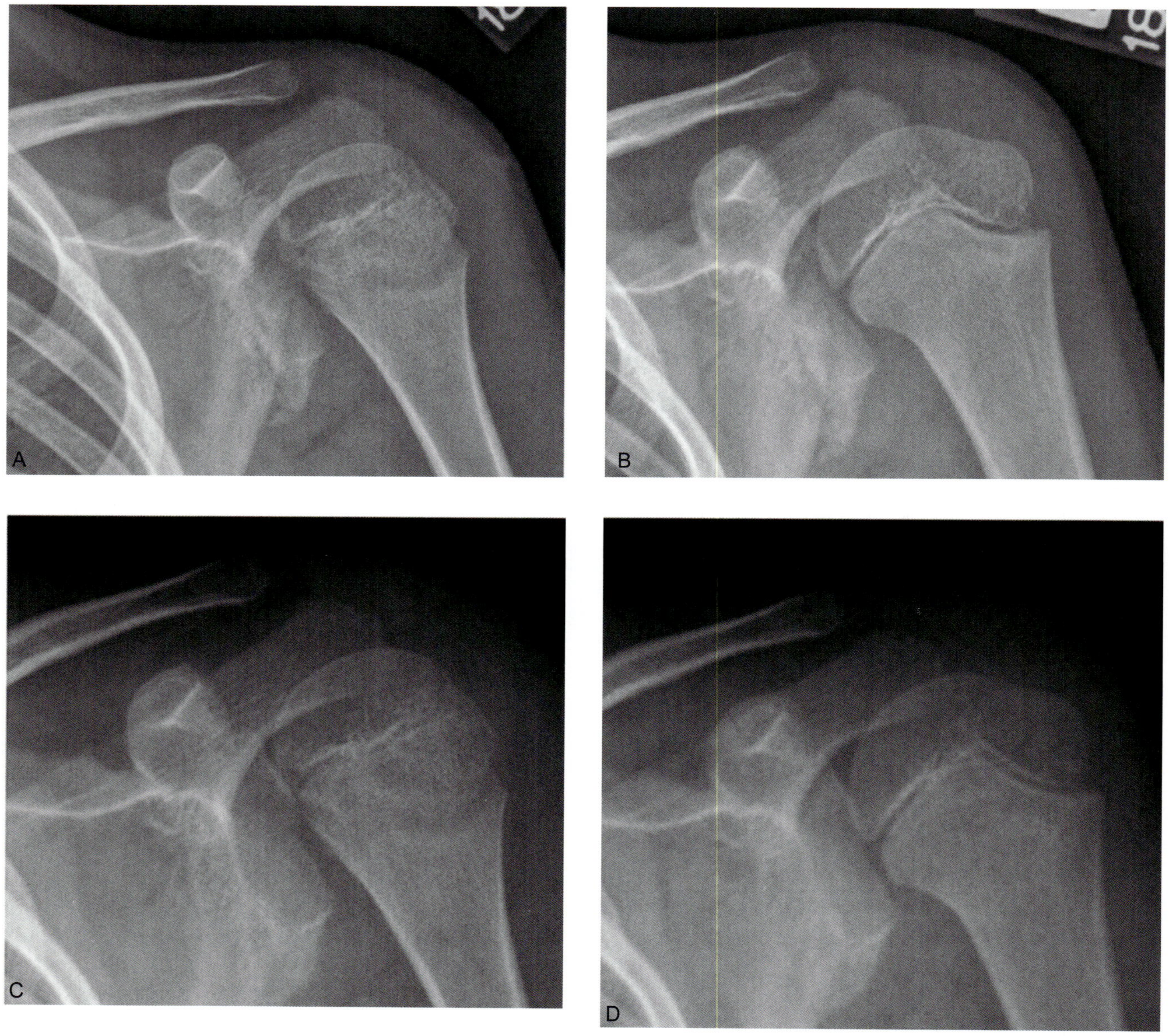

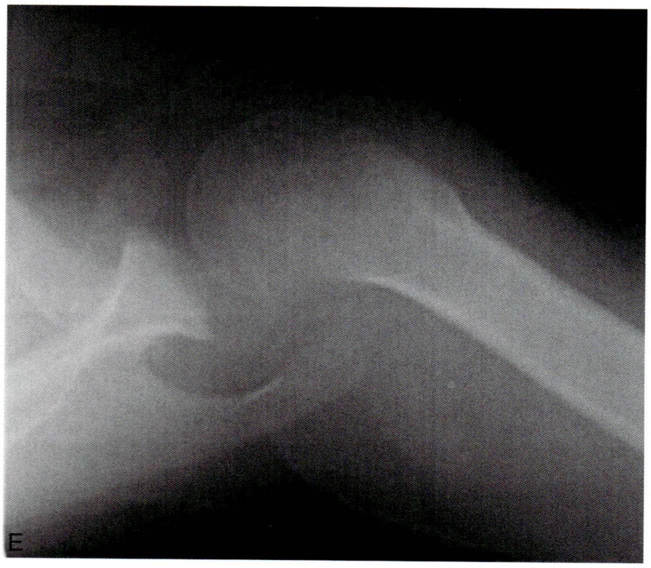

图 25-4 （A、B）11 岁患者车祸后导致肩胛盂骨折，经非手术治疗后进行关节活动度训练；（C、D、E）受伤 5 个月后，盂肱关节无痛，活动度良好

表的生物力学研究显示，若韧带完整，非手术治疗适合于移位较小的骨折 [23]。

在需要手术固定的患者中，是否仅需要进行锁采用骨复位固定 [16] 或是仅移位肩胛骨复位固定就能恢复功能仍存在争议 [26]。Leung 等的研究发现对两处骨折均进行复位并固定能够很好地为后期功能锻练提供较好的基础，并且与仅做一处骨折内固定的患者相比，可收到较好的临床疗效 [26]。

肩胛胸壁分离

肩胛胸壁分离的患者多合并严重的相关损伤，很多需要在对上臂手术前进行损伤控制，以稳定患者的生命体征。初步治疗应包括血管造影以了解有无血管损伤及其程度，并早期修复神经和血管损伤。保肢手术可适用于怀疑有肢体存在活力问题的患者，或仅有部分臂丛神经损伤的患者 [6]。若不可修复臂丛神经与腋动脉损伤，可行肘上截肢以及盂肱关节融合以避免连枷臂的发生 [6]。

并 发 症

肩胛骨骨折的并发症十分罕见，并且大多是由于合并损伤导致 [41]。神经和血管损伤多见于损伤了肢体近端的神经和血管结构。肩胛盂骨折患者可合并腋神经损伤。6% 的 Ideberg I 型骨折合并腋神经损伤，并且会伴有相关的盂肱关节脱位 [17]。在 Ideberg 分型中，所有的腋神经损伤均能够通过非手术治疗得到痊愈 [17]。

臂丛神经损伤约占小儿多发伤的 0.1%[5]。在所有伴发腋神经损伤的多发伤患者中，11% 会有肩胛骨骨折 [5]。若出现低位臂丛神经损伤合并严重的肩胛骨骨折，则特别需要考虑是否存在肩胛胸壁分离 [5]。

肩胛骨晚期的并发症通常主要与上臂肌力减弱和（或）肩关节活动度降低有关 [1,8,15,16,23,34,44,46]。有移位的关节内肩胛盂骨折可造成晚期盂肱关节不稳定或退行性关节炎 [12]。骨折不愈合十分罕见，但也有部分病例报道不愈合的存在 [23,9,19]。

结　　论

肩胛骨骨折十分罕见，仅有少许文献报道青少年肩胛骨骨折。肩胛骨骨折多由于严重暴力所致，若无明显暴力损伤导致的肩胛骨骨折，则需要考虑与评估小儿是否有被虐待的可能。肩胛骨骨折多合并多个危及生命的损伤，因此，需要对有肩胛骨骨折的患者进行全面的损伤评估。大多数肩胛骨骨折不需要手术治疗，除非关节内骨折有明显移位，或是损伤了肩上方悬吊复合体。肩胛骨骨折的预后多良好，较少发生并发症。

参考文献

1. Ada JR, Miller ME. Scapular fractures. Analysis of 113 cases. *Clin Orthop Relat Res* 1991;269:174–180.
2. Althausen PL, Lee MA, Finkemeier CG. Scapulothoracic dissociation: diagnosis and treatment. *Clin Orthop Relat Res* 2003:237–244.
3. Bauer G, Fleischmann W, Dussler E. Displaced scapular fractures: indication and long-term results of open reduction and internal fixation. *Arch Orthop Trauma Surg* 1995;114:215–219.
4. Bullock DP, Koval KJ, Moen KY, Carney BT, Spratt KF. Hospitalized cases of child abuse in America: who, what, when, and where. *J Pediatr Orthop* 2009;29:231–237.
5. Dorsi MJ, Hsu W, Belzberg AJ. Epidemiology of brachial plexus injury in the pediatric multitrauma population in the United States. *J Neurosurg Pediatr* 2010;5:573–577.
6. Ebraheim NA, An HS, Jackson WT, et al. Scapulothoracic dissociation. *J Bone Joint Surg Am* 1988;70:428–432.
7. Edwards SG, Whittle AP, Wood GW 2nd. Nonoperative treatment of ipsilateral fractures of the scapula and clavicle. *J Bone Joint Surg Am* 2000;82:774–780.
8. Egol KA, Connor PM, Karunakar MA, Sims SH, Bosse MJ, Kellam JF. The floating shoulder: clinical and functional results. *J Bone Joint Surg Am* 2001;83-A:1188–1194.
9. Ferraz IC, Papadimitriou NG, Sotereanos DG. Scapular body nonunion: a case report. *J Shoulder Elbow Surg* 2002;11:98–100.
10. Ganz R, Noesberger B. Treatment of scapular fractures. *Hefte Unfallheilkd* 1975:59–62.
11. Goss TP. Double disruptions of the superior shoulder suspensory complex. *J Orthop Trauma* 1993;7:99–106.
12. Goss TP. Fractures of the glenoid cavity. *J Bone Joint Surg Am* 1992;74:299–305.
13. Goss TP. Scapular fractures and dislocations: diagnosis and treatment. *J Am Acad Orthop Surg* 1995;3:22–33.
14. Guttentag IJ, Rechtine GR. Fractures of the scapula. A review of the literature. *Orthop Rev* 1988;17:147–158.
15. Hardegger FH, Simpson LA, Weber BG. The operative treatment of scapular fractures. *J Bone Joint Surg Br* 1984;66:725–731.
16. Herscovici D Jr, Fiennes AG, Allgower M, Ruedi TP. The floating shoulder: ipsilateral clavicle and scapular neck fractures. *J Bone Joint Surg Br* 1992;74:362–364.
17. Ideberg R, Grevsten S, Larsson S. Epidemiology of scapular fractures. Incidence and classification of 338 fractures. *Acta Orthop Scand* 1995;66:395–397.
18. Imatani RJ. Fractures of the scapula: a review of 53 fractures. *J Trauma* 1975;15:473–478.
19. Kaminsky SB, Pierce VD. Nonunion of a scapula body fracture in a high school football player. *Am J Orthop* 2002;31:456–457.
20. Kogutt MS, Swischuk LE, Fagan CJ. Patterns of injury and significance of uncommon fractures in the battered child syndrome. *Am J Roentgenol Radium Ther Nucl Med* 1974;121:143–149.
21. Kuhn JE, Blasier RB, Carpenter JE. Fractures of the acromion process: a proposed classification system. *J Orthop Trauma* 1994;8:6–13.
22. Kuhns LR, Sherman MP, Poznanski AK, Holt JF. Humeral-head and coracoid ossification in the newborn. *Radiology* 1973;107:145–149.
23. Labler L, Platz A, Weishaupt D, Trentz O. Clinical and functional results after floating shoulder injuries. *J Trauma* 2004;57:595–602.

24. Landin LA. Fracture patterns in children. Analysis of 8,682 fractures with special reference to incidence, etiology and secular changes in a Swedish urban population 1950–1979. *Acta Orthop Scand Suppl* 1983;202:1–109.
25. Lee SJ, Meinhard BP, Schultz E, Toledano B. Open reduction and internal fixation of a glenoid fossa fracture in a child: a case report and review of the literature. *J Orthop Trauma* 1997;11:452–454.
26. Leung KS, Lam TP. Open reduction and internal fixation of ipsilateral fractures of the scapular neck and clavicle. *J Bone Joint Surg Am* 1993;75:1015–1018.
27. Liberson F. Os acromiale—a contested anomaly. *J Bone Joint Surg Am* 1937;19:683–689.
28. Lindholm A, Leven H. Prognosis in fractures of the body and neck of the scapula. A follow-up study. *Acta Chir Scand* 1974;140:33–36.
29. Magerl F. Osteosyntheses in the shoulder region. Pertubercular humeral fractures, scapular neck fractures. *Helv Chir Acta* 1974;41:225–232.
30. McAdams TR, Blevins FT, Martin TP, DeCoster TA. The role of plain films and computed tomography in the evaluation of scapular neck fractures. *J Orthop Trauma* 2002;16:7–11.
31. McGahan JP, Rab GT. Fracture of the acromion associated with an axillary nerve deficit: a case report and review of the literature. *Clin Orthop Relat Res* 1980:216–218.
32. Montgomery SP, Loyd RD. Avulsion fracture of the coracoid epiphysis with acromioclavicular separation. Report of two cases in adolescents and review of the literature. *J Bone Joint Surg Am* 1977;59: 963–965.
33. Ng GP, Cole WG. Three-dimensional CT reconstruction of the scapula in the management of a child with a displaced intra-articular fracture of the glenoid. *Injury* 1994;25:679–680.
34. Nordqvist A, Petersson C. Fracture of the body, neck, or spine of the scapula. A long-term follow-up study. *Clin Orthop Relat Res* 1992:139–144.
35. Oreck SL, Burgess A, Levine AM. Traumatic lateral displacement of the scapula: a radiographic sign of neurovascular disruption. *J Bone Joint Surg Am* 1984;66:758–763.
36. Romero J, Schai P, Imhoff AB. Scapular neck fracture—the influence of permanent malalignment of the glenoid neck on clinical outcome. *Arch Orthop Trauma Surg* 2001;121:313–316.
37. Russe F. Therapeutic results in shoulderblade fractures. *Hefte Unfallheilkd* 1975:63–66.
38. Samilson RL. Congenital and developmental anomalies of the shoulder girdle. *Orthop Clin North Am* 1980;11:219–231.
39. Schofer MD, Sehrt AC, Timmesfeld N, Stormer S, Kortmann HR. Fractures of the scapula: long-term results after conservative treatment. *Arch Orthop Trauma Surg* 2009;129:1511–1519.
40. Soslowsky LJ, Flatow EL, Bigliani LU, Mow VC. Articular geometry of the glenohumeral joint. *Clin Orthop Relat Res* 1992;285:181–190.
41. Thompson DA, Flynn TC, Miller PW, Fischer RP. The significance of scapular fractures. *J Trauma* 1985;25:974–977.
42. Toro FG, Vaisman A, Villalon IE, Calvo R. Fracture dislocation of the glenoid fossa with open physis: a case report. *J Pediatr Orthop* 2010;30:336–338.
43. van Noort A, van Kampen A. Fractures of the scapula surgical neck: outcome after conservative treatment in 13 cases. *Arch Orthop Trauma Surg* 2005;125:696–700.
44. Wilber MC, Evans EB. Fractures of the scapula. An analysis of forty cases and a review of the literature. *J Bone Joint Surg Am* 1977;59: 358–362.
45. Williams GR, Jr., Naranja J, Klimkiewicz J, Karduna A, Iannotti JP, Ramsey M. The floating shoulder: a biomechanical basis for classification and management. *J Bone Joint Surg Am* 2001;83-A: 1182–1187.
46. Zdravkovic D, Damholt VV. Comminuted and severely displaced fractures of the scapula. *Acta Orthop Scand* 1974;45:60–65.

（徐才琪 译 向 明 校）